基礎から臨床がわかる
再生歯科

成功率と効果を高めるためのテクニックとバイオロジー

著
水上哲也
楠川仁悟
堀之内康文
後藤哲哉
自見英治郎
佐藤敬一郎
高橋　哲
平井友成
佐々木匡理
豊嶋健史
朝比奈　泉

編集協力
小林　敏

協力
雑賀伸一
村川達也

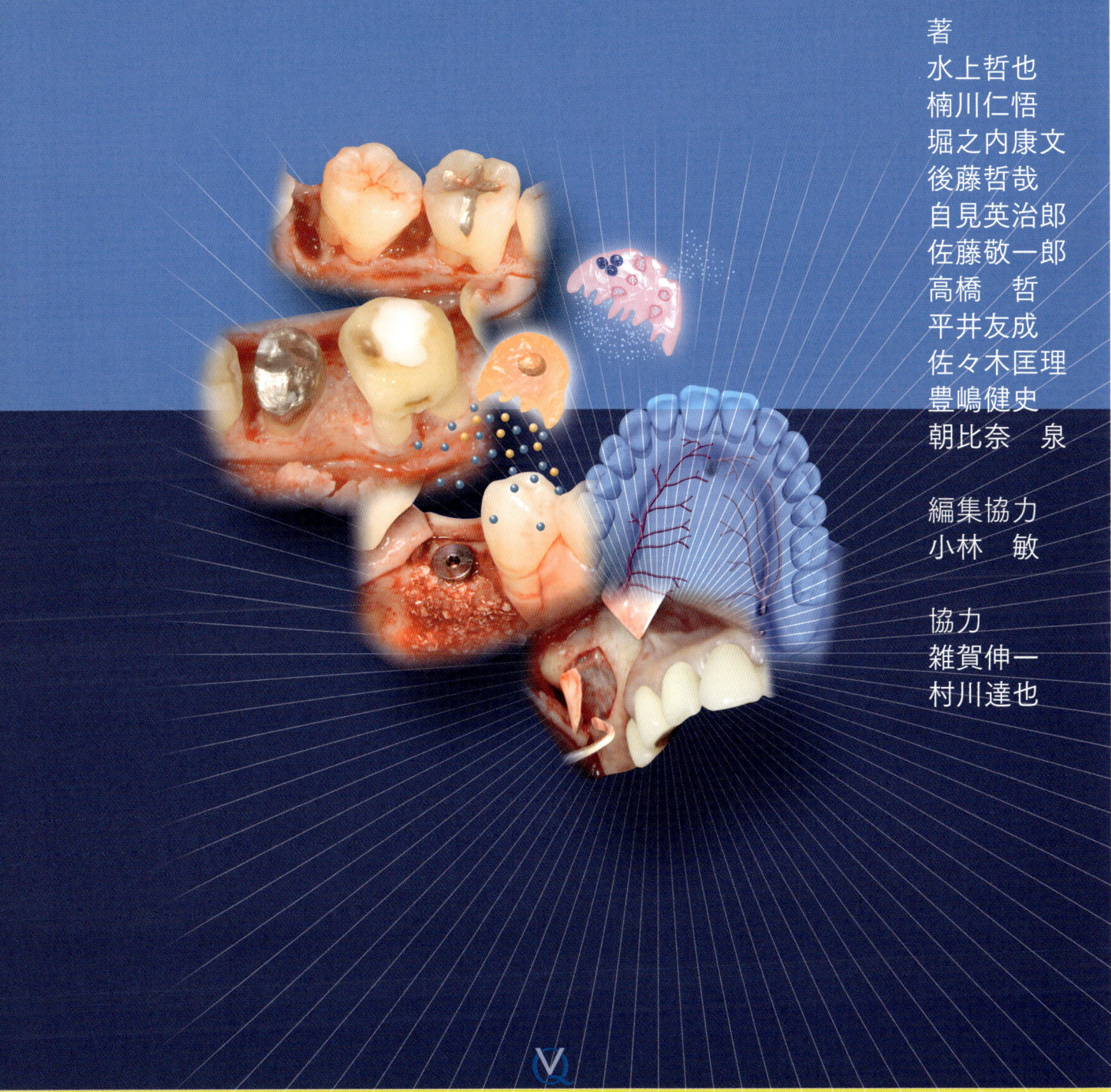

クインテッセンス出版株式会社　2013

Tokyo, Berlin, Chicago, London, Paris, Barcelona, Istanbul, Milano, São Paulo, Moscow, Prague, Warsaw, Delhi, Beijing, Bucharest, and Singapore

本書のコンセプトと特長

本書のコンセプト

　再生歯科・再生療法の成功率・効果をあげるために，開業医の方々からよく「学生時代の基礎の講義を今，あらためて聞いてみたい」といわれます．また，大学の研究者の方々からは「研究の題材となるヒントが欲しい」という声をしばしば耳にします．

　私たち九州臨床再生歯科研究会（臨再研）では，このような要望に応える場を具現化するために，臨床家と大学人による会員間レクチャーをスタートしました．本書はその3年間のカリキュラムに基づいて編集されたものです．

　十数年あるいは二十数年振りに私をはじめとする歯科開業医が聴く基礎系の講義は新鮮で興味深く，即座に臨床の現場に直結する・しないにかかわらず多くの示唆を与えてくれました．また，大学の研究者の方も普段目にすることのない臨床を見ることで何らかのヒントやイマジネーションを得ています．

　勉強することに遅すぎることはないといわれますが，流行やトレンドを追い求める勉強スタイルから脱却し，基礎と臨床を並行して学ぶスタイルの勉強はこれからも大切と考えています．

　本書はそのようなコンセプトから，歯周病の治療・歯周組織の再生療法の成功と失敗の分岐点がどこにあるのか？を基礎と臨床の両面から知りたい歯科医師のために生まれました．

本書の特長

①**基礎と臨床の両面から解説**　再生療法のための講義を 基礎 ・ 臨床 の両面から解説しています．また，最後まで読みやすい講義調の文体で解説しています．
②**SBO**　各章で，行動目標（SBO: specific behavioral objectives）を示しています．
③**わかりやすい表記**　本文中の重要な術語，臨床の現場に直結する指標を青文字で示しました．
④**推薦図書リスト**　本書の 臨床 のセクションでは，再生療法の成功と失敗の分岐点に関する考察を解説しています．手技の通法についても詳しく知りたい読者のために， 推薦図書 リストを必要に応じてあげました．
⑤**多くの材料・器材を紹介**　筆者が推薦する，または，用いている再生療法の材料，歯周外科・口腔外科に用いる器材の製品名・問合先をなるべく多く紹介しています．
⑥**指針**　再生療法の臨床の指針を note ・ point として，まとめています．

2013年6月
筆者を代表して　水上哲也
（福岡県・水上歯科クリニック）

CONTENTS

本書のコンセプトと特長 ……………………………………………【水上哲也】 2

著者一覧 …………………………………………………………………… 6

CHAPTER 1 臨床に役立つ再生医学の基礎

1 基礎 **組織の発生と再生**
組織が『再生』するとはどういうことか？ ……………【後藤哲哉】 8

2 基礎 **遺伝子と幹細胞とサイトカイン**
再生療法のカギを握る幹細胞とサイトカインとは何か？ ……【自見英治郎】 14

3 基礎 **口腔の免疫学**
歯周病の進行と治癒に免疫反応はどうかかわっているのか？
………………………………………………………【自見英治郎】 24

4 基礎 **歯周組織と口腔粘膜**
防御機構としての上皮のはたらきとは？ ………………【後藤哲哉】 36

5 基礎 **骨の科学（歯槽骨と顎骨）**
顎骨の発生・維持のメカニズム ……………………………【後藤哲哉】 43

CHAPTER 2 知っておきたい治癒・再生を妨げない外科の基本

1 基礎 **臨床に役立つ解剖の基礎**
臨床に必要な解剖の知識 ………………………………【後藤哲哉】 52

2 基礎 **下顎骨**
安全な手術のための下顎の外科解剖 ………【豊嶋健史，堀之内康文】 58

3 基礎 **上顎骨と上顎洞**
安全な手術のための上顎の外科解剖 ……………………【楠川仁悟】 69

4 基礎 **知っておきたい病理検査** ………………………【楠川仁悟】 75

5 基礎 **治癒の科学（軟組織）**
治癒が遅れる理由とは何か？ ………………………【堀之内康文】 80

CONTENTS

6 基礎 治癒の科学（硬組織）
治癒が遅れる理由とは何か？ ……………………【堀之内康文】 **88**

7 臨床 診断と治療計画
再生療法で介入する前に必要なことは？ ……………【佐藤敬一郎】 **96**

8 臨床 手術の基本
フラップデザインと縫合のポイントとは？ ……………【高橋 哲】 **107**

9 臨床 基本手技
侵襲を最小にし，治癒能を引き出すには？ …………【堀之内康文】 **112**

10 臨床 感染コントロール
再生療法を失敗しないために ………………………【堀之内康文】 **122**

CHAPTER 3 歯周病治療の基礎と臨床

1 基礎 歯周病の科学
破壊された歯周組織の治癒のために ………………【水上哲也】 **132**

2 臨床 歯周病の治療
再生療法の前に必要な歯周基本治療 …………………【水上哲也】 **145**

3 臨床 エムドゲイン®による再生療法
効果を確実にする手技とは？ 併用療法の効果は？ ……【水上哲也】 **158**

CHAPTER 4 インプラント治療のための骨造成

1 基礎 骨造成の基礎知識
骨造成を成功させるために …………………………【楠川仁悟】 **174**

2 基礎 骨補填材
同種骨，異種骨，人工骨，各々の性能は？ ……………【平井友成】 **184**

3 基礎 血小板濃厚液
PRP，PRF（CGF），PRGF ……………………………【楠川仁悟】 **196**

4 臨床 抜歯後即時埋入インプラントとソケットプリザベーション
抜歯窩とインプラント ………………………………【水上哲也】 **204**

5 臨床 **自家骨による骨造成のテクニック**
自家骨による安全で確実な骨造成を行うためには？ ……【佐々木匡理】 **218**

6 臨床 **GBRのテクニック**
GBRの基礎知識から手技・リカバーまで ……【平井友成】 **229**

7 臨床 **サイナスフロアエレベーションのテクニック**
上歯槽動脈・隔壁・上顎洞粘膜穿孔への対処法は？ ……【高橋　哲】 **247**

CHAPTER 5 再生医療の現在と将来

1 基礎 **これからの再生医療**
培養細胞療法と培養を経ない細胞療法 ……【朝比奈　泉】 **258**

本書のおわりに ……【楠川仁悟】 **264**

APPENDIX

索引 …… **266**

著者一覧

執筆

水上哲也	福岡県・水上歯科クリニック
楠川仁悟	久留米大学医学部歯科口腔医療センター
堀之内康文	福岡県・九州中央病院歯科口腔外科
後藤哲哉	九州歯科大学生命科学講座頭頸部構造解析学分野
自見英治郎	九州歯科大学生命科学講座分子情報生化学分野
佐藤敬一郎	福岡県・さとう歯科医院
高橋　哲	東北大学大学院歯学研究科顎顔面・口腔外科学分野
平井友成	福岡県・平井歯科クリニック
佐々木匡理	九州大学病院再生歯科・インプラントセンター
豊嶋健史	九州大学病院顎口腔外科
朝比奈　泉	長崎大学大学院医歯薬学総合研究科顎・口腔再生外科学分野

編集協力

小林　敏	福岡県・小林歯科医院

協力

雑賀伸一	福岡県・雑賀歯科医院
村川達也	福岡県・むらかわ歯科クリニック

CHAPTER 1
臨床に役立つ再生医学の基礎

CHAPTER 1 | 臨床に役立つ再生医学の基礎

1 組織の発生と再生

基礎 組織が『再生』するとはどういうことか？

SBO
①再生のための細胞のアクションとは？
②再生における細胞の増殖と分化のメカニズムを理解
③組織再生のルールを理解
④歯の再生についての現状と課題を理解

「再生」するとは？

「失った組織が再生する」と聞いたら皆さんはどういうことをイメージするでしょうか？ トカゲのしっぽや，少し生物学を勉強したことのある方ならどこを切っても元に戻るプラナリア（**Fig 1**）を想像されるかもしれません．サンショウウオは足を切っても見事に指まで再生します．ヒトの場合はどうでしょうか？ 少々の切り傷ならある程度の傷は残るとしても，一応元に近い状態まで戻りますし，肝臓なら7割ほど切り取っても元に戻ることがわかっています．

DNA・分化・増殖

再生を理解するには遺伝子の話から始めたほうがわかりやすいと思いますので，まずはDNAの話から始めま

再生するとは？

しょう．DNAって，「あー，あのワトソン・クリックの2重らせんで核にあるやつ」ということは皆さんご存知でしょうが，DNAはいわば体の設計図で，頭から足までどの細胞の核を取り出してもDNAは同じであることはあまり理解されていないかも知れません．それではなぜ，髪の毛になったり目になったり，歯になったりするのかというと，それはDNAのうちそれぞれの組織をつくるのに必要な部分をRNAとして読み取り，必要なタンパクをつくり出せるからです（**Fig 2**）．どの細胞が何をつくるかは最初決まっていませんが，細胞はしかるべき環境にとどまるとそれぞれ何をして何をつくるのか個性をもつようになります．これを細胞の分化といいます．こうして分化した細胞は再生に必要な骨や筋などの結合組織をつくります．

もう1つの「再生」を解く鍵は細胞分裂です．失った組織を再生するためには必要なだけ細胞を増やす必要があります．若い細胞はさかんに分裂するので組織はどんどん大きくなっていきます．細胞が分裂して組織がその個体が適正だと思う大きさまで大きくなったら，今度は組織の大きさを維持できるだけの細胞分裂をするようになります．組織を再生するときは，遅くなっていた細胞分裂の速度を上げて組織の量を増加させます．この，細胞が分裂して増えることを増殖といいます．つまり，組織が再生するためには細胞の増殖と分化が適切に行われることが必要です（**Fig 3**）．

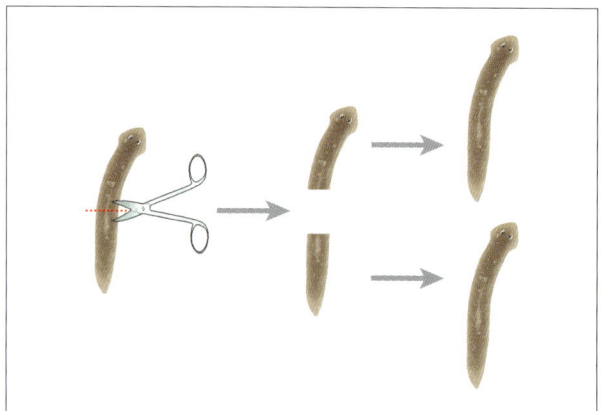

Fig 1 プラナリアの再生．プラナリアは体を2つに切ってもそれぞれ再生して2匹のプラナリアになる．

1 組織の発生と再生

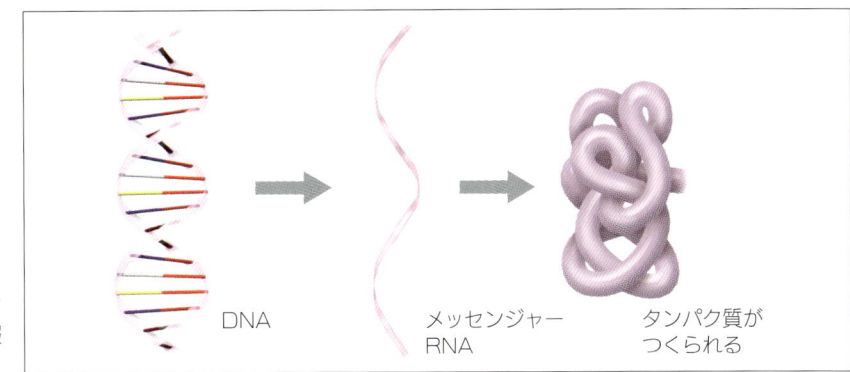

Fig 2 DNAからタンパク質がつくられるまで．DNAの一部が転写によりメッセンジャーRNA(mRNA)となり，その遺伝情報をもとに必要なタンパク質がつくられる．

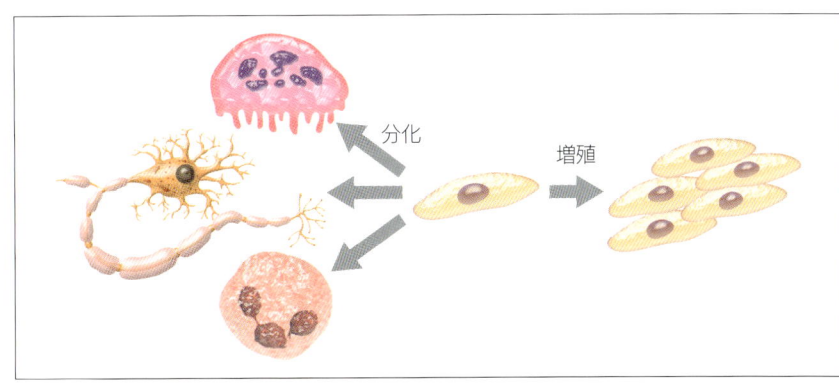

Fig 3 細胞の分化と増殖．細胞は細胞分裂を繰り返して増殖をするか，増殖をやめてある特定の機能をもった細胞に分化する．

細胞が「増殖する」か「分化する」を決めるのは細胞周期

　そもそも細胞とは何でしょう？　ヒトの体は細胞でできていますが，植物も細胞からできているのは小学生でも知っています．遺伝子をもっているのが細胞だと思われるかもしれませんが，それなら，細菌やウイルスは遺伝子をもっていますが細胞でしょうか？　答えは，細菌は細胞ですが，ウイルスは細胞ではありません．自己増殖能があるのが細胞で，ウイルスは単独では増殖できないので細胞とはいえません．

増殖とテロメア

　増殖するということは細胞分裂することに他なりません．細胞分裂するときに必ず複製することが必要なのは人体の設計図であるDNAですので，細胞が分裂するかどうかはDNAが複製されるかどうかにかかっています．この，DNAの状態に基づいて細胞の状態を示したのが「細胞周期」です．Fig 4は細胞周期を表していますが，DNAのコピーをつくる合成期(S期)，DNAが分裂する分裂(M期)，そしてその間のG1期とG2期に分けることができます．細胞の数が増えているときはこの細胞周期がグルグル回っている訳です．理論的には，1個の細胞が1回細胞周期を経過すると2個に，2回経過すると4個，3回だと8個と倍々に細胞数が増加し

増殖とテロメア

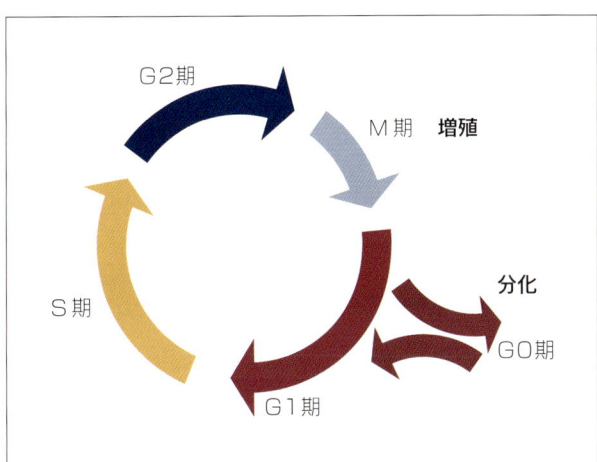

Fig 4 細胞周期．細胞のDNAはS期で合成され，M期で分裂する．細胞がこの周期を繰り返しているときは増殖をするが，G1期をはずれG0期に入ると細胞は増殖を止めて分化する．

ていきます.

　この細胞周期の回転数，すなわち，細胞分裂の回数には限界があり，これが細胞の老化と関係していると考えられています．この，細胞の老化と密接な関係があるのがテロメアです．テロメアは特徴的な繰り返し配列をもつ DNA と，タンパク質からなる構造で，染色体のいちばん端のほうにあって，通常は DNA を保護するはたらきがあります．テロメアは細胞分裂により少しずつ短くなり，一定の長さよりテロメアが短くなってしまうと，細胞は増殖できなくなるので，これを「細胞老化」といいます．テロメアが短くなってもテロメアーゼとよばれる酵素があれば元の長さに戻すことができますが，残念ながらヒトの体細胞にはテロメアーゼがほとんどないので，細胞分裂のたびに老化が進んでいくのです(**Fig 5**)[1].

　1990 年代に話題になった英国でつくられたクローン羊ドリーは，生まれつきテロメアが短かったことはよく知られていますが，ドリーが短命だったのは生まれながらにしてテロメアが短く，その分老化も早かったのではといわれています[2]（ただし，この説には否定的な意見もあります[3]）．ところで，このクローン羊はなぜドリーと名付けられたのでしょうか？ ドリーは乳腺の細胞からつくられました．また，アメリカ合衆国のベテラン歌手のドリー・パートンは豊胸手術を受け，その豊かな胸で有名だったので，ドリーの飼育係がそのドリー・パートンにちなんで名づけたといわれています．伝統的な英国にしては何とも witty な名前を付けたものです．ちなみに今ではドリーはその剥製がスコットランド博物館に陳列されているそうです．

分化

　さて，細胞は数が増えるだけではありません．必要なだけ細胞の数が増すと分裂期から次の合成期の間で細胞周期が止まってしまいます．これを G0 期といいますが，G0 期になると細胞は増殖を止め，細胞としての特性をもつ，すなわち分化するようになります．たとえば，細胞が分化するとその細胞は環境に応じてコラーゲンなどの細胞外基質をたくさんつくるようになり，分泌して組織再生に加わります．「コラーゲン」と聞けば，一般に良質のコラーゲンを摂取すると肌が若返るとよく

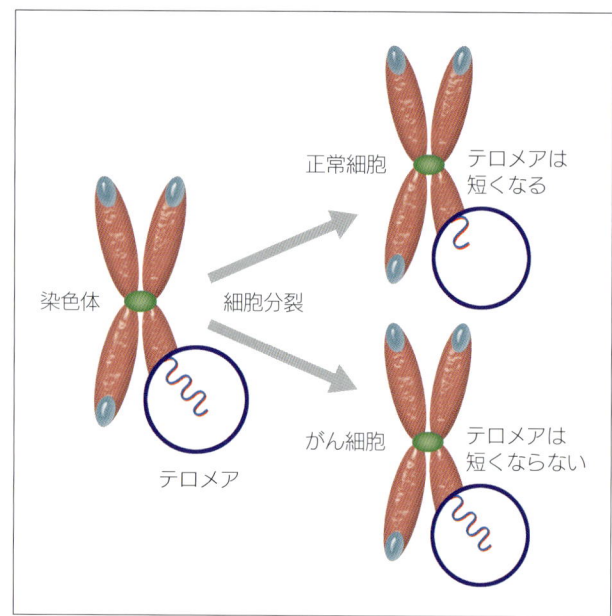

Fig 5 テロメアの細胞分裂による変化．テロメアは染色体の端に存在し，細胞分裂の度に正常細胞であれば短くなっていくが，がん細胞では短くならない．

宣伝されていますので，「コラーゲンをたくさん食べれば細胞外基質として使われるので組織再生に使われて若返るんだ」と思われるかもしれません．しかしながら，食べたコラーゲンがそのまま細胞外基質になるのではありませんので，そう考えるのは少し無理があります．あくまでも，消化してアミノ酸までバラバラにして自分のコラーゲンとしてつくり直すわけですから，もしコラーゲンで若返ったという人がいたら，コラーゲンを美味しく食べたという精神的な効果によるものかもしれません．

組織再生のルールと生体内での要件

　さて，動物によって再生の能力が違うようですが，この組織再生には **Table 1** で示されているようなルールがあります．このルールを当てはめれば，ヒトの再生能力は低く，ヒトでも若い時期が再生がよい，つまり，傷が治りやすいといえるでしょう．

分化した細胞

　分化した細胞の代表は神経細胞です．神経細胞はヒトの体のなかでも，もっとも分化した，高度な機能をもつ細胞の 1 つですが，神経細胞が増殖できるのはヒトで

は20歳前後までで，それ以降は，1日に10万個の神経細胞が減っていくことが知られています．最近，高齢者の脳でも，まだ神経細胞になりうる神経幹細胞が存在するという研究報告がありましたが[4]，これは，ないと思われていたのが，実はあったといった程度で，高齢者でも神経細胞が活発に再生されているというわけではありません．ただし，神経は細胞が死んでも神経線維，いうなれば配線をつなぎ変えることによって，機能を回復することができますので，少々脳がダメージを受けても完全にその部分の機能が損なわれるわけではありません．脳ドックに行って，MRIで脳の容積を調べてもらうと，50歳くらいの方なら「10％くらい脳の容量が減っていますよ」といわれてショックを受けた方も多いのではと思いますが，それは正常範囲であって機能さえ維持できていれば問題ありません．

分化していない細胞

一方，分化していない細胞，つまりこれから分化する幹細胞はどこに多いかというと，つねに刺激を受けている皮膚や胃などがその代表格でしょう．皮膚の上皮や胃の粘膜の細胞は，つねに新しい細胞がつくられており，たとえば，胃液が強酸でありながら胃の粘膜が維持されている理由の1つは，絶えずダメージを受けた胃の粘膜が新しい細胞で置き換わっているからです．調子が悪く胃の粘膜の修復が間に合わなくて，粘膜下組織までダメージを受けてしまうのが胃潰瘍ですが，そのような状態が長く続くと胃の粘膜の細胞が異常増殖を始めて癌細胞になってしまいます．ちなみに，上皮性の悪性腫瘍は癌ですが，非上皮性の悪性腫瘍は肉腫といいます．それでは，骨肉腫が肺に転移したらやはり肺癌？　いいえ，肺癌ではなく転移性肺腫瘍です．

さて，転移の話がでてきましたが，悪性腫瘍は単に無秩序な増殖を繰り返すだけでなく，転移できることも大きな特徴で，正常細胞では転移はできません．正常細胞は勝手に場所を離れて違う場所に移動することは，血球などの非接着性の細胞以外はありえません．それは正常細胞にはそれぞれ増殖する足場が決まっており，決まった足場以外のところでは増えることができないようになっています．足場については次の章❷で詳しく説明さ

組織再生のルールと生体内での要件

Table 1　組織再生のルール．

1	進化した動物ほど再生能力は低い
2	幼若な個体ほど再生能力が高い
3	分化した細胞ほど再生力が弱い
4	分化していない細胞はがん化しやすい

れますが，これは再生を考えるうえでもっとも大事な要因の1つです．

組織再生の要件

この大原則に基づき，実際の組織再生の要件としては，自己増殖能（細胞分裂能），成長因子に対する反応，適切な細胞死，そして血管および神経の誘導が挙げられます．組織再生をするためには，休んでいた細胞（G0期の細胞）もしくは分化の初期段階でストップがかけられていた組織幹細胞が，再び細胞周期に入って増殖を始め，周囲の成長因子のコントロールを受けながら，細胞を増やしたり分化させたり，あるいは細胞分裂を止めたりするのです．そうして再生が進むと，血管と神経によって組織が維持されるようになります．

歯の再生

1993年の米国のVacanti氏らがマウスの背中にヒトの耳の形の組織をつくったときは世界中の多くの人が衝撃を受けました（**Fig 6**）[5]．このときは再生技術が進歩すれば何でも，たとえ歯でも再生することができるはずだと思った人は多かったはずです．今考えると，ヒトの耳の形をしたモノを，拒絶反応が起こりにくいマウスの背中に埋入しただけのもので，マウスの背中にヒトの耳が生えてきたのではありませんでした．実際，Vacanti氏は専門が軟骨細胞で，研究のPRでなにか良い材料はないか他の人に聞いたところ，ヒトの耳なら形が複雑で再生が難しいからPRによいのでは，ということでつくったらしく，毛のないヌードマウスの弱々しさと相まって予想外の反響があったというのが真相のようです．いず

れにせよ，このマウスの画像が世界的に再生医療を盛んにするきっかけになったことはまちがいありません．

歯の再生については日本では，名古屋大学の上田実氏を中心としたグループで精力的に進められました[6]．歯はある時期に歯肉上皮細胞が内側にふくらんで歯堤を形成し，神経堤由来の間葉組織とお互いにシグナルを交換することで，エナメル質や象牙質を形成することはよく知られています．実際，名古屋大学のグループは部分的にエナメル質や象牙質，歯髄などの組織をつくることには成功しましたが，残念ながらそれは歯と認識できるほどの構造ではありませんでした．

「歯の形は複雑だから再生するのは難しいのだろう」，と誰もが思っていたときに，画期的な方法で歯の再生が報告されました[7]．東京理科大学の辻孝氏のグループが歯を構成する上皮および間葉組織の細胞を歯胚から取り出してきて別々に培養し，ある一定の割合で上皮細胞と間葉系細胞を組み合わせて重層培養すると，再び歯の形になったというものです（**Fig 7**）．もともと歯の組織だったのだから歯になるのは当然だと思われるかもしれませんが，ネズミの歯のないところにその再構築してできた歯胚を埋入すると，その歯が萌出してきたというのには驚きでした．現在，イヌなどの大型の動物でもこの方法は試行されているようですが，数十年後にはヒトでも成功するのではと期待されています．最近，辻氏のグループは同じような方法で頭髪の再生にも成功されています．こちらのほうが先に実用化されるかもしれません．

歯の再生

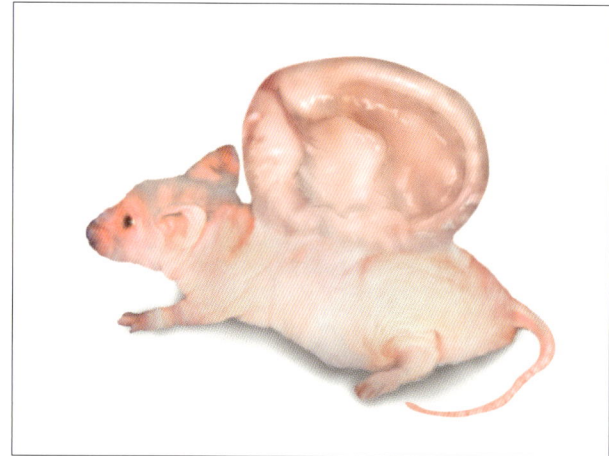

Fig 6 Vacanti氏がつくったヒト耳マウスのイメージ画．

iPS細胞と歯の再生

最近の再生の話題はiPS細胞抜きでは語れません（**Fig 8**）．iPS細胞を開発した現・京都大学の山中伸也氏は2012年にノーベル医学生理学賞を受賞されました．2006年にマウスのiPS細胞を発表してわずか6年でのノーベル賞受賞は異例の早さであり，その発想の斬新さと将来性の高さを物語るものであることは疑う余地もありません．さて，iPS細胞が何にでも分化できるのなら，当然エナメル芽細胞や象牙芽細胞にも分化できるはずで，もしエナメル芽細胞と象牙芽細胞をつくれたならば，辻氏の方法で歯胚を再構築できることは容易に想像できます（**Fig 9**）．現在，いくつかの大学でiPS細胞から

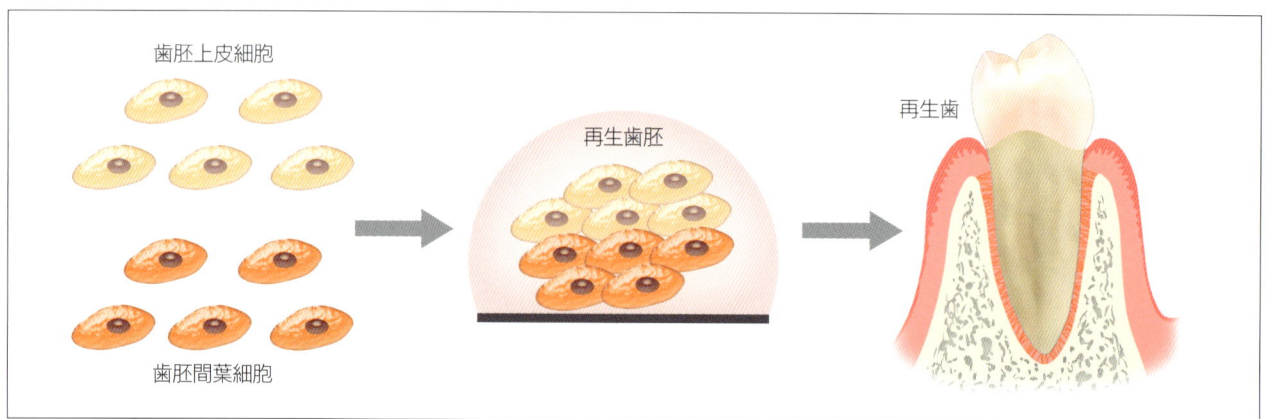

Fig 7 細胞の再構築による歯の再生．歯胚の上皮細胞と間葉細胞を再構築することによって新たに歯を再生することができる．

エナメル芽細胞や象牙芽細胞をつくる試みがなされており，それらの性質をもった細胞が形成されたという報告はあります[8]．まだ，本物の歯胚のエナメル芽細胞や象牙芽細胞にはほど遠いようです．別のアプローチとして生殖細胞をiPS細胞から形成させて，受精卵を形成させ個体をつくる試みも進められています．倫理的な問題はありますが，理論的には可能です．すでに中国では2010年にiPS細胞からクローンマウスを作製したという報告もあり[9]，ヒトのクローンも近い将来できるかもしれません．

再生医学・組織発生の基礎についていろいろと紹介しましたが，ヒトには寿命があり，その寿命のなかでQOLを高めるために再生医療が存在することを忘れてはいけません．歯科は昔から失なった歯の機能再生を行ってきました．インレー，クラウン，義歯やインプラントなどその多くが機能の再生を果たして来ました．歯科には再生医療を推進する土壌が備わっていますので，

iPS細胞と歯の再生

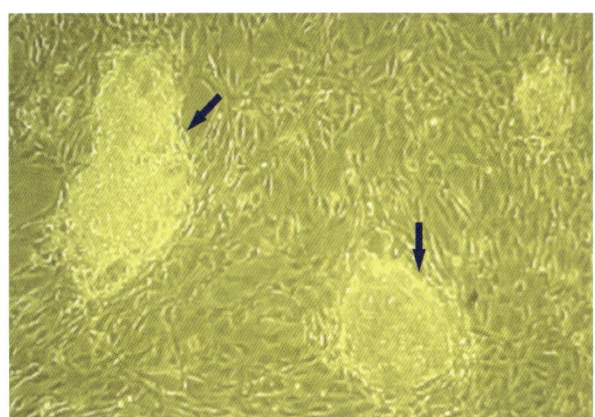

Fig 8 マウスiPS細胞．矢印はマウスiPS細胞のコロニー（細胞集団）を示す．

今後，優秀な研究者を育てて，歯科が再生医療をリードするような時代が来ることは，あながち夢物語ではないのかもしれません．

参考文献

1. 仲村賢一，下村七生貴，田久保海誉．ヒト組織の加齢に伴うテロメア短縮．基礎老化研究 2000；34(2)：72-76．
2. Shiels PG, Kind AJ, Campbell KH, Waddington D, Wilmut I, Colman A, Schnieke AE. Analysis of telomere lengths in cloned sheep. Nature 1999；399(6734)：316-317．
3. Tian XC, Xu J, Yang X. Normal telomere lengths found in cloned cattle. Nat Genet 2000；26(3)：272-273．
4. Eriksson PS, Perfilieva E, Björk-Eriksson T, Alborn AM, Nordborg C, Peterson DA, Gage FH. Neurogenesis in the adult human hippocampus. Nat Med 1998；4(11)：1313-1317．
5. Langer R, Vacanti JP. Tissue Engineering. Science 1993；260(5110)：920-926．
6. 上田 実．21世紀の歯科医学 再生歯科医学の幕開け：再生医学とティッシュエンジニアリング：歯科治療における可能性．the Quintessence 2001；20(1)：71-83．
7. Nakao K, Morita R, Saji Y, Ishida K, Tomita Y, Ogawa M, Saitoh M, Tomooka Y, Tsuji T. Nature Method 2007；4：227-230．
8. Arakaki M, Ishikawa M, Nakamura T, Iwamoto T, Yamada A, Fukumoto E, Saito M, Otsu K, Harada H, Yamada Y, Fukumoto S. Role of epithelial-stem cell interactions during dental cell differentiation. J Biol Chem 2012；287(13)：10590-10601．
9. Kou Z, Kang L, Yuan Y, Tao Y, Zhang Y, Wu T, He J, Wang J, Liu Z, Gao S. Mice cloned from induced pluripotent stem cells (iPSCs). Biol Reprod 2010；83(2)：238-243．

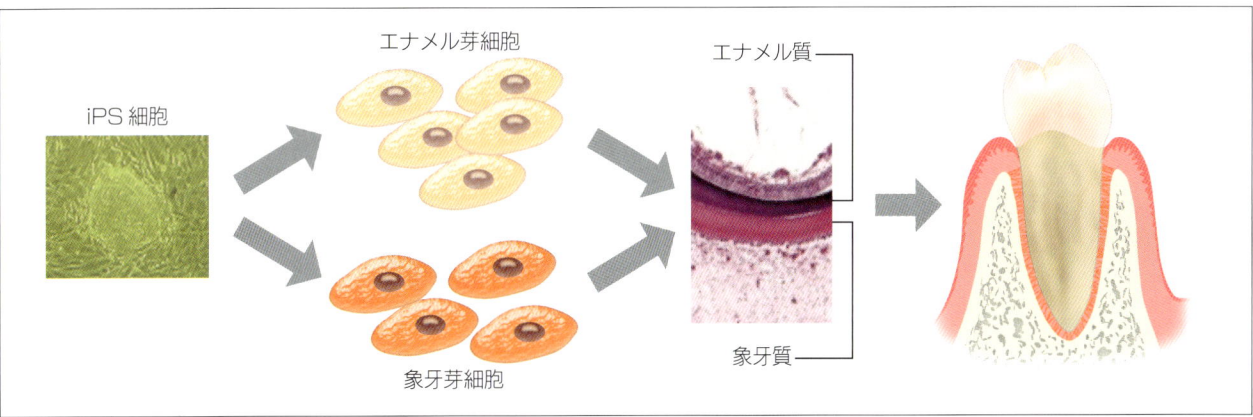

Fig 9 iPS細胞を応用した歯の再生．iPS細胞からエナメル芽細胞と象牙芽細胞を別々につくり，重ねて培養することによってエナメル質と象牙質をつくる．

CHAPTER 1 | 臨床に役立つ再生医学の基礎

2 遺伝子と幹細胞とサイトカイン

基礎　再生療法のカギを握る幹細胞とサイトカインとは何か？

SBO　①再生医歯学の基本事項を理解
②サイトカインの種類と，成長因子の種類と，生理作用を理解

再生医療とは

　再生医療とは，機能喪失または機能不全となった組織や臓器を再生する医療です[1]．患者自身の細胞をもとに組織や臓器を培養できれば，拒絶反応の心配のない移植も可能になり，現在の臓器移植や機械的な人工臓器に代償する治療方法として実用化が期待されています．工学的技術を利用して生体組織を作り出すため「ティッシュエンジニアリング」ともよばれ，「細胞」「足場」（担体）「成長因子」の3つの要素が必要です（**Fig 1**）[1]．再生医療を現実のものにするためには，基礎研究の成果を臨床の場で使用しながら実用化していく「トランスレーショナルリサーチ」が不可欠であり，産学連携が重要な役割を果たしています．

再生医療に必要な3つの要素①
　　　　——細胞（幹細胞）

　幹細胞とは，ある細胞に変化するようにという指示を受けると，特定の細胞に分化する能力をもつ細胞のことで，変化を遂げる前の未分化の状態で長期間にわたって自らを複製し，再生する能力を備えています．幹細胞は受精卵からつくられる胚性幹細胞（ES 細胞）と生体内の各組織に存在する体性幹細胞（組織幹細胞，成体幹細胞）の2つに大きく分けることができます[2]．

胚性幹細胞（ES 細胞）

　胚性幹細胞は，発生初期のごく限られた間だけ存在す

再生医療とは

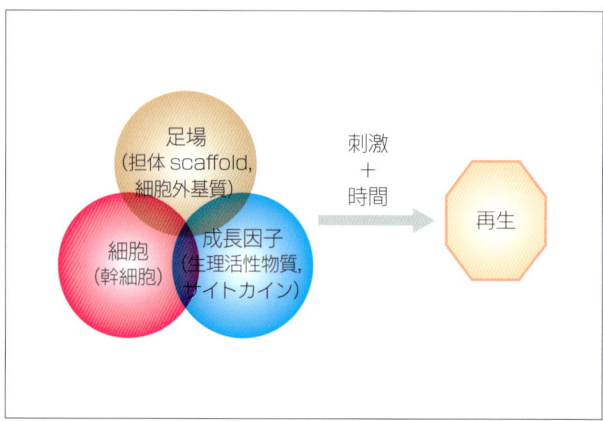

Fig 1　再生医療に必要な要素．再生医療を成功させるためには「細胞」「足場」「成長因子」の3つの要素が必要．

る多能生をもつ幹細胞を取り出し，培養できるように株化したものです．ES 細胞は，個体を構成するすべての細胞に分化する能力を保持したまま無制限に増やすことができるので，ES 細胞から必要な機能細胞を誘導できれば，理論上，治療に必要な機能細胞を供給することが可能になります[3]（**Fig 2**）．ところが，ヒト ES 細胞を用いた再生医療には大きな2つの問題点があります．まず1つ目は，倫理的問題です．ヒト ES 細胞を樹立するには，受精卵ないし受精卵より発生が進んだ胚胎盤までの段階の初期胚が必要です．ヒトの場合には，受精卵を材料として用いることで，生命の萌芽を減失してしまうと考えられ，このような観点から，2001年にブッ

2 遺伝子と幹細胞とサイトカイン

胚性幹細胞（ES 細胞）

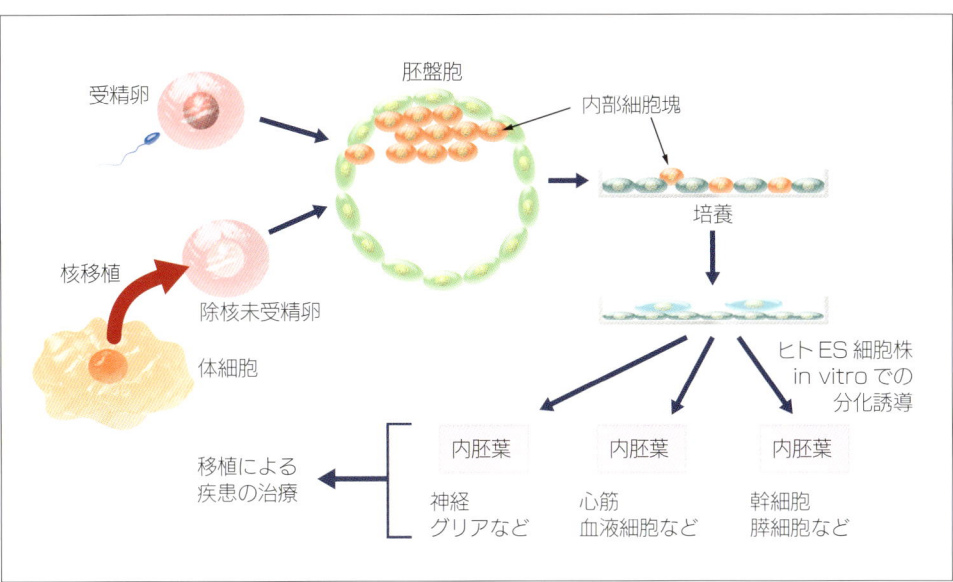

Fig 2　ヒト ES 細胞を用いた再生医療の概念．ES 細胞とは，発生初期のごく限られた間だけ存在する多能性をもつ幹細胞を取り出し，培養できるように株化したもの．ES 細胞は，個体を構成するすべての細胞に分化する能力を保持したまま無制限に増やすことができる．そこで，ES 細胞から必要な機能細胞を誘導できれば治療に必要な機能細胞を供給することが理論上可能である．

シュ・米国前大統領は ES 細胞研究に対する助成を禁じました（2009 年 3 月 9 日にオバマ・米国大統領は，ES 細胞の研究に対する連邦政府による助成を解禁しました）．もう 1 つが拒絶反応の問題です．もともと他者である受精卵から樹立される ES 細胞からつくられた機能細胞を移植しても，患者の免疫機構により拒絶されます．拒絶を回避するために，主要組織適合遺伝子複合体のさまざまなバリエーションを網羅した多数の ES 細胞株を樹立するには，膨大な数のヒト胚が必要となり，倫理的にもまた実際の作業面でも実現が難しいといわれていました．このような状況から，韓国の黄教授らのグループが，ES 細胞の核を宿主の核と入れ替えることによって拒絶反応を回避できるという研究成果を発表しましたが，この実験結果が捏造であったことにより（2005 年），ES 細胞に関する研究は一時遅滞を余儀なくされました．

誘導多能性幹細胞（induced pluripotent stem cells：iPS 細胞）

2007 年，京都大学の山中氏らのグループは，ヒト皮膚由来の線維芽細胞に Oct3/4 などの 4 種類の遺伝子を組み込むことで，ES 細胞と同様に多分化能を有する万能細胞をつくることに成功しました[4]（Fig 3）．つまり，細

誘導多能性幹細胞（iPS 細胞）

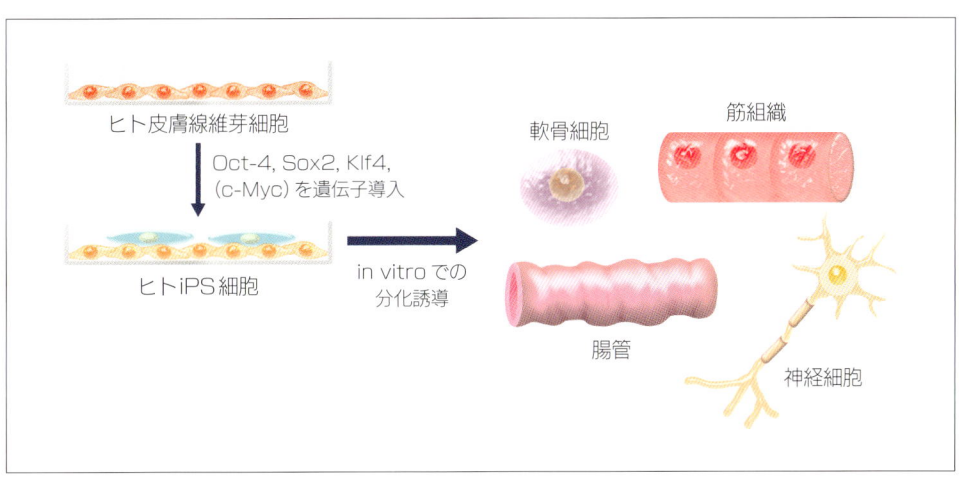

Fig 3　誘導多能性幹細胞（iPS）細胞の多分化能．ヒト皮膚由来の線維芽細胞などの体細胞に Oct3/4 などの 4 種類の遺伝子を導入すると，ES 細胞と同様に多分化能を有する万能細胞へと変化した．この細胞を iPS 細胞といい，iPS 細胞は，受精卵を使わないので倫理的問題が起こらないこと，さらに患者本人から機能細胞をつくるので拒絶反応が起きないことから，ES 細胞に代わる再生医療の切り札として注目されている．しかし，発癌の可能性も危惧されており，さらなる改良が必要である．

体性幹細胞

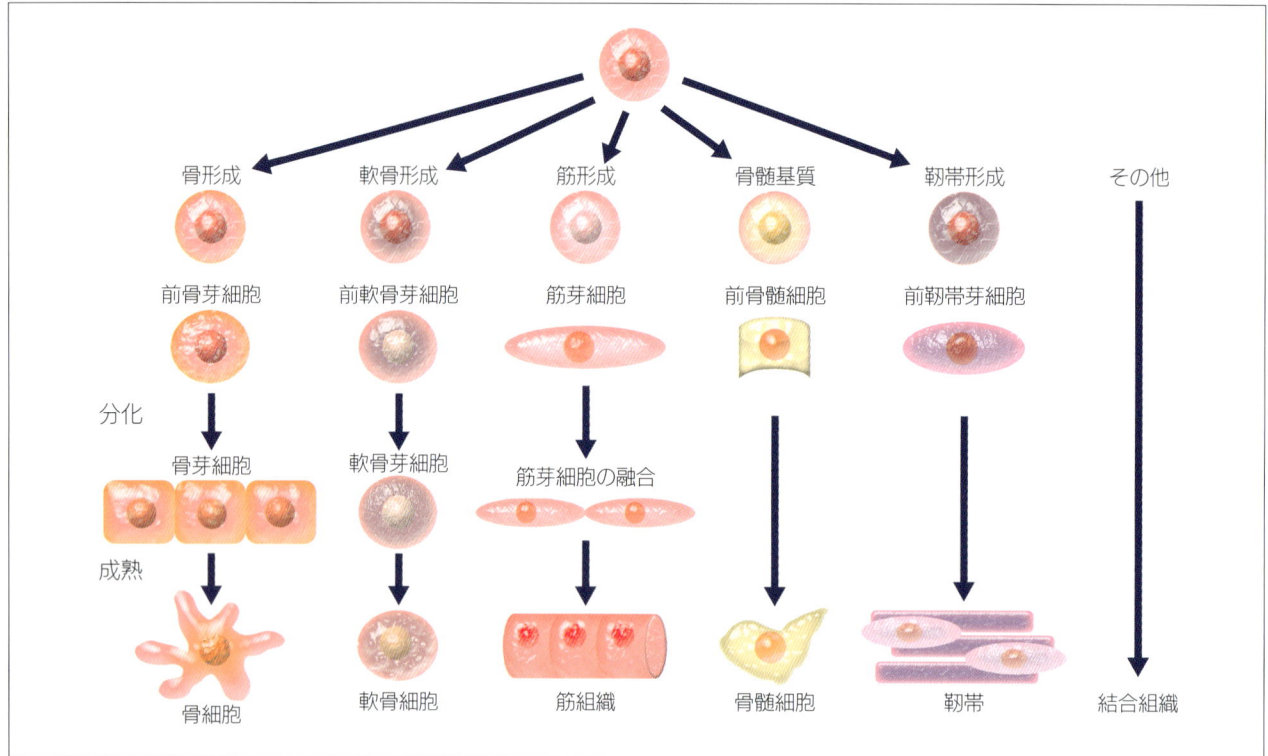

Fig 4 体性幹細胞（間葉系幹細胞）の分化．皮膚などの生体を構成する多種多様な組織細胞の多くは，恒常性維持のために常に古い細胞が新しい細胞へと置き換わっている．このように，個体維持のために新たな細胞を供給する大もととなる細胞のことを「体性幹細胞」（組織幹細胞，成体幹細胞）という．骨髄細胞を培養し，培養ディッシュに接着する細胞（骨髄間質細胞）を試験管内で分化誘導すると，骨・軟骨・筋肉・靭帯・腱へと分化することから，骨髄間質細胞の中に間葉系幹細胞が存在することがわかっている．

胞を先祖帰りさせたわけです．この細胞は ES 細胞と似ていますが，別種のため誘導多能性幹細胞（iPS 細胞）と名付けられました．iPS 細胞は，受精卵を使わないので倫理的問題が起こらないこと，さらに患者本人から機能細胞をつくるので拒絶反応が起きないことから，ES 細胞に代わる再生医療の切り札として注目されています．

体性幹細胞（組織幹細胞，成体幹細胞）

皮膚などの生体を構成する多種多様な組織細胞の多くは，恒常性維持のためにつねに古い細胞が新しい細胞へと置き換わっています．このように，個体維持のために新たな細胞を供給する大もととなる細胞のことを体性幹細胞（組織幹細胞，成体幹細胞）といい，造血幹細胞，神経幹細胞，間葉系幹細胞などが存在します[5]．

骨髄間質はさまざまな細胞により構成される複雑な組織であり，造血幹細胞の維持や，赤血球系，骨髄球系，リンパ球系の分化コントロールするはたらきが知られています．骨髄では赤血球・巨核球・脂肪細胞の分化はみられますが，筋肉・腱・靭帯・軟骨などの分化は観察されないにもかかわらず，骨髄間質細胞を試験管内で分化誘導するとこれらの細胞へと分化します．このことは，骨髄間質にはこれらの細胞へと分化することのできる間葉系幹細胞が存在することを意味します（**Fig 4**）．

再生医療に必要な3つの要素②──足場（スキャフォールド）とバイオマテリアル

スキャフォールド

細胞が接着する足場としての細胞外マトリックスのこ

スキャフォールド

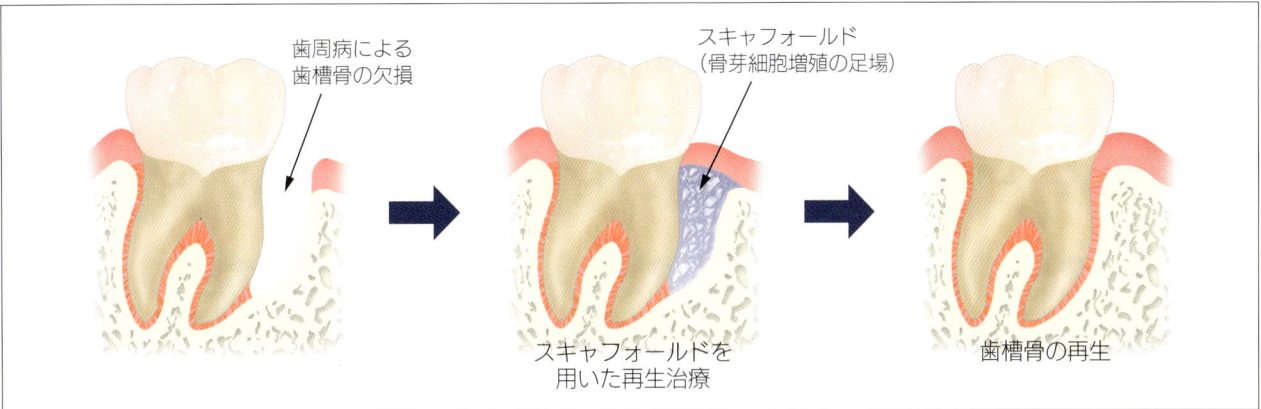

Fig 5 スキャフォールドの役割．細胞の増殖を促して構造を保持するためには，細胞のすみかとなる環境，つまり快適な「足場」が重要．この足場を人工的につくり出すためにマトリックス工学が応用されている．図の場合，欠損部位にそのまま骨芽細胞を充填しても，細胞が流れ出してしまう．そこで，骨をつくりたい形に合わせた足場を用いることで，理想的な歯槽骨の形態が確保できる．

とをスキャフォールドといいます（**Fig 5**）[6]．細胞の増殖を促して構造を保持するためには，細胞のすみかとなる環境，つまり快適な「足場」が重要であり，足場を人工的につくり出すためのマトリックス工学が応用されています．足場としての役割は，細胞との接着性にすぐれ，細胞の活性を維持できること，一定の強度をもち組織などが再生されるまで形態が安定にたもたれること，さらにスキャフォールド自体あるいは，その分解産物に毒性がないこと，などの特徴が挙げられます．

バイオマテリアル

医療・歯科分野において，主にヒトの生体に移植することを目的とした素材のことをバイオマテリアルといいます[6]．具体例としては人工関節やデンタルインプラント，人工骨および人工血管用の素材などが該当します．バイオマテリアルの要件として，組織反応がほとんどないことが求められます．そのため，ステンレス製またはチタン製の人工関節，デンタルインプラントが開発されました．

スキャフォールドとして用いられる素材はポリ乳酸やポリグリコールなどの合成高分子や，リン酸カルシウム，ヒドロキシアパタイト（HA），コラーゲンなどの無機物質や天然高分子の多孔基盤材料が用いられています．

> note　ポリ乳酸「フィクリーブ」（タキロン），ポリ乳酸＋PGA共重合体「ラクトリーブ」（メディカルユーアンドアイ），PGAシート「ネオベール」（グンゼ ＊創面に貼り付けてフィブリン糊で固定します），リン酸カルシウム「オスフェリオン」（オリンパステルモバイオマテリアル），HA「ネオボーン」（エムエムティー），「アパセラム」（ペンタックス），HA＋アテロコラーゲン溶液「ボーンジェクト」（高研），アテロコラーゲン「テルダーミス」「テルプラグ」（オリンパステルモバイオマテリアル），「コーケンティッシュガイド」（高研）

再生医療に必要な3つの要素③
——成長因子(増殖因子,サイトカイン)

サイトカインとは，細胞の機能を発揮するときに必須となるさまざまな生理活性物質のことであり，これらの生理活性物質からの刺激が組織を構成するうえで重要です．

サイトカインとは

サイトカインの多くは糖タンパク質で，それに対する受容体をもつ細胞のみに作用し，免疫・炎症反応の制御作用，抗ウイルス作用，抗腫瘍作用，細胞増殖/分化の調節作用を媒介する物質の総称です（**Fig 6**）[7]．

サイトカインの特徴としては
① 分子量1万〜10万の糖タンパク質
② 微量（pg〜ng/mL）で生理活性をもつ
③ 産生された局所で作用する
④ 単一のサイトカインが多数の生理作用をもつ

サイトカインとは

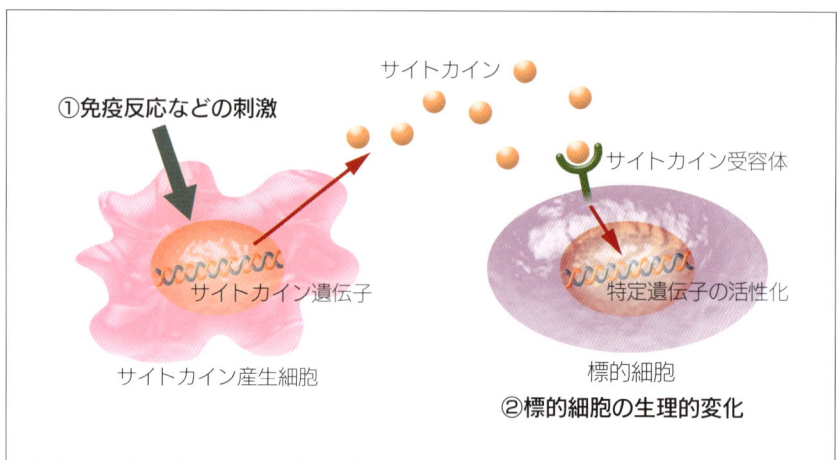

Fig 6 サイトカインの作用機序．サイトカインとは，リンパ球，単球，マクロファージをはじめとして，線維芽細胞，上皮細胞などから放出されるタンパク質性の生理活性物質のこと．サイトカインの多くは糖タンパク質で，それに対する受容体をもつ細胞のみに作用し，免疫，炎症反応の制御作用，抗ウイルス作用，抗腫瘍作用，細胞増殖・分化の調節作用を媒介する．

⑤複数のサイトカインが重複した生理作用をもつ
⑥多様な細胞によって産生される
⑦作用が相乗的・拮抗的であることがある
⑧サイトカインネットワークを形成する
⑨インヒビター（阻害因子）をもつことがある
⑩恒常的に分泌されるものと誘導され産生分泌されるものがある
などが挙げられます．

サイトカインの種類とその作用

サイトカインは構造や作用によって分類することができます．ここでは，作用について分類します[7]．

①**炎症性サイトカイン** 炎症反応を促進するサイトカインでインターロイキン（IL）-1や腫瘍壊死性因子（tumor necrosis factor：TNF）αなどが代表的です．炎症性サイトカインは，本来ウイルスや細菌などが体内に侵入した際に，排除して自分の身体を守ろうとする防御反応に欠かせない物質です．しかし，この反応が過剰に起こり，これらの炎症性サイトカインが過剰に産生されると組織破壊を起こします．これらの炎症性サイトカインは視床下部の体温中枢に作用し，発熱物資であるプロスタグランジンE_2の産生を促して，発熱を誘導します．また，急性炎症では，CRPをはじめとする急性炎症タンパク質が誘導され，炎症の程度の指標として用いられていますが，IL-1やTNF-αは肝細胞に作用し，CRPを誘導します．＊CHAPTER 1 ❸口腔の免疫学も参照

②**免疫調節性サイトカイン（Th1サイトカイン）（IL-2，IL-12，IFN-α，IFN-γ）** 1型ヘルパーT（Th1）細胞は，インターフェロン-γ（IFN-γ）やインターロイキン-12（IL-12）の刺激を受けることにより，ナイーブT細胞とよばれる抗原タンパク質との接触経歴をもたないT細胞からの分化が誘導されます．Th1細胞により産生されるIFN-γをはじめとしたサイトカインはとくにTh1サイトカインとよばれ，マクロファージや細胞障害性T細胞（cytotoxic T lymphocyte：CTL）などの細胞を活性化してウイルスや細胞内抗原の除去，自己免疫疾患の発症，抗腫瘍免疫を担う細胞性免疫などに関与しています．＊CHAPTER 1 ❸参照

③**抗炎症性サイトカイン（Th2サイトカイン）（IL-4，IL-5，IL-10，IL-13）** 抗炎症性サイトカインは，インターロイキン4や13の刺激を受けることによりナイーブT細胞から分化します．B細胞から分化した形質細胞による抗体タンパク質産生の亢進や，顆粒球の一種である好酸球などの細胞を活性化することにより，アレルギー性疾患の機構に関与していることが知られています．Th1細胞とTh2細胞は互いの機能を抑制しあっており，この平衡関係はTh1/Th2バランスと称され，このバランスがどちらかに傾くことによりそれぞれに特有の疾患が生じると考えられています．

インターロイキン

インターロイキン（IL）は，リンパ球・単球・マクロファージなど免疫担当細胞の産生するサイトカインの総称で，現在30種類以上が知られています．以下に主な

インターロイキン1

Table 1 歯肉溝の深さとIL-1関連分子の量との関係．IL-1α+IL-1βの濃度とIL-1ra（IL-1の抑制物質）の濃度の比の大きさと歯周病の重症度との間に相関がみられた．　*Lester SR et al. *J Periodontal Res* 2009 44：323-329．より引用・改編

		サイトカイン濃度		
歯周病の重症度	歯肉溝の深さ	IL-1α：IL-1ra	IL-1β：IL-1ra	IL-1α+IL-1β：IL-1ra
	<3 mm 'normal' (n=26)	1.09：1	0.96：1	2.04：1
	3 mm 'diseased' (n=27)	1.17：1	1.03：1	2.19：1
	4〜6 mm 'diseased' (n=24)	1.13：1	1.37：1	2.50：1
	>6 mm 'diseased' (n=33)	1.14：1	1.01：1	2.14：1

インターロイキンを示します[7]．

IL-1　マクロファージによって分泌され，急性期反応を誘導する．

IL-2　T細胞によって分泌されT細胞の増殖と分化を促進する．がんの免疫療法に用いられる．

IL-4　B細胞の増殖とT細胞および肥満細胞の分化に関与する．アレルギー反応で重要．

IL-5　B細胞を刺激してIgAを産生させ，また好酸球を刺激する．

IL-6　マクロファージを刺激して急性反応を誘導する．

IL-7　B細胞，T細胞，NK細胞の生存，分化，ホメオスタシス（恒常性）に関与する．

IL-8　好中球の走化性を誘導する．

IL-10　Th1サイトカイン産生を阻害する．

IL-11　急性期タンパク質を産生させる．

IL-12　NK細胞を刺激し，Th1細胞を誘導する．

IL-13　B細胞の増殖と分化を刺激し，Th1細胞を阻害し，マクロファージの炎症性サイトカイン産生を促進する．

IL-17　炎症性サイトカインの産生を誘導する．

IL-18　インターフェロン-γの産生を誘導する．

インターロイキン-1（IL-1）

インターロイキンのなかでも最初に同定された分子で分子量17.5 kDaのタンパク質で炎症反応に深く関与し，炎症性サイトカインとよばれるグループに含まれます[7]．発熱物質やリンパ球活性化因子として作用し，IL-1にはIL-1αおよびβの2種類が存在し，これらが同一のインターロイキン-1レセプター（受容体）に結合してほぼ同様の生理作用を発現します．IL-1レセプターアンタゴニスト（拮抗物質）（IL-1ra）は，分子量23〜25 kDの糖タンパク質で，アミノ酸配列上IL-1αおよびIL-1βにそれぞれ19％，26％の相同性が認められます．IL-1raはIL-1レセプターにIL-1と同等の結合親和性を有する反面，何ら生物活性を発現しません．歯科領域では，歯肉溝の深さとIL-1関連分子の量との関係や，IL-1の遺伝子多型と慢性歯周病との相関が示唆されています（Table 1, 2）[8,9]．

腫瘍壊死因子（TNF）

TNFαとTNFβがあります．TNFαは，マクロファージを細菌・ウイルス・寄生虫などで刺激したときに産生される抗腫瘍性サイトカインであり，関節リウマチの病態形成において中心的な役割を果たすサイトカインの1つです．TNFαは破骨細胞形成を促進し，抗TNFα抗体はリウマチの治療薬として用いられています（Fig 7）[7,10]．

成長因子（growth fator）

特定の細胞の増殖や分化を促進する一連のタンパク質を総称して成長因子または増殖因子といいます．標的細胞の細胞膜表面のレセプター（受容体）に特異的に結合することにより，細胞間の伝達物質として作用します．

①線維芽細胞成長因子（FGF）　線維芽細胞増殖因子（fibroblast growth factor：FGF）は，23の遺伝子からなる巨大なファミリーを形成します．初期胚発生や細胞の増

Table 2 IL-1の遺伝子多型と慢性歯周病との相関．歯周病患者ではIL-1αおよびIL-1β遺伝子に変異（多型：CC→TT）がみられることが多いことがわかった．すなわち，IL-1αおよびIL-1β遺伝子に変異がある人は，歯周病に罹患しやすいことが示唆された．＊参考文献9より引用・改編

遺伝子型	すべて	歯周病患者	コントロール群	P値
OPG Lys 3 Asn	n=188(100%)	n=93(100%)	n=95(100%)	有意な相関なし．p=0.352
GG	53(28%)	29(31%)	24(25%)	
CC	51(27%)	21(23%)	30(32%)	
GC	84(45%)	43(46%)	41(43%)	
OPG Met 256 Val	n=183(100%)	n=90(100%)	n=93(100%)	有意な相関なし．p=0.146
TT	132(72%)	59(66%)	73(79%)	
CC	3(2%)	2(2%)	1(1%)	
TC	48(26%)	29(32%)	19(20%)	
IL-1α	n=184	n=95(100%)	n=89(100%)	有意な相関あり．p<0.001
CC	29(16%)	10(10%)	19(21%)	
TT	81(44%)	52(55%)	29(33%)	
CT	74(40%)	33(35%)	41(46%)	
IL-1β	n=185(100%)	n=93(100%)	n=92(100%)	有意な相関あり．p<0.001
CC	77(41%)	24(26%)	53(57%)	
TT	42(23%)	34(37%)	8(9%)	
CT	66(36%)	35(37%)	31(34%)	

腫瘍壊死因子

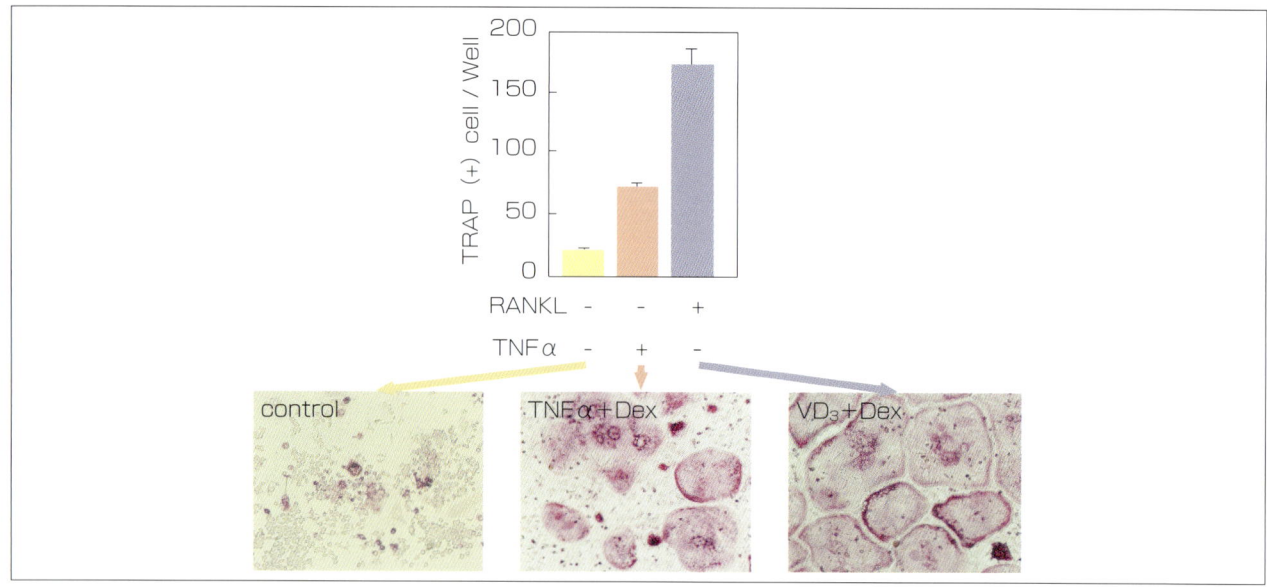

Fig 7 TNFαによる破骨細胞形成促進効果．TNFαは活性型ビタミンD_3（VD_3）同様，破骨細胞分化を誘導する．Dex：デキサメサゾン．

殖，遊走，分化に関与するほかに，組織修復，創傷治癒，発癌や癌転移にもかかわることが報告されています．FGF受容体の点変異は骨形成異常を呈する遺伝性疾患の原因となることがあります．

　FGFのなかで，とくにFGF2は，骨折部に適用すると骨折の治癒を促進することから整形外科領域での応用が期待されています．現在，FGF2は難治性潰瘍の治療薬としてすでに臨床応用されており，また，現在FGF2の歯周組織再生への効果について臨床試験が行われています[11]．歯周組織を再生するFGF2の作用機序は，まず

2 遺伝子と幹細胞とサイトカイン

線維芽細胞増殖因子

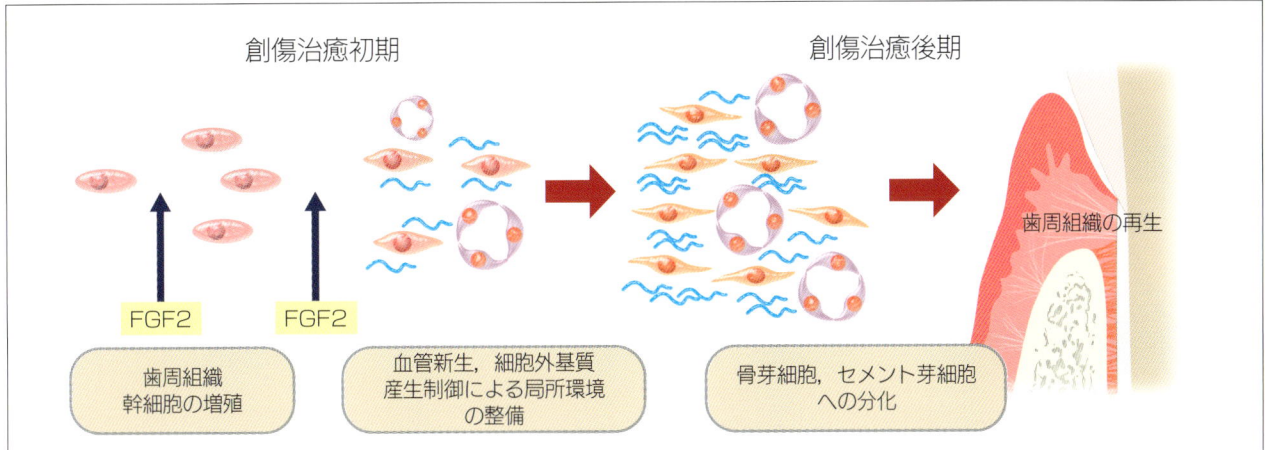

Fig 8 歯周組織を再生するFGF2の作用機序．FGF2はBMPのような骨誘導作用はないが，歯周組織幹細胞の増殖を促し，血管新生および細胞外基質産生の制御による局所環境を整備することで，骨芽細胞やセメント芽細胞への分化を促進する．

歯周組織幹細胞の増殖を促し，つぎに局所での血管新生や細胞外基質産生を制御することで，局所環境を整備します．整備された環境下で，歯周組織幹細胞が骨芽細胞やセメント芽細胞へと分化すると考えられています（**Fig 8**）．FGFには骨誘導タンパク質（bone morphogenetic protein：BMP）のような骨誘導能はありません．

②**血小板由来成長因子（platelet-derived growth factor：PDGF）** 主に巨核球によって産生されるほか，血小板・上皮細胞・内皮細胞などさまざまな細胞が産生し，線維芽細胞・平滑筋細胞の遊走や増殖に関わる増殖因子です．歯周病治療に用いられる「GEM21S」（Osteohealth社）はPDGFを主成分としており，骨と粘膜の両方の治療に効果があるといわれています．

③**骨誘導タンパク質（BMP）** 骨誘導タンパク質（BMP）は，1965年Uristらによって骨基質中に存在して異所性の骨形成を誘導するサイトカインとして発見され，これまでに，20種類のBMPのcDNAがクローニングされています（**Fig 9**）[12]．BMPが受容体に結合すると，Smad1/5/8とよばれる細胞内情報伝達分子がSmad4と複合体を形成し，核内へ移行し，骨芽細胞の分化を決定する遺伝子の発現を調節します（**Fig 10**）．BMPは骨を誘導する唯一のサイトカインで，現在，歯科や整形外科領域でBMP2とBMP7の臨床応用を目指した研究が行われていますが，十分な骨を誘導するためは大量の

骨誘導タンパク質

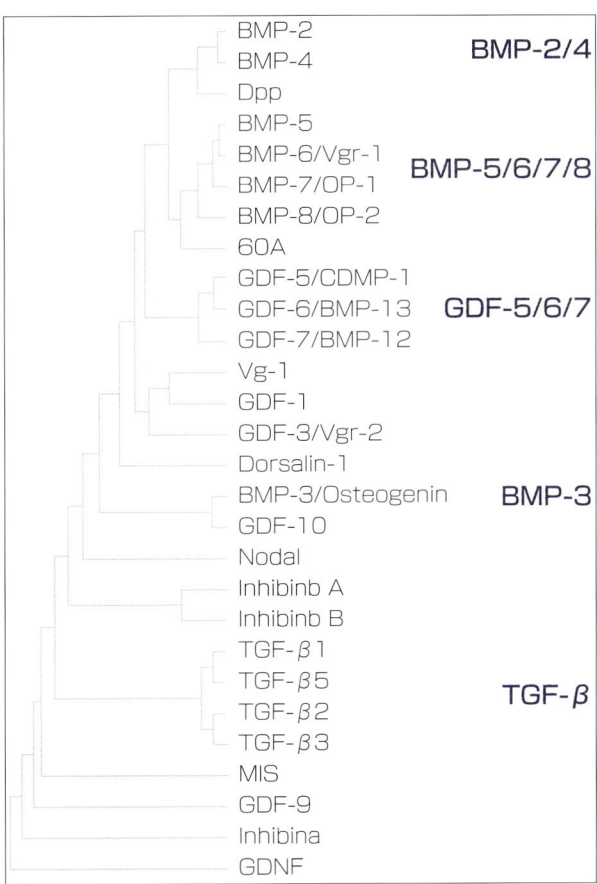

Fig 9 BMPとTGFβスーパーファミリー．BMPはTGFβスーパーファミリーに属し，筋組織に移植すると異所性骨化を誘導します．現在までに20種類以上のBMPがクローニングされている．

CHAPTER 1 臨床に役立つ再生医学の基礎

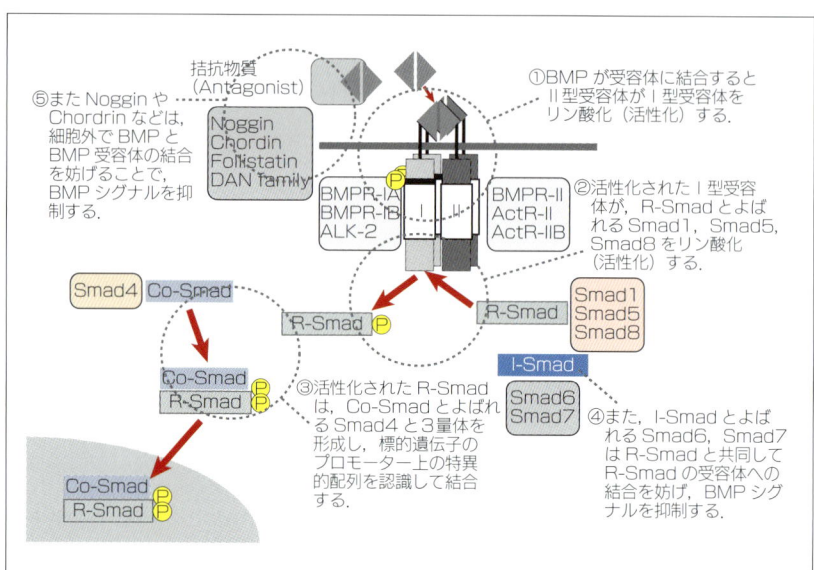

Fig 10 BMP(「INFUSE® Bone Graft」「Induct OS®」「OP-1®」など)のシグナル伝達機構．BMP が受容体に結合すると，II 型受容体が I 型受容体をリン酸化(活性化)し，活性化された I 型受容体が R-Smad とよばれる Smad1，Smad5，Smad8 をリン酸化(活性化)する．活性化された R-Smad は Co-Smad とよばれる Smad4 と 3 量体を形成し，標的遺伝子のプロモーター上の特異的配列を認識して結合する．また，I-Smad とよばれる Smad6，Smad7 は R-Smad と共同して R-Smad の受容体への結合を妨げ，BMP シグナルを抑制する．また Noggin や Chordrin などは細胞外で BMP と BMP 受容体の結合を妨げることで，BMP シグナルを抑制する．

BMP が必要であること，炎症などにより効果が減弱すること，また大量の BMP の投与が炎症・疼痛を惹起するという理由から，マウスやイヌを用いた実験結果のような期待通りの効果は得られていません．

　進行性骨化性線維異形成症(以下，FOP)は，小児期から筋組織内に異所性の骨形成が進行する遺伝性疾患です．本疾患の発症頻度は約 200 万人に 1 人の割合で，国内には約 60 人の患者がいるといわれています．2006 年(平成 18 年)4 月，Shore らは，家族性の FOP の 5 家系について遺伝的な解析を行い，FOP の原因遺伝子として BMP 受容体の 1 種である ALK2/ACVR1 の 617 番目の塩基 G → A 変異により，206 番目のアルギニン残基がヒスチジン残基への置換(R206H)しているのを見出しました[13]．この変異をもつレセプター(受容体)は，BMP が存在しなくても恒常的に活性化されている(機能が亢進している)ことがわかりました．

　BMP の臨床応用にはまだ解決しなければならない課題がありますが，ヒトにおいても BMP は骨を誘導する因子であることが明らかになりました．

④多血小板血漿(platelet-rich plasma：PRP) 血小板のα顆粒中には，創傷治癒や組織再生に効果的な成長因子が多く含まれています．多血小板血漿(PRP)は，この血小板を高濃度に濃縮した血漿のことであり，血液凝固反応の過程で血小板が脱顆粒を起こし，顆粒中に含まれる血小板由来成長因子(PDGF)，トランスフォーミング成長因子(TGF-β)，血管内皮細胞増殖因子(vascular endothelial growth factor：VEGF)および上皮成長因子(epidermal growth factor：EGF)などの成長因子を創傷部に放出するといわれています[14]．さらに PRP は，その凝固反応の結果形成されるフィブリン網が，遊走してきた骨芽細胞や線維芽細胞などの間葉系細胞の足場となり，創傷治癒が促進されます．また PRP は患者から採取した抹消血から精製し，移植するため，免疫拒絶反応がないのが大きな利点です．骨欠損部に適用するには PRP 単独では強度的に脆弱ですが，液体の状態からゲル状にして応用するため，骨補填材と混和して用いた場合には，骨補填材料が一塊となるために移植操作性にもすぐれています． ＊CHAPTER 4 ❸血小板濃厚液で詳説

⑤エムドゲイン(enamel matrix derivative) 「エムドゲイン」(Emdogain®)は，幼弱豚の歯胚より抽出されたエナメルマトリックスタンパク質を主成分とした薬剤です．歯の発生時，ヘルトヴィッヒの上皮鞘から分泌されたエナメルマトリックスタンパク質は，歯根膜にある未分化の間葉組織に作用し，セメント芽細胞に分化させ無細胞性セメント質をつくり出します．また，歯の萌出にともなって，歯周組織が再生されますが，エムドゲインは，この過程を再現するといわれています．

　「エムドゲイン」の主な成分(90 %超)は，アメロゲニン(amelogenin)とよばれる歯の発生に重要なエナメルタンパク質で，その他にトランスフォーミング成長因子

（transforming growth factor：TGF）βやBMPなどの成長因子を含みます．さらに，線維芽細胞などをエムドゲインで刺激すると，TGF-βやPDGFを産生し，これらの成長因子がさらに自らに作用すると報告されています．

＊CHAPTER 3 ❸エムドゲイン®による再生療法で詳説

現在，歯科口腔領域で骨再生を行う際（研究）には，幹細胞として骨髄中に含まれる間葉系幹細胞が用いられています．これまでに安定した成果も得られていますが，歯科医が骨髄穿刺を行うという問題点や患者の負担も大きいのが問題点です．一方，iPS細胞は口腔粘膜からでも樹立することができ，外科的侵襲はないに等しいですが，樹立する技術的問題や，がん化の可能性など，解決しなければならない問題も残されています．歯髄バンクといった抜去歯の歯髄を保存し，歯髄に存在する幹細胞を再生医療に応用させることも試みられています．

幹細胞を骨芽細胞へ分化させる因子として，多血小板血漿（PRP）が臨床では多く用いられていますが，現在FGF2の歯周組織再生への効果について臨床試験が行われており，今後の展開に期待が寄せられています．また，BMPは骨誘導能のある唯一のサイトカインとして，臨床応用に結びつく研究成果が期待されています．

参考文献

1. 横田崇．再生医学の成功の鍵，幹細胞．In：横田崇・編．再生医学がわかる．東京：羊土社，2002：14-19．
2. 自見英治郎，平田志津，福島秀文．骨再生の基礎的アプローチ．九州歯科学会雑誌 2010；64(3)：774-783．
3. Thomson JA, Itskovitz-Eldor J, Shapiro SS, Waknitz MA, Swiergiel JJ, Marshall VS, Jones JM. Embryonic stem cell lines derived from human blastocysts. Science 1998；282：1145-1147.
4. Takahashi K, Tanabe K, Ohnuki M, Narita M, Ichisaka T, Tomoda K, Yamanaka S. Induction of pluripotent stem cells from adult human fibroblasts by defined factors. Cell 2007；131：861-872.
5. Goodell MA, Brose K, Paradis G, Conner AS, Mulligan RC. Isolation and functional properties of murine hematopoietic stem cells that are replicating in vivo. J Exp Med 1996；183：1797-1806.
6. Tabata Y. Biomaterial technology for tissue engineering applications. J R Soc Interface 2009；6：S311-324.
7. 安孫子宜光，池尾隆，大塚吉兵衛，近藤信夫，自見英治郎，鈴木直人，友村明人，藤田厚．スタンダード生化学・口腔生化学 第2版．東京：学建書院，2011年．
8. Lester SR, Bain JL, Serio FG, Johnson RB. Relationship between the gingival sulcus depth and interleukin-1 isoform concentrations within the adjacent gingival tissue. J Periodontal Res 2009；44：323-329.
9. Wagner J, Kaminski WE, Aslanidis C, Moder D, Hiller KA, Christgau M, Schmitz G, Schmalz G. Prevalence of OPG and IL-1 gene polymorphisms in chronic periodontitis. J Clin Periodontol 2007；34：823-827.
10. Kobayashi K, Takahashi N, Jimi E, Udagawa N, Takami M, Kotake S, Nakagawa N, Kinosaki M, Yamaguchi K, Shima N, Yasuda H, Morinaga T, Higashio K, Martin TJ, Suda T. Tumor necrosis factor α stimulates osteoclast differentiation by a mechanism independent of the ODF/RANKL-RANK interaction. J Exp Med 2000；191：275-286.
11. Kitamura M, Nakashima K, Kowashi Y, Fujii T, Shimauchi H, Sasano T, Furuuchi T, Fukuda M, Noguchi T, Shibutani T, Iwayama Y, Takashiba S, Kurihara H, Ninomiya M, Kido J, Nagata T, Hamachi T, Maeda K, Hara Y, Izumi Y, Hirofuji T, Imai E, Omae M, Watanuki M, Murakami S. Periodontal tissue regeneration using fibroblast growth factor-2；randomized controlled phase II clinical trial. PLoS One 3：e2611, 2008.
12. 片桐岳信．BMPと骨形成．医学の歩み 2007；221：57-61.
13. Shore EM, Xu M, Feldman GJ, Fenstermacher DA, Cho TJ, Choi IH, Connor JM, Delai P, Glaser DL, LeMerrer M, Morhart R, Rogers JG, Smith R, Triffitt JT, Urtizberea JA, Zasloff M, Brown MA, Kaplan FS. A recurrent mutation in the BMP type I receptor ACVR1 causes inherited and sporadic fibrodysplasia ossificans progressiva. Nat Genet 2006；38：525-527.
14. Issa JPM, Tiossi R, Mello ASS, Lopes RA, Di Mateo MAS, Iyomasa MM. PRP：A possibility in regenerative therapy. Int J Morphol 2007；25：587-590.

3 口腔の免疫学

基礎 歯周病の進行と治癒に免疫反応はどうかかわっているのか？

SBO
①免疫の基本概念と，免疫反応を担う免疫担当細胞を理解
②抗体の構造と機能を理解し，免疫応答における抗体の役割を理解
③生体にとって有害な免疫反応としてのアレルギー機序を理解
④口腔における免疫機構を理解
⑤歯周疾患の進行過程と歯周組織の破壊の概略を理解

免疫学の基礎

免疫とは「疫を免れる」ことを意味し，いったんある病原菌に感染することにより，その病気に対する抵抗力ができ，つぎからは罹りにくく（罹患しにくく）なることをいいます．いい換えれば，自己と非自己を識別して，非自己を生体外へ排除することです．感染微生物，ウイルスの他に化学物質による変成細胞，他の個体の細胞や組織，および自己の変異細胞や老廃細胞などが非自己として識別されます[1]．

免疫学の歴史

さまざまな研究者による研究成果によって，「免疫」

免疫学の歴史

Table 1 免疫学の発展に貢献した研究結果．

①エドワード・ジェンナー	17世紀～18世紀初頭にかけてイギリスでは天然痘がしばしば流行していた．天然痘患者の膿疱から抽出した液を健常な人に接種すると，天然痘にかからないといわれていたが，接種をうけた人の約2％は重症化して死亡する人もいた．一方，牛の乳搾りで牛と接することで自然に牛痘（天然痘と比較するとはるかに安全な病気）にかかった人はその後，天然痘にかからないといわれていた．そこで1796年，ジェンナーは使用人の息子，ジェームス・フィリップに牛痘を接種し，6週間後に天然痘を接種したが，ジェームスは天然痘にかからなかったことで，天然痘の予防法が成功した．「種痘」というワクチン接種による予防が極めて有効であり，1980年5月8日にはWHOは天然痘の根絶宣言を行った．
②ロベルト・コッホ	炭疽菌，結核菌，コレラ菌の発見者．感染症は微生物によって引き起こされ，個々の病原体はそれぞれ特異的な病気，すなわち病態（pathology）の原因であることを証明した（コッホの原則）．それは， 1. ある一定の病気には一定の微生物が見出されること 2. その微生物を分離できること 3. 分離した微生物を感受性のある動物に感染させて同じ病気を起こせること 4. そしてその病巣部から同じ微生物が分離されること で，今では常識として認識されていることである．
③ルイ・パスツール	牛乳，ワイン，ビールの腐敗を防ぐ低温殺菌法（パスチャライゼーション）を開発した他に，1880年代にニワトリコレラおよび狂犬病に対するワクチンも開発．
④エミール・フォン・ベーリング，北里柴三郎	1890年，ワクチンを受けた個体の血清中に，ワクチンに関係する病原体と特異的に結合する物質を発見．このことが，抗原と結合する抗体や補体の発見に繋がっていく．
⑤イリヤ・メチニコフ	白血球が病原体を貪食し，感染防御にはたらくことを発見．いわゆる，「細胞性免疫」を発見した．
⑥ジュール・ボルデ	1898年，血清中に抗体と結合して病原体を破壊する補体を発見．この頃，「体液性免疫」の概念が確立された．
⑦利根川 進	1979年，多様な種類の抗体を産生できる多種類のクローン成立の機序を分子生物学的に実証した．

3 口腔の免疫学

自然免疫と獲得免疫

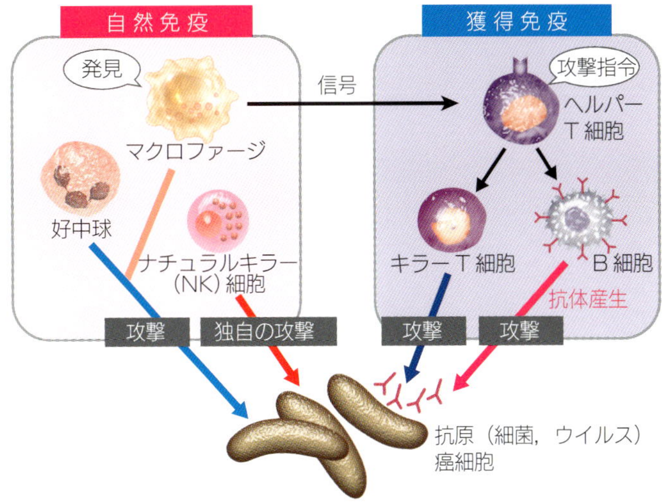

Fig 1 「自然免疫」と「獲得免疫」．生まれたときから備えもっている免疫のことを「自然免疫」といい，一度感染源に接触することで発動し，発動後は感染源を発見しだい選別，強力に攻撃を仕掛けていくことを「獲得免疫」という．

という概念が確立し，医療へ多大な貢献をしてきました．ここでは，免疫学の発展に功績のあった研究成果について紹介します(Table 1)[2]．

自然免疫と獲得免疫(Fig 1)

自然免疫

「自然免疫」(innate immunity)とは，生まれたときか

Table 2　自然免疫のしくみとその作用．

物理的防御	①健常皮膚	ヒトの皮膚は多数の扁平上皮細胞が重なり合ってできて，表面には堅い角質層があるため，微生物の侵入を防ぐ
	②目・鼻・喉	❶咳・くしゃみ・涙といった，異物が侵入すると起こる反射反応　→異物の排除
		❷鼻毛は微生物や異物の侵入を防ぐ
		❸気道粘膜繊毛上皮の繊毛運動　→異物の排除
化学的防御	①皮膚・粘膜などからの分泌による抗菌作用	❶汗腺から分泌される乳酸や脂腺から分泌される脂肪酸　→皮膚のpHを下げる
		❷脂肪酸　　　殺菌作用を有するもの
		❸強酸性の胃酸とタンパク分解酵素を含む胃液による殺菌作用
		❹汗，鼻汁，唾液に含まれるリゾチームによる殺菌作用
	②血流中にある抗菌作用物質	❶補体タンパク　C5a，C3aは食細胞走化因子，C3bとiC3bはオプソニン効果をもつ．C5b-9(MAC)は細胞膜損傷(溶菌)作用をもつ．
		❷補体活性化レクチンRaRF　補体を活性化する凝集因子RaRFは，感染初期にまだ抗体が産生される以前にはたらく生体防御因子．RaRFは，細菌・ウイルス・真菌・原虫などの微生物が共通にもっている抗原に結合　→殺菌，貪食促進，白血球↑，抗体の増加
		❸インターフェロン　ウイルス感染時に他のウイルスの感染を防ぐ
	③抗菌性細胞	❶マクロファージ，単球　貪食殺菌処理と炎症性サイトカインの放出により，侵入した微生物に対する攻撃と，損傷部位の修復を行う．
		❷好中球　貪食殺菌作用(好中球エラスターゼ〔タンパク質を分解するプロテアーゼの1つ〕などによる)
		❸NK細胞　ウイルス感染細胞など障害された細胞を標的とする
		❹γδT細胞　サイトカインの産生と初期防御
	④常在細菌による外来微生物の増殖の妨害，抑制	❶膣内のDoederlein桿菌による膣内の自浄作用
		❷腸内細菌叢による外来微生物の定着抑制
遺伝的要因		他の動物には感染するが，ヒトには感染しない病原が多く存在する．とくにウイルス感染については顕著である．これはヒトの細胞がウイルスに対する受容体(レセプター)を欠如している場合や，ヒトの細胞がウイルスの増殖に適合していないことが理由として挙げられる．

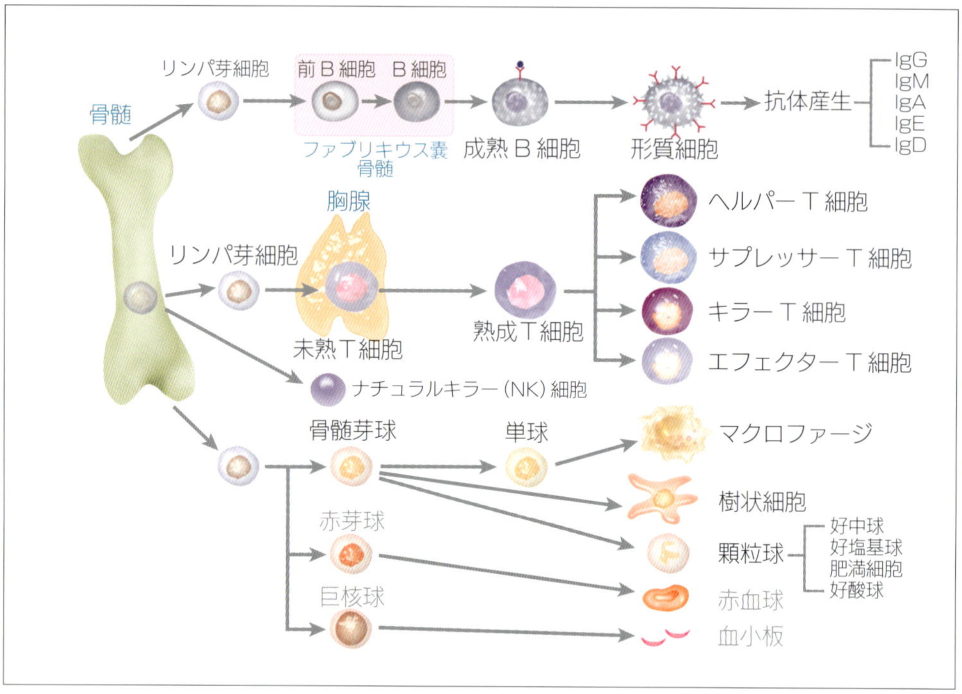

Fig 2 免疫担当細胞の分化.
免疫担当細胞は高分化能をもつ幹細胞から分化してつくられる．出生後，造血系幹細胞は骨髄で「マクロファージ」，「リンパ芽球」などに分化する．免疫応答に関与する細胞は「リンパ球」が主体であり，反応特異性を支配している．リンパ芽球は骨髄で，さらに「B細胞」に，未熟リンパ球は胸腺で細胞性免疫の主役である「T細胞」に分化し，T細胞は，さらに機能と分化度が異なるサブセットに分化する．

ら備えもっている免疫のことで，粘膜や体液などの物理的・化学的防衛，無差別で速やかに行われる防衛反応のことをいいます（**Fig 1**，**Table 2**）[1]．

獲得免疫

「獲得免疫」とは，一度感染源に接触することで発動し，発動後は感染源を発見ししだい選別し，強力に攻撃を仕掛けていくことをいいます．獲得免疫には，抗体や補体などの血中タンパク質によって抗原を排除する体液性免疫と，リンパ球などの細胞が直接，抗原を排除する細胞性免疫の2種類があります．この獲得免疫を担う細胞をリンパ球といい，主に体液性免疫にかかわるB細胞と，細胞性免疫にかかわるT細胞があります（**Fig 1**）[1]．

①**B細胞**　リンパ球のなかで，抗体産生細胞への分化は，哺乳類では骨髄（bone marrow），鳥類ではファブリキウス嚢（bursa of fabricius）で行われます．分化する臓器の頭文字から，これらのリンパ球はB細胞とよばれています．B細胞は特異的抗原によって刺激されると，形質細胞に分化して抗体を産生・分泌します（**Fig 2**）[1]．

②**T細胞**　胸腺（thymus）で分化するリンパ球はT細胞とよばれ，胸腺上皮細胞や胸腺内の抗原提示細胞との出合いによって，特異抗原を認識するように教育されます．胸腺から各リンパ組織へ分布し，細胞性免疫や免疫全体の調節作用を担います（**Fig 2**）[1]．

抗体（antibody）とは？

B細胞の産生する分子で，特定のタンパク質などの分子（抗原）を認識して結合するはたらきをもつものを抗体といいます．抗体は主に血液中や体液中に存在し，たとえば，体内に侵入してきた細菌・ウイルスなどの微生物や，微生物に感染した細胞を，抗原として認識して結合します（体液性免疫）．抗体が抗原へ結合すると，その抗原と抗体の複合体を白血球やマクロファージといった食細胞が認識し，貪食して体内から除去するようにはたらいたり，リンパ球などの免疫細胞が結合して免疫反応を引き起こします．これらのはたらきを通じて抗体は，脊椎動物（無脊椎動物は抗体を産生しない）の感染防御機構において重要な役割を担っており，1種類のB細胞は1種類の抗体しかつくれず，また1種類の抗体は1種類の抗原しか認識できないため，ヒト体内では数百万〜数億種類といった単位のB細胞がそれぞれ異なる抗体をつくり出し，あらゆる抗原に対処します[1]．

抗体とは

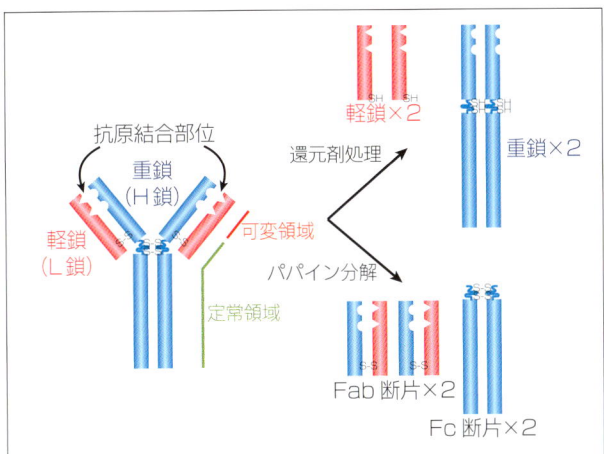

Fig 3 抗体の基本構造.「軽鎖」と「重鎖」は架橋(S-S)結合しており,還元剤でS-S結合を解離すると(図の上段),2本の軽鎖と重鎖の合計4本のポリペプチド(多数のアミノ酸がペプチド結合によって連なった化合物)に分けられる.一方,タンパク質分解酵素のパパインで処理すると(図の下段),2つの軽鎖と重鎖の複合体であるFab断片と,1つの重鎖と重鎖の複合体であるFc断片に分けられる.

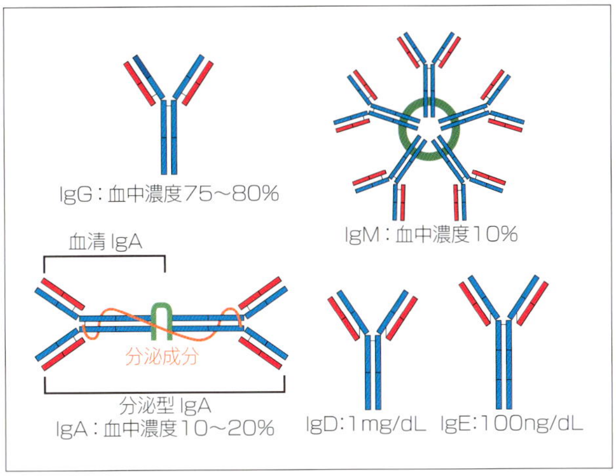

Fig 4 抗体の種類.ヒトではIgG,IgA,IgM,IgE,IgDの5種類のアイソタイプに分類される.

抗体の構造

①軽鎖と重鎖 すべての抗体は基本的には同じ構造をもっており,"Y"字型の4本鎖構造(軽鎖・重鎖の2つのポリペプチド鎖が2本ずつ)を基本構造としています.軽鎖(またはL鎖)にはλ鎖とκ鎖の2種類があり,重鎖(またはH鎖)にはγ鎖,μ鎖,α鎖,δ鎖,ε鎖の,構造の異なる5種類があります.この重鎖の違いによって免疫グロブリンの種類(アイソタイプとよぶ)が変わり,分子量は50,000～77,000です(**Fig 3**).

②Fc領域とFab領域 "Y"字の下半分の縦棒部分にあたる場所を「Fc領域」(fragment, crystallizable)とよび,左右2つの重鎖からなります.白血球やマクロファージなどの食細胞は,このFc領域と結合できる受容体(Fc受容体)をもっており,このFc受容体を介して抗原と結合した抗体を認識して抗原を貪食します(オプソニン作用).その他,Fc領域は,補体の活性化や抗体依存性細胞傷害作用など,免疫反応を媒介します.

"Y"字の上半分の"V"字の部分を「Fab領域」(fragment, antigen binding)とよび,この2つのFab領域の先端の部分で抗原と結合し,2本の軽鎖と2本の重鎖からなります.

重鎖のFab領域とFc領域はヒンジ部で繋がり,左右の重鎖はこのヒンジ部で架橋(ジスルフィド結合:**Fig 3** S-S部)しており,タンパク分解酵素のパパインはこのヒンジ部を分解して,2つのFabと1つのFc領域に切断します(**Fig 3**).

抗体の種類

ヒトではIgG,IgA,IgM,IgE,IgDの5種類のアイソタイプに分類されます(**Fig 4**)[1].

①IgG IgGは血中抗体の主体(75～80%).胎盤通過性が高く,母体から移行して新生児の感染防御に関与し,細菌やウイルスを始め,大部分の抗原に対する抗体はこのクラスに属します.

②IgM IgMは5分子連結した巨大分子(マクログロブリン).初回免疫の初期にIgG産生に先立ってつくられる抗体で,しだいにIgGに置き換わります.

③IgA 血清中よりも,肺胞・腸管などの分泌液中や,唾液・鼻汁・涙汁・初乳などに高濃度で存在し,個体全体ではもっとも多量に存在します.分泌型IgA(sIgA)は2つのIgAがJ鎖で連結され,さらに分泌成分が結合するため,タンパク質分解酵素に対して高い抵抗性を示

免疫応答の時間的推移，一次応答と二次応答

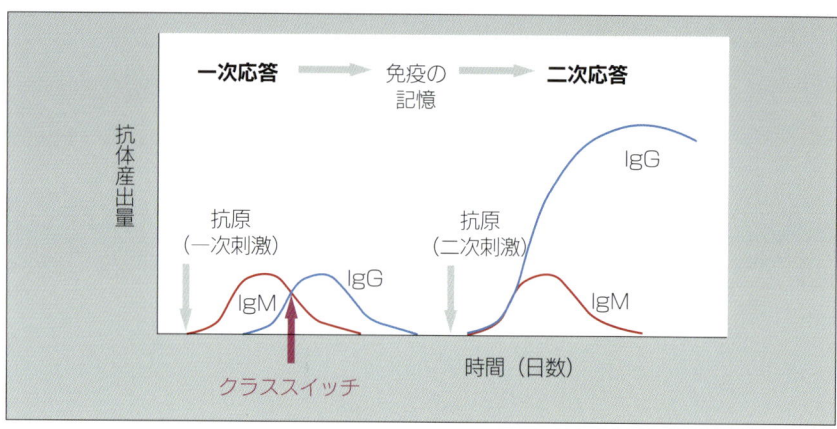

Fig 5 初回の免疫反応を「一次応答」，2回目の免疫反応を「二次応答」という．二次応答では初回よりも迅速に反応し，また抗体の産生量も多く，産生される時間も長くなる．B細胞は，まず最初にIgMを産生し，しばらくしてIgGへ変化（クラススイッチ）する．IgGは二次応答で一次応答よりも急速に高レベルまで達し，長く維持される．

し，粘膜面における局所免疫を担っています．

④**IgD** 血中濃度は低く，抗体としての生体内での機能は不明で，B細胞の機能成熟に関与すると考えられています．

⑤**IgE** 血中濃度は極端に低く，即時型アレルギーを発現させる抗体であり，好塩基球や肥満細胞表面にFc領域を介して強く結合すると，好塩基球や肥満細胞の脱顆粒が起こり，アレルギー反応を引き起こします．

免疫応答の時間的推移

初回の免疫反応を一次応答，2回目の免疫反応を二次応答といいます．二次応答では初回よりも迅速に反応し，また抗体の産生量も多く，産生される時間も長くなります．ワクチンなどはこれを利用したもので，毒性を排除して抗原性のみを残した抗原を摂取させることで一次応答を起こし，記憶B細胞を保持させることにより，細菌感染時により迅速にそして強力に免疫反応を起こすことを意図したものです．B細胞は，まず最初にIgMを産生し，しばらくしてIgGへと変化（クラススイッチ）を産生します．IgMは一次応答と二次応答で同じような経過を見せますが，IgGは二次応答で一次応答よりも急速に高レベルまで達し，長く維持されます（**Fig 5**）[1]．

補体系

抗体と共同して殺菌作用を発揮する一連の血清タンパク質のことを補体といいます（**Fig 6**）．代表的な作用として，オプソニン化があります．オプソニン化とは，微生物などの抗原に抗体や補体が結合することにより，抗原が貪食細胞に取り込まれやすくなる現象で，貪食細胞に結合して食作用を受けやすくする血清因子を「オプソニ

補体

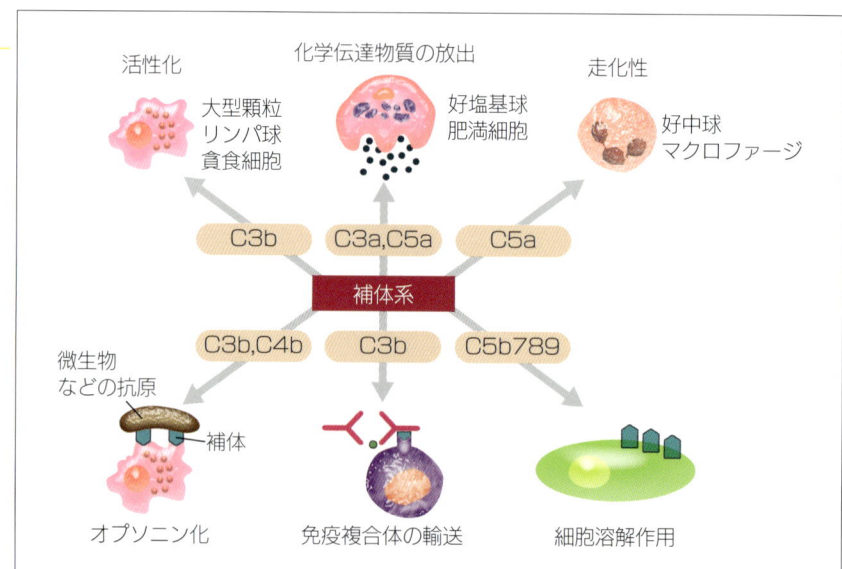

Fig 6 補体の機能．「補体」とは，抗体と共同して殺菌作用を発揮する一連の血清タンパク質因子のことをいい，細胞溶解作用，オプソニン作用や細胞賦活作用などの生物活性を有する．

3 口腔の免疫学

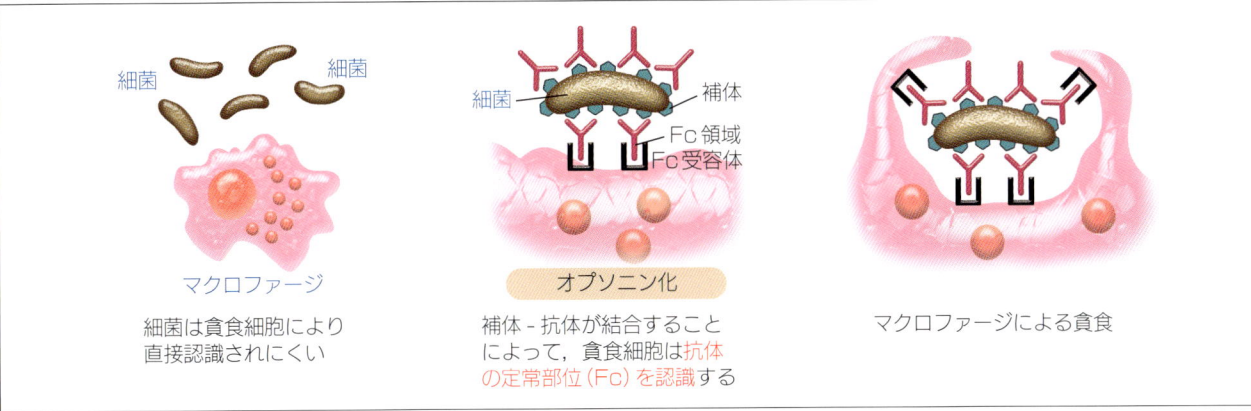

Fig 7 オプソニン化．細胞外で増殖する細菌は，抗体が結合するだけではその増殖を抑えるのに十分ではない．そこでマクロファージなどの貪食細胞により直接認識され難い細菌に補体-抗体が結合することで，貪食細胞は細菌に結合した抗体の定常部を認識し，貪食する．

ン」とよびます．オプソニンとしてはたらく主な分子として，補体のC3bと，抗体のIgG（免疫グロブリンG）があります（**Fig 7**）[1]．

細胞性免疫とは？

細胞性免疫とは，主にT細胞によって担われ，B細胞により産生される抗体が関与しない免疫系のことをいい，細胞障害性T細胞（CTL：cytotoxic T lymphocytes）や1型ヘルパーT細胞（以下，Th1），マクロファージなどの免疫細胞が体内の異物排除を担当します[1]．

①**細胞障害性T細胞** 宿主にとって異物になる細胞（移植細胞，ウイルス感染細胞，癌細胞など）を認識して破壊します（**Fig 8**）．

②**ヘルパーT細胞** 細胞障害性T細胞やマクロファージを活性化して，細胞の免疫能力を活性化する「Th1細胞」，B細胞や樹状細胞などの抗原提示細胞と協力して抗体産生を行う「Th2細胞」，また，インターロイキン17を産生し，他の細胞を活性化する「Th17細胞」などがあります（**Fig 9**）．

細胞性免疫

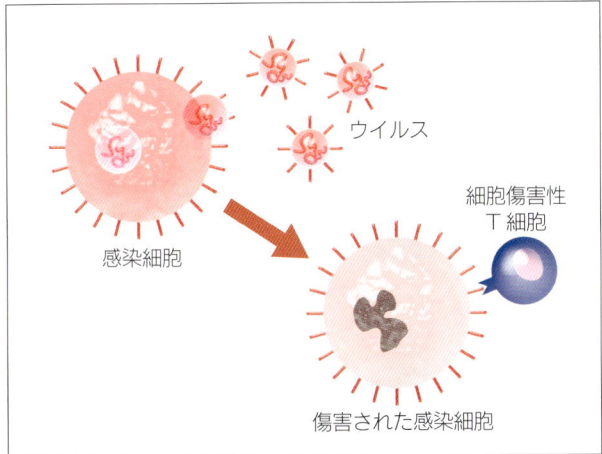

Fig 8 細胞傷害性T細胞による宿主防御機構．ウイルスが感染した細胞は「細胞傷害性T細胞」とよばれる特殊なT細胞により，認識される．細胞傷害性T細胞は感染細胞のDNA分解酵素を活性化し，宿主およびウイルスのDNAを断裂させることで，感染細胞を傷害する．

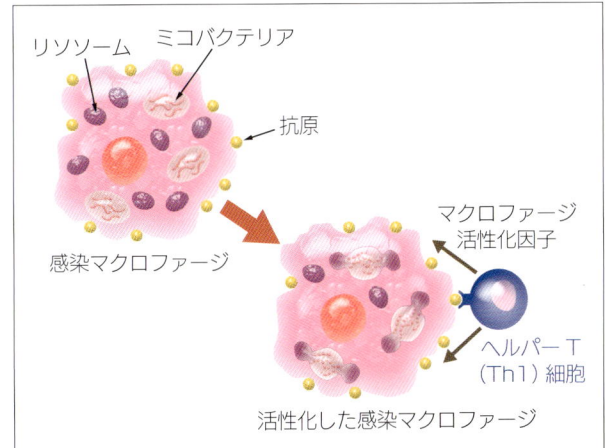

Fig 9 ヘルパーT細胞による宿主防御機構．マクロファージに感染したミコバクテリアは，リソソームとの融合によるマクロファージの殺菌活性に抵抗性の細胞質内小胞で生存する．しかし，感染したマクロファージをヘルパーT細胞が認識すると，マクロファージ活性化因子を放出し，マクロファージの殺菌活性を誘導する．

| CHAPTER 1 | 臨床に役立つ再生医学の基礎

免疫反応の異常

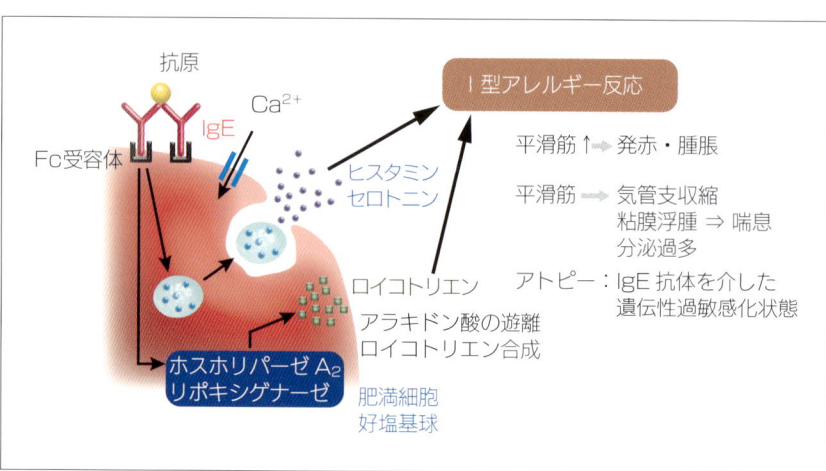

Fig 10 I型アレルギーの発症機序．外来抗原が侵入するとIgE抗体が産生されて，肥満細胞や好塩基球表面にあるFc受容体に抗原-IgE抗体複合体が結合する．このことにより，肥満細胞や好塩基球は過剰に活性化され，ヒスタミンやロイコトリエンなどの化学伝達物質が放出され，アレルギー反応を引き起こす．

免疫反応の異常

アレルギーとは，免疫反応が過度に，あるいは不適当な形で起こり，組織障害を引き起こすことをいい，アレルギーの種類として，即時型アレルギー（I型：アナフィラキシー型，II型：細胞障害型，III型：免疫複合型，アルサス型）と遅延型アレルギー（IV型）があります[1]．

I型（アナフィラキシー型）

花粉症，食物アレルギー，アトピー性皮膚炎，ラテックスアレルギーなどがあります．外来抗原が侵入するとIgE抗体が産生されて，肥満細胞や好塩基球表面にあるFc受容体に，抗原-IgE抗体複合体が結合します．このことにより，肥満細胞や好塩基球は過剰に活性化され，ヒスタミンやロイコトリエンなどの化学伝達物質が放出され，アレルギー反応を引き起こします（**Fig 10**）．

※**アナフィラキシーショック** 好塩基球表面のIgEがアレルゲンと結合して血小板凝固因子が全身に放出され，毛細血管を拡張させ，全身性の蕁麻疹と喉頭浮腫（airway），喘息（breathing），ショック（circulation），下痢・腹痛（diarrhea）のどれかが認められる現象です．後咽頭浮腫，口蓋垂浮腫，喉のしめつけ，嗄声が認められる場合，進行する可能性が高く，明らかな皮膚症状（紅斑，蕁麻疹）と血圧低下があれば，原因物質の投与から遅くとも30分以内に「エピネフリン注0.1％」を筋肉注射しなければなりません（投与量：成人0.3mg，小児0.01mg/kg）[3]．

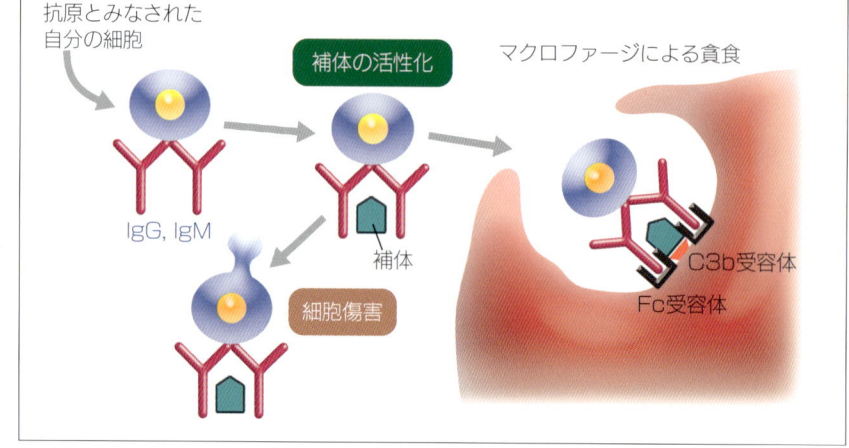

Fig 11 II型アレルギーの発症機序．何らかの原因で自分の細胞表面が抗原として認識されてしまうので，自分の細胞に対する抗体（IgM，IgG）が産生され，自分の細胞が攻撃される場合と，貪食細胞が自己の細胞に結合した抗体の定常部を認識し，貪食する場合がある．

3 口腔の免疫学

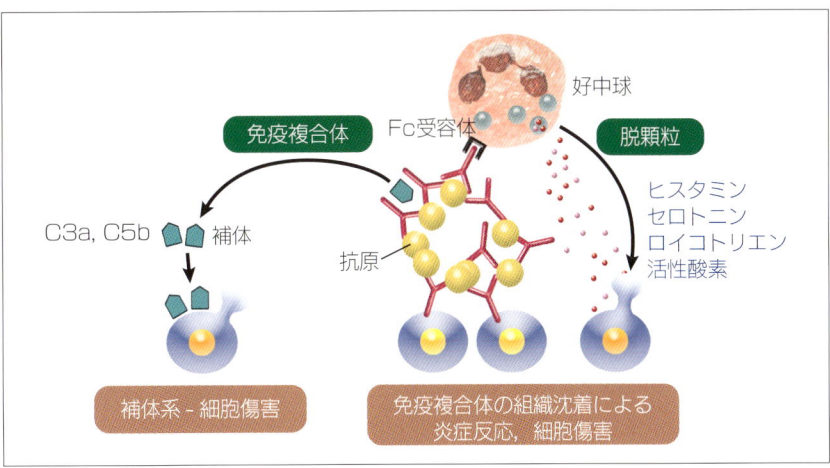

Fig 12 III型アレルギーの発症機序．網内系（異物貪食能をもつ間葉系細胞：細網細胞など）が，諸臓器に広く分布する抗原とそれに対する抗体の複合体（免疫複合体）を十分処理できない場合，その免疫複合体が組織に沈着し，補体が活性化され，多核白血球（好中球など）がここに集積してくる．これらの白血球は，組織に沈着した免疫複合体を十分に貪食できないため，ライソゾーム酵素を放出する結果，組織が傷害される．

II型（細胞障害型）

血液型不適合，円形脱毛症，重症筋無力症，自己免疫性溶血性貧血，血小板減少症などがあります．何らかの原因で自分の細胞表面が抗原として認識されてしまうので，自分の細胞に対する抗体（IgM, IgG）が産生され，自分の細胞が攻撃されます．つまり，自分の細胞表面（抗原）－抗体反応が起こってしまうということです（**Fig 11**）．

III型（免疫複合型，アルサス型）

全身エリテマトーデス（SLE），シェーグレン症候群，関節リウマチなどがあります．諸臓器に広く分布する抗原や血中の可溶性抗原に対する抗体が大量に生産されると，抗原と抗体の複合体（免疫複合体）が形成され，網内系（異物貪食能をもつ間葉系細胞：細網細胞など）がそれを十分処理できないときなどに起きます．その免疫複合体が組織に沈着すると補体が活性化され，多核白血球がここに集積してきますが，組織に沈着した免疫複合体を十分に貪食できないため，ライソゾーム酵素を放出する結果，組織が傷害されると考えられています．この際の組織障害は，免疫複合体の沈着するあらゆる臓器に生じるのが特徴です（**Fig 12**）．

IV型（遅延型）

ツベルクリン反応，接触性皮膚炎，金属アレルギーなどがあります．IV型アレルギーにはT細胞が関与しており，T細胞が活性化するのにある程度の時間がかかるので遅延型となります．抗原によってヘルパーT細胞

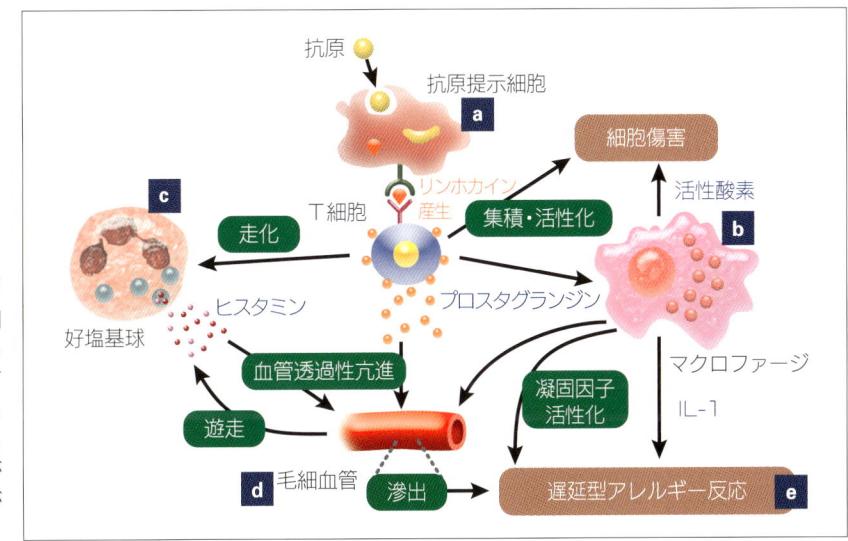

Fig 13 IV型アレルギーの発症機序．IV型アレルギーにはT細胞が関与しており，T細胞が活性化するのにある程度の時間がかかるので遅延型となる．抗原によってヘルパーT細胞が活性化し，サイトカインを産生する **a**．これによってマクロファージが活性化し **b**，炎症を引き起こしたり **c**，血管透過性が増し **d**，抗原感作によってキラーT細胞が活性化し，細胞破壊を起こす **e**．

が活性化し，サイトカインを産生します．これによってマクロファージが活性化し，炎症反応を起こしたり，抗原感作によってキラーT細胞が活性化し，細胞破壊を起こします(**Fig 13**).

口腔の免疫学

　外界異物や微生物に暴露される口腔は，生体防御機構の最前線を形成する場所です．口腔粘膜や唾液は，解剖学的性質または化学的性質によって生体防御の重要な役割を担っています．一方，唾液腺や口腔粘膜は，しばしば自己免疫やアレルギーなど免疫応答の異常による炎症反応の標的となって，患者のquality of life(QOL)を大きく損なうため，その制御と克服が大きな課題となっています[4].

口腔粘膜

　重層扁平上皮よりなり，口腔フローラ(細菌叢)や外界の細菌から防御しています．

唾液

　粘膜表面を乾燥や感染などから防御しています．
①物理的洗浄効果　唾液分泌量が低下すると重症う蝕が多発するといわれ，口腔粘膜や唾液腺の感染を引き起こします．
②抗菌効果　唾液中に含まれる酵素やタンパク質は抗菌効果に深くかかわっています．

リゾチーム：唾液，涙，鼻汁，乳汁などの分泌腺細胞が産生する塩基性タンパク質で，細菌の細胞壁のペプチドグリカンを分解します(殺菌効果).

唾液ペルオキシダーゼ：過酸化水素存在下にSCN⁻，Br⁻あるいはI⁻の酸化を触媒し，ヒポチアン酸を生成することで，口腔細菌の増殖，酸産生やグルコースの取り込みを阻害します．

ラクトフェリン：鉄結合性の糖タンパク質．細菌の発育に必須な鉄を奪うことにより抗菌作用を示します．

アグルチニン：糖タンパク質で*S. mutans*菌を凝集させる作用があります．

ヒスタチン：高ヒスチジンペプチドで*S. mutans*や*P. gingivalis*の静菌・殺菌作用を示します．

③唾液中の抗体産生　唾液中に分泌される抗体は，IgGが主体の血清とは異なり，分泌型IgAが防御の主体を担っています．一般にIgAは粘膜，IgG・IgMは血中や細胞外液で，IgEは皮膚や腸管で多く産生されます．全身性免疫に対し，口腔，気道，泌尿生殖器，乳腺など外界と接する粘膜や外分泌組織では，異物の侵入に対する

口腔の免疫学

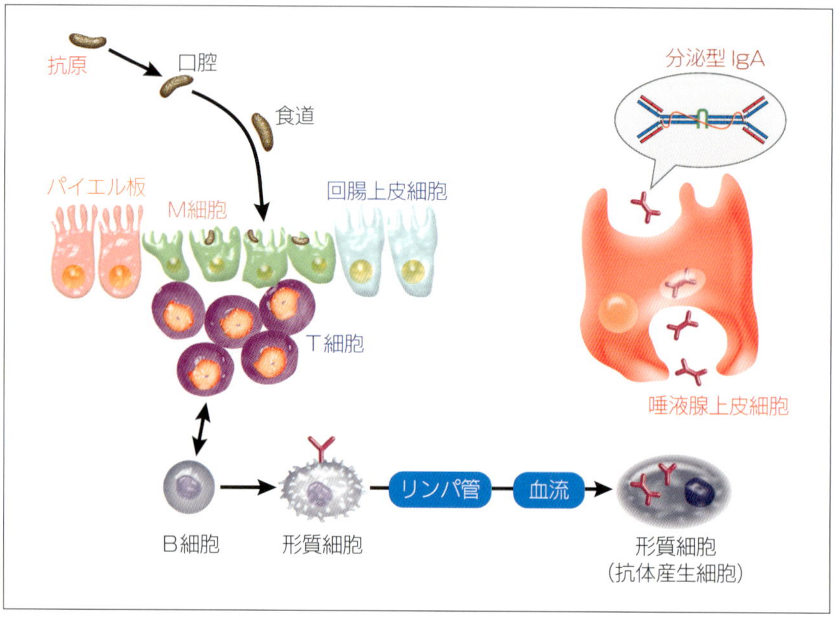

Fig 14　唾液中の抗体産生のメカニズム．経口的に入った抗原は消化管に達し，回腸のパイエル板に存在する貪食能の高いM細胞とよばれる上皮細胞に取り込まれて，T細胞を活性化する．B細胞はIgA産生形質細胞に分化し，腸間膜リンパ節を介して体内循環に入り，唾液腺に達する．唾液腺の粘膜固有層の形質細胞で二量体のIgAが産生され，分泌型IgAとして粘膜を通過し，分泌される．

3 口腔の免疫学

歯周病の免疫学

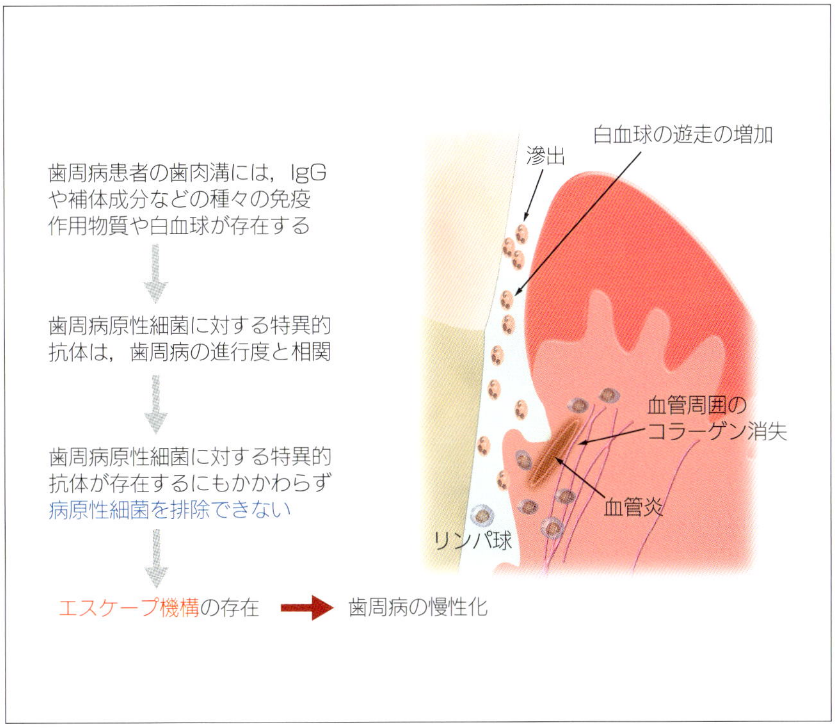

Fig 15 特異的局所免疫反応のエスケープ（逃避）と歯周病の慢性化．歯周病患者の歯肉溝には，歯周病原性細菌に対する特異的抗体が存在するにもかかわらず，病原性細菌を排除できない．これは，①細菌がプラークやバイオフィルムを形成することで，免疫作用物質がその細菌と直接反応するのが困難であること，②歯周病原性細菌の産生するプロテアーゼがその特異的抗体をはじめとする免疫作用物質を分解するなどのエスケープ機構が存在すること，から歯周病が慢性化すると考えられている．

第一線の防御機構として局所免疫がはたらきます．口腔から侵入した抗原は，腸管関連リンパ組織（gut associated lymphoid tissues：GALT）に取り込まれ，抗原情報が各種免疫担当細胞に提示され，この抗原情報をもった免疫担当細胞は，唾液腺上皮細胞に到達し，抗体を産生します（**Fig 14**）[2,4]．

歯周病の免疫学

歯周病患者の歯肉縁下プラークにある特定の細菌種が高頻度に分離され，この分離頻度と歯周病の進行度との間に高い相関性があることが知られています．このことは，特定の細菌種に対する特異的な免疫応答が歯周病患者において成立している可能性が考えられますが，なぜ，歯周病において免疫機構がはたらかないのでしょうか？　その理由として，①細菌がプラークやバイオフィルムを形成することで，免疫作用物質がその細菌と直接反応するのが困難であることと，②歯周病原性細菌が産生するプロテアーゼ（タンパク質分解酵素）がその特異的抗体をはじめとする免疫作用物質を分解すること（エスケープ現象），が考えられています（**Fig 15**）[4]．

歯周病における軟組織の破壊

歯周病原性菌の成分と産生・放出する破壊因子（細菌の細胞構成成分や細菌が放出するプロテアーゼをはじめとする各種の酵素や細菌性毒素，代謝産物）や，局所における過剰な免疫応答によって産生されるサイトカインやプロスタグランジン（炎症の場で産生され，疼痛，発熱や血管透過性の亢進に関与）によって歯周組織が分解されます．とくに，好中球コラゲナーゼ（マトリックスメタロプロテアーゼ：MMP）による分解亢進（**Fig 16**）と，プロスタグランジン類による線維芽細胞の増殖抑制とコラーゲン合成の抑制による，線維芽細胞が産生するⅢ型コラーゲンの減少は，歯肉を構成するⅢ型コラーゲンを減少させ，歯肉全体のコラーゲン量を低下させます（**Fig 17**）[2,4]．

歯周病における歯槽骨の吸収

歯周病原性菌の成分と産生・放出する破壊因子や，局所における過剰な免疫応答によって産生されるサイトカインやプロスタグランジンは，骨芽細胞や歯根膜細胞に

歯周病における軟組織の破壊

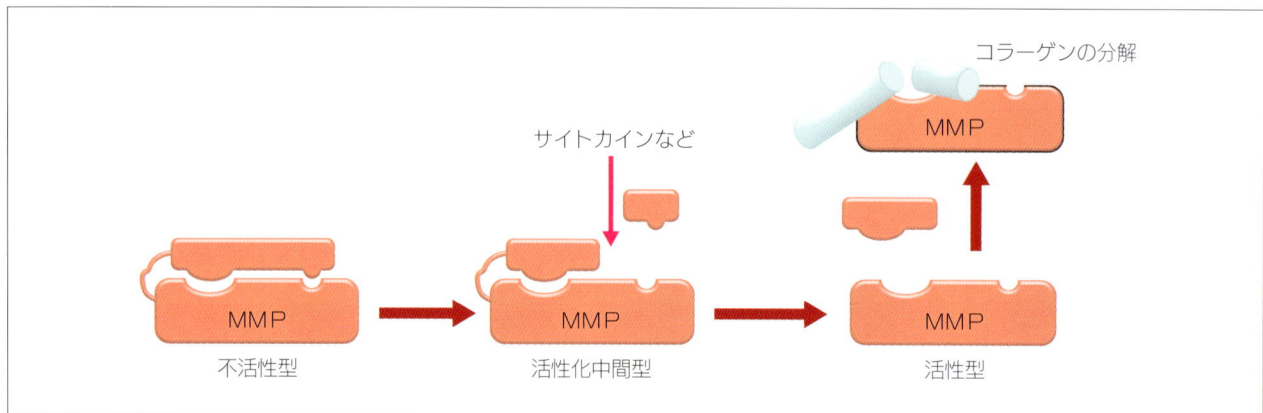

Fig 16 マトリックスメタロプロテアーゼ（タンパク質の分解酵素）の活性制御．細胞が産生する「マトリックスメタロプロテアーゼ」（MMP）は不活性型として合成され，分泌されるが，炎症性サイトカイン刺激で産生されるプラスミンなどによって活性化され，コラーゲンなどの細胞外基質を分解する．

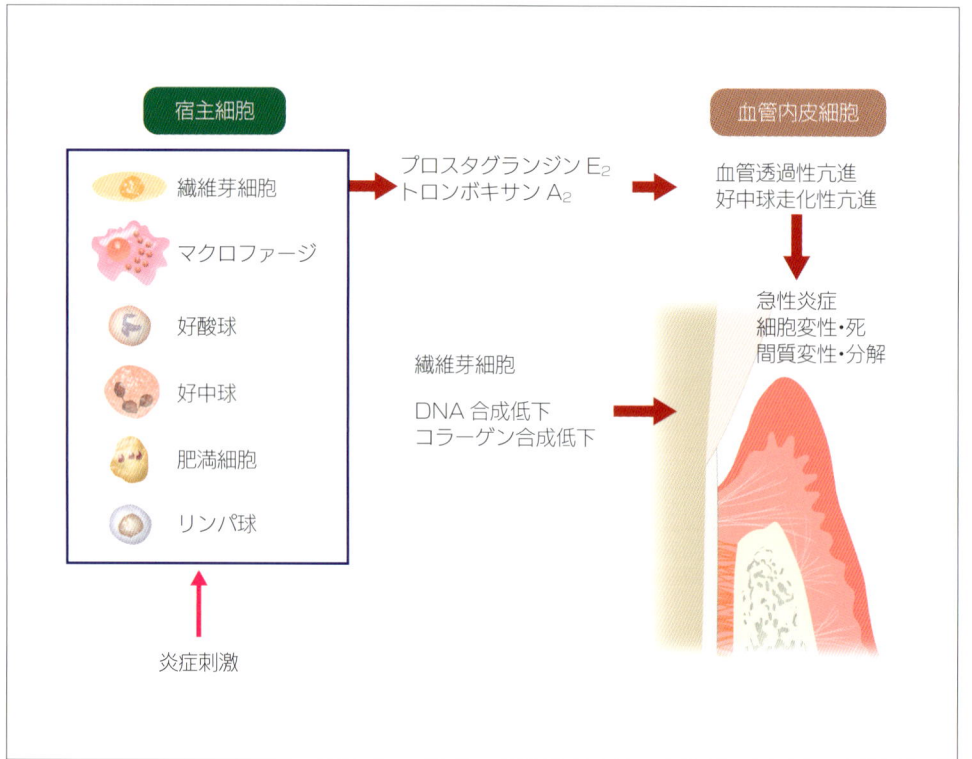

Fig 17 炎症歯肉では，マクロファージや線維芽細胞のほか，炎症性細胞である好中球，好酸球やリンパ球などによってプロスタグランジン類の産生量が高く，とくにプロスタグランジン E_2（PGE_2）やトロンボキサン A_2 の組織濃度は高くなっている．これらのプロスタグランジン類は血管透過性亢進作用による急性炎症の仲介，線維芽細胞の増殖抑制とコラーゲン合成抑制などに関与することにより，歯周組織の破壊を招く．

作用して，破骨細胞分化誘導因子（receptor activator of NF-κB ligand：RANKL）の発現を誘導し，破骨細胞形成を抑制するオステオプロテジェリン（osteoprotegerin：OPG）の発現を低下させ，相対的に RANKL＞OPG となることで破骨細胞形成が亢進します（**Fig 18**）[5]．

ヒトの体には，外部から非自己である細菌やウイルスが侵入すると，これらを認識し，攻撃することで，それ

歯周病における歯槽骨の破壊

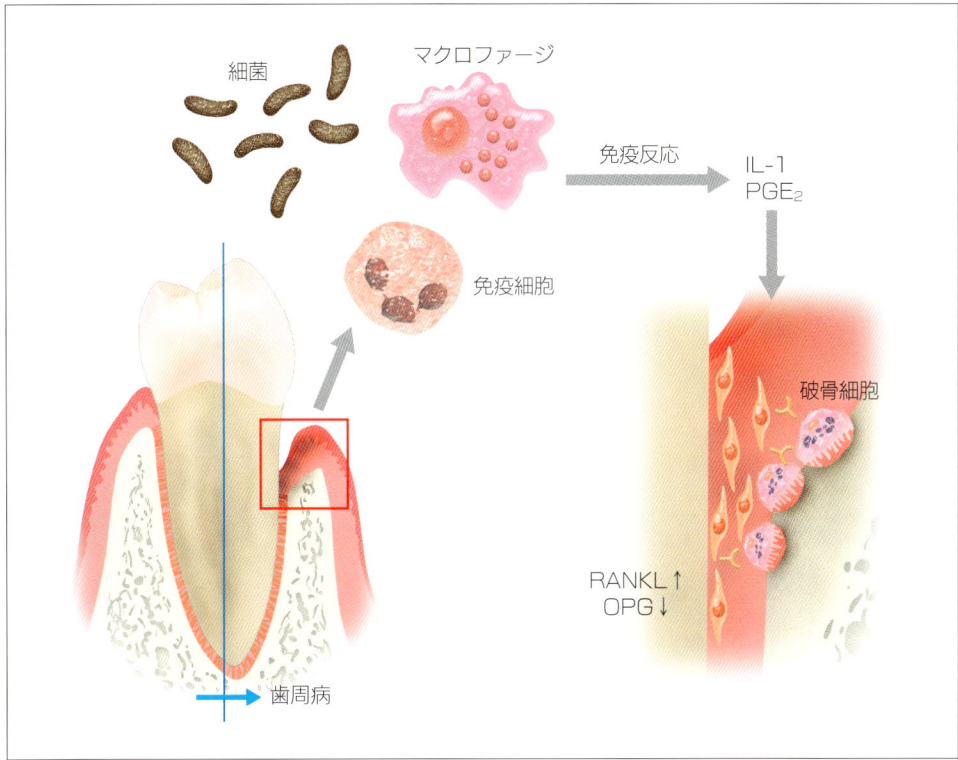

Fig 18 歯周病における破骨細胞の分化誘導機構．歯周病原性菌の成分と歯周病原性菌が産生・放出する破壊因子や，局所における過剰な免疫応答によって産生される IL-1 などのサイトカインやプロスタグランジン E_2（PGE_2）は，骨芽細胞や歯根膜細胞に作用して，破骨細胞分化誘導因子（receptor activator of NF-κB ligand：RANKL）の発現を誘導し，破骨細胞形成を抑制するオステオプロテジェリン（osteoprotegerin：OPG）の発現を低下させ，相対的に RANKL＞OPG となることで破骨細胞形成が亢進する．

らを無害化する免疫機構が備わっています．歯周病が発症する背景として，歯周病原菌の量のほかに，身体の免疫力という，2つの条件がかかわってきます．つまり，歯周病の発生には，口の中の細菌叢のバランスの崩れと，全身の免疫力の両者の力関係によるところが大きいと考えられます．

さらに免疫系細胞が産生するサイトカインは，他の細胞に作用すると，作用を受けた細胞がさらにサイトカインを産生し，これが持続すると慢性炎症へと移行し，歯周組織の破壊が進んでいきます．このように歯周病の制圧には，免疫応答だけでは不十分であり，歯周治療によって，細菌を除去し，局所の環境を整えることで，歯周組織は炎症のない健康的な状態になるのです．

参考文献

1. Murphy K, Walport M, Travers P・著，笹月健彦・監訳．免疫生物学．原著版第7版．東京：南江堂，2010．
2. 安孫子宜光，池尾隆，大塚吉兵衛，近藤信夫，自見英治郎，鈴木直人，友村明人，藤田厚．スタンダード生化学・口腔生化学 第2版．東京：学研書院，2009．
3. 厚生労働省．重篤副作用疾患別対応マニュアル アナフィラキシー．2008．
4. 藤林孝司．口腔・歯科の免疫学入門．東京：クインテッセンス出版，2000．
5. Fukushima H, Jimi E, Okamoto F, Motokawa W, Okabe K. IL-1-induced receptor activator of NF-κB ligand in human periodontal ligament cells involves ERK-dependent PGE2 production. Bone 2005；36：267-275．

CHAPTER 1 | 臨床に役立つ再生医学の基礎

4 歯周組織と口腔粘膜

基礎 防御機構としての上皮のはたらきとは？

SBO
①歯周組織・口腔粘膜の組織再生とのかかわりは？
②付着上皮，歯根膜線維芽細胞，セメント質の特異性を理解
③組織再生のルールを理解
④歯の再生についての現状と課題を理解

どこまでが歯周組織？

「歯周組織」という言葉は，歯科では日常的に使っている言葉ですが，どこまでが歯周組織でしょうか？ セメント質は歯根？ それとも歯周組織？ 歯周組織は**Fig 1**に示すように，歯肉，歯槽骨，歯根膜，およびセメント質の4つの組織が含まれます．歯肉はさらに遊離歯肉，付着歯肉，歯槽粘膜に分けられます（**Fig 2**）．外観では，歯頸部のすぐ下の少し盛り上がっているところが遊離歯肉です．なお，歯周外科のときの「遊離歯肉」とは別物です．このあたりまでが歯周組織と思っている方は意外に多いかもしれません．その下で，少し色がピンク色の部位で，唇をもって引っ張っても動かない部分が付着歯肉です．付着歯肉は角化歯肉ともいいます．付着歯肉よりもさらに唇や頬に近い部分で赤みが強く可動性のある場所が歯槽粘膜です．また，とくに歯と歯の間の歯肉の歯間乳頭も歯周組織です．歯肉の最上部を境に外縁上皮と内縁上皮に分けられますが，内縁上皮には歯

どこまでが歯周組織？

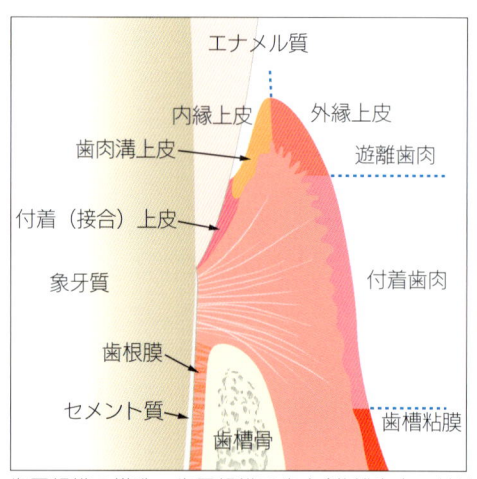

Fig 1 歯周組織の構造．歯周組織は歯肉（遊離歯肉，付着歯肉，歯槽粘膜），歯槽骨，歯根膜，およびセメント質より構成される．

と接していない歯肉溝上皮と歯と接している付着（接合）上皮（付着歯肉とは別物です）に分けることができます．歯肉の上皮の表層は，皮膚の表層と違い，完全には角化していません．このような状態を錯角化といい，歯肉表面の角化細胞層の細胞内には，核の遺骸をみることができます．錯角化している歯肉のバリアとしての機能は皮膚ほど強くはありませんが，その反面，角化した皮膚よりも物質が通りやすいので，表面麻酔が効きやすいといったメリットもあります．

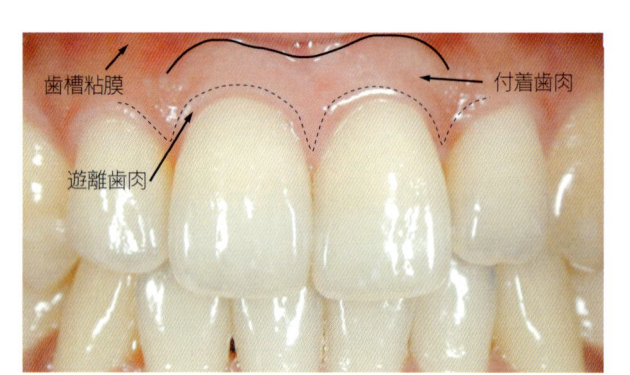

Fig 2 歯肉の構造．歯冠側より遊離歯肉，付着歯肉，歯槽粘膜から構成される．

付着上皮は感染防御の最前線

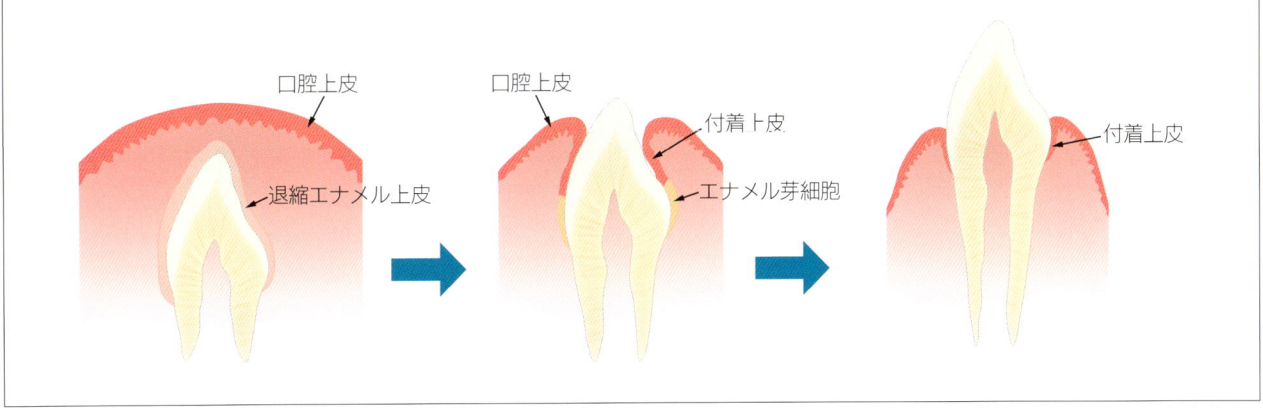

Fig 3 歯の萌出と上皮．歯はエナメル質表面に退縮エナメル上皮をともない，口腔上皮と結合する．萌出中はまだエナメル芽細胞が残っているが，歯が萌出すると，退縮エナメル上皮がすべて付着上皮となる．

「付着上皮」は感染防御の最前線

萌出前の付着上皮

まずは，歯と歯肉の境目に位置し，いちばん歯周病菌の影響を受けやすい付着上皮の話から始めましょう．付着上皮は接合上皮ともいいますが，この上皮は元来，「退縮エナメル上皮」だったところです．発生時に歯のエナメル質がある程度できると，エナメル芽細胞は外エナメル上皮からの細胞とともに基底板を形成し，退縮エナメル上皮となります．基底板を含む退縮エナメル上皮は歯が萌出するまで歯冠周囲を保護するように取り囲みます．歯が萌出していき，口腔上皮に接近すると，口腔上皮と退縮エナメル上皮の細胞は癒合し，上皮塊を形成します．そして，口腔上皮と退縮エナメル上皮が連続した状態で，その中央部が割れ，エナメル質が口腔内に萌出することになります（**Fig 3**）．この，エナメル質の表面を覆っていた上皮がはがれて歯が口腔に露出することを「受動的萌出」といいます（ちなみに，受動的萌出後，対合歯と接触するまで萌出することが「能動的萌出」です）．こうすることにより，口腔内の上皮の連続性が途切れることなく口腔上皮の下から歯が萌出することができるのです．もし，エナメル質の表面が退縮エナメル上皮で覆われていなかったら，歯が萌出するときに口腔上皮の連続性が途切れて口腔上皮下の皮下組織から出血が生じ，歯は萌出するたびに感染の危険性にさらされてしまいます．体の表面は上皮で覆うというルールを守るために，わざわざそのような複雑な方法で皮下組織を露出しないような工夫をしているわけです．

萌出後の防御システム

さて，そのように萌出のときから感染防御として絶妙のバリアを構成している付着上皮なのですが，歯が萌出したあとも特殊な感染防御システムをもっています．

まず第一に，組織間隙が他の上皮組織よりも広く開いています（**Fig 4**）．通常の上皮組織は，細胞がお互いデスモゾーム構造で密に結合していて，細胞間隙はほとんどありません．一方，付着上皮は，細胞間隙が広く，浸出液を放出することができるのです．しかしながら，このことは逆に細菌感染も引き起こしやすくなります[1]．

そこで第二として，付着上皮中には多数の好中球を常備していて感染防御を行っています（**Fig 5**）．歯周病のときに排膿したり腐敗臭がしたりする理由は，このように付着上皮のところに好中球が集積して感染防御を行っていることもあげられます．

第三に，付着上皮の細胞自体が貪食能をもっている点です（**Fig 6**）．好中球ほど積極的に感染防御はできないでしょうが，歯肉溝の掃除をする役目があるのかもしれません（この取り込みを「貪食」といってよいかは昔から激論がかわされていました）[2]．

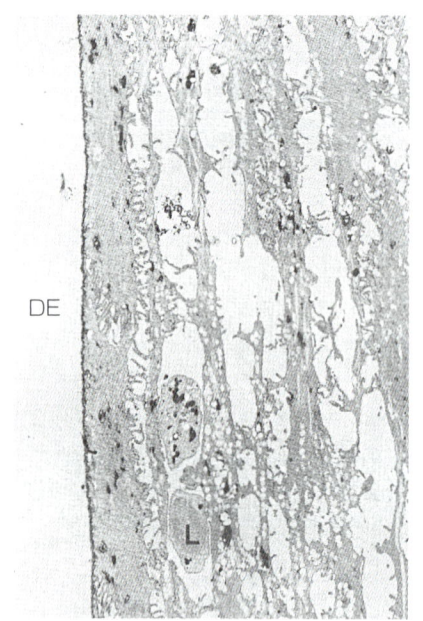

| CHAPTER 1 | 臨床に役立つ再生医学の基礎

Fig 4 付着上皮の電顕像．歯の上下方向に伸びた上皮細胞が隙間を形成して並んでおり，リンパ球(L)が点在している．DE：脱灰エナメル質．＊写真は文献1より一部改変

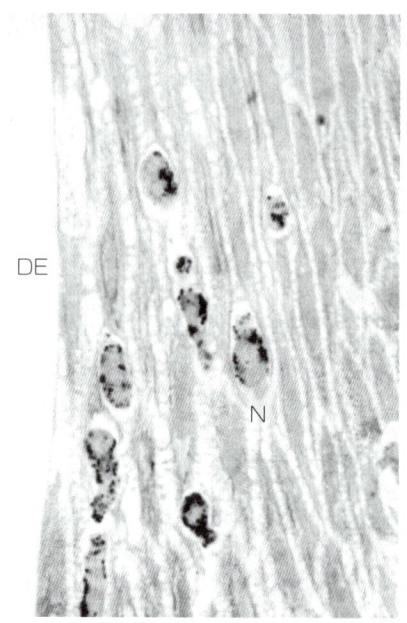

Fig 5 付着上皮の好中球．黒色の物質は好中球(N)に含まれるペルオキシダーゼを可視化したもの．DE：脱灰エナメル質．＊写真は文献2より一部改変

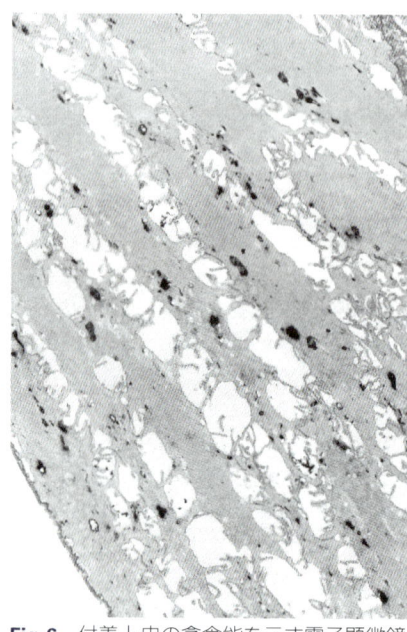

Fig 6 付着上皮の貪食能を示す電子顕微鏡像．黒色の物質は，付着上皮に西洋わさびペルオキシダーゼを注入し，付着上皮が取り込んだもの．写真は文献2より一部改変

　第四として，付着上皮のところには多数の知覚神経線維が集まっていることです（**Fig 7a, b**）．知覚神経は外部からの刺激を感知するだけでなく，その外部からの刺激に応じて「サブスタンスP」などの神経ペプチドとよばれる物質を，刺激を受けた部位に放出します[3]．そうすると，そのサブスタンスPは好中球のはたらきを高めたり，血管からの物質の透過性を高めたりします．こんなにたくさんの知覚神経が付着上皮のところに来ているのは驚きですが，この話をある講演会で話したとき，ある歯科医師から「ポケットの深さを調べるとき，こんな神経がたくさんあるところをプローブで突くと，実は患者さんは結構痛いんじゃないの？」と質問を受けまし

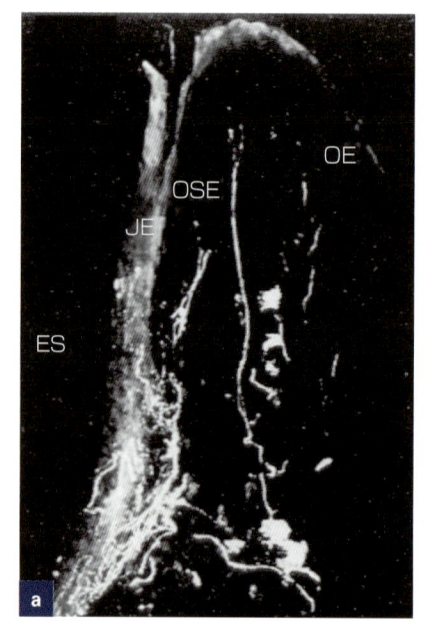

Fig 7a, b 付着上皮の知覚神経．付着上皮(JE)の知覚神経を抗サブスタンスP抗体で蛍光染色したもの．知覚神経は口腔上皮(OE)や歯肉溝上皮(OSE)には少ないが，JEには多くの知覚神経が存在する．**a**：歯周組織全景．**b**：JE部位の拡大像．ES：エナメル質存在部位．

た．正確なことは痛みに対する感受性の個人差などもあってわかりませんが，このサブスタンスPを有する神経は，神経のなかでも鈍い痛みを伝える神経に多くみられ，ズキズキする痛みに関する神経にはあまり含まれていませんので，見かけ（神経の多さ）ほど痛くはないでしょう．

　そして第五として，高い恒常性維持率があげられます．付着上皮は，歯が萌出すると口腔上皮のほうからの細胞遊走によってつねに新しい細胞に置き換わります（Fig 8）．口腔上皮や歯肉溝上皮に比べると，付着上皮が新しい細胞に置き換わるのは極めて早く，霊長類で5～10日，マウスで3～5日であると報告されています．歯周病の感染防御の最前線として，付着上皮を極めて早くつくり変えることによって，感染防御の活性の維持をしているものと考えられます．

　このように付着上皮は，多数の特殊な感染防御機構をもっていますので，感染防御の最前線としてはたらいています．

Fig 8 付着上皮の置き換わり．歯が萌出すると，口腔上皮が歯肉溝上皮から付着上皮へと遊走しながら分化していく．正常では付着上皮にはつねに新しい細胞が供給される．

歯と歯肉をつなげる「線維」

　歯は，歯根膜を介して歯槽骨に固定されているのはご存知だと思いますが，歯は歯槽骨だけではなく結合組織によって歯肉や隣在歯とも固定されています．この固定する線維には，コラーゲン線維，オキシタラン線維，弾性線維の3種類があります．歯肉や隣在歯と結合させる線維には主としてコラーゲン線維が使われます．オキシタラン線維は歯肉にはほとんど存在しませんが，歯根膜に歯の長軸方向に存在します．弾性線維は歯槽粘膜の粘膜下組織中に豊富に存在します．

　コラーゲン線維については，歯を輪状に取り巻く「輪状線維群」，歯と遊離歯肉とを結ぶ「歯-歯肉線維群」，歯と付着歯肉を結ぶ「歯-骨膜線維群」，隣在する歯の骨縁上部のセメント質間をつなぐ「歯間横断線維群」が存在します（Fig 9）．いずれの線維もセメント質がアンカーとなっているところが共通となっていますが，逆に考えると「歯周組織で一度吸収された歯槽骨が回復するためには，歯の表面のセメント質が修復されて，各種線維のアンカーとなることが必要である」，ということになります．

歯と歯肉をつなげる「線維」

Fig 9 歯と歯肉をつなげる線維群．エナメル質下の象牙質表面のセメント質よりのびる線維としては，歯-歯肉線維群，歯-骨膜線維群，歯間横断線維群が存在する．また，歯の周囲は輪状線維群がその周囲をとりまく．

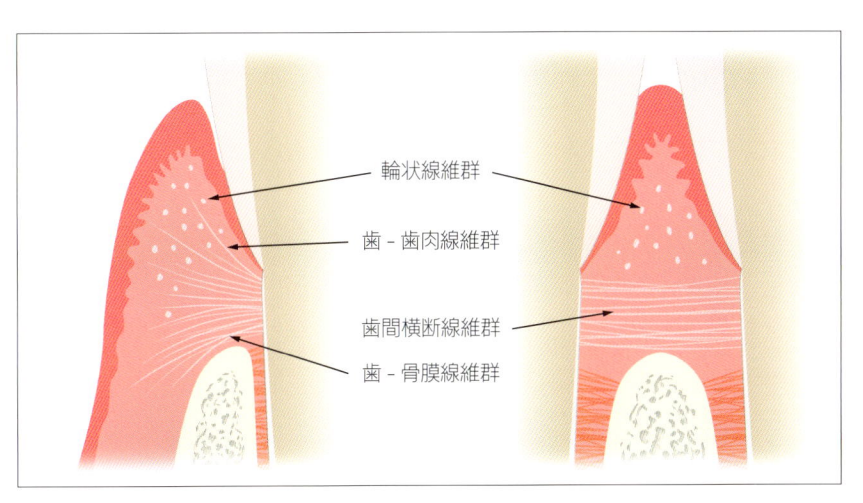

CHAPTER 1 | 臨床に役立つ再生医学の基礎

また，インプラントにおいては，経過が良好なインプラントの見かけは歯肉と接しているようですが，実際はセメント質がないために，結合組織によるインプラントと歯肉や歯槽骨との結合は不完全になっています．腫脹や発赤がないからといってインプラント周囲の歯肉が良い状態であると考えるのは危険なのかもしれません．

多才な「歯根膜線維芽細胞」

歯根膜線維芽細胞は，培養すると典型的な線維芽細胞の形態をしていますが（**Fig 10**），他の線維芽細胞にはみられない独特な性質をもっています．もっとも特徴的なのは，骨芽細胞と性質が非常に似ているということでしょう．歯根膜の線維芽細胞は歯根膜線維をつくりますので線維芽細胞であることはまちがいないのですが，骨芽細胞に特徴的な，高いアルカリフォスファターゼ活性をもっています．それだけでなく破骨細胞形成を支持するRANKLを発現します[4]．また，骨芽細胞形成するのに適当な培養液で歯根膜線維芽細胞を培養すると，オステオポンチンやオステオカルシンなどの骨芽細胞に特徴的な骨関連タンパクを発現します．とはいっても，普通は歯根膜に骨ができてアンキローシス（骨性癒着）を生じることはありません．それは，歯根膜線維芽細胞が，自ら骨ができるのを防ぐアスポリンというタンパクを発現しているからです[5]．それでは骨芽細胞に対しては働い

多才な歯根膜線維芽細胞

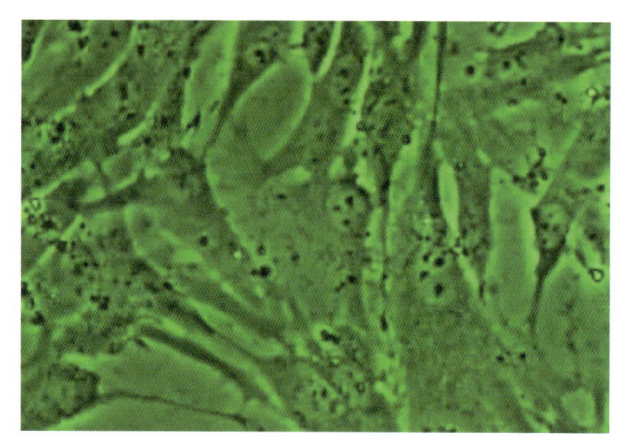

Fig 10 歯根膜線維芽細胞．ヒトの歯根膜から分離して培養したもの．

ていないかというと，歯根膜線維芽細胞はオステオアクチビンというタンパクを出して骨形成を促進することもわかっています．歯根膜線維芽細胞は歯根膜に加わる荷重を感知するメカノレセプターも有しているようですので，まさに歯周組織の監視役といったところでしょう．

「セメント質」の謎

歯根膜が再生するためにはセメント質が再生することが必要なことを述べましたが，実際の組織レベルでは，歯根膜線維はセメント質内でセメント質のコラーゲン線維と垂直に交わることによって，固定されています[6]．歯根膜線維を構成するシャーピー線維は電子顕微鏡レベルでは竹やぶ以上に密集していて，細胞がその間に入り込むのは難しいのではと思うほどです（**Fig 11**）．

細胞性？　無細胞性？

一般に歯頸側3分の2の歯根部分は無細胞性セメント質であり，セメント質中に細胞は認められません．一方，歯根側3分の1は有細胞（細胞性）セメント質で，セメント質中でも骨細胞と同様に細胞が認められます．無細胞性セメント質と有細胞セメント質は，単に細胞があるなしの違いではないようです．有細胞セメント質はセメント芽細胞がつくると考えられますが，無細胞性セメント質はどの細胞がつくるのでしょうか？　今のとこ

セメント質の謎

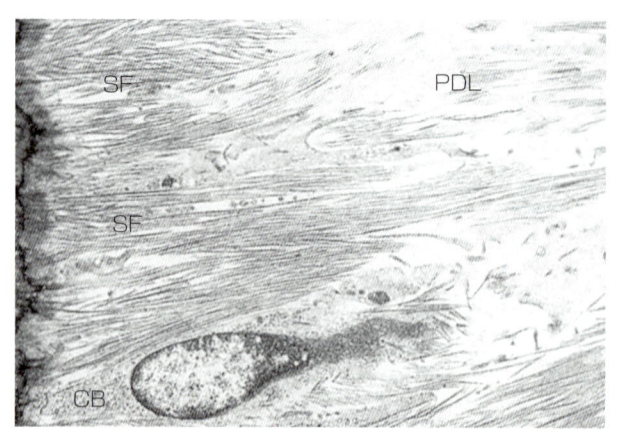

Fig 11 セメント質の電子顕微鏡像．歯根膜線維（PDL）に続くシャーピー線維（SF）の束の間隙にセメント芽細胞（CB）が存在する．＊写真は文献6より一部改変

ろ，無細胞性セメント質は，線維芽細胞とヘルトヴィッヒ上皮鞘由来のセメント芽細胞によって形成されると考えられています．臨床では，一般に「GTR法では有細胞セメント質が，エムドゲイン® では無細胞性セメント質が形成される[7]」といわれていますが，その科学的根拠についてはまだ明らかになっていません．

セメント質の存在意義

セメント質は，荷重が加わった場合や，加齢によって，とくに有細胞セメント質の部位で肥厚が認められます．また，歯が挺出するときもセメント質の肥厚は認められています．このようにセメント質は意外と反応性の高い細胞なのですが，その肥厚する意義についてはよくわかっていません．

また，無細胞性セメント質の部分であっても，欠損するとその後再生されます．

セメント芽細胞は，象牙芽細胞のように歯根を形成する主たる細胞ではないのであまり着目されませんが，歯周組織のセメント質-歯根膜-歯槽骨のユニットの1つであり，歯根膜の維持には不可欠であることにはまちがいありません．あまり着目されないためにまだ謎の多いセメント質ですが，どのように歯根膜線維芽細胞と情報伝達をしているかを含めて解明されれば，セメント質の存在意義がもっとわかるかもしれません．

歯と運命を共にする歯槽骨

歯根膜線維のセメント質の対面をなすのが固有歯槽骨（皮質骨）で，歯根膜線維を固定する骨組織です．骨組織ではあるのですが，外胚葉の神経堤とよばれる組織からできることがわかっており，歯槽骨の内部の支持歯槽骨（海綿骨）が中胚葉由来の骨であるのとは異なります．固有歯槽骨はエックス線写真では歯槽硬線として認められますが，歯周病が進んだり炎症が生じていたりすると，歯槽硬線が不明瞭になります．抜歯を行うと歯根膜の連続性は失われ，抜歯窩が骨組織に置き換わるときに歯根膜組織のアンカーとして存在していた固有歯槽骨は喪失してしまいます（**Fig 12**）．固有歯槽骨は歯根膜あっての組織であって，歯根膜がなくなってしまうと，歯ととも

歯と運命をともにする歯槽骨

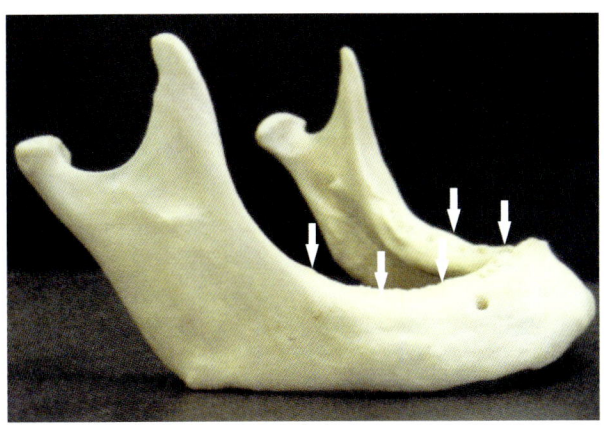

Fig 12 固有歯槽骨の吸収．歯がなくなると歯が植立していた固有歯槽骨の部分が喪失する（矢印）．

に消えていく運命共同体であるわけです．さらには，多数歯欠損した場合や，とくに無歯顎になった場合は，中胚葉由来の支持歯槽骨も減少していきます．廃用萎縮といえばそうかもしれませんが，みごとに歯槽骨だけがなくなってしまいます．セメント質-歯根膜-歯槽骨ユニットがなくなると支持歯槽骨を含む歯槽骨全体がなくなるシステムがあるのかもしれませんが，まだよくわかっていません．

「口腔粘膜」でも感染防御！

口腔や鼻腔は，強固で角化した皮膚で覆われていないので，外部の感染を防ぐ最前線といえます．その感染防御として自然免疫と獲得免疫があります．自然免疫には口腔粘膜上皮，唾液，そして好中球などが相当しますし，獲得免疫としては免疫でよくいわれる液性免疫と細胞性免疫が相当します．

自然免疫としての唾液は，消化作用，溶解作用，洗浄作用，抗菌作用，pH緩衝作用など多くのはたらきをもっています．

唾液の次は口腔粘膜です．口腔の上皮は重層扁平上皮ですが，その最表層の角化の状態が場所によって異なります．食物などの外来刺激の強いところ，すなわち，口蓋，舌背，および歯肉などは角化傾向が強いところで

す．それに対して，外来刺激の弱いところ，すなわち，頬粘膜，口腔底，および舌側縁は角化傾向が弱いところになります．当然のことですが，角化度の強いところほど機械的バリアとしてはたらくわけです．口腔底と口蓋を比べると，水分の透過度は口腔底のほうが口蓋の倍ぐらいあります．昔の映画で，狭心症で胸が苦しくなったひとが舌の下にニトログリセリンを入れているのを見た記憶がありますが，これも舌下部，口腔底から薬が吸収されやすいことに着目したやりかたで，そのようなときに使う薬剤を舌下錠といいます．

　口腔粘膜にはそのような機械的なバリアの他に，口腔粘膜が出す抗菌性タンパクによる防御機構があります．その代表的なタンパクはディフェンシンです[8]．ディフェンシンは正電荷をもったタンパク質で，バクテリアやウイルスに対して抗菌作用を示します．負の荷電をもったバクテリアに対し，正の荷電をもったディフェンシンが取り囲むことによって，抗菌作用を生じると考えられていて，上皮細胞の他には好中球などの免疫系の細胞もディフェンシンを産生していることがわかっています．また，歯肉上皮ではβディフェンシンが産生されますが，歯肉溝下の付着上皮ではαディフェンシンが産生されます．さらに，歯肉上皮ではディフェンシン以外の抗菌ペプチドとしてカルセディシンやカルプロテクチン

口腔粘膜でも感染防御

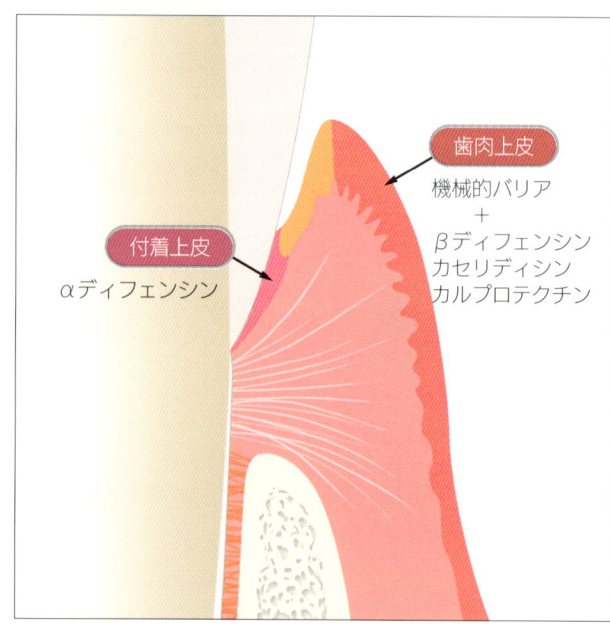

Fig 13 口腔粘膜の自然免疫．付着上皮および歯肉上皮の感染防御に関する因子．

が産生されます（**Fig 13**）．口腔内の抗菌因子としては唾液のリゾチームが有名ですが，歯肉上皮からもこのように抗菌性タンパクを出して感染の防御を行っているのです．

参考文献

1. 綾坂則夫，飯島忠彦，近藤照義，後藤哲哉，田中輝男．Horseradish peroxidase 投与後のラット付着上皮における lysosomal system に関する組織化学的研究．歯基礎誌 1989；31：671-681．
2. Ayasaka N, Tanaka T. A cytochemical study of horseradish peroxidase uptake in rat junctional epithelium. J Dent Res 1989；68：1503-1507.
3. Goto T, Kido AM, Yamaza T, Tanaka T. Substance P and substance P receptors in bone and gingival tissues. Med Electron Microsc 2001；34：77-85.
4. Nakao K, Goto T, Gunjigake KK, Konoo T, Kobayashi S, Yamaguchi K. Intermittent force induces high RANKL expression in human periodontal ligament cells. J Dent Res 2007；86：623-628.
5. Yamada S, Tomoeda M, Ozawa Y, Yoneda S, Terashima Y, Ikezawa K, Ikegawa S, Saito M, Toyosawa S, Murakami S. PLAP-1/asporin, a novel negative regulator of periodontal ligament mineralization. J Biol Chem 2007；282：23070-23080.
6. 下野正基．セメント質の構造と機能．In：下野正基．新編 治癒の病理．東京：医歯薬出版，2011：57-62．
7. Hammarström L. Enamel matrix, cementum development and regeneration. J Clin Periodontol 1997；24：658-668.
8. Abiko Y, Suraweera AK, Nishimura M, Arakawa T, Takuma T, Mizoguchi I, Kaku T. Differential expression of human beta-defensin 2 in keratinized and non-keratinized oral epithelial lesions; immunohistochemistry and in situ hybridization. Virchows Arch 2001；438：248-253.

5 骨の科学（歯槽骨と顎骨）

基礎 顎骨の発生・維持のメカニズム

SBO
①上顎骨，下顎骨の発生の仕組みを理解
②セメント質の発生と機能を理解
③神経堤細胞と頭頚部のかかわりを理解

　骨の再生は，顎顔面領域の再生を考える場合，とくに重要なポイントです．再生とは「休眠していた組織形成を，また発生の途中からやり直すこと」，ともいい換えられるでしょう．この章では，顎骨の発生・維持，さらには骨に関する最近のトピックを取り上げます．

再生は「発生」のやり直し

　顎骨や歯周組織には，欠損した場合の組織修復に備えた組織幹細胞のような仕組みが備わっています．細胞周期のところ（CHAPTER 1 **1**参照）で説明しましたが，細胞は細胞周期にしたがって細胞分裂をすることによって増殖し，必要なだけ増殖を行ったら細胞分裂を止めます．また，細胞は増殖をしながら少しずつ分化をして，その場にふさわしい形態と機能を獲得します．したがって，再生のメカニズムを理解するためには，その組織がどのような発生段階を経て形成されたかを知ることが必要です．

　小さなケガぐらいでしたら，ケガした周りの組織が再活動してその部位を修復する，いわばメインテナンスする仕組みが備わっていますが，損傷が大きいと，組織幹細胞といったその組織の中に分化せずにじっと待っていた細胞が活動を再開して，組織をつくり直します．再生ではありませんが，歯科領域ではマラッセの上皮遺残（**Fig 1**）の細胞がそれに近いはたらきをします．すなわち，歯根部分に炎症や感染が起こると，その炎症が波及しないようにマラッセの上皮遺残の細胞が増殖して歯根嚢胞の壁をつくるのです．

　また，損傷が広範囲になると組織幹細胞だけでは対応できなくなり，他の部位から組織を移植するか，人工物で代用するしかありません．iPS 細胞や ES 細胞を使えば，理論的にはいろいろな組織がつくれるはずなのですが，希望の細胞や組織になるように増殖・分化をコントロールするのは，実際は非常に難しく，世界中の研究室で研究が進められています．結局，人工的に組織を再生する場合，発生を理解しないと再生は難しいのです．

再生は「発生」のやり直し

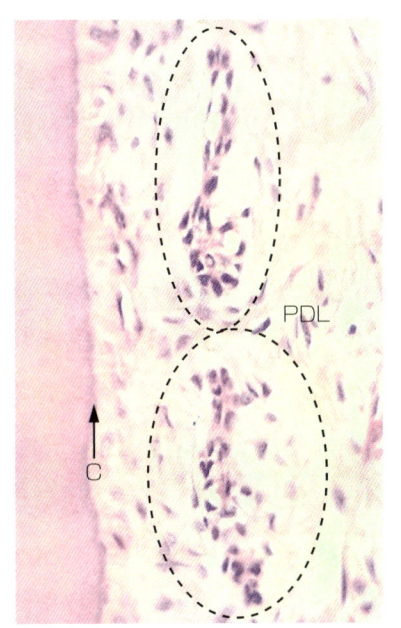

Fig 1 マラッセの上皮遺残．歯根膜（PDL）のセメント質（C）の近傍にマラッセの上皮遺残の細胞塊（点線で囲んだ部分）が存在する．
＊参考文献1より一部改変．下野正基先生のご厚意による．

下顎骨ができるまで

それでは，顎骨の発生はどうなっているのでしょうか？ 受精卵は増殖，分割を繰り返しどんどん細胞数を増やしていきますが，まず最初の分化到達点は二層性胚盤の形成です．二層性胚盤ができると外胚葉と内胚葉が形成されます．そして，つぎに第三の細胞層である中胚葉が形成され，三胚葉性胚盤となります（**Fig 2**）．すなわち，内胚葉，中胚葉，そして外胚葉です．通常，骨や筋肉や脂肪は中胚葉から，神経は外胚葉からできます．三胚葉性胚盤が形成されると，つぎの段階は体節の形成です．この体節の形成にはホメオボックス遺伝子がかかわっていて，それぞれ形成された体節がその後何になるかを決めています．

これからは顎の発生に限って話を進めます．まず，上下顎とも第一鰓弓とよばれる組織からつくられます．下顎骨の形成で重要なはたらきをするのがメッケル軟骨です（**Fig 3**）．ただし，下等脊椎動物はこのメッケル軟骨がそのまま下顎骨になるのですが，ヒトの場合メッケル軟骨が下顎骨に置き換わるわけではありません．ヒトの場合，このメッケル軟骨に沿って下顎神経が伸びていきます．下顎神経は前方で切歯枝とオトガイ枝にわかれますが，その分岐部のところに間葉系細胞の集積が起こります．胎生7週のころになると，この間葉系細胞から膜性骨化が始まりますが，骨化はメッケル軟骨に沿って進んでいきます[2]（**Fig 4**）．このように，下顎骨の骨形成には下歯槽神経がかかわっていることが考えられます．この後，メッケル軟骨は消失していくのですが，メッケル軟骨があった名残が下顎孔のすぐ上にある下顎小舌です（**Fig 5**）．下顎小舌には蝶下顎靱帯が付着していますが，これは蝶形骨から下顎骨に伸びていたメッケル軟骨が消失するときに表面の軟骨性皮膜が残って蝶下顎靱帯になり，その下顎骨の付着部位が下顎小舌になります．

下顎骨ができるまで

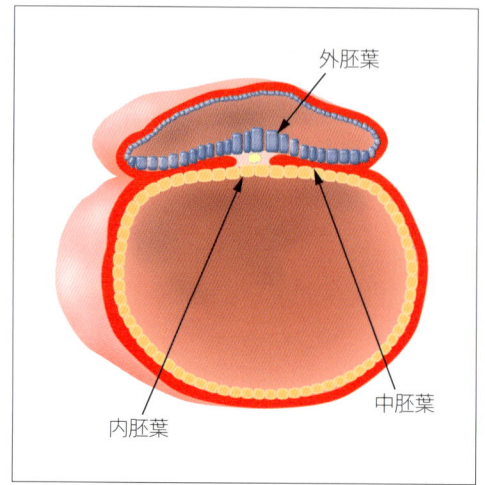

Fig 2 三胚葉性胚盤．受精卵は分化・増殖が進み，組織の方向性がしだいに決まって内胚葉，中胚葉，外胚葉に分かれる．

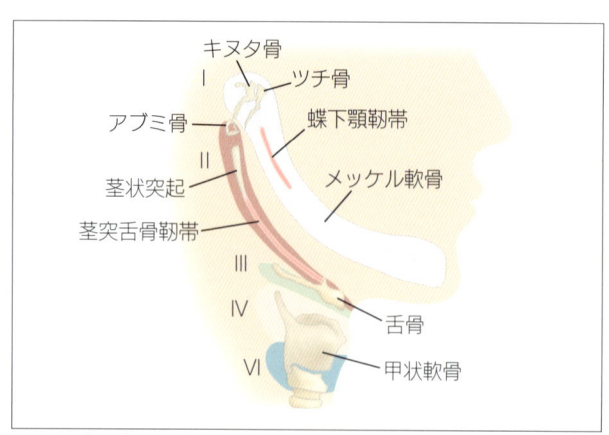

Fig 3 第一鰓弓とメッケル軟骨．鰓弓に由来する軟骨を示す．メッケル軟骨はツチ骨，キヌタ骨，蝶下顎靱帯の形成に関与する．Ⅰ：第一鰓弓，Ⅱ：第二鰓弓，Ⅲ：第三鰓弓，Ⅳ：第四鰓弓，Ⅵ：第六鰓弓．

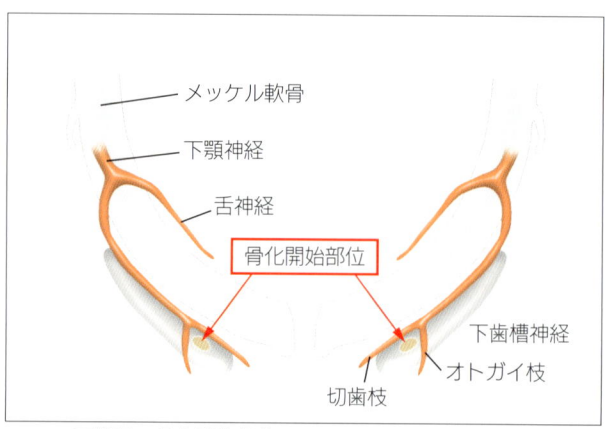

Fig 4 下顎骨の骨化開始部位．下顎骨の骨化は下歯槽神経が切歯枝とオトガイ枝に分枝するところから始まる．

5 骨の科学（歯槽骨と顎骨）

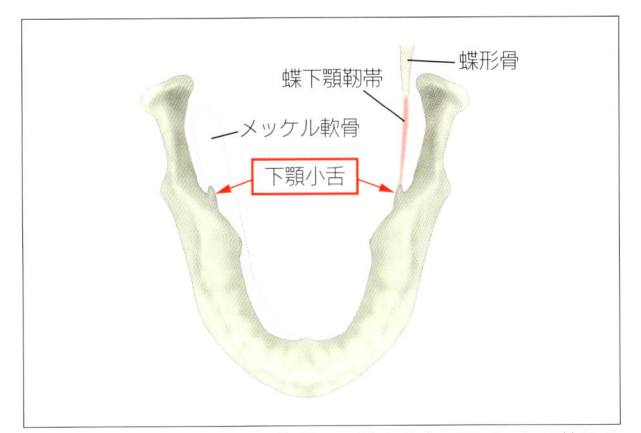

Fig 5 下顎小舌とメッケル軟骨．下顎小舌まではメッケル軟骨の外側に沿って骨化が進むが，下顎小舌より後方ではメッケル軟骨から離れて外側に骨化が進む．

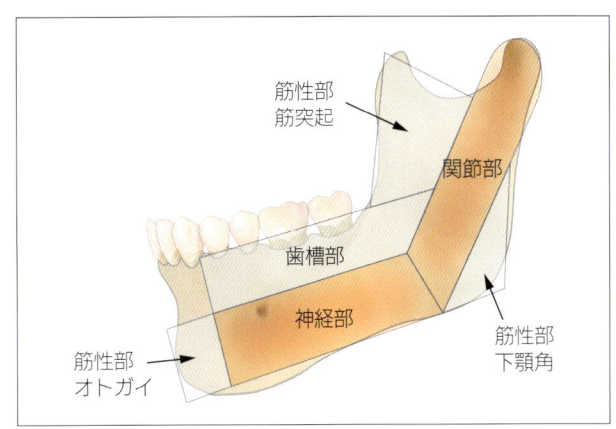

Fig 6 下顎の発生領域の区分．下顎骨はメッケル軟骨をガイドとしてつくられる神経部，関節部と後から二次軟骨より形成が誘導される筋性部，そして歯を含む歯周組織を形成する歯槽部からなる．歯槽部は歯の喪失によって吸収されてしまう．

　また，消失するメッケル軟骨を一次軟骨というのに対して，関節突起軟骨・筋突起軟骨・下顎縫合軟骨の3つを二次軟骨といいます．関節突起軟骨からは下顎枝ができ，筋突起軟骨からは筋突起部ができ，下顎縫合軟骨はメッケル軟骨の先端部に独立して歯槽部の形成に関与します（**Fig 6**）．

上顎骨ができるしくみ

　上顎骨についても第一鰓弓の上顎突起から発生します．それではどこから骨化が始まるかというと，上顎も下顎と同じく神経の分岐点，つまり，上顎の場合は眼窩下神経から前上歯槽枝が分岐するところから始まります．そこから，後方では頬骨の方向に，前方では切歯縫合に向かって進行します．この骨層が下方に伸びると外側歯槽板となり，内側歯槽板とともに上顎歯胚の周りの骨を形成します（**Fig 7**）．歯胚の組織像ばかり見ているといつの間にか歯胚の周りに骨ができたように見えますが，実際は歯胚ができたころにちょうど顎骨の形成が進んで行き，周りを取り囲みます．ちなみに上顎に独特な上顎洞に関しては出生時でもまだほとんどできておらず，出生後にしだいに大きくなっていきます．
　このように上顎骨と下顎骨は形態的には大きく異なりますが，神経や軟骨に関係した膜性骨化中心をもち，神経を取り囲むようにして骨ができて，歯胚を取り囲むように歯槽部が形成されるところは共通しています．神経がどのように骨形成にかかわるかはまだよくわかっていませんが，実際の骨では骨細胞の骨小腔の中まで神経が分布していることを考えると，骨の形を決めているのは，遺伝的にプログラムされたもの以外に，神経による調節機構が存在しているものと思われます．もし，そのような神経による骨形成調節機構が存在するならば，再生しようとする組織には血管だけでなく神経も再誘導させないと元の組織には戻らないということになるでしょう．

上顎骨ができるしくみ

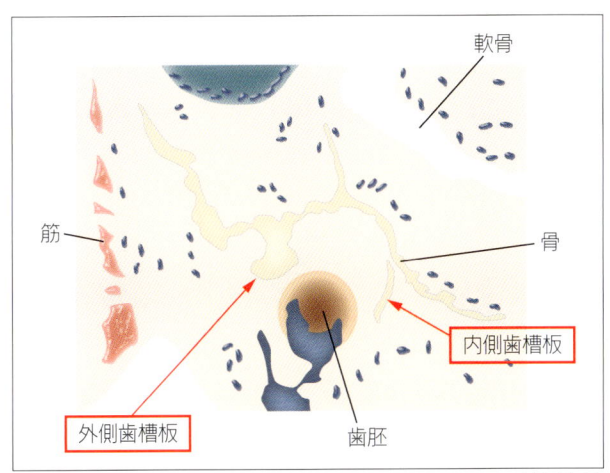

Fig 7 上顎骨の発生．上顎の歯胚を取り囲むように，外側歯槽板，内側歯槽板が形成される．

45

セメント質の再生にはマラッセの上皮遺残が必要か？

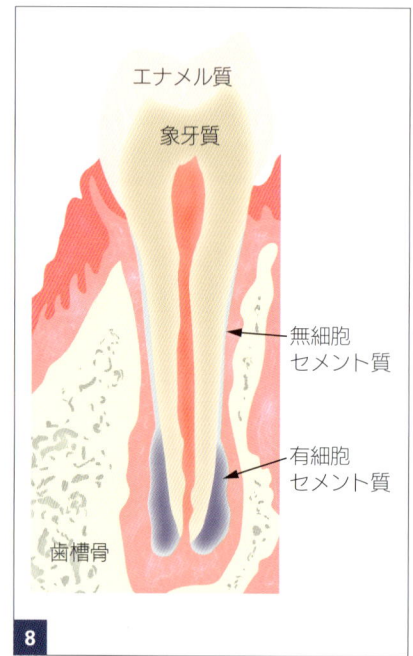

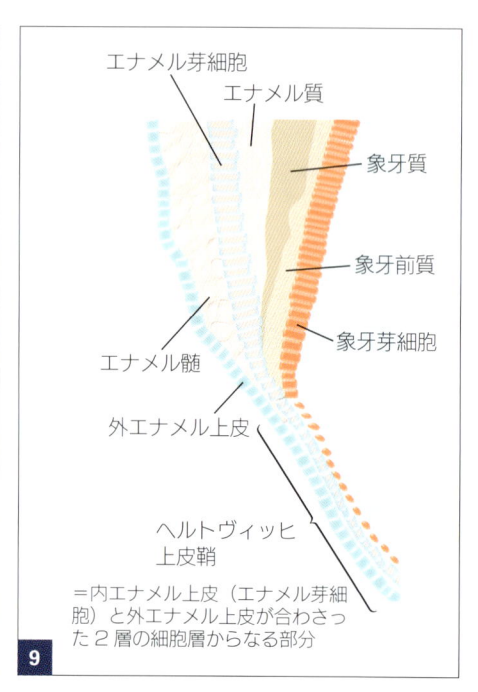

Fig 8 セメント質．歯根の象牙質の周囲には無細胞性セメント質と有細胞セメント質が形成される．セメント質は歯根膜線維の歯根側のアンカーとしての役割も有する．有細胞セメント質は刺激に応じてその厚さが変化する．

Fig 9 ヘルトヴィッヒ上皮鞘．ヘルトヴィッヒ上皮鞘は，歯根の先端部で内外エナメル上皮の2層が重なって形成される．ヘルトヴィッヒ上皮鞘によって象牙芽細胞分化が進み，歯根が伸びていく．

セメント質の再生にはマラッセの上皮遺残が必要か？

　歯周組織の再生にはセメント質の再生は欠かせません．セメント質には無細胞性セメント質と有細胞セメント質があり（**Fig 8**），歯の摩耗や移動に対して歯根膜組織の再生に関与するのは有細胞セメント質のほうです．セメント質は歯根表層をおおう一層の硬組織なのですが，歯や歯根膜に荷重が加わると有細胞セメント質はその厚さを増加させます．

セメント芽細胞はどのようにできる？

　それではセメント質をつくるセメント芽細胞はどのようにできるのでしょうか？　口腔組織学の教科書でも，セメント質は歯を取りまく歯小嚢から歯根膜・歯槽骨とともに形成されるとしか書かれておらず，歯根膜にある細胞がセメント芽細胞に分化するにしても，何がその分化を調節しているのかはよくわかっていません．セメント質が形成される根尖の部位には発生時の歯根形成を誘導しているヘルトヴィッヒ上皮鞘が存在するので（**Fig 9**），このヘルトヴィッヒ上皮鞘の細胞がセメント芽細胞の分化にかかわっている可能性があります．ヘルトヴィッヒ上皮鞘の細胞が直接セメント芽細胞に分化するという説もありますが，一度上皮に分化した組織が間葉系細胞に変わるのはなかなか難しいので，ヘルトヴィッヒ上皮鞘の細胞が歯小嚢の細胞を分化させてセメント芽細胞になったものと考えられます．

　ヘルトヴィッヒ上皮鞘は歯根が完成すると消失してしまい，一部がマラッセの上皮遺残として残ります．したがって，マラッセの上皮遺残の細胞にも，セメント芽細胞を分化誘導する機能がある可能性は高いと考えられます．ただし，マラッセの上皮遺残はその発生由来から根尖近くに存在するので，有細胞セメント質におけるセメント質形成にかかわっているとは考えられますが，歯周病などで影響を受ける歯冠付近の無細胞性セメント質の形成にかかわっているかどうかは距離的に離れているので疑問です．

セメント質誘導物質「エムドゲイン®」

　また，これらの説をもとにセメント質誘導物質として開発されているものがエナメル基質由来物質の「エムド

ゲイン®」です．エムドゲインを開発したHammarström氏らはセメント質形成期にヘルトヴィッヒ上皮鞘にはタンパク分泌機能があり，発生期の歯根表面にアメロジェニンが存在することを知っていました[3]．つまり，歯周組織の再生を促すにはセメント質の再生が必須であり，そのセメント質の形成を促すために，エナメル基質由来物質を投与すれば，セメント質が形成されると考えました．

歯槽骨と歯根膜

歯根膜を再生させるためには両方のアンカー，すなわち，セメント質と歯槽骨が再生されることが必要です．おそらく，歯槽骨側の骨芽細胞も骨をつくりながら歯根膜線維の維持もしなくてはならないので，他の骨の部位のように単純に骨をつくればよい骨芽細胞とは異なることが予想されます．

臨床において歯周病の治療では，感染した無細胞性セメント質は削り取られてしまいます．無細胞性セメント質の再生にエナメル基質由来物質が最良かどうか，また，他にセメント質分化誘導物質がないかなどは，歯周組織再生において解決すべき重要な課題だと思われます．

歯の起源は神経組織？

ひと昔前の教科書なら，エナメル質は外胚葉由来，象牙質・セメント質・歯槽骨などは中胚葉由来組織と書いてありました．現在のテキストには，エナメル質を除く歯とその支持組織のすべてが神経堤に由来する外胚葉性間葉由来と書かれています．

神経堤は，その存在がかなり前からわかっており，脊椎動物の初期発生において表皮外胚葉と神経上皮の境界に形成される細胞集団です（**Fig 10**）．神経堤細胞のすごいところは，神経関連の細胞のみならず，色素細胞，平滑筋細胞，頭部の骨芽細胞，髄膜などいろいろな細胞に分化できることで，幹細胞の一種と考えてもよいと思います．さらに驚くべきことに神経堤を離れて遠くまで遊走していく能力も有しており，頭部の顎骨をはじめ消化

歯の起源は神経組織？

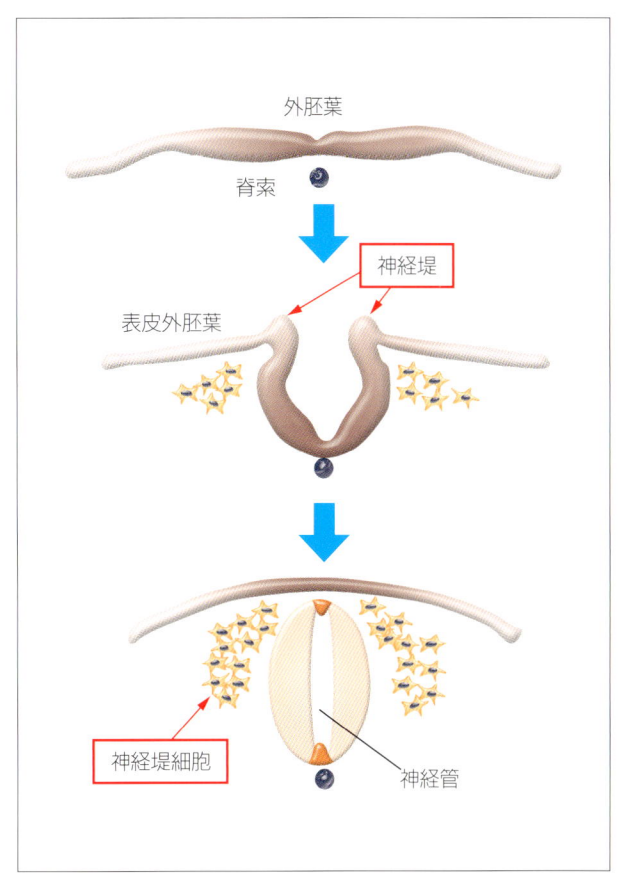

Fig 10 神経堤と神経堤細胞の形成．外胚葉から神経管が形成される過程で神経堤が形成される．この神経堤の外側方から形成される神経細胞は，広範囲に遊走して分化する能力をもち，とくに，頭部の結合組織の大部分の形成に関与する．

管の隅々まで遊走していきます．神経堤細胞が何のためにそのように遊走して分化するのかまだよくわかっていませんし，通常の中胚葉から形成された骨と神経堤細胞がつくった骨が同じなのか違うのかもわかっていません．まだ，謎だらけの神経堤細胞ですが，神経堤細胞についていろいろと解明されれば，歯の分化形成機構の解明も進むことでしょう．

骨になるか脂肪になるか

インプラント体の維持の多くは皮質骨との嵌合部位で保たれていますが，インプラント埋入して良好な経過を

骨になるか脂肪になるか

Fig 11 脂肪細胞分化．脂肪細胞と骨芽細胞は共通の間葉系幹細胞から分化する．Runx2がはたらくと骨芽細胞に分化，PPARγがはたらくと脂肪細胞に分化する．

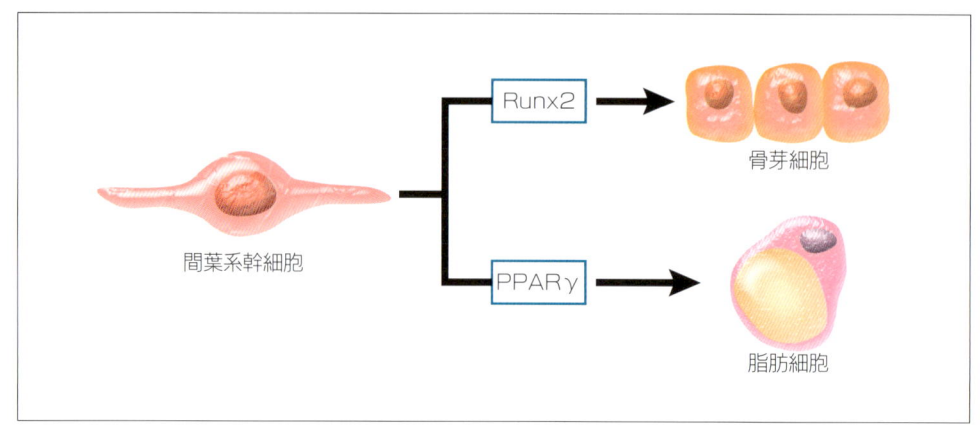

たどるときは埋入したインプラントの骨髄に面した部位は骨で覆われます．近年，骨髄に面した部位の早期骨形成を目指して，さまざまな表面改変や表面処理方法が開発されていて，無処理の場合に比べ早くインプラント表面に骨形成が生じるようになりました．

しかしながら，インプラント周囲に骨ができるかどうかはもう1つの要因があります．それは，患者の骨髄の状態です．一般的に，若年者は骨髄に血液成分が多く赤く見えるので赤色骨髄といいます．それに対して高齢者は骨髄が脂肪変性していて黄色く見えるので黄色骨髄といいます．なぜ，脂肪が増えるのか？ それは，骨をつくる骨芽細胞と脂肪をつくる脂肪細胞の起源が同じ間葉系幹細胞で，高齢者になると骨芽細胞が減って脂肪細胞が増えるからです（**Fig 11**）．したがって，同じインプラントを埋入しても，若年者は周囲に骨ができやすく，高齢者は骨芽細胞が少ないので骨ができにくくなります．いくらインプラントの性能が良くなっても骨をつくる細胞が少ないのでは，良好なオッセオインテグレーションは望めないでしょう．

最近の骨研究のトピック

新たな分化調節因子，転写因子の発見

骨代謝に関する研究は，骨芽細胞-破骨細胞のカップリング説をベースとして，骨芽細胞においてはその分化に必須の転写因子 Runx2/Cbfa1[4] や osterix の発見，wntシグナルの解明などが行われ，破骨細胞では破骨細胞分化調節因子である RANKL[5]，破骨細胞分化のマスター転写因子である NFATc1 の発見があり[6]，急速に進んでいます．

新たな骨代謝調節因子

Fig 12 破骨細胞，骨芽細胞，骨細胞の相互作用．骨細胞は RANKL を放出することで破骨細胞分化を促進するが，OPG を放出すると破骨細胞分化を抑制する．また，骨芽細胞は sclerostin を放出して骨芽細胞の骨形成を抑制する．骨芽細胞の骨形成は破骨細胞が出す sema4D で抑制されるが，自ら放出する sema3A では骨形成を促進する．

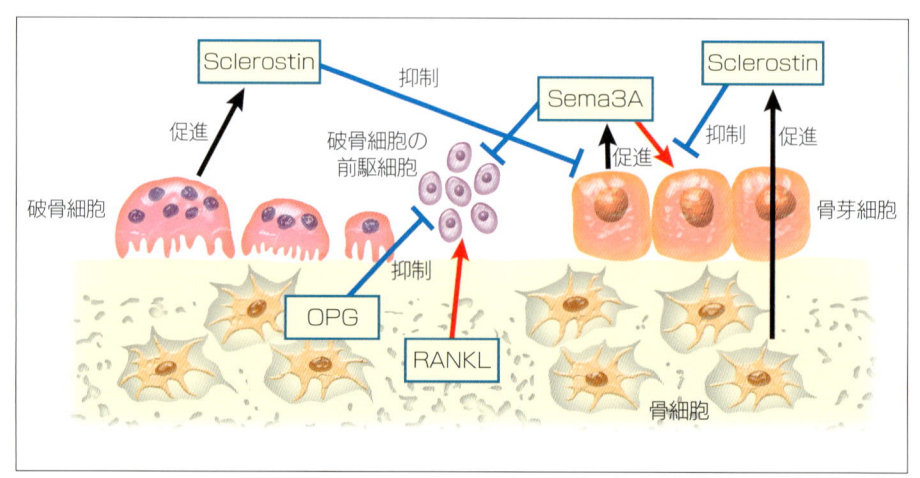

BRONJ

　また，高齢者を悩ます骨粗鬆症に対してはビスフォスフォネートが開発され，かなりの効果をあげていますが，一方，ビスフォスフォネート服用者には顎骨壊死（bisphosphonate-related osteonecrosis of the jaw：BRONJ）がみられるなど新たな問題が生じています．BRONJはインプラントを埋入するときも起こりますので，とくに注意が必要です．

Sema 3A──骨化と神経

　最近の研究では骨細胞に関するものが増えて来ました．骨細胞は単に骨芽細胞が骨の中に埋まったものではなく，骨細胞は強いRANKL発現によって破骨細胞分化を促進しており，また，スクレロスチンを分泌することによって骨芽細胞の骨形成を抑えていることがわかっています．骨細胞は骨中にネットワークを張り巡らせており，メカニカルストレスに応じた骨量の調節に重要なはたらきをしているようです．

　骨芽細胞の骨形成を調節する因子として新たにセマフォリンの1種のSema3Aが注目されています[7]．Sema3Aは本来，神経細胞が軸索を形成するときに発現する軸索誘導因子ですが，破骨細胞の分化を抑制し，骨芽細胞の分化を促進することがわかっています（**Fig 12**）．下顎骨が形成されるとき，まず下歯槽神経がオトガイ枝と切歯枝にわかれるところから骨化が始まるので，骨化は神経によって誘導されているのかも知れません．

　骨は体の支柱となる硬い組織ですが，血管や神経が通っており，たくさんの骨細胞も含む生きた組織です．今までの再生医療の考えではとりあえず骨の欠損部を生体親和性の高い物質で補い，機能を回復することが優先されてきましたが，これからはストレスや刺激に対応できるような生きた組織として，その機能を維持できるような再生が求められるでしょう．現在では，以前の骨芽細胞-破骨細胞のカップリングのみならず，骨細胞や血管，そして神経を含めた相互作用の解明が求められています．

参考文献

1. 下野正基．歯根膜の構造と機能．In：下野正基．新編　治癒の病理．東京：医歯薬出版 2011：62-74．
2. Ten Cate AR, Nanci A. 頭部，顔面と口腔の発生学．In：Nanci A・編集，川崎堅三・監訳．Ten Cate 口腔組織学．東京：医歯薬出版，2009：31-52．
3. Hammarström L. Enamel matrix, cementum development and regeneration. J Clin Periodontol 1997；24：658-668.
4. Komori T, Yagi H, Nomura S, Yamaguchi A, Sasaki K, Deguchi K, Shimizu Y, Bronson RT, Gao YH, Inada M, Sato M, Okamoto R, Kitamura Y, Yoshiki S, Kishimoto T. Targeted disruption of Cbfa1 results in a complete lack of bone formation owing to maturational arrest of osteoblasts. Cell 1997；89：755-764.
5. Yasuda H, Shima N, Nakagawa N, Yamaguchi K, Kinosaki M, Mochizuki S, Tomoyasu A, Yano K, Goto M, Murakami A, Tsuda E, Morinaga T, Higashio K, Udagawa N, Takahashi N, Suda T. Osteoclast differentiation factor is a ligand for osteoprotegerin/osteoclastogenesis-inhibitory factor and is identical to TRANCE/RANKL. Proc Natl Acad Sci U S A 1998；95：3597-602.
6. Takayanagi H, Kim S, Koga T, Nishina H, Isshiki M, Yoshida H, Saiura A, Isobe M, Yokochi T, Inoue J, Wagner EF, Mak TW, Kodama T, Taniguchi T. Induction and activation of the transcription factor NFATc1（NFAT2）integrate RANKL signaling in terminal differentiation of osteoclasts. Dev Cell 2002；3：889-901.
7. Hayashi M, Nakashima T, Taniguchi M, Kodama T, Kumanogoh A, Takayanagi H. Osteoprotection by semaphorin 3A. Nature 2012；485：69-74.

CHAPTER 2
知っておきたい
治癒・再生を妨げない外科の基本

| CHAPTER 2 | 知っておきたい治癒・再生を妨げない外科の基本

1 臨床に役立つ解剖の基礎

基礎 臨床に必要な解剖の知識

SBO
①伝達麻酔に必要な解剖を理解
②口腔底の構造を理解
③口腔の神経分布を理解
④口腔の隙とリンパの流れを理解

下顎孔伝達麻酔を失敗するワケ

歯学部の学生だった頃，最初に下顎孔伝達麻酔用の針を見たときにその針の長さに怖気づいたことのある歯科医師は多いことでしょう．でも，本当に伝達麻酔の注射針の長さはあのように長い必要があるのでしょうか？

下顎孔の位置

まずは，下顎孔の位置から確認していきます．骨格標本では，下顎枝内斜線を歯列から下顎枝に沿って上方に追っていくと，この下顎枝内斜線が途中で消える位置があります．そこを，fade-out point といいます．その fade-out point から下顎枝の内方約 15 mm の位置が下顎孔の位置になります．この位置は，下顎枝後縁からはおよそ 8 mm ほどの位置で，上方の下顎切痕からはおよそ 15 mm ほどの位置です（**Fig 1**）．

下顎孔の位置を推測する形態的特徴として，下顎枝外側面に anti-lingual prominence とよばれる高まりがあります．この，anti-lingual prominence は下顎骨枝矢状分割の際の目印として使われます（**Fig 2**）．もちろんこれらはあくまでも目安であって，人種によっても形態的

下顎孔伝達麻酔を失敗するワケ

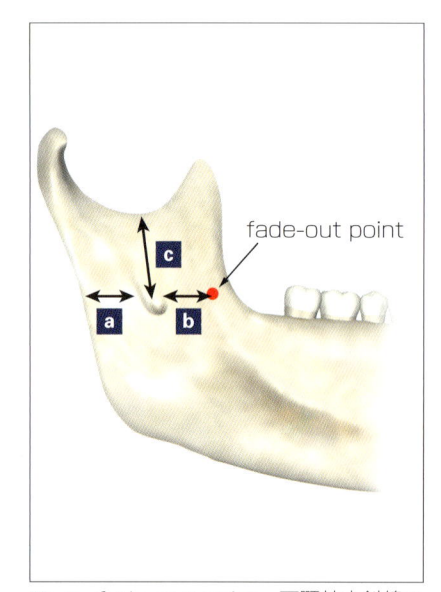

Fig 1 fade-out point. 下顎枝内斜線の消失部位が fade-out point であり，そこから 15 mm 後方に下顎孔が位置する．平均的な距離は **a**：8.3 mm，**b**：15.0 mm，**c**：13.8 mm．

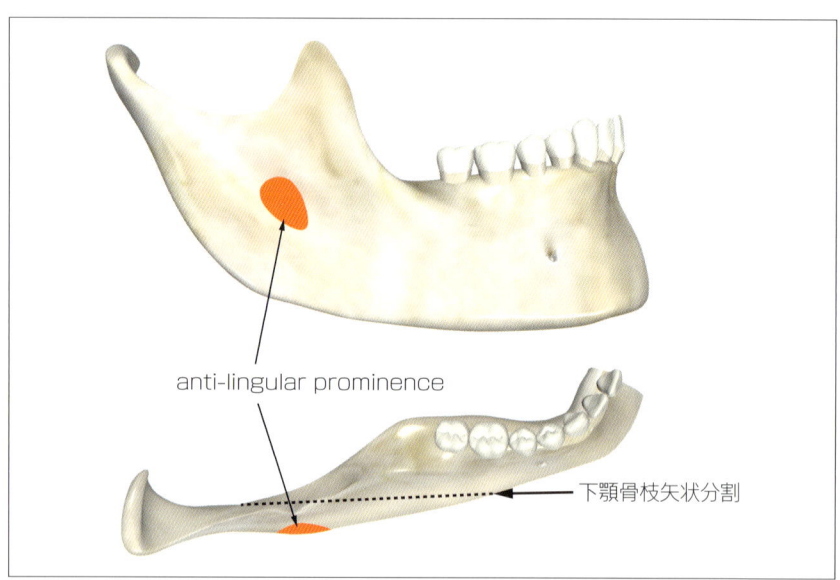

Fig 2 anti-lingual prominence. 下顎枝外側面には下顎孔の位置に対応して anti-lingual prominence とよばれる高まりが存在する．下顎骨枝矢状分割の際の目印として使われる．

1 臨床に役立つ解剖の基礎

な差が認められることも報告されていますので[1]，必ずしも信頼のおける目印ではありません．

蝶下顎靱帯がじゃまをする？

下顎後のすぐ上方に蝶下顎靱帯の付着部位である下顎小舌があります．下顎小舌に付着している蝶下顎靱帯の形態は多様であり，下顎小舌のみに蝶下顎靱帯が付着するものから，下顎小舌から後方に比較的広く付着しているものがあります(Fig 3)．もし，蝶下顎靱帯の幅が広くて，下顎孔伝達麻酔の刺入が深く，蝶下顎靱帯を突き破って下顎枝と蝶下顎靱帯の間に刺入した場合は，麻酔液が下顎孔のほうに到達せず，ほとんど麻酔が効果を成さないでしょう．

このような下顎孔周囲の状態を考慮すると，必ずしも伝麻針を使わなくても長さ 20 mm の浸麻針で下顎孔のやや前方で麻酔液を注入したほうが安全で失敗しにくいことは解剖学的特徴から容易に考えられます．針を外側翼突筋に刺入して破折させてしまった事例もあり[1]，下顎孔の位置は深いものだとか，伝麻針を十分刺入しなければいけないという誤った考えが下顎孔伝達麻酔の失敗を引き起こしているのかもしれません．

口腔底は危険領域

インプラントで死亡例が出たときに，どうしてインプ

口腔底は危険領域

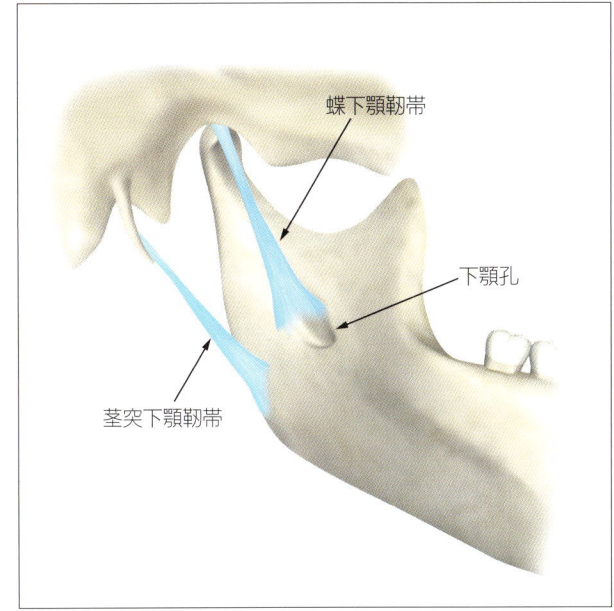

Fig 3 下顎孔と蝶下顎靱帯．下顎孔の直上に下顎小舌が存在し，その位置に蝶下顎靱帯が付着する．また，下顎枝後縁には茎突下顎靱帯が付着する．

ラントの埋入で死亡してしまったのだろう，と不思議に思いました．インプラントの失敗といえば下歯槽神経に障害が出たとか，上顎洞に穿孔してしまったなどが多いのですが，それぐらいでは死に至るとは考えられません．では何が起こって死に至るような悲劇が起こったのか，口腔底の解剖から考えてみましょう．

口腔底は下顎骨と舌骨の間で顎舌骨筋とオトガイ舌骨筋によって構成されています(Fig 4)．ちなみに，顎舌骨筋とオトガイ舌骨筋はそれぞれ三叉神経，舌下神経支配なのですが，舌の動きと関係のないオトガイ舌骨筋がなぜ舌下神経支配なのかはまだわかっていません．

舌下動脈，オトガイ下動脈

さて，顎舌骨筋の上方が舌下隙，下方が顎下隙といいます(後注 Fig 11 参照)．この舌下隙・顎下隙で下顎骨の内面に沿って走行している動脈がそれぞれ，舌下動脈・オトガイ下動脈です(Fig 5)．いずれも人体解剖実習では見逃すことが多いほど小さな動脈ですが，とくに舌下動脈は舌下腺のところでたくさんの枝を出しています．実は，この舌下腺付近の舌下動脈を傷つけると非常に危険なわけです．

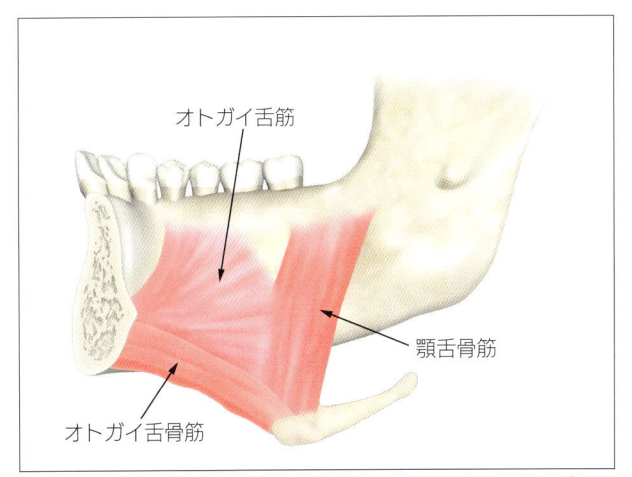

Fig 4 口腔底を構成する筋．口腔底には，顎舌骨筋・オトガイ舌筋・オトガイ舌骨筋が存在する．

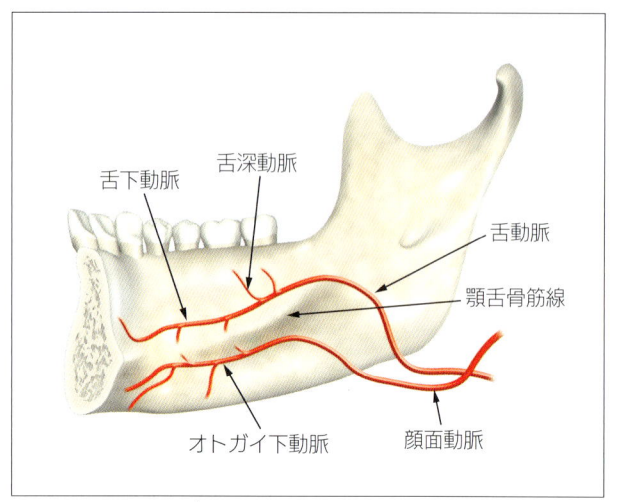

CHAPTER 2 知っておきたい治癒・再生を妨げない外科の基本

Fig 5 下顎にインプラントを埋入するときに注意が必要な動脈．下顎体内面には顎舌骨筋上方に舌下動脈，下方にオトガイ下動脈が走行しており，インプラント埋入時に傷付けないよう注意を要する．

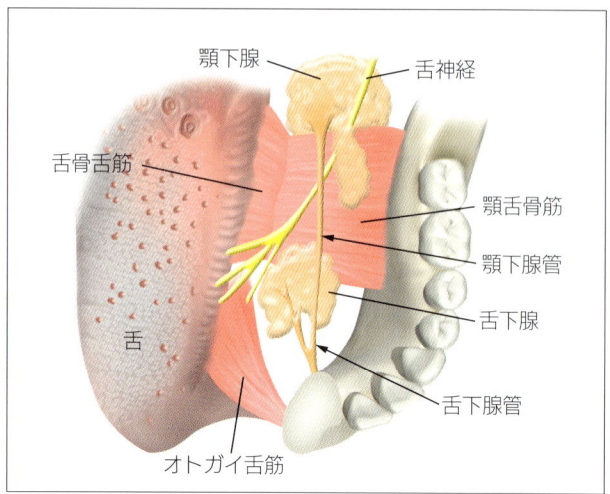

Fig 6 顎下腺と舌神経の位置．顎下腺管は口腔底で舌神経と交差している．

　インプラントを埋入する前にドリリングで穴を空けますが，誤って下顎骨の内面を貫通させてしまうことがあります．顎舌骨筋の下方であればオトガイ下動脈を傷つけ，顎下隙に出血し，顎の下に出血斑を生じます．顎下部の表面は皮膚ですので少しは膨らみますが，致命的になることはほとんどありません．一方，顎舌骨筋の上の舌下動脈を傷つけると話は異なります．舌下隙の上方表面は粘膜ですので，出血があるとしだいに膨らみ，最後は舌が硬口蓋につくほどになり，同時に舌根も押されてしまいます．このようなことは一般の歯科医院では通常の歯科治療では滅多に起こらず，初めてそのような状況に遭遇すると，どのように処置してよいかわからなくなってしまいます．そのような場合，基本的には圧迫止血ですが，血腫が大きくなった場合は挿管や気管切開が必要な場合もあります．そして，最悪のケースでは窒息を起こし，死に至ってしまいます．今までは口腔底の解剖は大学の教育でも軽視されてきましたが，今後はもっと詳しく教える必要があると思います．口腔底には動脈だけでなく，顎下腺，Wharton管（顎下腺管），舌神経，鼓索神経，舌下神経などもあり，とくに舌神経はWharton管と交差するように走っていますので，顎下腺に炎症などがあると舌神経にまで影響が及ぶことがあります（**Fig 6**）．

口腔の神経はどこからくるのか

上顎の神経

　歯（歯髄）の神経については，下顎は下歯槽神経ですが，上顎はどうなっているのでしょうか？　上顎神経の枝が分布していることにはまちがいありませんが，前歯・小臼歯までは眼窩下神経の枝の前上歯槽枝と中上歯槽枝，そして臼歯部は眼窩下神経から上顎骨に入る前に後上歯槽枝として分かれ，上顎骨に入り，分布しています．

　上顎の頬側の神経は歯（歯髄）と同じ神経が分布していますが，口蓋側は異なります．前方，前歯部は切歯管から出た鼻口蓋神経が分布しています．小臼歯と大臼歯の口蓋側歯肉は大口蓋孔を出た大口蓋神経が分布しています（**Fig 7**）．

　その大口蓋神経が上顎神経から枝分かれするところに翼口蓋神経節という神経節があります．この翼口蓋神経節は顔面神経の枝の大錐体神経が入っており，鼻腔・副鼻腔・涙腺に分布しています．翼口蓋神経節は花粉症やアレルギーと関連した鼻水や流涙をコントロールするので"花粉症関連神経節"ともいわれています．ただし，実際の花粉症の神経ブロックは頚部の星状神経節で行われます[3]．翼口蓋神経節で調節される鼻腔の分泌腺の分

1 臨床に役立つ解剖の基礎

口腔の神経はどこからくるのか

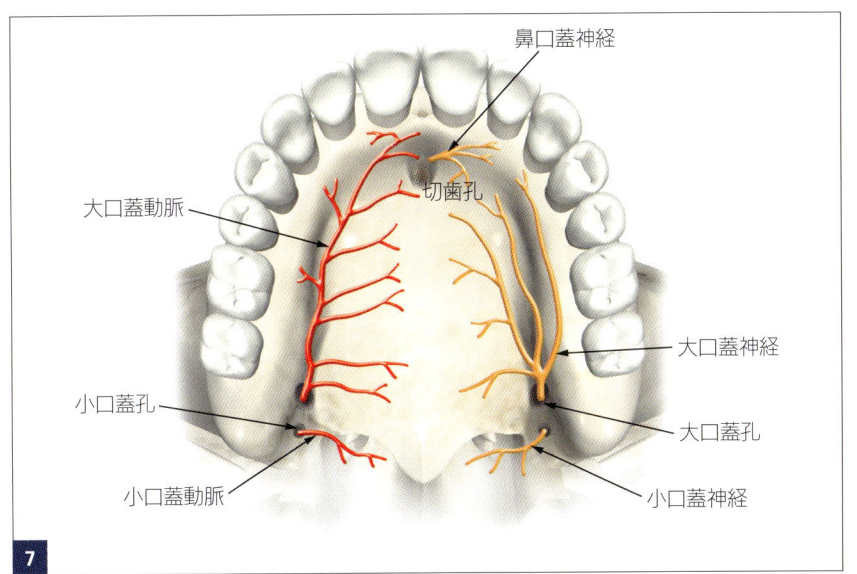

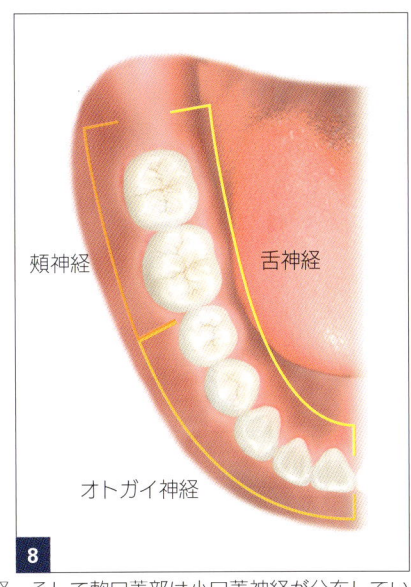

Fig 7 口蓋の動脈と神経の分布．硬口蓋の前歯部は鼻口蓋神経，小臼歯大臼歯部は大口蓋神経，そして軟口蓋部は小口蓋神経が分布しているので，口蓋歯肉を切開する場合は注意が必要．

Fig 8 下顎歯肉の神経支配．舌側歯肉は全周にわたり舌神経が分布する．下顎の頬側歯肉は小臼歯部までがオトガイ神経，大臼歯部から後方は頬神経が分布する．

泌がどのように星状神経節の影響を受けているのかが解明されれば，多くの花粉症患者が救われるかもしれません．

下顎の神経

　下顎の歯肉の神経支配はどうでしょう？　頬側は前歯から小臼歯までがオトガイ孔から出るオトガイ神経，大臼歯部は頬神経です．舌側は前歯から臼歯まで全部舌神経です（Fig 8）．頬神経のことは大学ではあまり教えませんが，下顎臼歯の頬側歯肉の支配神経なので当然走行は知っておかなくてはいけません．頬神経も下顎神経の枝ですが，下顎枝のかなり上のほうを通ります．頬神経は外側翼突筋の上頭と下頭の間を通り，側頭筋下部に沿って走行し，頬筋を貫いて下顎臼歯部の歯肉に分布します．したがって，下顎臼歯の頬側を切開する場合，下顎孔伝達麻酔では頬神経は麻酔されないので，頬側歯肉に分布する頬神経を麻酔させるためには，最後臼歯の遠心頬側の歯槽粘膜をねらって麻酔します．

舌の神経

　舌の神経支配については前3分の2の知覚が舌神経，味覚が鼓索神経，後3分の1は知覚・味覚とも舌咽神経，そして運動は舌下神経というのが基本です．舌に関しては舌のしびれや痛み，もしくは味覚障害がよくみられますが，その原因は多種多様でわかっていないものも多いのが現状です．神経系に問題がある一次性の味覚障害と，薬剤や亜鉛不足による二次性の味覚障害がありま

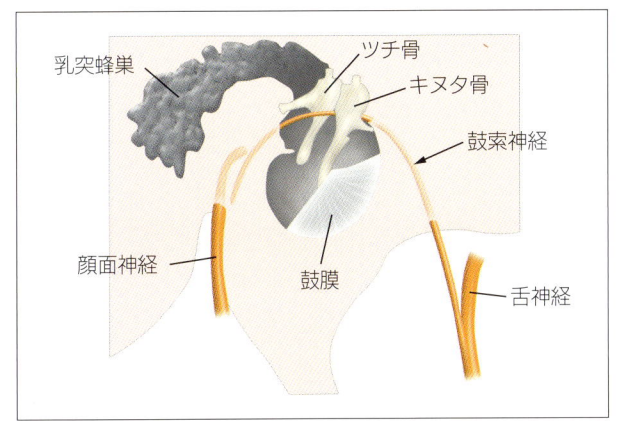

Fig 9 耳小骨と鼓索神経．顔面神経から分枝した鼓索神経は舌神経に合流する前に鼓室のツチ骨とキヌタ骨の間を通過する．

基礎から臨床がわかる 再生歯科　55

す．神経性味覚障害は鼓索神経が原因となる場合が多いのですが，鼓索神経は顔面神経から分かれてちょうど耳小骨のツチ骨，キヌタ骨の間を通りますので，耳の中耳に炎症が起きたときも味覚異常を来たす場合があります（**Fig 9**）．二次性味覚障害で多いのは亜鉛に関するものが多く[4]，薬剤性であっても薬剤の亜鉛キレート作用が原因になっているものが多いようです．

ところで，味覚障害を訴える患者さんはどの病院にいくのでしょうか？　内科？　精神科？　それとも歯科？

味覚の基礎研究はもちろん大学の歯学部でも盛んに行われています．歯科治療全体の目的が「おいしく食べる」ということであれば，味覚の研究と同じくらい，歯科でも味覚障害の治療法を開発したり，大学教育で味覚異常の治療方法を教えたり，歯科で味覚異常の治療をやっているというアピールしたりすることも必要ではと思います．

歯科における顔面神経の障害のかかわり

味覚障害も含まれますが，顔面神経は比較的障害が生じやすい神経です．教科書的には **Fig 10** で示すように，
①顔面神経の起始部で障害が生じる場合（**Fig 10A**）
②膝神経節と鼓索神経の起始部の間で障害が生じる場合（**Fig 10B**）

歯科における顔面神経の障害のかかわり

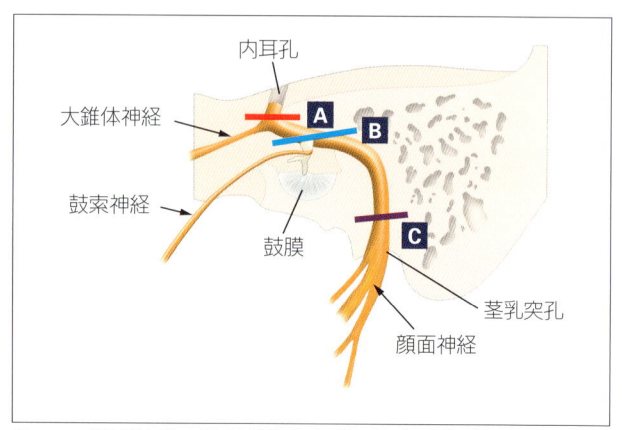

Fig 10　顔面神経の障害部位と症状．障害部位が **A** の場合，運動・味覚・唾液涙液分泌のすべての機能を失い，**B** の場合，涙腺の分泌以外の機能を失い，**C** の場合，運動性の機能のみを失う．

③顔面神経が頭蓋骨から出る茎乳突孔付近で障害が起こった場合（**Fig 10C**）

とでは症状が異なります．①の場合は運動・味覚・分泌の機能が障害されますので，表情筋の麻痺のみならず，味覚障害，涙腺や顎下腺，舌下腺の分泌異常が生じます．②の場合は涙腺の分泌は変わりませんが，唾液腺の分泌や表情筋の運動，および味覚の障害が生じます．③の場合は表情筋の麻痺のみが生じます．顎関節症を外科的処置で治療する一般歯科医はそう多くはないと思いますが，もし顎関節周囲の手術が必要ならば，外耳孔前縁より 0.8 cm，関節後結節の 2.4 cm を超えなければ顔面

歯からの感染はどこに広がるのか？

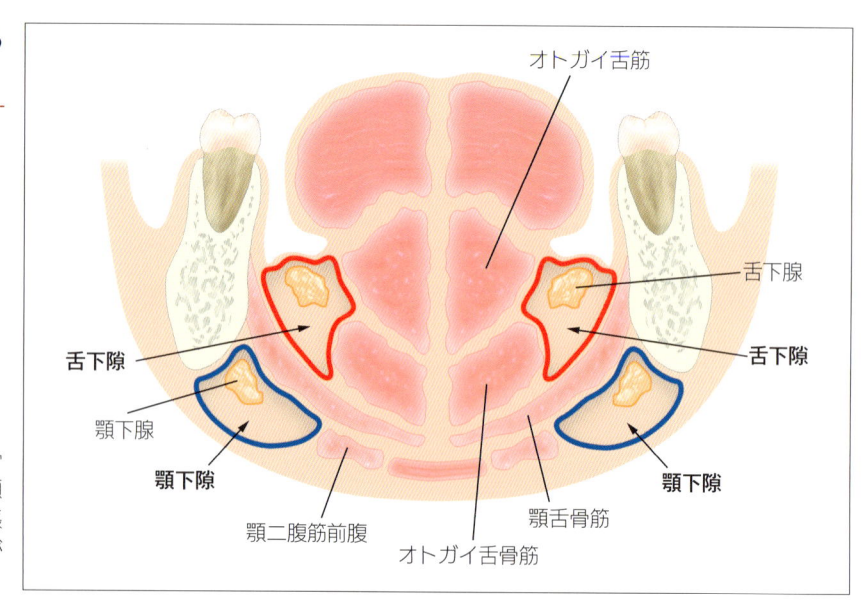

Fig 11　頭頸部の隙．口腔底の粘膜と顎舌骨筋の間には舌下隙が，顎舌骨筋の下方には顎下隙が存在する．舌下隙での出血による腫脹は舌を後方へ押して窒息を生じさせることがある．

神経を損傷する可能性は低いので，その範囲で手術を行うべきですし，もしその範囲外で手術するときは十分に顔面神経に注意を払う必要があります．

歯からの感染はどこに広がるのか？

歯髄炎や歯周炎を放置しておくと思いがけず感染が広まってしまうことがあります．したがって，どこにどのように感染が波及するか知っておくことは大切です．

歯髄や歯周組織における感染を一次感染部位とすると，そこから波及した感染抵抗性の弱い部位を二次感染部位といいます．二次感染部位としては歯槽膿瘍などがあげられます．さらに感染が進むと，軟組織に広がりますが，これを三次感染部位といいます．三次感染は筋膜隙とよばれる部位を通って波及することがあり，この筋膜隙には，頭頸部では浅筋膜隙，耳下腺隙，顎下隙，舌下隙，扁桃隙，咀嚼筋隙，咽頭傍隙などがあります（**Fig 11**）．

とくに，このなかで歯科治療において比較的多くみられることがあるのは，舌下隙に生じる口腔底蜂巣炎（ルートヴィヒ・アンギーナ）で，舌下隙に留まらず，顎下隙・咽頭傍隙まで波及します．頸部と口腔底は強く腫脹することがあり，時に呼吸困難を来たすことがあるので，やはり口腔底の舌下隙の腫脹はとくに注意したほうがよさそうです．

わかってそうで，よく知らないリンパの話

リンパというとまず思い浮かべるのは口の中で感染すると腫れる顎下リンパ節でしょう．でも，そもそもリンパとは何者でなぜ感染があると腫れるのでしょうか？リンパとは，全身に張り巡らされている「リンパ管」，その管の中を流れているリンパ液，そしてリンパ管の途中にあるリンパ節から構成されています．リンパはよく

わかってそうで，よく知らないリンパの話

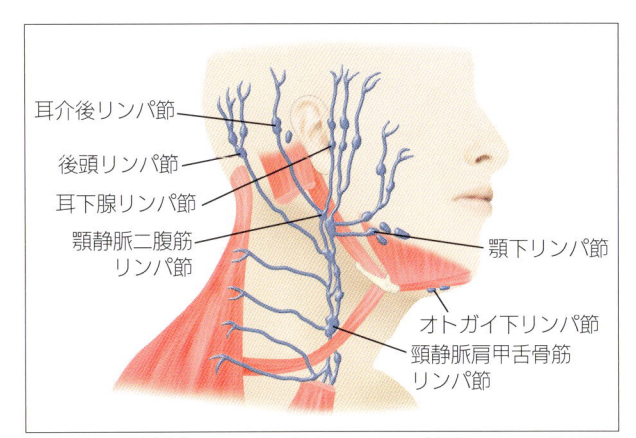

Fig 12 口腔領域のリンパの流れ．主な口腔領域のリンパは顎下リンパ節もしくはオトガイ下リンパ節から上深頸リンパ節，下深頸リンパ節へと流入する．

体内で不要になった老廃物を回収する「下水道」になぞらえられます．それでは血液を回収する静脈とどう違うのかが問題になりますが，静脈は水分，電解質，血液ガスが運ばれ，分子量の大きいタンパク質，ウイルス，そして脂質などはリンパ管に吸収され運ばれます．したがって，感染した細菌やがん細胞などもリンパ管を通るのです．リンパ管はほとんど無色に近い管ですので，その多さの割には確認が難しいので，神経や血管などにくらべ意識されることは少ないのですが，例えば，口腔領域では歯髄でもリンパ管は存在します．口腔領域のリンパの流れを **Fig 12** に示します．リンパ節の腫脹は感染経路や感染の重篤度を示す重要な情報源ですので，日頃からリンパ節をさわっておいて，腫脹したらどの程度になるかつかんでおくことが大事だと思います．

なお，頸部のリンパ節を扱うことは一般の歯科医師では少ないと思いますが，頸部のリンパ節では顎下三角の後方にある頸静脈二腹筋リンパ節（上内深頸リンパ節）は舌癌において高率に転移するリンパ節であることは知っていたほうがよいでしょう．

参考文献
1. Daw JL Jr, de la Paz MG, Han H, Aitken ME, Patel PK. The mandibular foramen:an anatomic study and its relevance to the sagittal ramus osteotomy. J Craniofac Surg 1999；10：475-479.
2. 根本敏行，高橋浩二，宇山理紗，松井義郎，道脇幸博，藤島昭宏，下顎孔伝達麻酔時に外側翼突筋に破折注射針が迷入した1例．日口外誌 2004；50：41-44.
3. Kageshima K, Wakasugi B, Hajiri H, Yuda Y, Amaki Y. A 5-year-old patient with allergic diseases responsive to stellate ganglion block. Masui 1992；41：2005-2007.
4. Atkin-Thor E, Goddard BW, O'Nion J, Stephen RL, Kolff WJ. Hypogeusia and zinc depletion in chronic dialysis patients. Am J Clin Nutr 1978；31：1948-1951.

| CHAPTER 2 | 知っておきたい治癒・再生を妨げない外科の基本

2 下顎骨

基礎 安全な手術のための下顎の外科解剖

SBO
①インプラント埋入や骨造成のための骨採取時の解剖学的留意点を学ぶ
②患者の画像を用いて文献的情報と臨床を連想させ学ぶ
③骨採取時の切開や剥離，結紮など手技的なポイントを学ぶ

歯の喪失と下顎骨の変化

　歯が喪失すると，下顎骨の形態は経時的に変化し，とくに歯槽骨の大半が吸収します．まずは頰舌側で全体的な吸収が起こります（**Fig 1**①）．そして**Fig 1**②の段階では，舌側よりも頰側の歯槽骨の萎縮が大きいために，歯槽頂はナイフエッジ状になります．その後は歯槽骨が平坦になり，オトガイ孔が歯槽頂付近に露出することがあります（**Fig 1**③）．全顎的に歯槽骨が消失して左右差なく露出する場合と（**Fig 2**），歯を喪失する時期が大きく異なり，オトガイ孔の相対的位置に左右差がある場合があります（**Fig 3，4**）．

　このように，歯槽頂にオトガイ孔が位置し下歯槽神経が露出すると，手術の際に神経損傷の危険性が高くなります（**Fig 5，6**）．そして最終的には，歯槽頂は陥凹しま

歯の喪失と下顎骨の変化

Fig 1 下顎骨の経時的吸収．下顎骨では，主に舌側が吸収し，最終的には陥凹する．
Fig 2 オトガイ孔の相対的移動．下顎骨が吸収すると，結果的にオトガイ孔が歯槽頂部に位置する（矢印側）．

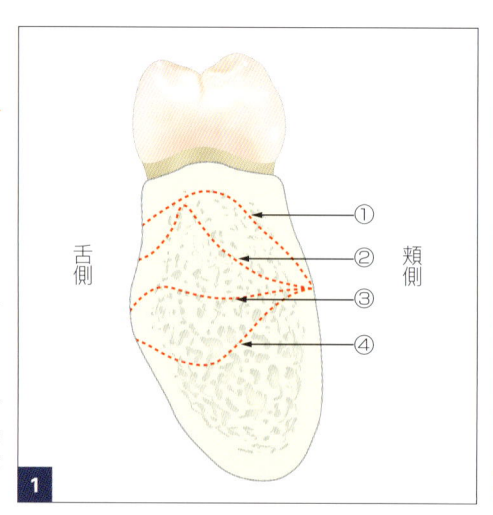

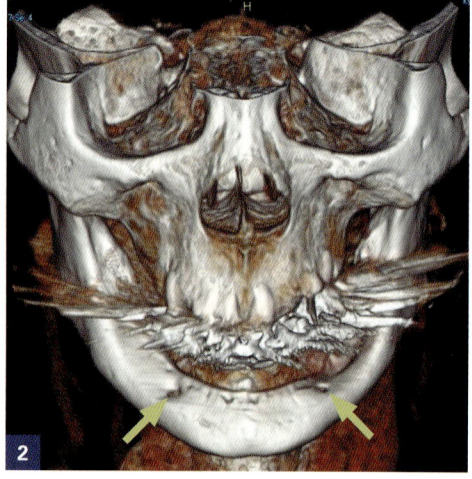

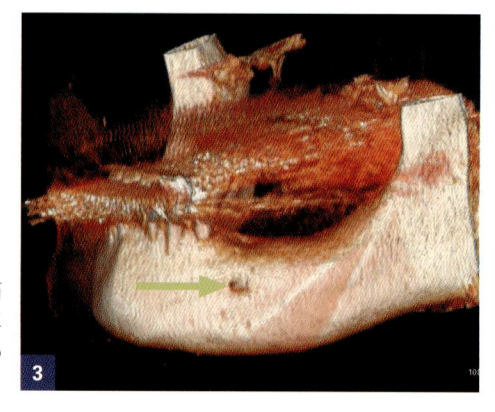

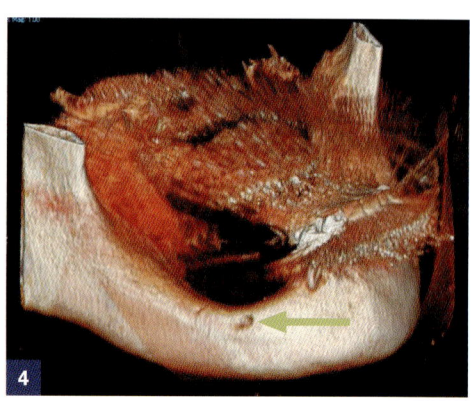

Fig 3，4 同一患者における左右のオトガイ孔．歯の喪失時期によりオトガイ孔の相対的位置も異なることに注意．

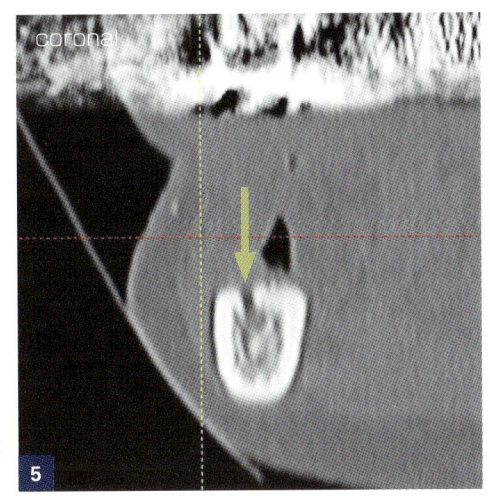

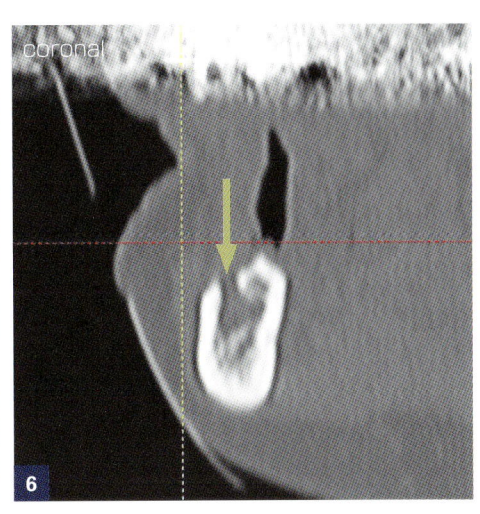

Fig 5,6 CT画像におけるオトガイ孔の相対的位置．オトガイ孔が歯槽頂部に位置し，皮質骨がないことがわかる．粘膜切開時や麻酔時に，下歯槽神経損傷の恐れがある．

す（**Fig 1**④）．

抜歯後の歯槽骨吸収
　　──インプラント埋入時期は？

　抜歯後に骨の吸収がみられるのはみなさん経験されますが，どのくらいの期間でどの程度吸収するのでしょうか？（**Table 1**）．抜歯後の歯槽骨の形態変化を調べたところ，その変化の大半が抜歯後12か月の間に起こります．水平的には，頬舌的に12か月で5〜7mm（平均6.1mm，range：2.7〜12.2mm）の骨吸収がみられ，これは抜歯前の歯槽骨幅の約50％に相当します．また，抜歯後の最初の3か月でこの吸収の3分の2が起こります．さらに，この骨吸収変化は，小臼歯部よりも大臼歯部において著明で，上顎よりも下顎で大きいことがわかっています．垂直的には，頬側皮質骨は12か月後に抜歯窩の近遠心的骨縁から根尖側に最大で1.2mmの減少がみられます[1]．

抜歯窩の感染の有無

　適切なインプラント埋入時期を見定めるためには，抜歯窩の歯槽骨形態を十分に把握することが必要です．抜歯時に周囲歯槽骨が残存しており，とくに大臼歯部で8mm以上の骨幅がある場合には，12〜16週間待つことで歯槽骨の部分的治癒が見込めます．ちょうどコップに水を入れるように，血液が溜まり血餅をつくると，骨の

治癒は非常によくなります．抜歯窩には骨新生がみられ，埋入時に初期固定を得られる可能性が高くなります．

　根尖病変や歯根破折などで感染の既往があると，唇（頬）側皮質骨の吸収がみられることが多いですね．このような場合に12〜16週待つと水平的な骨吸収が進行する可能性があるので，4〜8週の待機に留めておきます．その間に軟組織が治癒して角化粘膜の増量が見込め，さ

抜歯後の歯槽骨吸収

Table 1 部位による抜歯後12か月の歯槽骨吸収の違い．＊参考文献1より引用

歯	骨吸収量の平均 (mm) 頬側	舌側/口蓋側	差
下顎			
中切歯	2.08	0.91	1.17
側切歯	3.54	1.41	2.13
犬歯	3.25	1.59	1.66
第一小臼歯	3.45	1.40	2.05
第二小臼歯	3.28	0.75	2.53
第一大臼歯	4.69	2.79	1.90
第二大臼歯	4.30	3.00	1.30
上顎			
中切歯	3.03	1.46	1.57
側切歯	3.47	0.86	2.61
犬歯	3.33	1.91	1.42
第一小臼歯	3.33	2.04	1.29
第二小臼歯	2.58	1.62	0.96
第一大臼歯	5.25	3.12	2.13

CHAPTER 2 | 知っておきたい治癒・再生を妨げない外科の基本

らに感染源が排除され浄化されます．その一方で近遠心の骨幅の減少はなく，唇側骨に変化が起こるのは上顎前歯部のみといわれています[2]．

抜歯即時埋入の適応は？

ではインプラントを新鮮抜歯窩に埋入（いわゆる抜歯即時埋入）すれば，その吸収は防止できるのでしょうか？

結論として，歯槽骨の頬舌的吸収は防止できないといわれています[3]．また，この骨吸収は，隣在歯と歯周組織に依存するといわれています．つまり，歯根膜を有する天然歯が隣在すれば，抜歯即時インプラント埋入を行ったときにも，近接する抜歯窩壁の高さを維持することができ，水平的な骨吸収は頬側骨壁に限定されるともいわれています．

抜歯即時埋入では根尖病変の有無が骨吸収の有無の大きな要因となります．今までの報告では，根尖病変があっても肉芽組織を除去すれば，即時埋入してもインプラントの生存率は変わらないという報告が大半です[4]．

Siegenthaler らは即時埋入の適応として次の3つを挙げています．1つ目が根尖側に3〜5mmの既存骨が存在する場合，2つ目が根尖病変より埋入予定のインプラントの直径が大きい場合，そして3つ目が肉芽組織を

感染した抜歯窩に対するデブライドメントテクニック

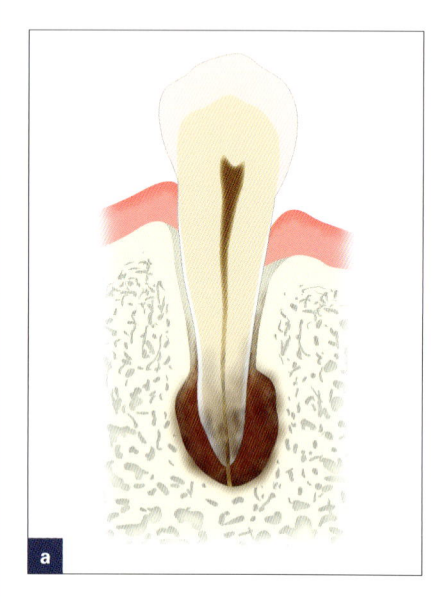

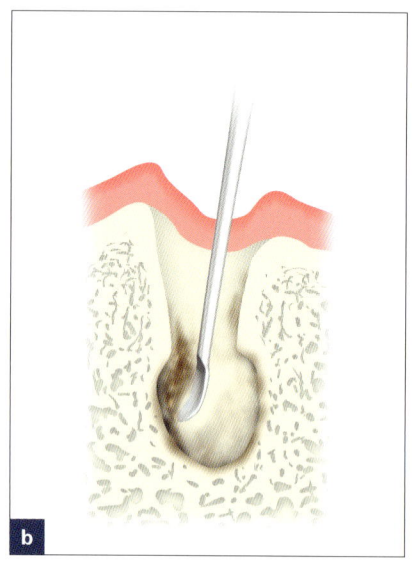

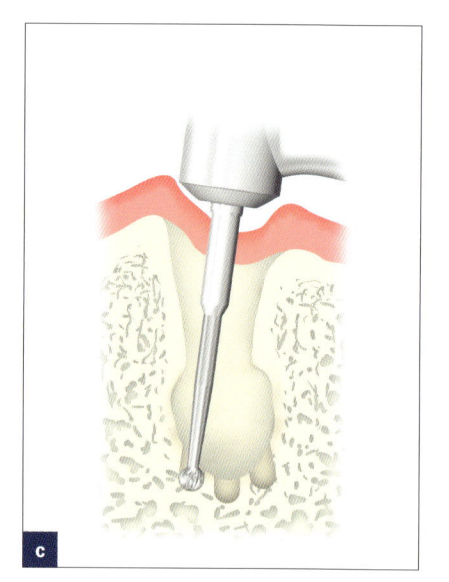

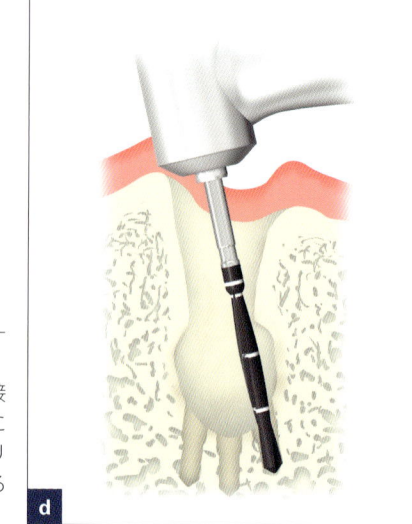

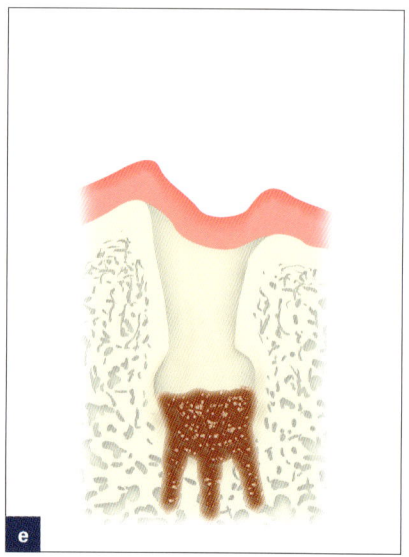

Fig 7a〜e デブライドメントテクニック．抜歯後，エキスカベータやオッセオトリマー(**b**)で抜歯窩を十分に搔爬する．つぎに，シャフトエクステンダーにラウンドバーを接続して，抜歯窩底部に穿孔する(**c**)．最後に直径2mmのブローネマルクツイストドリルで出血を促し(**d**)，血餅保持を起こさせる(**e**).

十分に除去するためのextra careを十分にすること，です[5]．ただextra careについては詳細が述べられていません．

Nelsonらは，抜歯して根尖病変を除去した後の無症状の歯槽骨にもバクテリアが存在しているか，そしてインプラントの失敗に関与しているかどうかを検証しました[6]．結論として，抜歯して根尖病変を除去し，リモデリングが行われた歯槽骨にもバクテリアは存在し続けており，その後のインプラント治療の際にも検出されました．しかし，外科的デブライドメント（デブライドメントのテクニック，**Fig 7a〜e**）を行うことにより，検出されるバクテリアの種類を半分以下に抑えることができました．またそのデブライドメントにより骨質の改善も認められました．

バクテリアのバイオフィルムは硬化した骨に存在し，急性炎症を引き起こすことがあります．つまり，以前は骨のリモデリングにより「浄化」されると考えられていた歯槽骨にバクテリアが存在していたわけですから，私たち臨床家にとっては非常に興味深い報告といえます．

よって，埋入予定部位の急性もしくは慢性炎症の既往は，骨質・骨量・インプラントの初期固定といった今までのインプラント治療の指標に匹敵する，重要な考慮事項になる可能性があります．以上のことを考慮すると，審美領域にインプラント治療を行う場合，唇（頬）側の骨吸収を十分補償できるように，埋入前に硬・軟組織の治癒を待ってから行うほうが安全であると考えます．

頬棚，臼後結節，オトガイ部からの採骨——各部の皮質骨の厚み

頬棚・臼後結節

頬棚や臼後結節からの採骨は，患者への侵襲も少なく，神経損傷の危険性も低いため，比較的安全に行えます．その際には骨切りの深さが重要になります．なぜなら，採骨を皮質骨内に留めておかなければ，この部位でも神経損傷の可能性があるからです．よって，この部位の皮質骨の厚みを知っておくことは有用です．文献的には，頬棚の皮質骨の平均的な厚さは2.8 mm（range：0.5〜5.0 mm）と報告されています[7]．**Fig 8a〜c**のように1歯程度の大きさの骨採取であれば，切開線の長さは約3 cmで咬合平面の高さまでで十分です．フィッシャーバーや，最近ではピエゾサージェリーなどの超音波機器での切削が行われています．

Parkらは臼後結節における皮質骨の厚みは，右側が1.96 mm，左側が2.06 mmであったと報告しています[8]．臼後結節はアクセスしやすく広い視野を確保できますが，採骨するときに考慮すべき点としては，開口量や耳下腺管開口部の位置，下顎枝の長さ（下顎枝高），智歯の有無，軟組織の厚みがあります．智歯の抜歯と同時に採骨を行うことも可能でしょう．**Fig 9a**では臼後結節から頬側の皮質骨を採取して，6̄の骨欠損部に移植しました（**Fig 9b，c**）．

頬棚，臼後結節からの採骨

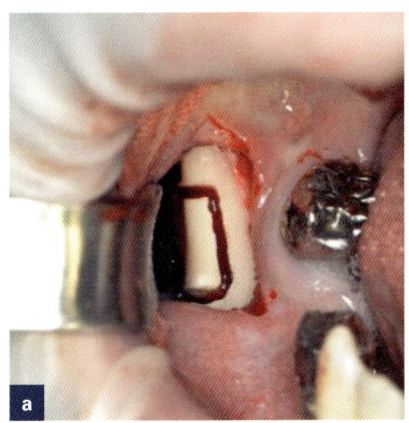

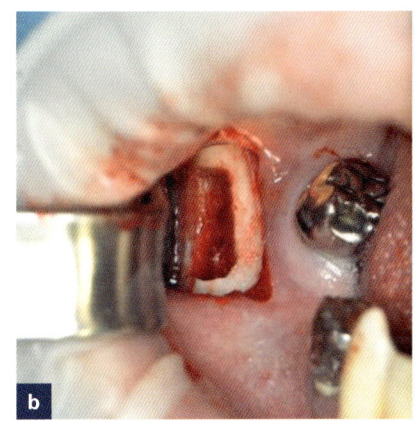

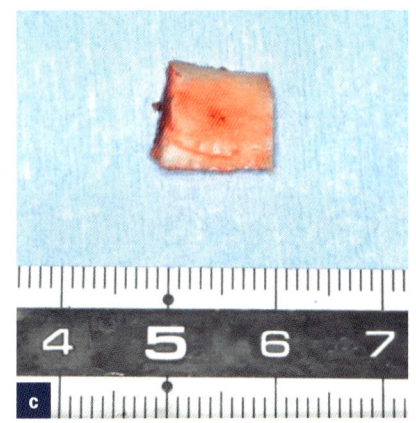

Fig 8a〜c 頬棚における骨採取．採取は皮質骨に留めたことで，下歯槽神経損傷の可能性を回避した．

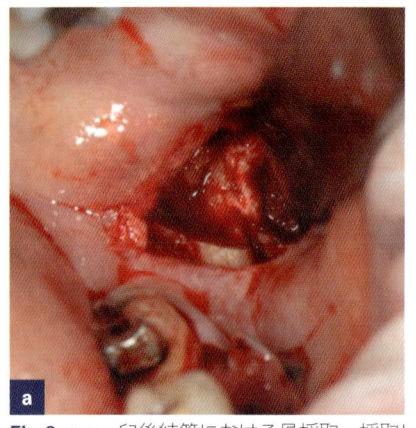

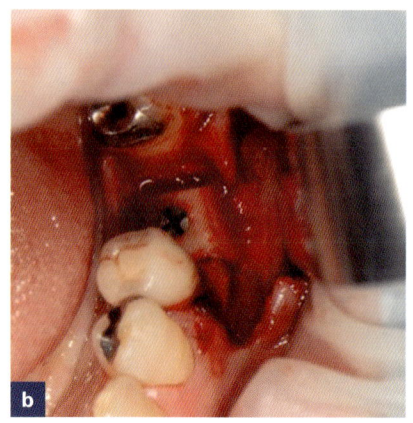

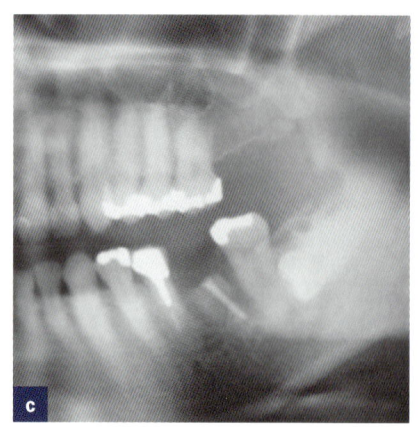

| CHAPTER 2 | 知っておきたい治癒・再生を妨げない外科の基本

Fig 9a〜c 臼後結節における骨採取．採取した皮質骨を|6部にスクリュー固定した．術後のパノラマエックス線写真では，同部の歯槽頂の高さが近遠心的に回復できた．

オトガイ部

オトガイ部からの採骨は皮質海綿骨であるため，骨質が良く，骨量も多く採取できます．アクセスしやすく術野も確保できるため，比較的容易ですが，下歯槽神経切歯枝損傷の可能性が高く敬遠されているのが現状です．

ある患者さんでは 10 mm×10 mm の大きさで 2 mm の厚みの骨を採取しましたが（Fig 10a，b），その一方で，ほかの患者さんでは大きさは 10 mm×10 mm，そして厚みが 4 mm ありました（Fig 11）．文献的にはオトガイ部の皮質骨の平均的な厚さは 4.7 mm（range：2.3〜6.2

オトガイ部からの採骨

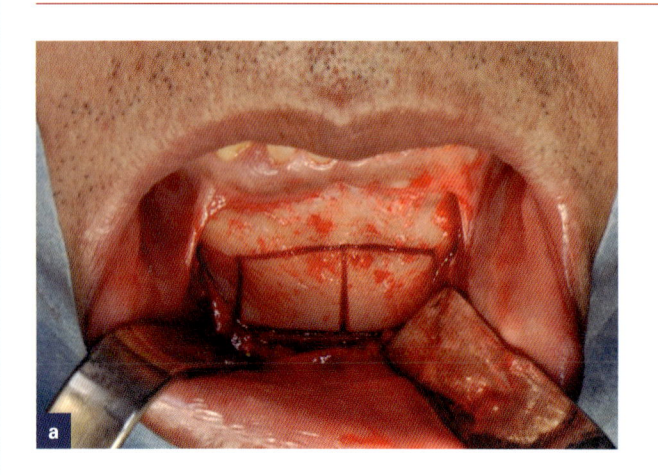

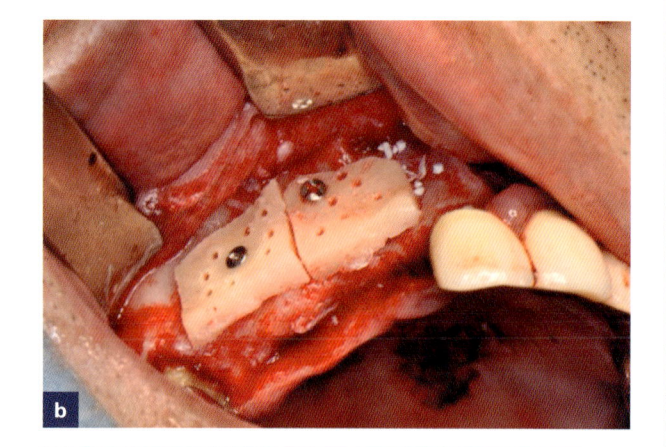

Fig 10a，b オトガイ部における骨採取①．超音波切削器具による骨採取を行い，上顎右側にスクリュー固定した．移植骨から既存骨まで一度でフィッシャーバーで穿孔させる vascular channel（穿孔）を形成した．
Fig 11 オトガイ部からの移植骨②．抜歯窩の唇側を被覆するように，|12 に骨移植を行った．

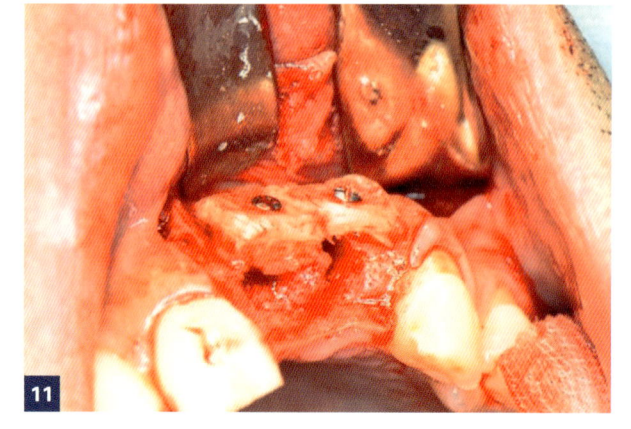

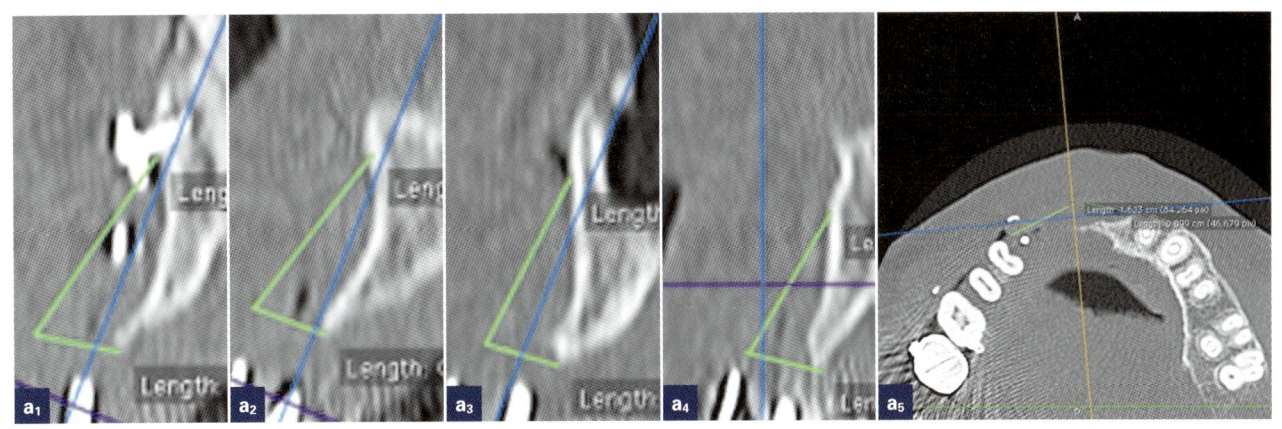

Fig 12a 骨移植術前の検討．CT撮影を行い，どの程度の大きさの移植骨が必要か検討する．
Fig 12b 供給側の検討．CT撮影により採取できる骨の厚みや大きさを検討する．
Fig 12c 下歯槽動脈切歯枝の露出．オトガイ部から骨を採取した後，下歯槽動脈切歯枝が確認できた．

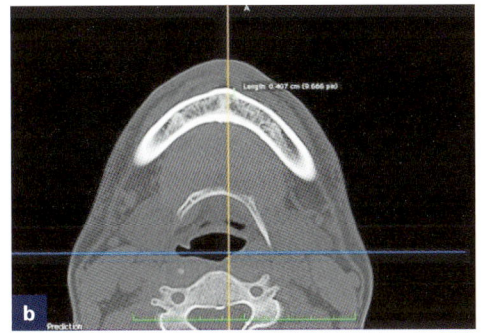

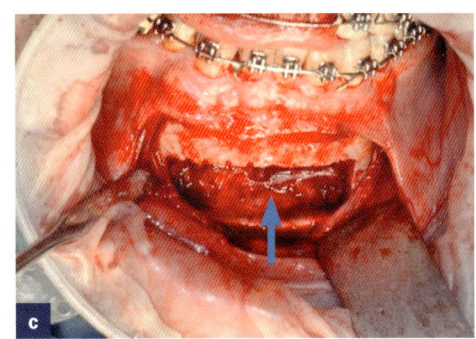

mm），移植後の骨吸収量は平均1.5 mm（range：0〜4.6 mm）と報告されています[9]．このように実際に採取できる骨量には，患者により非常に差があることがわかります．通常は**Fig 10a**のように，左右に分けて骨採取を行います．また，オトガイ部の外見の変化を予防するために，正中の骨を残すこともあります．オトガイ棘をまたぐと比較的大きな骨が切除できますが，採取が難しいことがあります．バーを骨面に対して垂直もしくはやや外側へ倒して切削することで採取骨にアンダーカットができることを防ぎ，一塊として採取することが可能です．

別の症例では，術前検討により321|1欠損部に1〜3 mmの歯槽骨しか残存しておらず，インプラント埋入後，骨吸収および軟組織の退縮を予防するため，唇側に2 mmの骨を保存することを目的としました．骨移植をして最低6 mmの厚さの歯槽骨を形成することを目標としました（**Fig 12a, b**）．このように，術前のCTによる受容側はもちろん，供給側の診査が不可欠です．

骨採取後の**Fig 12c**に注目して下さい．左側断端から露出しているのは下歯槽動脈切歯枝です（**Fig 12c**）．この症例のように明らかな分枝があるのは稀ですが，確認できる場合には，術後出血を予防するために3-0もしくは4-0の吸収性糸での結紮が必要です．

下顎隆起

下顎隆起はすべて皮質骨で構成されており，採骨部位のオプションとなり得ます．方法は隆起の基部に弧状切開もしくは歯頸部切開を加え，粘膜骨膜弁を隆起の下方まで剥離反転します．基部にフィッシャーバーで孔を入れてそれらを連続させます．その後はノミなどで骨隆起の分離を行います．構造によるものか，下顎隆起は基部で分離できることが多く，一塊として採取できるので，ベニヤグラフトとして使用することも，粉砕して使用することもできます（**Fig 13a〜d**）．

ただし，下顎隆起が房状になっている場合には，粘膜骨膜弁を挙上するのが困難です．これは歯槽粘膜が房と房の間に入り込み，挙上途中でちぎれることがあるからです（**Fig 14**）．

CHAPTER 2 | 知っておきたい治癒・再生を妨げない外科の基本

下顎隆起

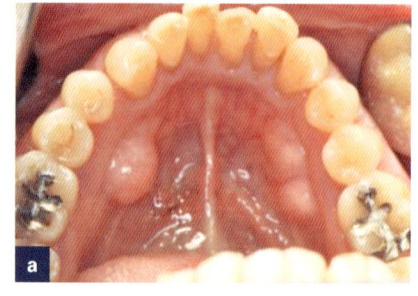

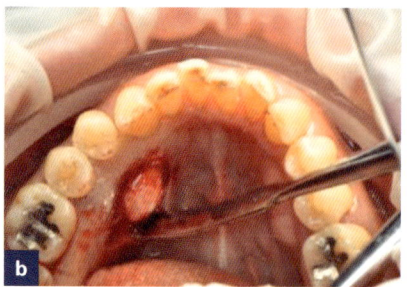

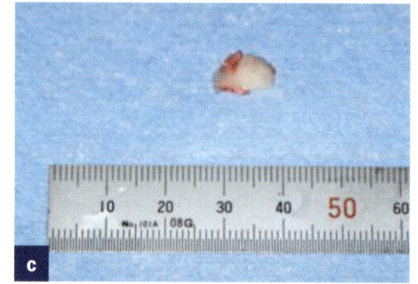

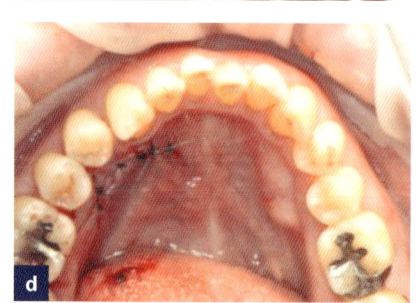

Fig 13a〜d　下顎隆起．骨採取部として下顎隆起もオプションの1つである．

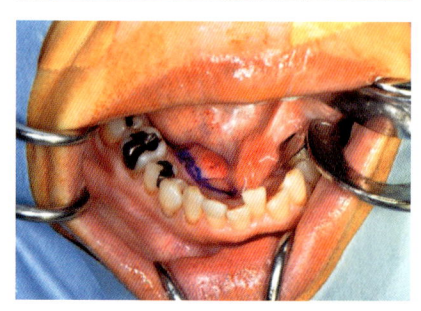

Fig 14　下顎隆起除去時の切開線．

参考コラム　口蓋隆起

　口蓋隆起もすべて皮質骨であり，採骨部位のオプションとなり得ます．隆起の中央を通るように切開を加え，前方ではY字に延長します（**Fig A₁**）．軟口蓋に達しなければ，後方にY字切開を加えることもあります．粘膜骨膜弁を剥離反転し，フィッシャーバーで分割を行い，骨ノミで大半を除去します（**Fig A₂**）．その後，周囲口蓋骨とスムーズに移行するようにラウンドバーで残存骨を削除します．
　隆起の基部をやや超えるように切開線を設定することで，後に粘膜骨膜弁を剥離・反転した際に，十分に隆起を露出することができます．これにより除去が容易になり，多量の骨が採取できます．切開線が短いと隆起の基部が残りやすく，採取量が減りラウンドバーでの削除量が多くなり，結果的に処置時間が長くなります．

Fig A₁　口蓋隆起除去時の切開線．
Fig A₂　口蓋隆起の除去．骨採取部として口蓋隆起もオプションの1つである．フィッシャーバーなどでブロック状に切除して，一塊として除去するほうが手術時間の短縮になる．

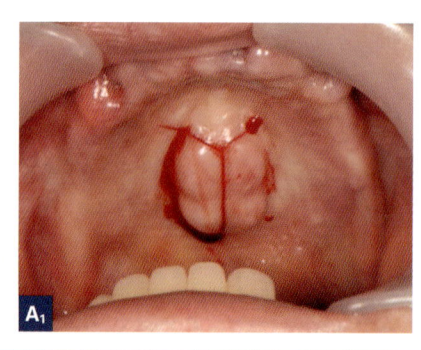

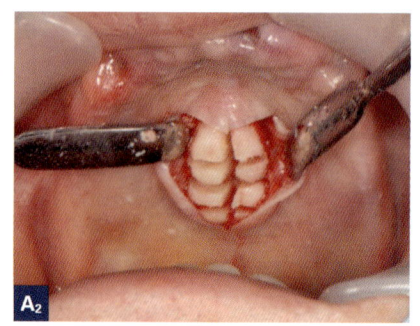

舌下動脈，オトガイ下動脈の走行
――前歯部へのインプラント埋入時に気をつける点として

舌下腺窩

　下顎前歯部にインプラント埋入を行う際には，舌側へ穿孔しないように注意します．舌下腺窩があり下顎骨舌側の形態は歯槽頂から下方に向けて陥凹していますので（Fig 16），唇側の粘膜骨膜弁（全層弁）を剥離するだけでは，下顎骨の形態の把握が不十分になる可能性があります．母指と示指で下顎骨を唇舌的に挟んで触知しながら埋入を行うか，十分に舌側の粘膜骨膜弁を挙上する必要があります．目安となるのはオトガイ舌筋の付着部です．舌下腺窩はオトガイ舌筋付着部とほぼ同じ高さにあるので，そこまで粘膜骨膜弁を剥離すれば，下顎骨舌側の形態を把握することができます．粘膜骨膜弁の剥離を下方に進めると，オトガイ舌筋の筋線維が舌側へ走行しているのが確認できますので，その境界は容易に認識で

舌下動脈，オトガイ下動脈への走行

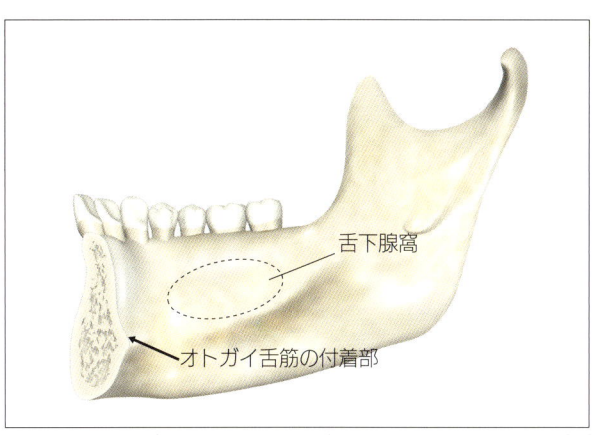

Fig 15 舌下腺窩による下顎骨舌側の形態．下顎骨舌側は，歯槽頂から下方に向けて陥凹している．

きます．

舌下動脈・オトガイ下動脈

　また，舌下動脈やオトガイ下動脈の分枝が下顎骨内に進入している場合もあります（**Fig 16a，b**）．写真は下顎

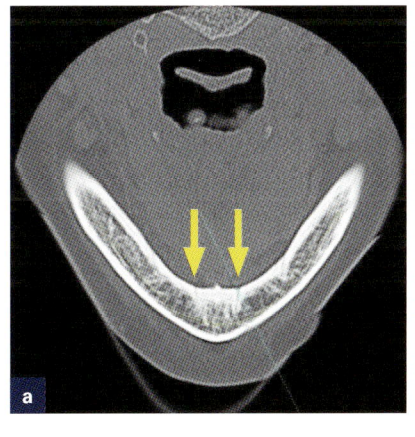

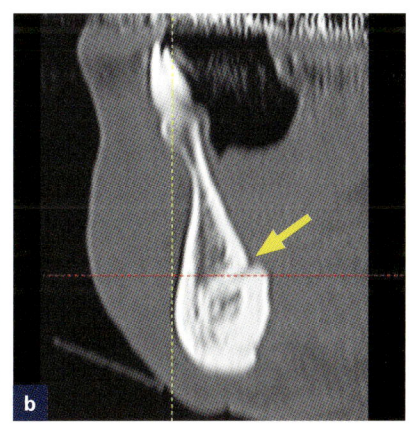

Fig 16a，b 舌下動脈やオトガイ下動脈の分枝．CT像により分枝が骨内に侵入しているのが確認できる．

Fig 17a，b 舌下動脈やオトガイ下動脈の分枝．粘膜骨膜弁を挙上すると，分枝が確認できたため，4-0吸収性糸で結紮した．

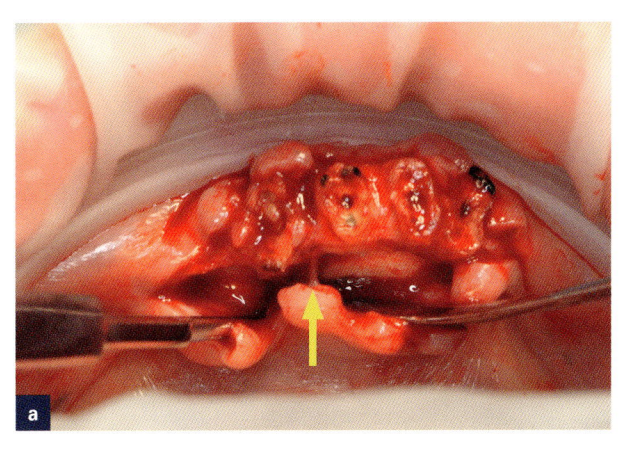

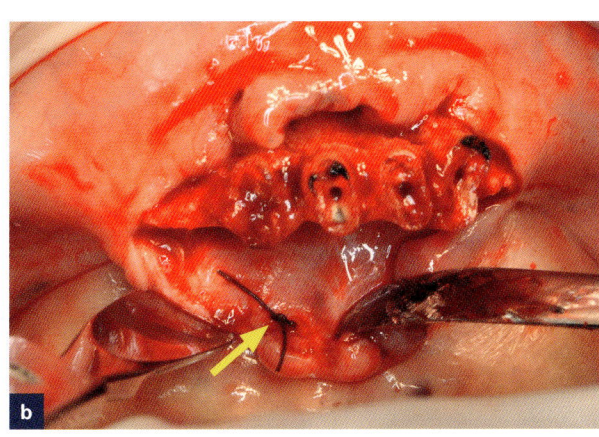

| CHAPTER 2 | 知っておきたい治癒・再生を妨げない外科の基本

顔面動脈の走行

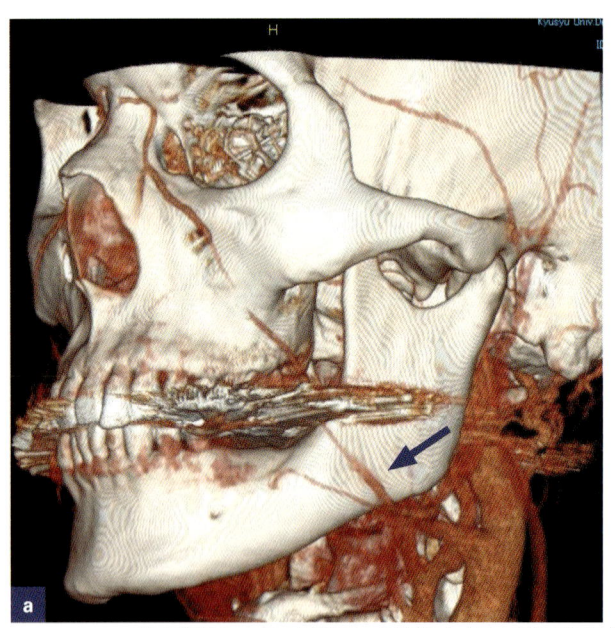

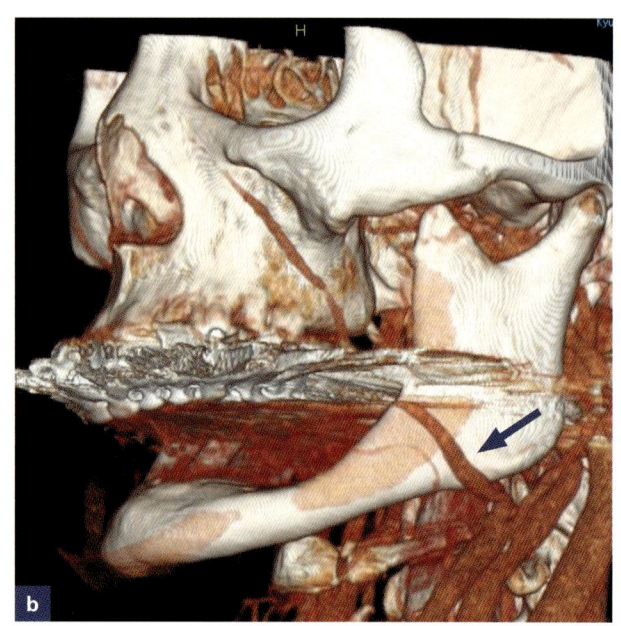

Fig 18a, b 顔面動脈の走行. 骨膜下で骨採取を行えば顔面動脈を傷つけることはないが, 回転切削器具などにより骨膜を破いたときには, 顔面動脈損傷のおそれがある.

前歯部の残根を抜歯して 2|2 部にインプラント埋入をするため, 粘膜骨膜弁を剥離したところです. 舌下動脈の分枝が認められますが, 比較的高位な部位で下顎骨に進入していることがわかります. このような舌下動脈の分枝を, 粘膜骨膜弁の剥離により無造作に切断してしまうと, 疎な組織である口底部に血腫を形成し, 気道閉塞の原因となることがあります. 下顎骨内に進入している血管を認めた場合には, Fig 17a, b のように吸収性糸で結紮することが安全に繋がります. 少なくとも中枢側へ1糸, 可能であれば舌側皮質骨側へもう1糸縫合し, 二重結紮を行います.

顔面動脈の走行

顔面動脈は, 咬筋前下端の付近 (角前切痕) で下縁を通過して上行して, 鼻翼の側方へ分布します (Fig 18a, b). 歯を強く噛み合せて咬筋を緊張させると, 咬筋が板状に硬くなるため, 外側から前縁を触れることができます. その前縁に沿って下顎下縁に達すると角前切痕で脈を触れることがあり, 顔面動脈の走行を実感できます. 2枚の写真を比べると, 患者により走行も太さもさまざまで

あることがわかります. 下顎枝や頬棚から採骨する際には骨膜下での操作ですので, 基本的には顔面動脈を損傷することはありませんが, 器具が滑って骨膜を貫通したり, 回転系器具が骨膜やその外側の軟組織を巻き込むと顔面動脈損傷の可能性があります.

下歯槽神経, オトガイ神経, 舌神経

下歯槽神経

頭蓋底の卵円孔から出た下顎神経は下顎孔から下顎骨に入り, 下歯槽神経に名前を変えます. 下顎骨内のトンネルである下顎管の中を下歯槽動静脈とともに走行してオトガイ孔から表層に分布します. もちろん下顎にインプラント埋入を行う際には, この神経を損傷しないように計画しなければなりません.

Fig 19a は当院に紹介された患者さんですが, 他院で|7の抜歯即時埋入を行ったとのことでした. デンタルエックス線写真を見ると, おそらく|7には根尖病巣があり, 抜歯の際に病巣の掻爬を行ったのでしょう. 埋入後, 左側オトガイ神経支配領域の知覚鈍麻が出現しました. 埋入から約1か月後に知覚鈍麻の改善のため, イ

下顎の神経

Fig 19a 他院で7⏌の抜歯即時埋入を行ったとのことで，埋入後，左側オトガイ神経支配領域の知覚鈍麻が出現した．おそらく7⏌には根尖病巣があり，抜歯の際に病巣の掻爬を行ったと思われる．

Fig 19b オッセオインテグレーションは獲得されておらずインプラント体は容易に除去でき，軟組織の掻爬を行うと，抜歯窩の底部に根尖病巣掻爬後にドリリングを行ったことによる骨欠損が確認できた．

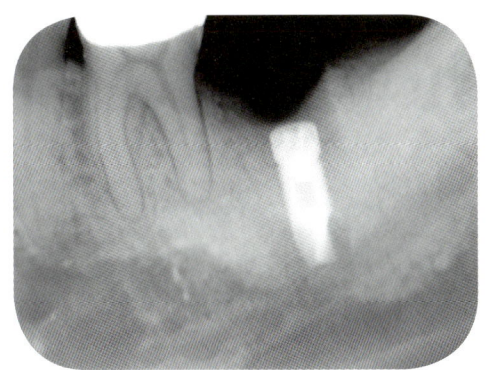

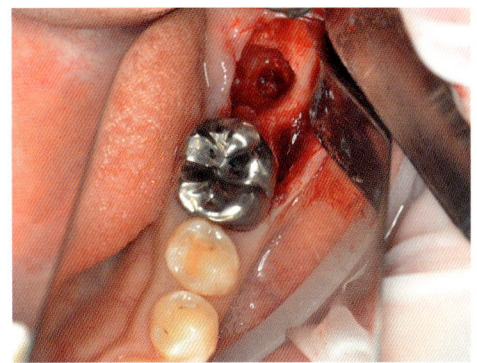

ンプラント除去を行いました．オッセオインテグレーションは獲得されておらずインプラント体は容易に除去でき，軟組織の掻爬を行うと，抜歯窩の底部に根尖病巣掻爬後にドリリングを行ったことによる骨欠損が確認できました (**Fig 19b**)．おそらくこの部位から下顎管のトンネルの上壁を壊して，神経損傷したと考えられます．

このような偶発症が生じないように，術前の単純エックス線写真やCTにより，下顎管上壁を損傷しないよう十分に術前検討する必要があります．

オトガイ神経

下歯槽神経がオトガイ孔から出ると，オトガイ神経に名前を変えます．オトガイ孔は4もしくは5番の根尖付近にあることがほとんどです．臨床的にはインプラント埋入の際には，インプラント先端をオトガイ孔から5mm以上離すことが推奨されています．

そこで注意すべきは前方ループと副オトガイ孔の存在です．前方ループの形状は **Fig 20** のように多様で，長さは平均で1.0〜1.9mmです[7]．副オトガイ孔は12.3％(37／300個体)にみられ (**Fig 21**)[10]，位置的分布は **Fig 22** のようになります[11]．この頻度からも，主オトガイ孔だけに注意するのではなく，術中も意識する必要があります．またデンタルエックス線写真でも予見可能との報告もあります[10]．

舌神経

舌神経は下顎神経から下顎孔の上方で分岐し，下顎枝前縁から智歯部舌側の骨膜上で粘膜下の浅い層で前方に走行します．**Fig 23** は唾石摘出時のものですが，意外に太いことがわかります．

智歯部で舌神経が下顎骨舌側に接触していた割合は，57〜62％であったとの報告があります[12, 13]．また，舌側歯槽稜上を走行していた割合は，8〜14％との報告もあります[12, 14]．さらには舌神経が臼後結節を乗り越え

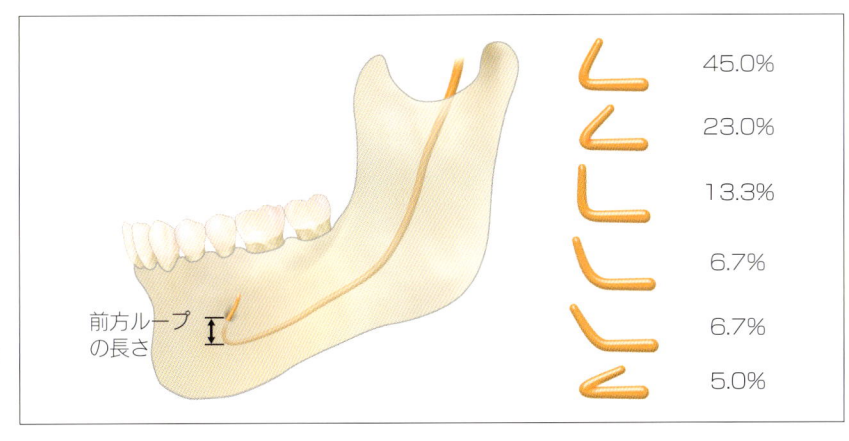

Fig 20 前方ループの形状は多様で，長さは平均で1.0〜1.9mm．＊参考文献7より引用・改変

45.0%
23.0%
13.3%
6.7%
6.7%
5.0%

67

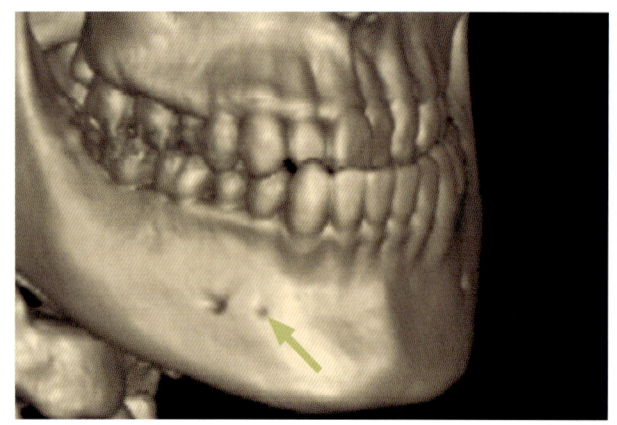

CHAPTER 2 | 知っておきたい治癒・再生を妨げない外科の基本

Fig 21 副オトガイ孔は12.3%(37／300個体)にみられる．

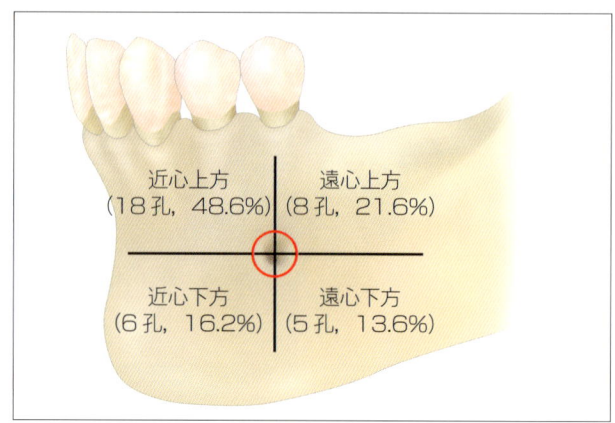

Fig 22 副オトガイ孔の位置的分布．＊参考文献11より引用・改変

近心上方（18孔，48.6%）　遠心上方（8孔，21.6%）
近心下方（6孔，16.2%）　遠心下方（5孔，13.6%）

て走行していたとの報告もあります[14]．以上のことから，7，8相当部の舌側に浸潤麻酔を行う際に，注射針で舌神経を損傷する可能性があります．また，歯槽頂切開をむやみに遠心に延長すると，臼後結節に乗った舌神経を損傷する可能性があります．

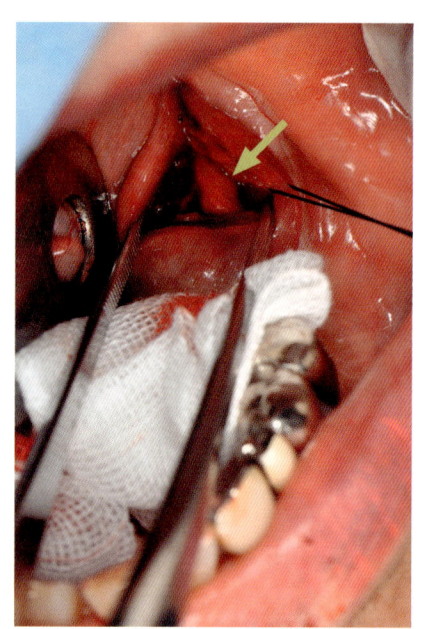

Fig 23 舌神経は意外に太いことがわかる．

参考文献

1. Schropp L, Wenzel A, Kostopoulos L, Karring T. Bone healing and soft tissue contour changes following single-tooth extraction: a clinical and radiographic 12-month prospective study. Int J Periodontics Restorative Dent 2003;23:313-323.
2. Buser D, Chen ST, Weber HP, Belser UC. Early implant placement following single-tooth extraction in the esthetic zone: biologic rationale and surgical procedures. Int J Periodontics Restorative Dent 2008;28:441-451.
3. Araújo MG, Sukekava F, Wennström JL, Lindhe J. Tissue modeling following implant placement in fresh extraction sockets. Clin Oral Implants Res 2006;17:615-624.
4. Fugazzotto PA. A retrospective analysis of implants immediately placed in sites with and without periapical pathology in sixty-four patients. J Periodontol 2012;83:182-186.
5. Siegenthaler DW, Jung RE, Holderegger C, Roos M, Hämmerle CH. Replacement of teeth exhibiting periapical pathology by immediate implants: a prospective, controlled clinical trial. Clin Oral Implants Res 2007;18:727-737.
6. Nelson S, Thomas G. Bacterial persistence in dentoalveolar bone following extraction: a microbiological study and implications for dental implant treatment. Clin Implant Dent Relat Res 2010;12:306-314.
7. 上条雍彦．口腔解剖学．アナトーム社，1969．
8. Park J, Cho HJ. Three-dimensional evaluation of interradicular spaces and cortical bone thickness for the placement and initial stability of microimplants in adults. Am J Orthod Dentofacial Orthop 2009;136:314.e1-12; discussion 314-5.
9. Antoun H, Sitbon JM, Martinez H, Missika P. A prospective randomized study comparing two techniques of bone augmentation: onlay graft alone or associated with a membrane. Clin Oral Implants Res 2001;12:632-639
10. 重松正仁，村田郁，山下佳雄，鏑木正紀，埴原恒彦，後藤昌昭．現代日本人の下顎骨副オトガイ孔の発現頻度に関する研究．日本口腔科学会雑誌 2009;58(2):50-55.
11. 澤裕一郎，熊澤友子，瀧本明，馬杉亮彦，川野大，野村明日香．3D-CT画像による副オトガイ孔の発現頻度に関する検討．日本口腔外科学会雑誌 2004;50(6):408-411.
12. Hölzle FW, Wolff KD. Anatomic position of the lingual nerve in the mandibular third molar region with special consideration of an atrophied mandibular crest: an anatomical study. Int J Oral Maxillofac Surg 2001;30(4):333-338.
13. Kiesselbach JE, Chamberlain JG. Clinical and anatomic observations on the relationship of the lingual nerve to the mandibular third molar region. J Oral Maxillofac Surg 1984;42(9):565-567.
14. Behnia H, Kheradvar A, Shahrokhi M. An anatomic study of the lingual nerve in the third molar region. J Oral Maxillofac Surg 2000;58(6):649-651.

3 上顎骨と上顎洞

基礎 安全な手術のための上顎の外科解剖

SBO
①安全な手術のために，上顎骨や上顎洞の解剖を理解
②上顎骨や上顎洞への手術時のコツを理解

上顎骨（maxilla）

骨・突起・窩（Fig 1）

上顎骨は，顔面の上3分の2を占める左右一対の骨で，内部が上顎洞（Fig 1a）とよばれる空洞になっている上顎骨体と，上下内外に向ってそれぞれ突出する4つの突起よりなります．それらは，前頭骨へ連なり，眼窩内側縁を構成する前頭突起（Fig 1b），口蓋骨とともに硬口蓋を形成する口蓋突起，頬骨へと連なる頬骨突起（Fig 1c），そして歯が植立する歯槽突起（Fig 1d）であり，これらは周囲の骨や対側の同名骨と連接して鼻腔，眼窩，骨

上顎骨（maxilla）

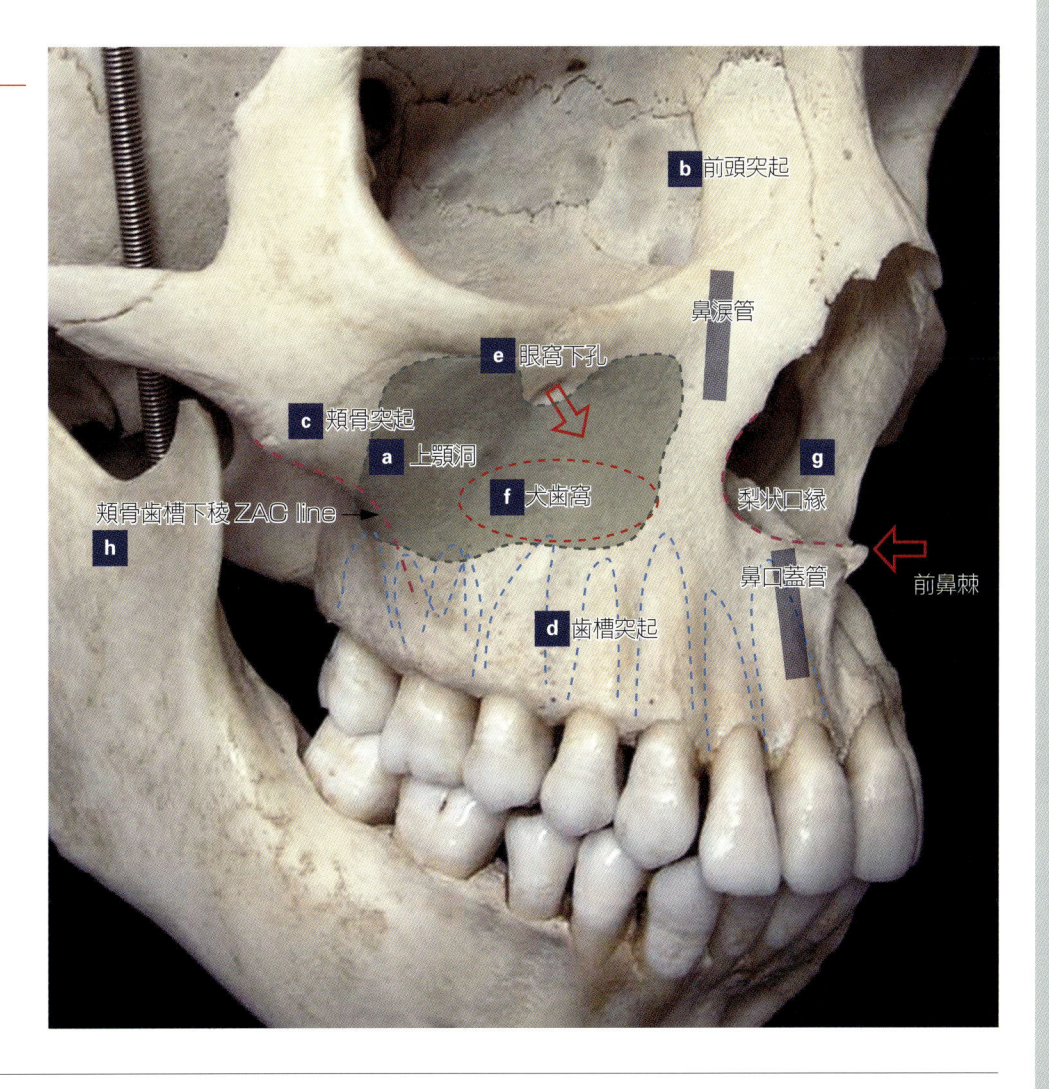

Fig 1 上顎骨の全体写真．

ラベル: b 前頭突起, 鼻涙管, e 眼窩下孔, c 頬骨突起, a 上顎洞, f 犬歯窩, g 梨状口縁, 頬骨歯槽下稜 ZAC line, h, 鼻口蓋管, 前鼻棘, d 歯槽突起

基礎から臨床がわかる 再生歯科　69

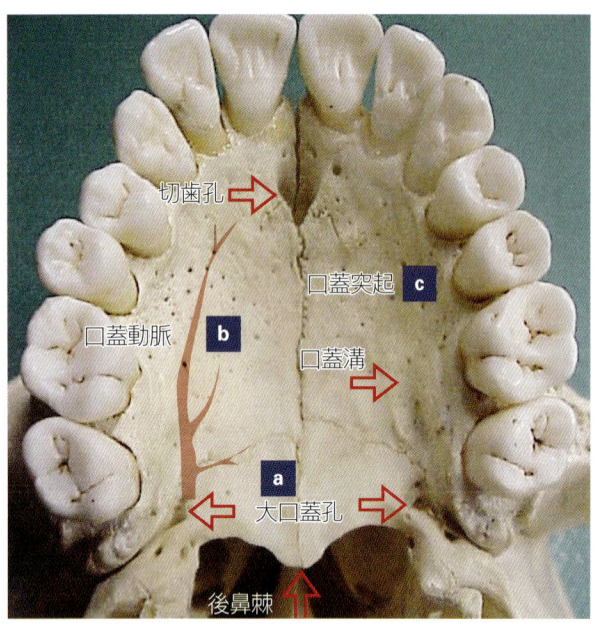

| CHAPTER 2 | 知っておきたい治癒・再生を妨げない外科の基本

Fig 2 口蓋側から見た上顎骨.

Fig 3 上顎骨後方部.

口蓋を形成しています.

上顎骨前壁には，眼窩下縁中央から1cmほど下方で内下方に向けて開口している眼窩下孔(**Fig 1e**)があります．このすぐ下方から第二小臼歯の直上付近にかけて，示指頭大ほどの大きさで浅く陥凹したくぼみ(**Fig 1f**，犬歯窩canine fossa)があり，口角挙筋の起始となっています．犬歯窩の骨厚は1mm前後と上顎骨前壁でもっとも薄くなっているため，上顎洞炎根治手術などで口腔から上顎洞内への外科的アプローチの際には，犬歯窩を経由して行われます．上顎骨前壁の内側は梨状口(**Fig 1g**)がありますが，上顎骨前壁から前歯部歯槽部の手術に際してはランドマークとして明示します．

頬骨から連続する上顎骨外側の頬骨突起下縁の隆線は頬骨歯槽下稜(zygomaticoalveolar crest：ZAC，**Fig 1h**)とよばれ，第一大臼歯部に向かって下走しています．このZACによって上顎骨体は前面と後面に分けられます．この部分は比較的厚い骨なので，ザイゴマインプラントの支持や骨採取部位となります．

歯が植立する歯槽突起は，正中で対側同名骨と骨縫合し切歯管を有します．歯槽突起の歯列後端から上顎骨後壁にかけて表面粗造な骨膨隆(上顎結節，**Fig 3a**)があり，その上部と蝶形骨翼状突起前縁とは裂隙状の窩(翼口蓋窩，**Fig 3b**)を形成しています．

神経・血管の走行

翼口蓋窩(**Fig 3b**)では，正円孔を出た上顎神経が分枝しますが，その主枝である眼窩下神経が下眼窩裂を通って眼窩へ入る手前で後上歯槽枝が分枝し，上顎骨後壁の歯槽管から上顎骨内へ入ります．

動脈では，下顎枝と外側翼突筋の間を通る顎動脈から起こる枝が，眼窩下動脈，後上歯槽動脈，下行口蓋動脈，蝶口蓋動脈などに翼口蓋窩で分かれ，上顎骨や鼻腔に分布します．下行口蓋動脈は大口蓋管の中を下行し，骨口蓋の外側後方部の大口蓋孔(**Fig 2a**)より出て，大口蓋動脈(**Fig 2b**)として同側の歯槽突起(**Fig 2c**)部と口蓋部に分布するので，口蓋側に切開を加える場合は注意が必要です．

一方，上顎骨後面を出た静脈は，上顎骨後面から下顎枝後縁にかけて内側・外側翼突筋と側頭筋の間に存在する密な静脈叢(翼突筋静脈叢)に入ります．このため，後方への粘膜剥離の際に誤って器具を滑らせてしまったり，上顎智歯の抜歯でのヘーベルの誤使用，上顎結節部へのインプラント埋入時にドリルの方向や深さを誤ると，これらの動脈や静脈叢を傷つけて大量出血をきたす

上顎洞（maxillary sinus）

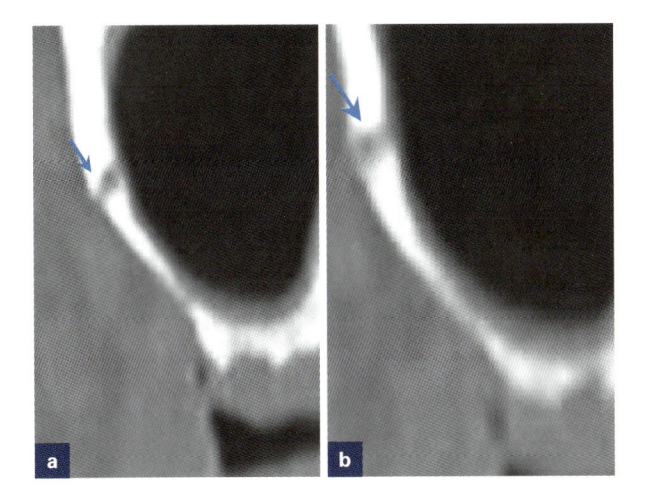

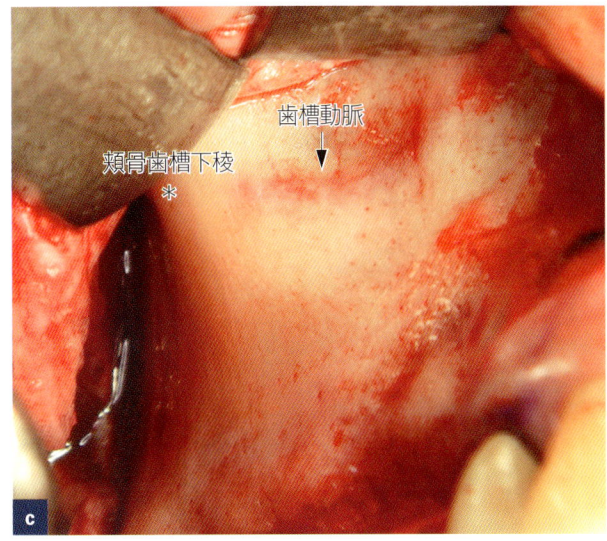

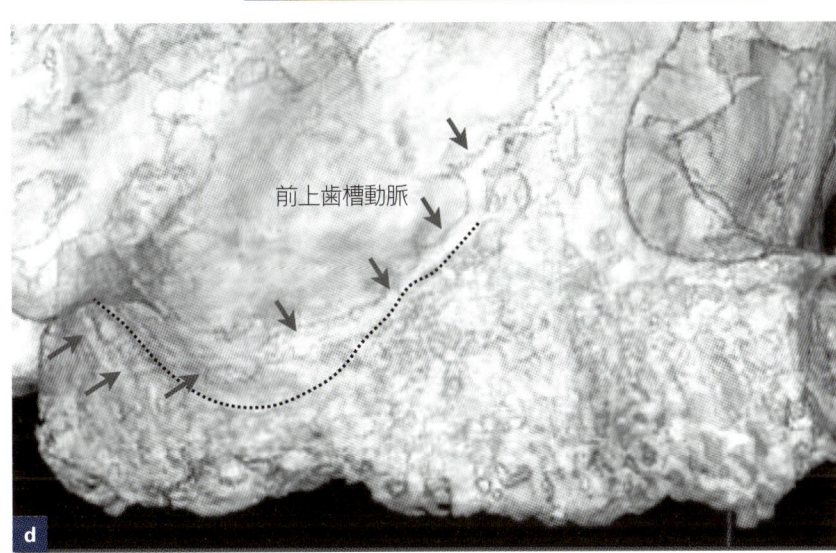

Fig 4a～d CTで上顎骨壁を通る歯槽動脈を確認できる場合がある（**a, b, d**）．上顎骨前壁を露出すると骨内を走行する歯槽動脈を確認できることがある（**c**）．

危険があるんです．

　上顎洞の骨壁中には歯槽管とよばれる細い小管が走っており，前述した神経・血管が通っています．眼窩下管より起こり，上壁中を前走して前壁中で歯根に向かって前下走する前歯槽管，中歯槽管と，上顎骨後壁の歯槽孔より後壁中を前下走する後歯槽管があり，互いに合しています．後歯槽管を通過した後上歯槽動脈は，上顎骨壁中や骨壁内側を溝状あるいは上顎洞粘膜内を走行して，前上歯槽動脈・中上歯槽動脈と吻合しています（**Fig 4d**）．サイナスリフトの際にこの動脈を傷つけると思わぬ出血をきたすので，CTでその走行を確認しておくことが大切です．

　後上歯槽管の位置は，フランクフルト（FH）平面より下方2cm前後の位置を走行しており，無歯顎になっても変化がありませんが，上顎洞底との関係では有歯顎で1cmほど上方を走行しており，無歯顎ではその距離が

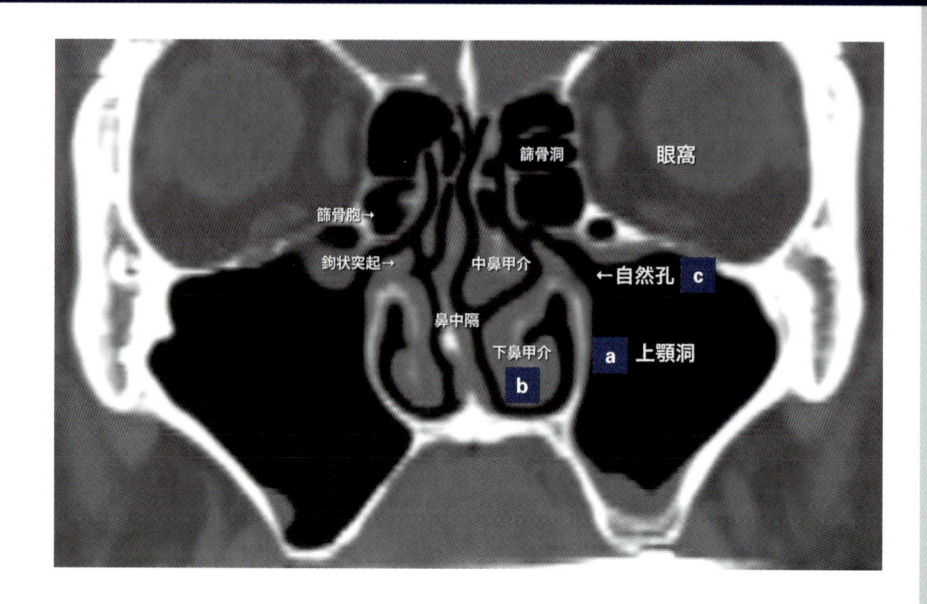

Fig 5 上顎骨のCT写真(coronal像).

短くなります[1].

上顎洞(maxillary sinus)

　上顎洞(Fig 5a)は，上顎骨体の外形とほぼ一致した逆ピラミッド型の空洞で，これを囲む壁は1〜2mm前後の厚さです．上顎洞内側壁(鼻腔外側壁)を構成する上顎骨の内側面の骨はもっとも薄く，ほぼ中央に大きな上顎洞裂孔が開いています．同部は口蓋骨垂直板，下鼻甲介(Fig 5b)，篩骨でおおわれて細長い半月裂孔となっており，上顎洞は同部にある直径2〜3mm程の小孔(自然孔，Fig 5c)を介して中鼻道と交通しています．さらに自然孔は，鉤状突起と篩骨胞に囲まれた狭い溝状の篩骨漏斗に開いており，同部に蓋をするように中鼻甲介が存在するため，それらの形状や鼻中隔湾曲による圧排などにより，自然孔は閉塞されやすくなります．サイナスフロアエレベーションを行う場合は，自然孔が開存していることをCTなどで確認しておくことも大切なんです(Fig 5).

　上顎洞の空洞は単一なものではなく，しばしば2〜3個の隔壁によって分けられています．隔壁の出現頻度は16〜85%と報告により幅がありますが，関ら[2]は隔壁の出現頻度34.1%，平均1.6個/洞，高さ平均4.2mm(最大25.7mm)で，歯の有無との関連は認めなかったと報告しています．また，上顎洞底部の形状は，歯根と離れているものから，歯根が筍状に洞底部へ突き出ていたり，底部が歯根間や歯槽間へ漏斗状に入り込んでいたりするなど，歯と上顎洞の位置関係は個人差が大きいです．

歯の喪失による上顎骨の変化

歯槽突起の形態

　歯の喪失により歯槽突起は，幅・高さともに吸収していきます．とくに，歯槽骨のうち歯根に面している固有歯槽骨(エックス線写真上では歯槽硬線としてみられる)は，束状骨とよばれ，歯根膜線維(シャーピー線維)が入り込み，歯根膜からの血液供給を受けているため，歯の喪失によりすぐに失われてしまいます[3]．前歯部・臼歯部ともに歯槽骨は，舌側皮質骨に比べて頬側(唇側)皮質骨は薄いため，頬側からの骨吸収が顕著であり，とくに前歯部ではしばしばナイフエッジ状を呈します．歯槽突起の吸収により，相対的に歯槽頂部から上顎洞底部への距離は短くなり，同様に鼻腔底・眼窩下孔・切歯管・歯槽動脈・大口蓋孔との距離も短くなるため，萎縮した上顎骨では切開の方向を誤るとこれらの組織を損傷してしまい，思わぬ出血や鼻腔への穿孔などを招いてしまいます(Fig 6〜9).

歯の喪失による歯槽突起の変化

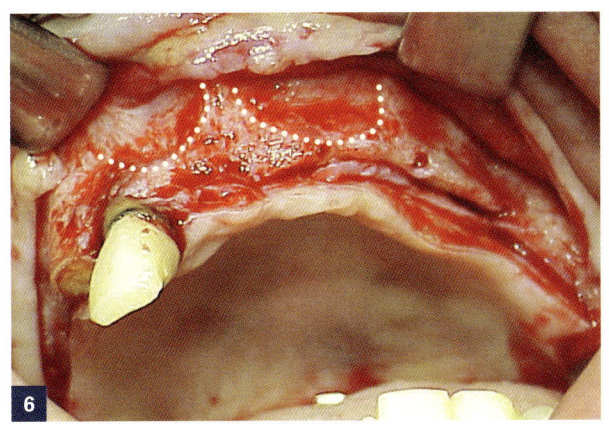

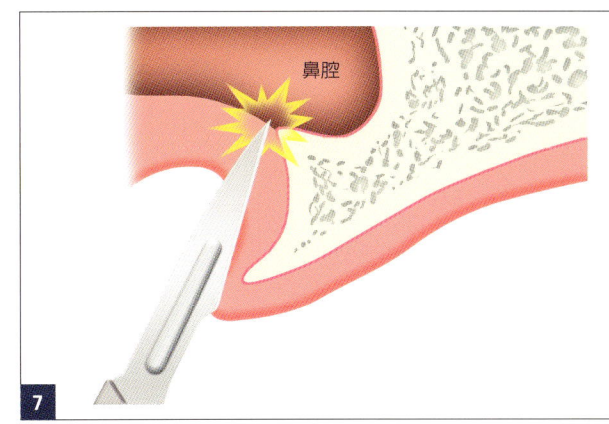

Fig 6, 7 上顎骨の吸収が強いと相対的に鼻腔底が浅くなってくる（**Fig 6** 点線）．このため切開時に誤って鼻腔へ切り込んでしまう場合がある（**Fig 7**）．

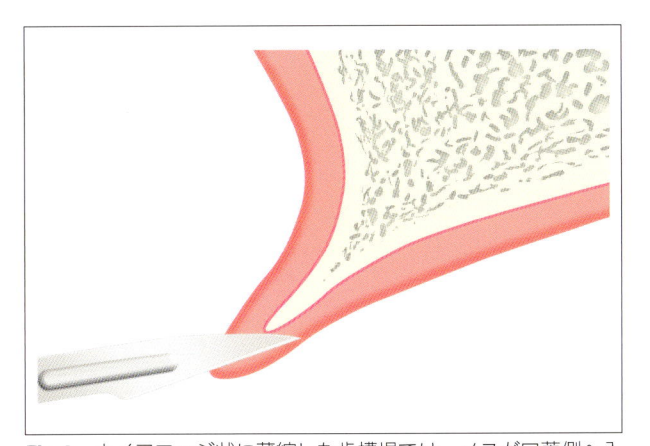

Fig 8 ナイフエッジ状に萎縮した歯槽堤では，メスが口蓋側へ入りやすい．

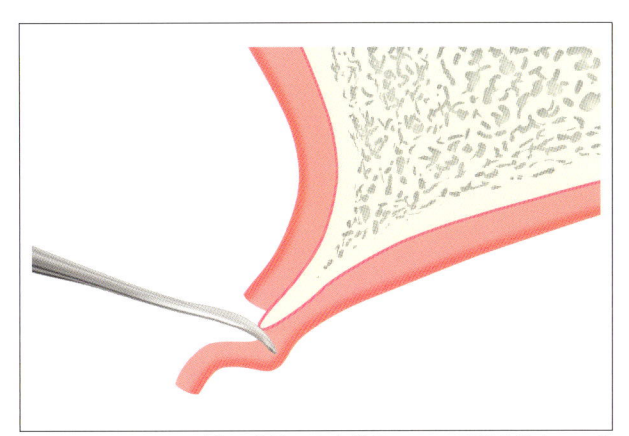

Fig 9 ナイフエッジ状に萎縮した歯槽堤では，骨膜剥離時に口蓋側へ穿孔しやすい．

上顎洞の形態

　一方，上顎洞の形態は歯の喪失により大きな変化はありませんが，元来の歯根と上顎洞との位置関係により，歯の喪失後の上顎洞底部の形状は変化します．歯根が上顎洞底部へ突出している場合は，歯の喪失により結果的に下方へ上顎洞が広がることになります．また，ときに抜歯後など上顎洞底部の骨が欠損している場合があります．骨欠損部は洞粘膜と歯槽粘膜とが瘢痕で癒着していることがありますので，上顎洞底挙上術の際は，洞粘膜の剥離に注意を要します（**Fig 10〜12**）．必要に応じてメスなどを用いて鋭的な剥離を行います．

参考文献

1. 御手洗智，阿部伸一，井手吉信．歯牙喪失に伴う後上歯槽動脈の形態変化に関する研究．口腔インプラント 2000；13：20-33．
2. 関芳彦，渡辺孝夫，高橋常男．サイナスフロアエレベーションに関するヒト上顎洞隔壁の解剖学的研究．神奈川歯学 2001；36：215-227．
3. Araújo MG, Lindhe J. Dimensional ridge alterations following tooth extraction. An experimental study in the dog. J Clin Periodontol 2005；32(2)：212-218.

| CHAPTER 2 | 知っておきたい治癒・再生を妨げない外科の基本 |

歯の喪失による上顎洞の変化

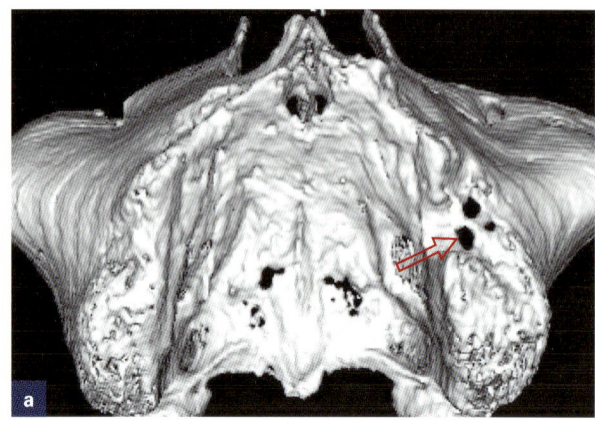

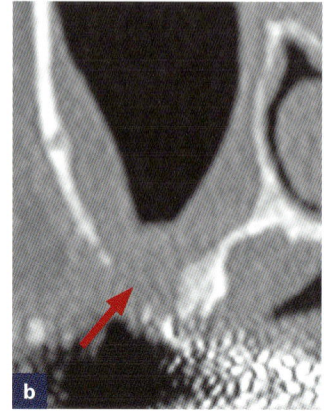

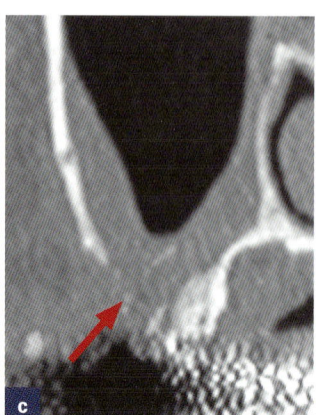

Fig 10a〜c 上顎洞底部の骨が欠損している場合では，洞粘膜の剥離挙上は困難である．

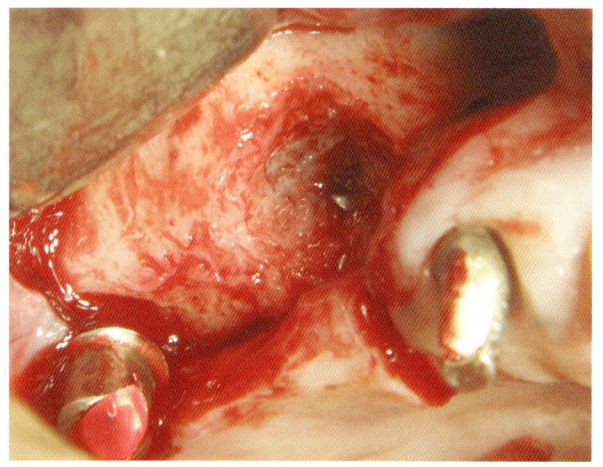

Fig 11 インプラント周囲炎によりインプラントを除去した後のサイナスフロアエレベーション．インプラント除去部では上顎洞底との交通が認められる．

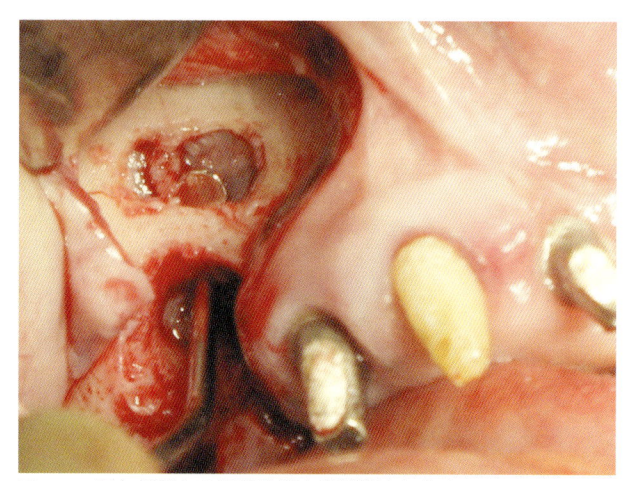

Fig 12 骨欠損部から洞底粘膜を剥離挙上したところ．

point	サイナスフロアエレベーションを難しくさせる解剖学的要因
上顎洞への アクセスを難しくする要因	①歯がある ②上顎骨前壁の陥凹が強い ③頬骨歯槽下稜が張り出している ④歯槽突起の吸収が強い（鼻腔底の高さまで吸収している） ⑤上顎骨前壁の骨が厚い
上顎洞粘膜の 剥離・挙上を難しくする要因	①歯槽動脈が骨窓部や挙上部を走行している ②洞粘膜が薄い ③隔壁や洞底部の凹凸がある ④洞の奥行きがある ⑤洞底部に骨欠損がある ⑥隣在歯の歯根が上顎洞内へ突出している ⑦上顎洞が前方部へ突出している

4 知っておきたい病理検査

基礎

SBO
①病理組織検査の基本を理解
②検体の取り扱い方を理解

病理組織検査のススメ

自分が行った治療によって生体がどのように反応しているのか，細胞や組織のレベルでの変化をとらえて理解し，臨床へフィードバックすることが大切です．たとえば，骨造成部の骨形成はどのような状態なのか，炎症の程度はどうなのか，など組織検査を行わないと，画像検査だけでは把握できません．

その一方で，病理検査を行いさえすればすべてがわかるわけではありません．正確な病理診断のためには，適切な組織の採取と取扱いを行い，病理医に対して正確な情報を提供しなければなりません．一般的な臨床情報はもちろんのこと，「何を知りたいのか（検査の目的）」を明確に伝える必要があります．

細胞診断　痰や尿，分泌物などに含まれる細胞の検査を行い，個々の細胞の種類，異型度や分化度などを調べます．主にスクリーニングに用いられ，細胞診断（細胞診）で診断が確定するものではありません．口腔領域では，嚢胞や水疱などの内容液や膿汁・浸出液などの他に，粘膜や潰瘍面の表層を擦過して行うことが多いです．

生検（生体組織診断）　組織の一部を採取して行う病理診断です．細胞診と異なり組織構築も観察できるため，診断の確定を得ることができます．しかし，あくまでも病変の一部であり，正確な組織採取ができていなければ，診断の信頼性を欠くこととなります．

手術材料病理診断　切除・摘出された手術材料全体から標本を作製し，診断の確定，進行度などを調べます．

特殊病理診断　電子顕微鏡や免疫組織化学的手法，遺伝子や分子レベルでの診断など，特殊な技法を用いて行う診断．

組織材料の取扱い (Fig 1)

細胞や組織中には多くのタンパクや核酸などの分解酵

組織材料の取り扱い

組織 → 固定 → 脱灰 → パラフィン包埋 → 薄切 → 染色 → 観察

- 採取した組織は速やかに十分な量（組織の5〜10倍量）の固定液へ浸漬する．固定液には一般に10〜20%ホルマリン溶液が使用される．
- 骨や歯の硬組織や石灰化物の場合，組織を塩酸などの無機酸，ギ酸などの有機酸などの酸性脱灰液やEDTAといったキレート剤を用いて脱灰して，切出しや薄切を可能にする．
- 組織にパラフィン溶液を浸透させ固めてパラフィンブロックを作製することで，常温での長期保存が可能となるばかりでなく，数μmmへの薄切操作が行いやすくなる．
- パラフィンブロックから3〜7μmmに薄切した切片をスライドグラスにのせ定着させる．
- 観察しやすいように染色を施す．ヘマトキシリン・エオジン染色は最も一般的な染色法である．

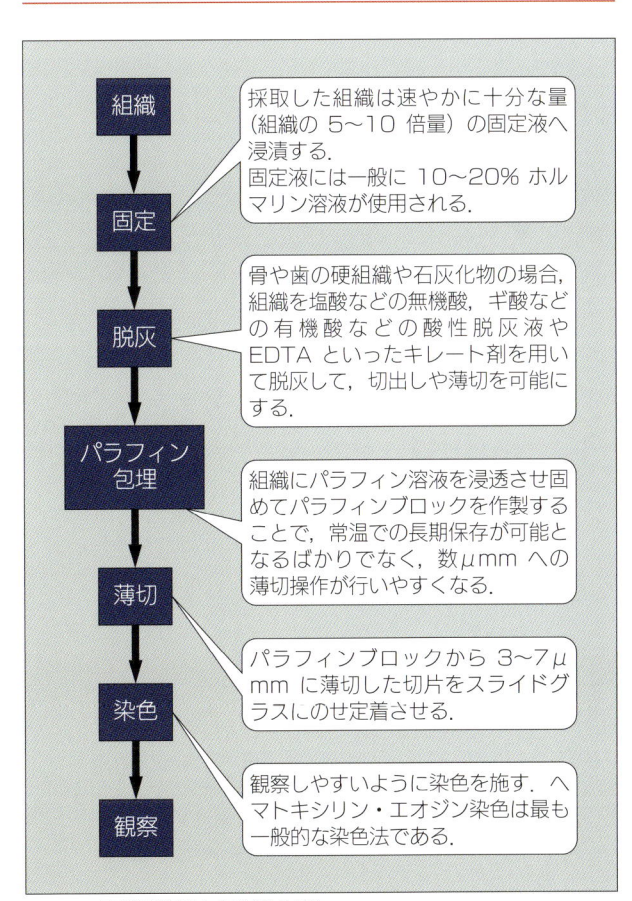

Fig 1　病理組織標本の作製の流れ．

| CHAPTER 2 | 知っておきたい治癒・再生を妨げない外科の基本

素があり，この影響により，生体から採取された瞬間から細胞や組織の変性・崩壊が始まります．他にも外力・熱・乾燥や浸透圧の違いなどでも容易に変性してしまいます．よって，採取した組織材料は速やかに固定液に浸漬し，タンパクなどの変性を防がなければなりません．

組織の採取

組織の採取は，目的とする部位（観察したい部位）より採取しますが，できれば周囲組織も含めて採取します．診断にたる十分量の採取が必要で，φ5mm 以上の組織量が望ましいですね．

骨組織の採取にはトレフィンバーを用いるとよいでしょう．採取が確実で，地質のボーリング調査のように，採取部の深さによる観察が行いやすいからです（Fig 2, 3）．

組織の固定

固定とは，細胞や組織の形態を保持し，生体の主な構成成分であるタンパク質をはじめ核酸などの必要な情報の劣化を防ぐための加工処理です．凍結や薬品による固定法が用いられることが多いです．薬品による化学的な処理では，タンパク質と他の基質との間の化学結合を生成してそれらの硬さを増します．固定によりタンパク質

骨組織の採取

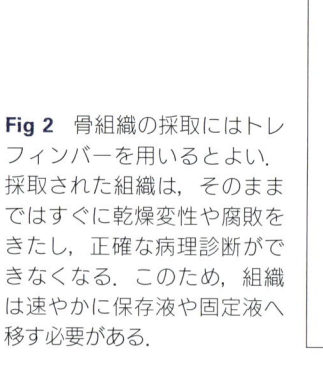

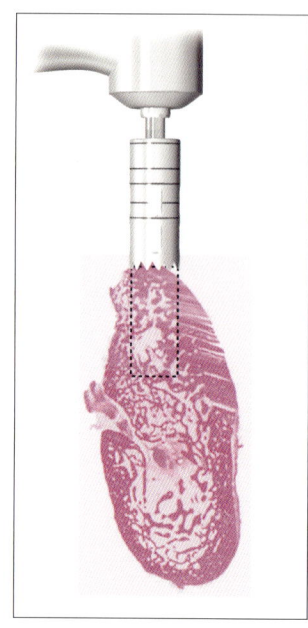

Fig 2 骨組織の採取にはトレフィンバーを用いるとよい．採取された組織は，そのままではすぐに乾燥変性や腐敗をきたし，正確な病理診断ができなくなる．このため，組織は速やかに保存液や固定液へ移す必要がある．

は変性して酵素活性は失われますが，その抗原性をできる限り保持することが大切です．固定には，組織がしっかりとつかる十分な量の固定液を用います．専用の固定瓶などを用いて，固定液が漏れたり，瓶が損傷しないようにシールと保護をしっかり行って，検査機関へ送付しましょう．

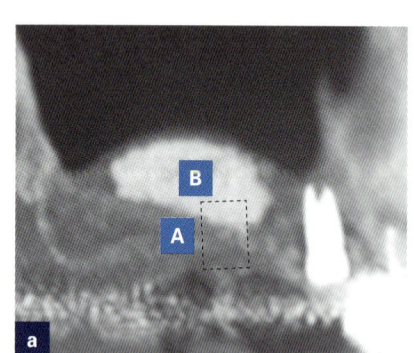

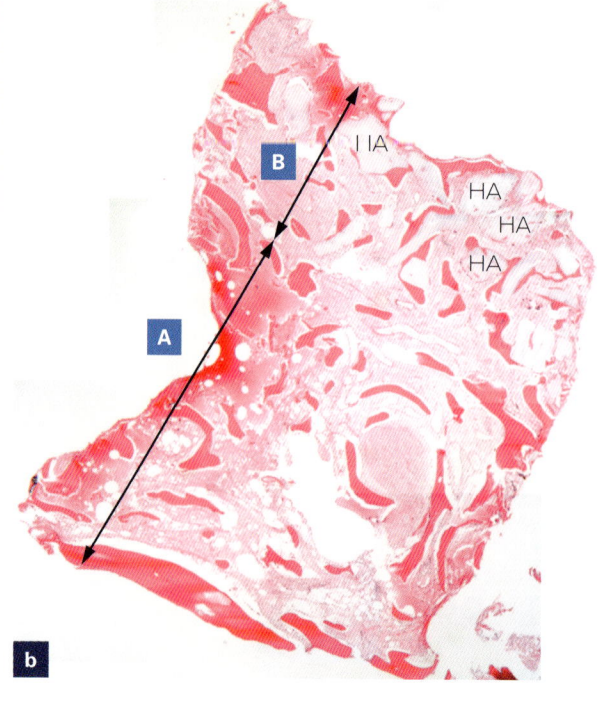

Fig 3 サイナスリフト部の病理組織像．
Fig 3a サイナスリフト後のCT像．点線部がトレフィンバーで骨採取したところ（A：既存骨部，B：ハイドロキシアパタイトを用いた骨造成部）
Fig 3b 採取した骨の病理組織像．既存骨（A）と接してサイナスリフト部でハイドロキシアパタイト（HA）周囲に骨形成が認められる（B）．

ホルマリン固定液は常備しておくべき薬品ですが，廃棄には専用の廃棄ボトルを用い，流しなどへそのまま流してはいけません．

＊固定液 ホルマリンは，もっとも頻用されている固定液で，35〜38％ホルムアルデヒド水溶液を5〜10倍に希釈して用います．アルデヒド基がタンパク質のアミノ基と結合，架橋することで，強力な固定力があります．DNAは比較的保存されますが，RNAの保存は困難です．

アルコールは，ホルマリンに比べて組織への浸透力や固定力は大きくないため，細胞診や小組織片の固定に用いられます．

硬組織の取扱い

骨や歯の硬組織や石灰化物の場合，そのままでは硬くて切出しや薄切は困難です．このため，組織より石灰を除去（脱灰）する必要があります．脱灰には，塩酸などの無機酸，ギ酸などの有機酸などの酸性脱灰液を用いたり，EDTAといったキレート剤を用います．しかし，脱灰操作には時間を要し，組織障害や抗原性の低下，染色性への影響があります．

なお，エナメル質やアパタイトなどそのほとんどが無機成分よりなる組織は，脱灰操作により消失してしまうため，通常の標本ではこれらの観察は困難です．

染色

標本は染色しないとそのままでは観察できません．見たい細胞や組織によって様々な染色法がありますが，もっとも一般的な染色法はヘマトキシリン・エオジン染色です．

①ヘマトキシリン・エオジン染色（HE染色） ヘマトキシリン溶液は青紫色で好塩基性のため，これによって染色されるものとして，細胞核があります．エオジン溶液は赤色で好酸性であり，細胞質・骨基質・コラーゲン線維・筋線維などが染色されます．

②免疫組織化学（immunohistochemistry） 特定のタンパクなどを証明するには，これに特異的に反応する抗体を用います．すなわち，抗原抗体反応を利用して組織標本中の抗原を検出し，さらに発色操作を加えることにより可視化する手法で，免疫染色，免疫抗体法といいます．

組織の再生に関連した病理組織

肉芽組織（granulation tissue，Fig 4a〜b）

肉芽組織は，組織学的にみると毛細血管に富む幼弱な結合組織で，線維芽細胞・組織球・白血球・リンパ球・形質細胞といった多種の細胞成分が関与しています．また肉芽組織は，再生力が不十分な組織にかわって欠損部位を補填するために生じるほか，外部から侵入した異物（生体にとって感染源となったり有害な場合が多い）を処理する防御反応として生じる場合や，慢性炎症の場合にも形成されます．肉芽組織は，古くなると線維化が著明となって，硬い瘢痕組織となります．

肉芽組織は，原則としてどこでも同じ性状のものが形成されますが，再生時，創傷治癒，異物処理，急性・慢性の炎症，特殊な炎症（結核，梅毒などの特異性炎），などの条件によって，その性状や形態は著しく異なります．とくに，細菌感染に対する肉芽組織は複雑で，それぞれ特徴があります．

骨補填材と骨形成（Fig 5a〜d）

骨補填材を移植した部分に期待どおりの骨の形成があるのかどうか，CTなどを用いても正確に評価することは難しいのが現状です（CHAPTER 4 ❷参照）．臨床的に感染などの所見もなく良好に経過していると判断しても，開けてみたら骨形成が不十分であった経験をされた方も少なくないでしょう．臨床所見，画像所見，病理組織所見を比較して評価することは，予知性を高めていくうえで大切です．

| CHAPTER 2 | 知っておきたい治癒・再生を妨げない外科の基本

肉芽組織の経過

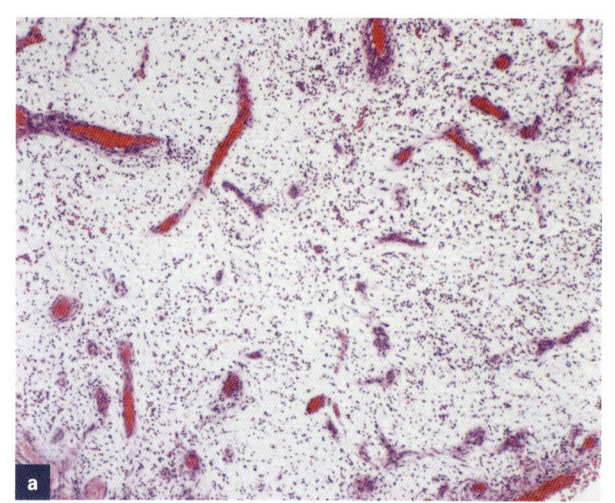

Fig 4a　毛細血管の増生，うっ血（＝赤い部分）がみられ，浮腫や炎症細胞の浸潤（＝核が青紫色に染まった部分）がみられる．

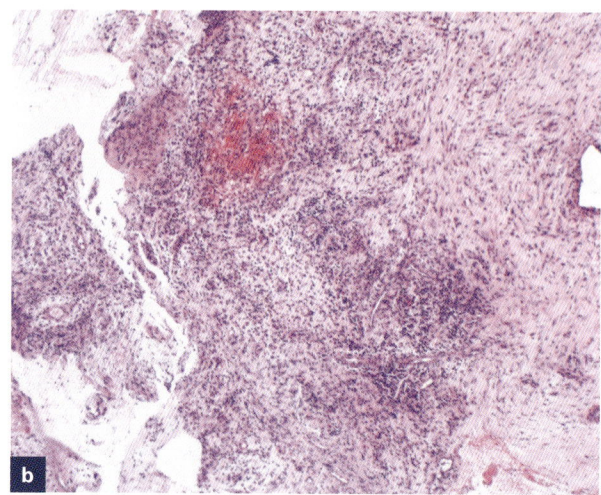

Fig 4b　リンパ球を主体とした炎症細胞浸潤（＝核が青く染まった部分）とともに線維芽細胞（ひだ状の薄赤色の部分）が出現し，線維組織の増生がはじまる．

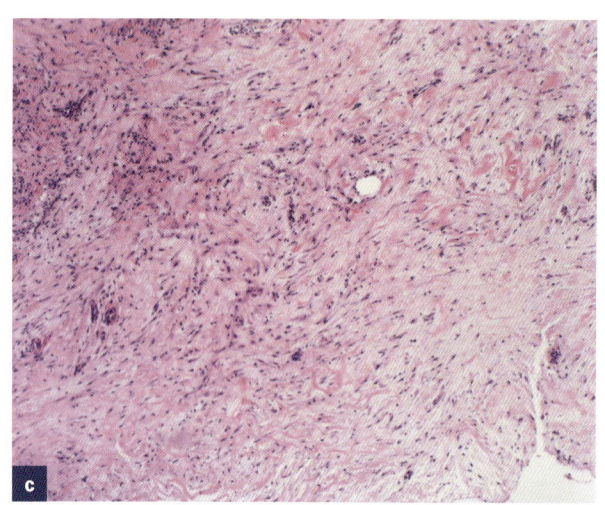

Fig 4c　さらに時間が経過すると，線維組織が増生してくる．

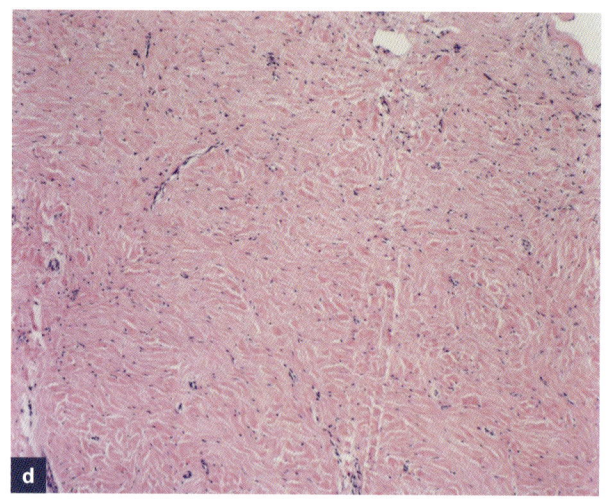

Fig 4d　ついには不規則に走行する線維組織からなる瘢痕組織となる．

4 知っておきたい病理検査

骨補填材移植部のさまざまな病理組織像

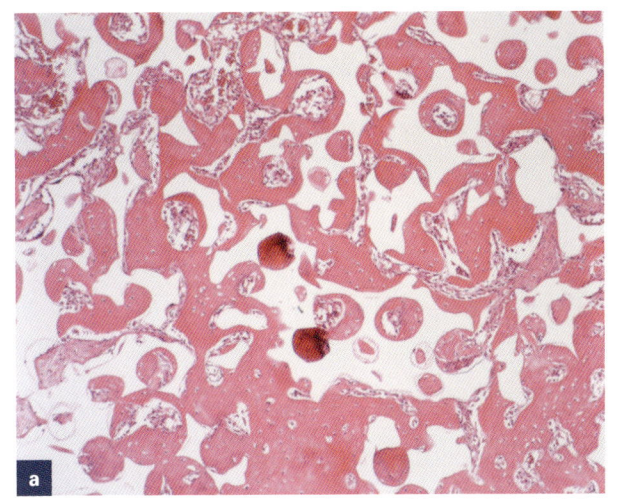

Fig 5a アパタイトの周囲や気孔内には，成熟した骨（＝薄赤色に染まった部分）が形成されている（白く抜けた部分がアパタイト）．

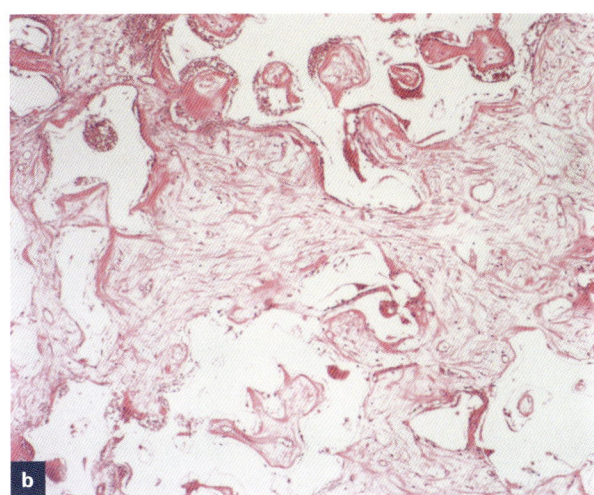

Fig 5b 骨形成がみられないアパタイト顆粒の病理組織像．アパタイト内には線維組織（＝ひだ状の薄赤色に染まった部分）が入り込んでいるだけで骨の形成はみられない．両者はエックス線検査だけでは判別困難なことがある．

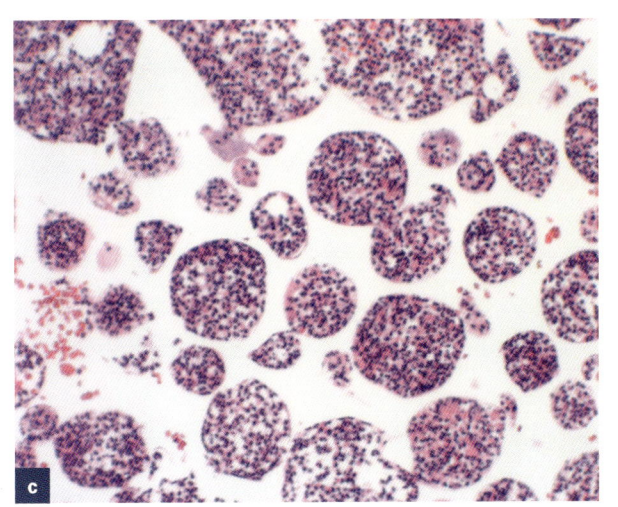

Fig 5c 感染したアパタイト顆粒の病理組織像．気孔内には多数の好中球（＝細胞核が青く染まった部分）がみられる．

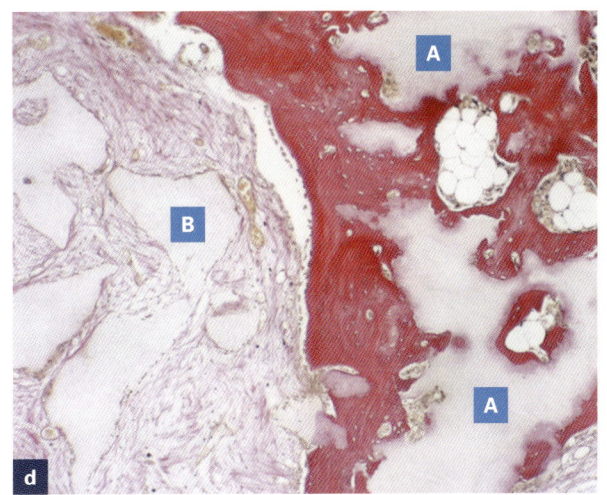

Fig 5d **A** の β-TCP に連続して周囲に骨の形成（赤く染まった部分）が認められる．しかし，一部（**B** の β-TCP）では線維組織（＝ひだ状の薄赤色の部分）で取り囲まれるのみで，骨形成が認められない部分もある．

CHAPTER 2 | 知っておきたい治癒・再生を妨げない外科の基本

5 治癒の科学（軟組織）

基礎 治癒が遅れる理由とは何か？

SBO
①軟組織治癒の3要素（細胞，細胞外基質，細胞成長因子）について学ぶ
②軟組織治癒の組織学的治癒過程について学ぶ
③軟組織の治癒が遅れる原因について学ぶ

創傷治癒の3要素とは何か

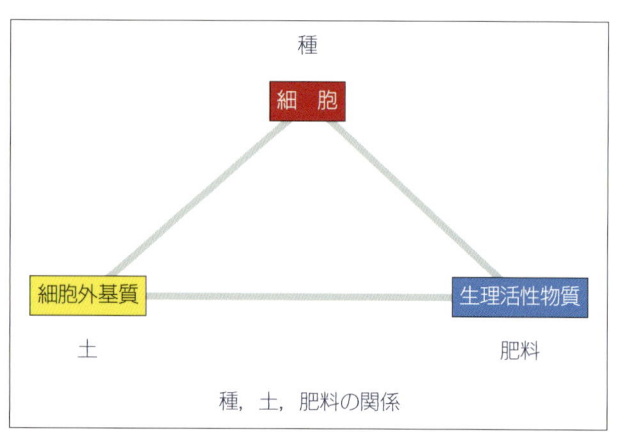

　創傷治癒の過程は，多くの細胞・細胞外基質・細胞成長因子が相互に作用しあいながら，細胞の分化・遊走・増殖，細胞外基質形成などが秩序正しく進行する精巧なメカニズムです．

　この①細胞，②細胞外基質（細胞外マトリックスともいいます），③生理活性物質（サイトカイン，細胞成長因子，成長因子などともよばれます）の3つを「創傷治癒の3要素」といいます（「組織工学の3要素」も同じです）．治癒した組織を植物の実りだとすると，細胞が種，細胞外基質が土，生理活性物質が肥料にあたります（**Fig 1**）．創傷治癒の過程は組織再生の際の過程とほぼ同じですから，創傷治癒のメカニズムを理解することは組織再生の理解につながります．

創傷治癒にどのような「細胞」が関連するか？

　創傷組織の過程では，多くの細胞がお互いに影響を及ぼしあいながら，それぞれの役割を果して治癒に至ります．主な細胞とその役割は **Table 1** のとおりです．

「細胞外基質」（細胞外マトリックス）とは何か？

　細胞の周囲にあって細胞と細胞の間隙を埋めている物質を細胞外基質といいます（**Fig 2**）．細胞外マトリックス（extracellular matrix：ECM）ともよばれます．

　細胞や細胞成長因子がこの細胞外基質内を伝わることにより，細胞の遊走・分化・増殖などの細胞活性調節が行われています．細胞外基質はいわゆる「足場」として

創傷治癒の3要素とは何か？

Fig 1 創傷治癒の3要素．

Table 1 創傷治癒に関連する主な細胞．

細胞	はたらき
①血小板	損傷直後の止血と細胞成長因子の放出を担う．血小板からの細胞成長因子の放出により，創傷の治癒過程が始まる．
②好中球	創内の壊死組織，細菌，異物などを貪食して，創を浄化する．
③マクロファージ	単球がマクロファージとなり，異物を貪食して創を浄化する．細胞成長因子を分泌して線維芽細胞を活性化する．
④線維芽細胞	創内で増殖して細胞外基質を分泌して肉芽組織を形成する．
⑤血管内皮細胞	血管新生因子を産生し，血管を新生させる．
⑥筋線維芽細胞	創の収縮に関係する細胞．肉芽組織を収縮させる．
⑦上皮細胞	創の両端から伸びてきて創表面を覆う．

の重要な役割を担っているのです．細胞外基質を合成・分泌しているのは，結合組織では線維芽細胞，軟骨では軟骨細胞，骨では造骨細胞，脂肪組織では脂肪細胞というようにその細胞自身です．

軟組織の細胞外基質は，線維成分と非線維成分（基質）で構成されています．コラーゲン，エラスチンなどの線維成分が主で，非線維成分としてプロテオグリカン，グルコサミノグリカンなどの糖タンパク，これらと細胞との接着を調節するフィブロネクチン・ラミニン・ビトロネクチンなどの接着物質から成っています．

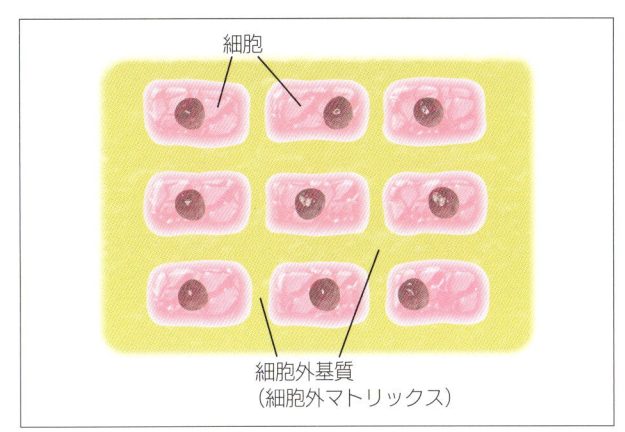

Fig 2 細胞外マトリックス．

「生理活性物質」とは何か（Table 2）

「生理活性物質」とは，生体の生理的機能に対して調節作用をもつ物質で，種々の細胞から分泌されて，各種の細胞の遊走・増殖・分化をコントロールしている物質です．「サイトカイン」は生理活性物質の1つで，炎症，免疫，生体防御，創傷治癒，細胞の増殖・分化・機能発現などで重要な役割を演じていますが（CHAPTER 1 2参照），そのなかで細胞の遊走・増殖・分化・機能維持をコントロールしているものを「細胞成長因子」（または増殖因子）といいます．厳密に区別することは難しいのですが，おおよそ，細胞成長因子⊂サイトカイン⊂生理活性物質 の関係と考えてよいでしょう．

創傷治癒の過程でもいろいろな細胞が細胞成長因子を分泌し，細胞成長因子が細胞外基質内を伝わって他の細胞に到達して遊走・増殖・分化が起こります．1つの細胞が多種類の細胞成長因子を分泌し，また1つの細胞成長因子が異なる複数の作用をもっています．作用形式は Table 3 の5つがあります．

Table 2 創傷治癒に関連する主なサイトカイン・細胞成長因子．

略称	英語	日本語
PDGF	platelet-derived growth factor	血小板由来成長因子
bFGF	basic fibroblast growth factor	塩基性線維芽細胞成長因子
EGF	epidermal growth factor	上皮成長因子
VEGF	vascular endothelial growth factor	血管内皮細胞成長因子
IGF	insulin-like growth factor	インスリン様成長因子
TGF-α	transform growth factor-α	形質転換成長因子α
TGF-β	transform growth factor-β	形質転換成長因子β
KGF	keratinocyte growth factor	角化細胞成長因子
IL-1	interleukin 1	インターロイキン1
IL-6	interleukin 6	インターロイキン6
IL-8	interleukin 8	インターロイキン8
TNF-α	tumor necrosis factor-α	腫瘍壊死因子α
G-CSF	granulocyte colony stimulating factor	顆粒球コロニー刺激因子

Table 3 細胞成長因子の作用形式．

①オートクライン（自己分泌）	細胞が産生した因子にその細胞自身が影響を受ける場合
②パラクライン（傍分泌）	成長因子が隣や周囲の細胞に作用する場合
③インクライン（細胞内分泌）	細胞外へ分泌されずに細胞内で作用する場合
④マトリクライン（基質内分泌）	基質内の因子が放出され近傍の細胞が影響を受ける場合
⑤ジャクスタクライン（接触分泌）	細胞膜上の因子が細胞と細胞が接触したときに作用を発揮する場合

Table 4　成長因子を産生する細胞と，その作用．

成長因子	産生細胞	作用
PDGF	主として血小板，マクロファージ，線維芽細胞	創部に好中球，マクロファージ，線維芽細胞を遊走させる．線維芽細胞を増殖させ，二次的に成長因子の産生を亢進させる．
FGF	血管内皮細胞，マクロファージ，上皮細胞	acidic FGF (aFGF) と basic FGF (bFGF) があるが，創傷治癒では bFGF が線維芽細胞，血管平滑筋細胞，血管内皮細胞などに作用し，細胞外基質の産生や血管新生を促す．
TGF-β	ほとんどの細胞，主として血小板，線維芽細胞	マクロファージの創面への遊走．線維芽細胞の遊走と活性化による細胞外基質の産生を促進．二次的に多くの細胞成長因子を分泌させ，肉芽組織の形成を促進．
EGF	創傷部では主に血小板，マクロファージ	上皮細胞の遊走・増殖・分化促進に関与
VEGF	血管内皮細胞，線維芽細胞	血管新生促進
G-CSF	主にマクロファージ	顆粒球産生促進作用，好中球の増殖，分化，機能亢進
KGF	上皮系細胞，線維芽細胞	角化細胞の遊走と増殖

主な細胞成長因子の種類とその作用

1つの細胞がさまざまな細胞成長因子を産生し，産生された細胞成長因子はさまざまな細胞に作用して，さまざまな効果をもたらします．全体を記述することはとても難しいので理解しやすいように単純化しました（**Table 4**）．

創傷治癒の組織学的過程

創傷治癒は損傷直後の出血に始まり，上皮の再生，結合組織の置換で完了します．この間さまざまな細胞，細胞成長因子，細胞外基質などが相互に作用しあいながら精巧に制御されて進行します．

創傷の治癒過程の分け方にはいくつかありますが，ここでは4つの過程に分けて説明します．この4つの過程は独立して生じているわけではなく，オーバーラップしながら進んでいきます．各過程における中心的役割を果たす細胞と物質を **Table 5** に示します．

止血，凝固期（**Fig 3**）（受傷直後～1日）

組織が損傷された直後に起きる出血と血液凝固の時期で，主役は血小板です．組織の損傷により出血が起こり，血液中の細胞成分やフィブリノーゲンなどの血漿成分が創部を満たします．血液中の血小板は，断裂したコラーゲン線維に付着すると活性化され，その活性化された血小板がさらに他の血小板を凝集させ活性化させます．

凝固系の活性化によりプロトロンビンがトロンビンに変わり，そのトロンビンの作用でフィブリノーゲンがフィブリンになります．この血小板凝集，凝固因子作用でフィブリン塊が形成されて血餅が形成され，血栓形成，血管の断端収縮により止血します．活性化された血小板からはPDGFやTGF-βなどの成長因子が放出さ

創傷治癒の組織学的過程

Table 5　創傷治癒の各段階における主な細胞と組織内の現象．

創傷治癒段階	担当細胞	組織内の現象
止血・凝固期	血小板	止血，凝血塊形成 血小板からの成長因子放出
炎症期	好中球 マクロファージ	炎症細胞浸潤 各種細胞からの各種成長因子放出 壊死組織・異物の貪食による創の清浄化
組織増殖期	線維芽細胞 血管内皮細胞 上皮細胞	細胞外基質の産生 血管新生 肉芽組織の形成 上皮細胞による創面の被覆
組織再構築期	筋線維芽細胞	細胞外基質のリモデリング 創の収縮 瘢痕形成

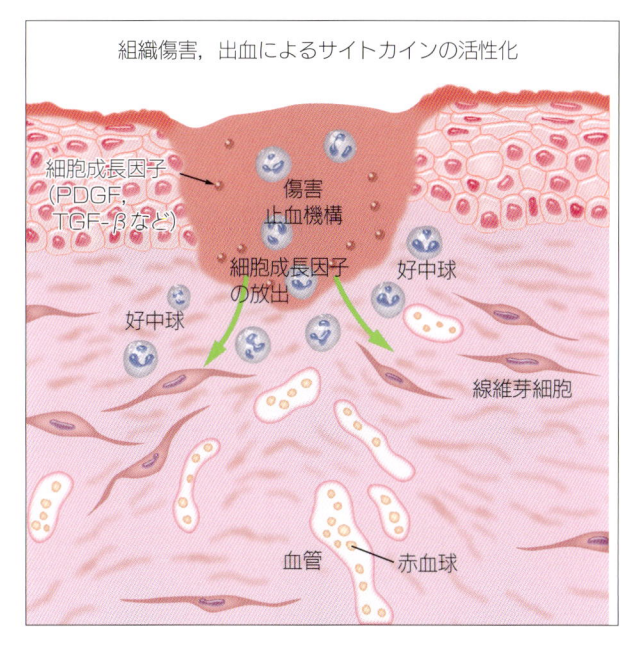

Fig 3 止血・凝固期．組織が損傷して出血が起きると，血小板が凝集して止血する．このとき，顆粒物質が放出され（＝脱顆粒），この放出された血小板由来成長因子（PDGF）・形質転換成長因子（TGF-β）といった細胞成長因子が炎症性細胞（好中球など）の遊走を促す．PDGF は炎症細胞（好中球・マクロファージ・リンパ球・線維芽細胞）の遊走を促し，TGF-β は線維芽細胞を刺激して細胞外基質を産生させる．

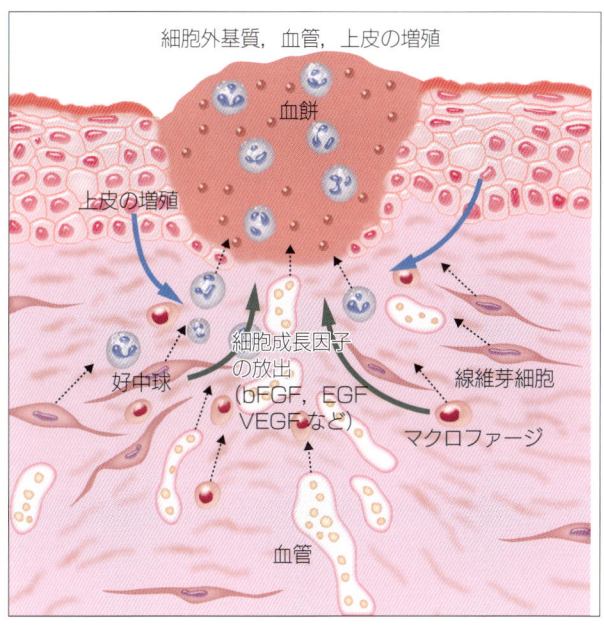

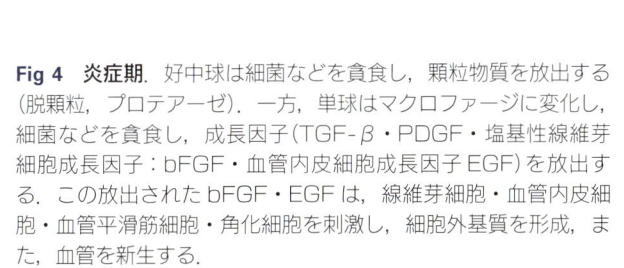

Fig 4 炎症期．好中球は細菌などを貪食し，顆粒物質を放出する（脱顆粒，プロテアーゼ）．一方，単球はマクロファージに変化し，細菌などを貪食し，成長因子（TGF-β・PDGF・塩基性線維芽細胞成長因子：bFGF・血管内皮細胞成長因子 EGF）を放出する．この放出された bFGF・EGF は，線維芽細胞・血管内皮細胞・血管平滑筋細胞・角化細胞を刺激し，細胞外基質を形成，また，血管を新生する．
肉芽形成期．マクロファージの成長因子により，線維芽細胞が成長因子を放出，細胞外基質（コラーゲン・プロテオグリカン・糖タンパク・多糖）を合成する．VEGF・FGF により，血管内皮細胞の遊走・増殖・分化が促され，血管が新生する．上皮形成により，毛包・汗腺部分の残遺上皮が増殖・遊走，また，創縁上皮が増殖・遊走する．これらには，細胞外基質とインテグリンが重要である．

れ，また，破壊された血管内皮細胞や肥満細胞からはヒスタミン，セロトニン，プロスタグランディンなどの起炎物質が放出されます．この起炎物質や成長因子が炎症細胞を呼び寄せてつぎの段階に入ります．

炎症期（Fig 4）（受傷後1〜2日）

炎症性細胞の遊走と炎症反応が主な現象です．この過程の主役は白血球（リンパ球，好中球，マクロファージ）です．破壊された細胞からの起炎物質により血管壁の透過性が亢進して，多形核白血球，リンパ球，単核球が血管内皮細胞の間隙から血管外へ出て，血小板から放出された成長因子やフィブリン分解産物などにより創部に遊走します．好中球が脱顆粒を起こしてプロテアーゼ（タンパク分解酵素）を放出して壊死物や細菌，その他の分解産物などを貪食します．その後単核球がマクロファージとなって引き続き貪食を行い，また TGF-β，FGF，EGF（**Table 4** 参照）などの成長因子を放出して線維芽細胞を遊走，分裂・増殖させます．

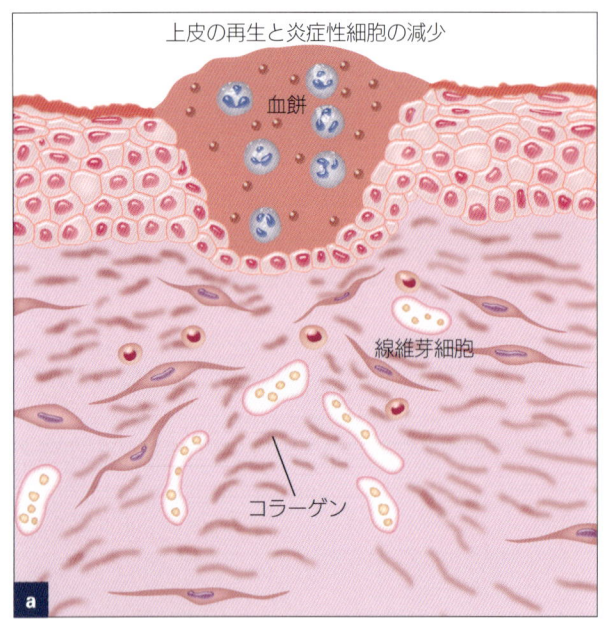

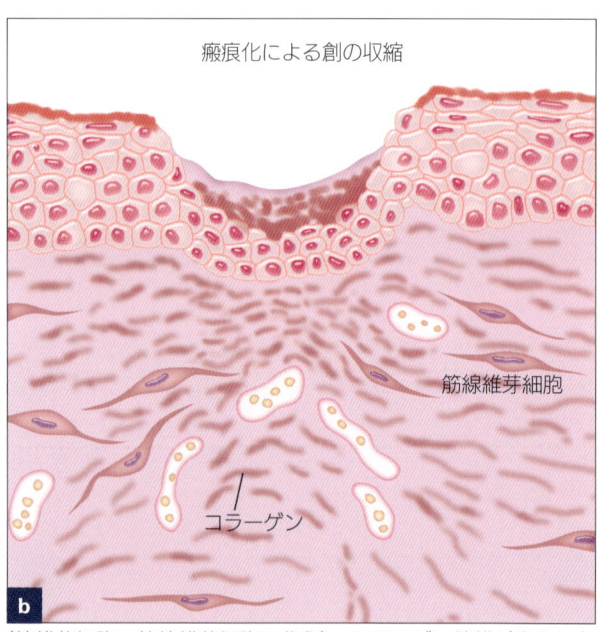

Fig 5　組織再構築期．細胞成分，細胞外基質が変化する．細胞が減少し（線維芽細胞→筋線維芽細胞に分化），コラーゲン線維が変化し（コラーゲンI→コラーゲンIIIに変化），創が収縮し，瘢痕化する．

肉芽形成期（Fig 4）（受傷後2～14日）

　血小板の活性化や炎症性細胞から萌出された成長因子が刺激となり，線維芽細胞が遊走してコラーゲンが生成される時期です．血管が新生され，線維芽細胞が増殖して細胞外基質を合成して肉芽組織が形成されます．この段階の主役は血管内皮細胞と線維芽細胞です．

　受傷後2，3日で，血管内皮細胞が分裂，遊走して創腔に侵入して新生血管を形成します．血小板やマクロファージから放出されたPDGF，TGF-β，FGF，EGFなどが線維芽細胞を遊走させます．これらの細胞成長因子により線維芽細胞が活性化されて増殖し，細胞成長因子や細胞外基質を合成，分泌します．この過程の初期にはまずIII型コラーゲンが産生・蓄積され，やがてI型コラーゲンに置き換えられて，太くて密なコラーゲン線維になります．コラーゲン線維に支えられて血管内皮細胞が遊走して血管新生が起こり，毛細血管網が発達します．そこへ流れ込む新鮮な血液が線維芽細胞に栄養や酸素を供給し，さらにコラーゲンの産生が促されるという自己増殖のサイクルが構成されます．こうして形成される肉芽組織は徐々に成熟し，2～3週間後には瘢痕化が始まり，強度がましていきます．また損傷数時間後から創周辺の基底細胞層で細胞分裂が起こり，上皮細胞の増殖と遊走が創縁から始まり，肉芽組織表面を水平方向に遊走して表面を覆います．

組織再構築期（Fig 5a, b）（受傷後3～4週間以降）

　線維芽細胞の活性はやがて落ちて組織修復の反応は沈静化し，瘢痕化による細胞外基質の変化，創の収縮が主な現象です．細胞外基質がコラーゲン線維で満たされ，その後成熟して瘢痕組織に変化します．創内に筋線維芽細胞が現われ，創が瘢痕縮小します．その後，数か月～1年以上かけて初期に無秩序に作られたコラーゲンはしだいに整理されて秩序立って配列されていき，瘢痕組織が再構築されます．

何が創傷治癒に影響を及ぼすのか ──なぜ治癒が遅れるのか

　創の治癒は，患者の全身的要因，局所的要因，手術操作，術後管理などに影響を受けます．このなかでは手術操作がもっとも大きな要因ですが，他の要因も決して無視できません．治癒の遅れる要因となるものをできるだ

何が創傷治癒に影響を及ぼすのか

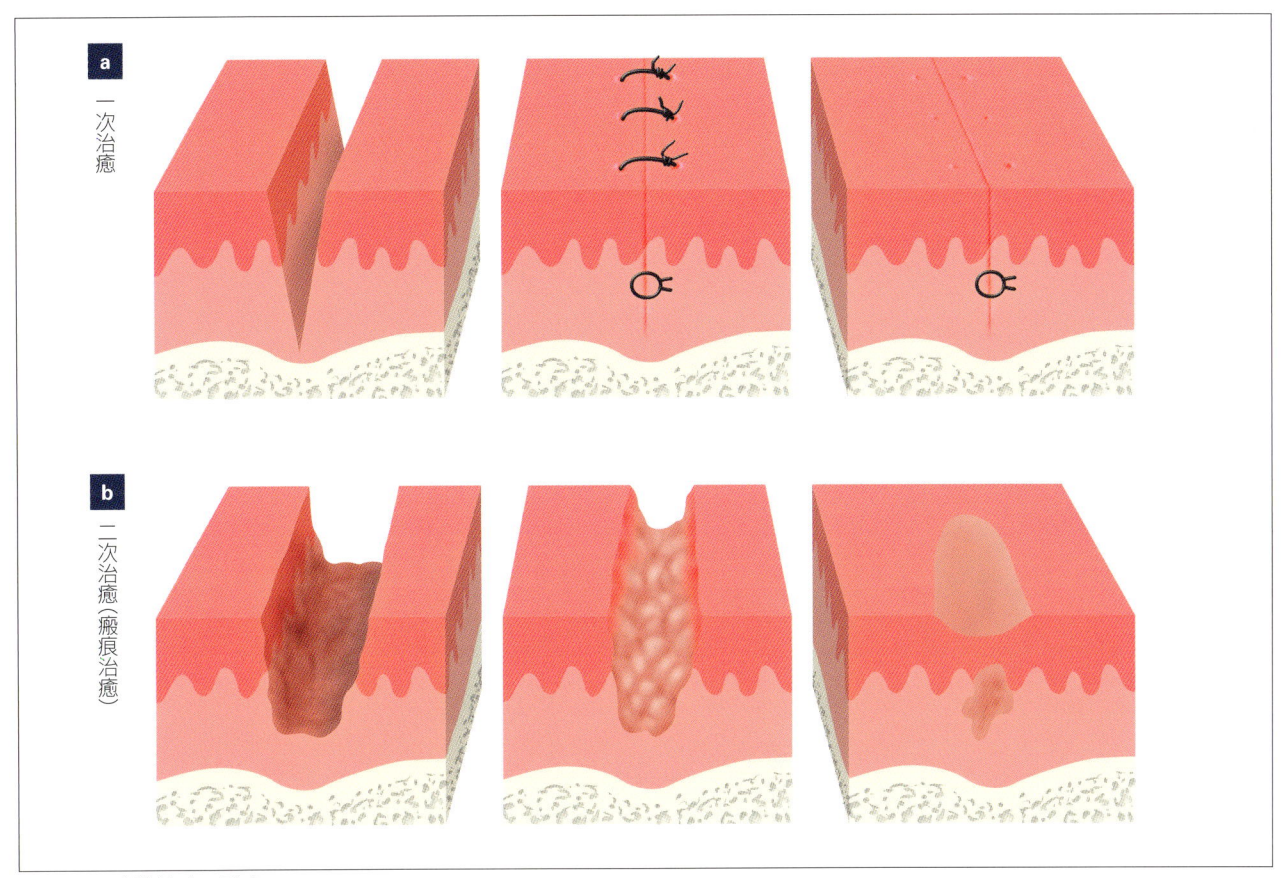

Fig 7a, b 創傷治癒の形式.

け術前にコントロール，改善して手術に望むべきです．
創の治り方にはつぎの2つがあります(**Fig 7a, b**).

一次治癒
手術時のメスによる切創が縫合されたときのように，組織欠損がなく無菌的に創面が密着して，肉芽組織が形成されずに良好に治癒するものです．再生治療や審美領域では，この治癒形式でなくてはなりません．

二次治癒
創傷が大きく，組織の実質欠損をともない，創面が離開した場合や感染をともなった場合などで，創に肉芽組織が形成されて欠損部が埋められ，瘢痕化して治癒したものです．審美的に問題を生じたり，瘢痕化して固くなります．歯科領域では抜歯窩の治癒（骨の二次治癒）が典型的な例です．

創傷治癒の遷延要因となる全身的因子

創治癒に影響を及ぼす主な全身的因子（CHAPTER 2 **7** 参照）はつぎのようなものです．全身疾患がある場合には，まず各疾患ごとに手術が可能な状態であるかどうかを判断し，各疾患の観血的処置時の注意点を守って手術をしなければなりません．

このような因子は，その状態や条件が悪ければ悪いほど，重度であれば重度であるほど，感染したり創治癒が遅れる可能性が高くなることは間違いありませんが，具体的に数値をあげてこの数値以下なら絶対感染する，この数値以上なら絶対感染しないとクリアカットに線引き

をして断言することは不可能です．

たとえば肝機能異常がある場合，検査結果が正常値内にないからといって必ず感染するものでもありませんし，再生療法が禁忌でもありません．糖尿病でもHbA1cの値が7%を超えていると必ず感染する，7%以下だと絶対感染しないというものでもありません．もちろん正常値からはずれればはずれるほどリスクは高くなります．

また1つひとつの因子の状態，条件の悪さは軽微であっても，複数の因子が重なればそれだけリスクは高くなります．

患者さんの全身状態を評価したうえで，創の感染や治癒遷延のリスクを丁寧に説明し，それを理解していただいたうえで，患者さんが納得のうえで手術を希望されるかどうかが重要です．

年齢　年齢があがるほど創の治癒が遅れやすい
低栄養　細胞の活性や機能の低下，細胞外基質の形成不良など
低タンパク血症(細胞の活性や機能の低下，細胞外基質の形成不良)
ビタミンC欠乏症(コラーゲンの合成阻害，毛細血管の脆弱化)
微量元素欠乏(とくにCu，Fe，Znなどの不足により，上皮形成や抗張力の増加障害)

基礎疾患
糖尿病　微小血管循環不全，組織代謝障害，白血球機能低下など
肝機能低下　貧血，低蛋白血症
貧血　組織酸素量の低下
人工透析　貧血，低蛋白血症，ステロイドの使用
悪性腫瘍　免疫能の低下

薬剤
副腎皮質ホルモン剤　好中球の遊走能・集積能の低下，タンパク合成の抑制や線維芽細胞増殖の阻害
抗癌剤　細胞分裂を起こしている細胞の治療の影響あり，免疫能低下

免疫抑制剤　細胞性免疫能低下，顆粒球・マクロファージの貪食能低下
放射線　細胞分裂のさかんな細胞ほど影響を受けやすい
喫煙　ニコチン，一酸化炭素，シアン化水素などの物質が，①免疫能低下，②創傷治癒遷延(コラーゲン産生低下)，③組織の血流低下(血管収縮，血小板凝集亢進)などを引き起こす．

＊喫煙により感染したり，創治癒が遅れることは明らかですから，患者さんに十分に説明し，可能なら禁煙してもらったほうがいいでしょう．

創傷治癒の遷延要因となる局所的因子

創治癒に影響を及ぼす主な局所因子にはつぎのようなものがあります．局所的因子についても，1つひとつについてクリアカットに線引きすることが難しいのは全身的因子と同様です．

術前の状態
- 術部の炎症，病変の残存
- 隣在，周囲組織(顎骨内，歯肉，上顎洞)の病変の有無：根尖性歯周炎，歯根嚢胞，歯周病，骨病変など
- 術部組織の血流状態(瘢痕組織や放射線照射部位は血流が悪い)
- 術部の細菌数
- 骨の裏打ちの有無

術中の因子
手術創の治癒にもっとも大きな影響を及ぼす因子は切開・剥離・縫合といった手術操作であることは前述のとおりです．創治癒を遅らせないための術中操作のポイントは，
- 清潔な術野と清潔な手術操作
- 組織のダメージを小さくする愛護的操作
- 血流の確保
- 異物を残さない

です．再生療法の手術では遮断膜や骨補填材など異物を組織中に残すことが多く，治癒が遅れたり感染しやすい手術であることを意識して手術することが大事です．

5 治癒の科学（軟組織）

創治癒に影響する手術時の要因は，
- 手術侵襲の大きさ
- 手術時間の長さ
- 出血量
- 器材の滅菌
- 術野の消毒
- 手術手技
- 組織への血流
- 組織の乾燥（軟組織，骨）
    - 異物，壊死組織の有無
- 骨の熱傷の有無
- 止血状態
- 血腫，死腔の有無

などです．術創の治癒を遅らせないための手術手技「切開」（フラップの血流不足，切開線上の骨欠損，切開線が粘膜に垂直でない，創内の複数の切開線），「剥離」（骨膜の損傷），「縫合」の注意点は「CHAPTER 2 ❽基本手技」で詳しく具体的に説明しています．

③術後の創管理 せっかく手術そのものがパーフェクトに終わっても，術後の創管理が不十分だと創の治癒が遅れたり感染しやすくなります．術後の創管理は術者が理解しているだけではだめで，患者に以下のような点について十分に注意しておきます．
- 全身的な安静を保つ
- 創の清潔を保つ
- 創部に対する刺激を避け，安静を保つ

創部の強い圧迫は血流障害を起こし，また創が動くような顎運動や物理的な力，創面の緊張（張力），化学的な刺激などは治癒を遅らせます．

推薦図書
1. 塩谷信幸・監修．創傷治癒．東京：ブレーン出版，2005．
2. Bryant RA, Nix DP・著．渡辺皓，菊池憲明，館正弘・監訳．創傷管理の必須知識．東京：エルゼビア・ジャパン，2008．
3. 下野正基．治癒の病理．東京：医歯薬出版，2011．
4. 武藤徹一朗，幕内雅敏・監修．新臨床外科学．東京：医学書院，2006．
5. 北島政樹，小野一郎，田畑泰彦，炭山嘉伸，副島一孝，佐々木淳一，加藤広行，古森公浩，針原康，大村健二ら．特集 Up-to-date 外科医のための創傷治癒．臨床外科 2007；62(12)：1478-1558．
6. 野崎幹弘ら．外科系医師のための創傷外科 update．形成外科 vol.51 増刊号，2008．
7. 森口隆彦，秋田定伯，佐藤俊一，副島一孝，三川信之，黒川正人，上村哲司，塩沢啓ら．特集 細胞増殖因子と創傷治癒．形成外科 2009；52(5)：489-550．
8. 波利井清紀・編．特集 創傷治療の最前線．医学のあゆみ 2011；237(1)：5-153．

| CHAPTER 2 | 知っておきたい治癒・再生を妨げない外科の基本

6 治癒の科学（硬組織）

基礎 治癒が遅れる理由とは何か？

SBO
①骨の治癒に関連した細胞，細胞外基質，細胞成長因子について学ぶ
②抜歯窩の創の治癒の時期，過程を学ぶ
③骨移植後の移植骨の経過を学ぶ
④骨の創治癒を妨げる要因について学ぶ

骨造成や骨移植などの骨の再生手術を成功させるためには，骨の創傷治癒のメカニズムを知っておく必要があります．骨の治癒においても，軟組織の場合と同様に骨を形成する細胞（種），足場としての骨基質（土），生理活性物質（肥料）が重要です．

骨の創傷治癒に関係する細胞は何か？

骨の創傷治癒に関係する細胞は，基本的には軟組織の治癒過程でみられる細胞と同じですが，骨形成・骨吸収に関係する細胞が加わり，肉芽組織が最終的には石灰化するところが異なっています．骨の治癒（形成，吸収）に関係する主な細胞は，骨芽細胞・破骨細胞・骨細胞の3種類です．

骨の創傷治癒に関係する細胞

骨芽細胞 (osteoblast, Fig 1)

骨芽細胞は骨を形成する細胞で，骨髄中の未分化間葉細胞が分化して骨芽細胞になります．骨芽細胞には骨膜骨芽細胞と骨内膜骨芽細胞の2種類があり，前者は骨膜下の皮質骨外側表面上に並んでおり，後者は皮質骨の骨髄側面や骨梁の表面にある骨内膜に並んでいます．

骨芽細胞は骨組織の大部分を占めるコラーゲンなどの骨基質タンパクを産生します．そして，この基質にハイドロキシアパタイトが沈着して骨組織が形成されます．また，さまざまな成長因子やサイトカインなどを産生します．骨芽細胞は骨基質を形成して骨をつくる主役の細胞ですが，基質産生を終えると細胞の周囲に形成された骨基質に閉じ込められて骨細胞になります．

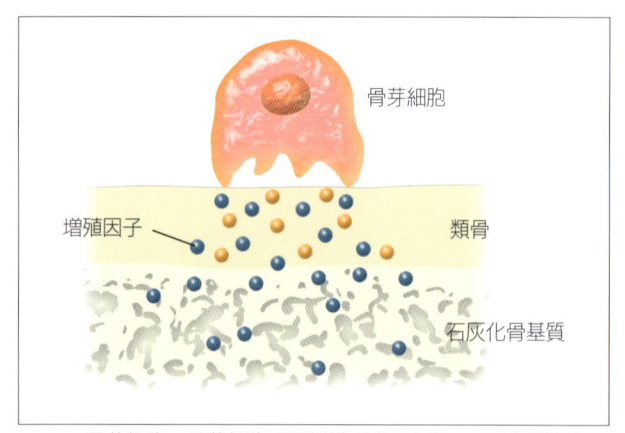

Fig 1 骨芽細胞．骨芽細胞は骨組織形成の主役で，骨基質となるコラーゲンなどの骨基質タンパクや成長因子を産生する．この骨基質にハイドロキシアパタイトが沈着して骨組織になる．＊参考文献1より引用・改変

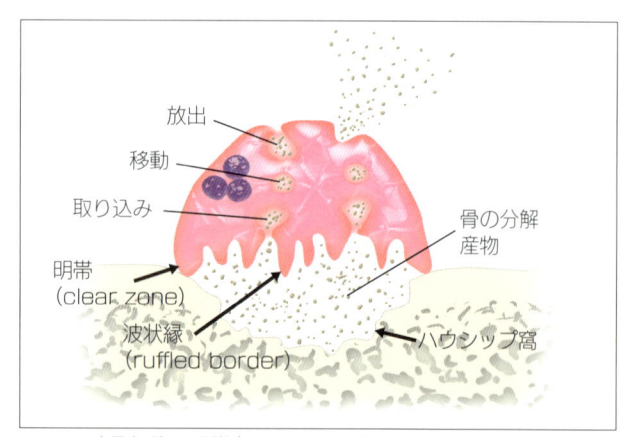

Fig 2 破骨細胞．明帯（clear zone）とよばれる細胞の外周部分で骨表面にくっつき，細胞と骨の間に閉鎖環境をつくり，波状縁（ruffled border）とよばれる突起から酸やコラーゲン分解酵素を分泌し骨を溶かして吸収する．破骨細胞によって吸収されたあとの骨の凹みをハウシップ窩という．＊参考文献1より引用・改変

破骨細胞（osteoclast，Fig 2）

破骨細胞は骨を吸収する細胞で，マクロファージ（単球）が融合して形成される多核巨細胞です．明帯（clear zone）とよばれる細胞の外周部分で骨表面にくっついて，細胞と骨の間に閉鎖環境をつくり，波状縁（ruffled border）とよばれる突起から酸やコラーゲン分解酵素を分泌して骨を溶かして吸収します．破骨細胞によって吸収されたあとの骨の凹みをハウシップ窩といいます．

骨細胞（Fig 3）

骨芽細胞が自分の周囲に形成した骨基質のなかに閉じ込められて，成熟して骨細胞になります．骨細胞は骨小腔という微小空間に入っていますが，骨小腔同士は骨細管という管でつながっています．この骨細管内で骨細胞は多数の突起を出しており，この突起の先端で周囲の骨細胞や骨表面の骨芽細胞とつながってネットワークを形成して情報交換しています．また，骨細管中の細胞外液の流れの変化を察知して，運動や重力によって骨に加わる物理的刺激（力）を感知しています．

骨膜

骨膜には「外骨膜」「内骨膜」の2種類があります．
「外骨膜」は，皮質骨表面を覆っており，外側の線維性被膜の層と皮質骨に接している内側の骨形成能を有する層からなっています．外層の線維性被膜からは骨の表層に直交するようにⅠ型コラーゲン線維束（シャーピー線維）が入り込み，骨と強く結合しています．
「内骨膜」は，①皮質骨内膜（皮質骨の骨髄側面で骨髄の最外側との間にある骨膜），②骨梁骨内膜（骨髄内に支柱状に存在する骨梁を覆う骨膜）の2つに分れています．骨膜には骨芽細胞やその前駆細胞があり，骨をつくる細胞の貯蔵庫になっています．

骨基質とはどういうものか？どういう役割があるのか？

「骨基質」（骨マトリックス）とは，骨組織のなかで細胞以外の部分を埋めている細胞間物質で，骨芽細胞が分泌して形成されたものです．軟組織の細胞外基質と同様

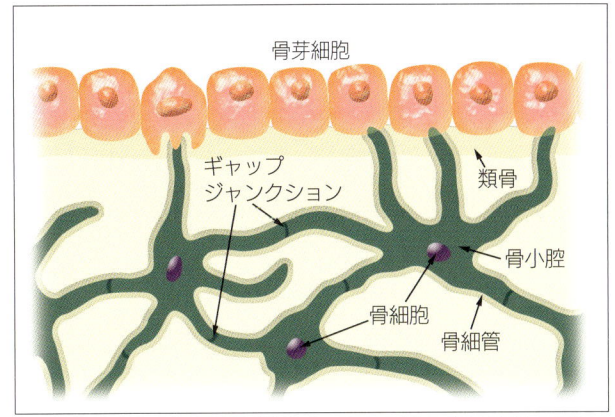

Fig 3 骨細胞．骨芽細胞が自分の周囲に形成した骨基質のなかに閉じ込められて，成熟して骨細胞になる．骨細胞は骨小腔という微小空間に入っているが，骨小腔同士は骨細管という管でつながっている．この骨細管内で骨細胞は多数の突起を出しており，この突起の先端で周囲の骨細胞や骨表面の骨芽細胞とつながってネットワークを形成して情報交換している．＊参考文献1より引用・改変

に，細胞や細胞成長因子が移動する足場となって細胞の増殖，分化や機能の維持に役立っている部分です．
骨基質は有機物成分と無機成分からなっています．有機物成分では，骨芽細胞が合成・分泌したⅠ型コラーゲンと非コラーゲン性タンパクが複合基質をつくっています．この複合基質にリン酸カルシウム結晶（ハイドロキシアパタイト）の沈着が起こって石灰化して骨組織になります．

骨の治癒に関係する生理活性物質とは何か？

骨の創傷治癒過程でも生理活性物質が作用していますが，軟組織の治癒の場合とほとんど同様ですので，2.5aの生理活性物質の項の記載を参照して下さい．骨形成で重要な役割をもつ細胞成長因子は「BMP」（骨形成因子：bone morphogenic protein）です．BMPは骨芽細胞によって産生されて骨に蓄積されており，未分化間葉細胞を骨芽細胞に分化させて骨形成を促します．骨を形成する作用が強く，筋肉などの非骨組織内においても骨形成を誘導する能力があります．この骨形成能に期待して遺伝子組み換えでつくられた「リコンビナントBMP-2」（rhBMP2）の臨床応用も試みられています．

| CHAPTER 2 | 知っておきたい治癒・再生を妨げない外科の基本

リモデリングとは何か

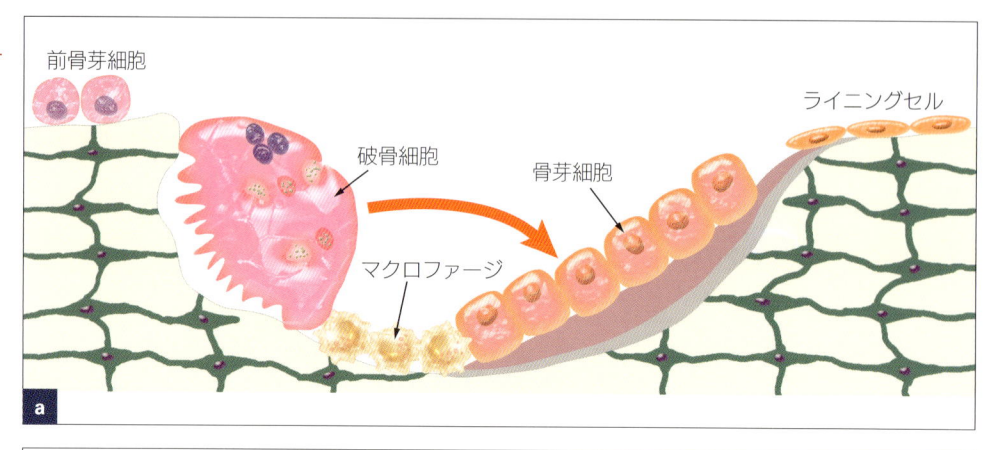

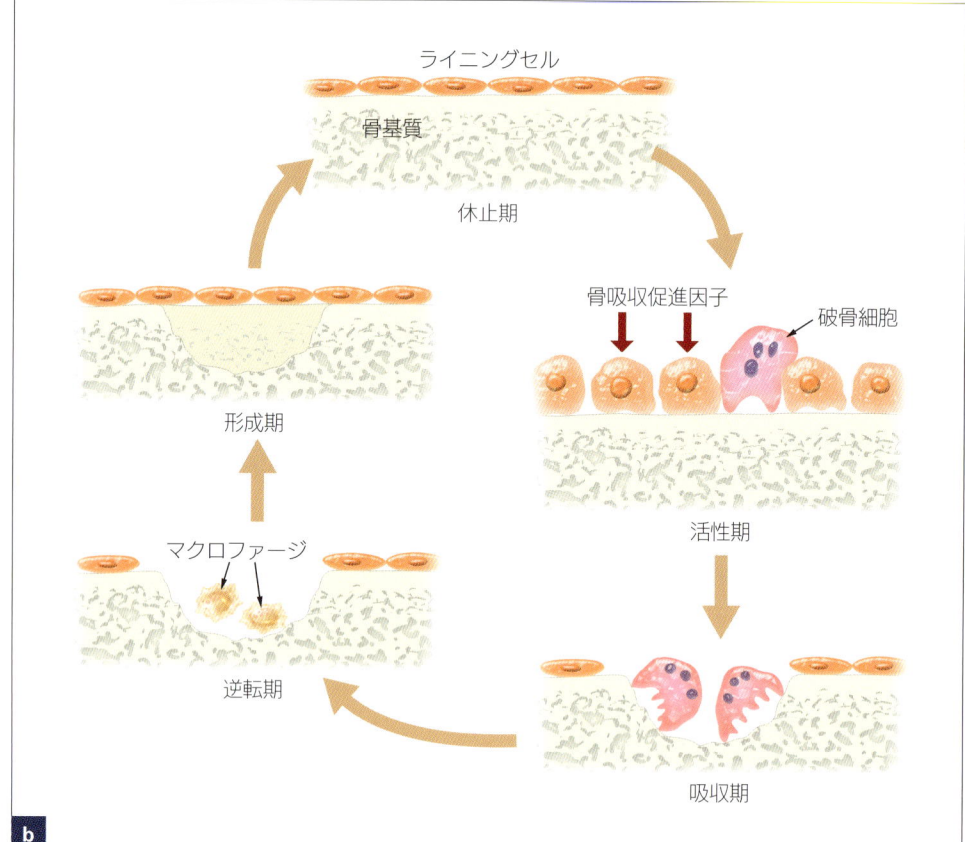

Fig 4a, b　a：リモデリング．骨は毎日少しずつ既存の古い骨が破骨細胞により吸収され，その部分には骨芽細胞により新しい骨が形成されて平衡状態が保たれている．b：破骨細胞が骨を吸収した部分に骨が形成される．＊参考文献1より引用・改変

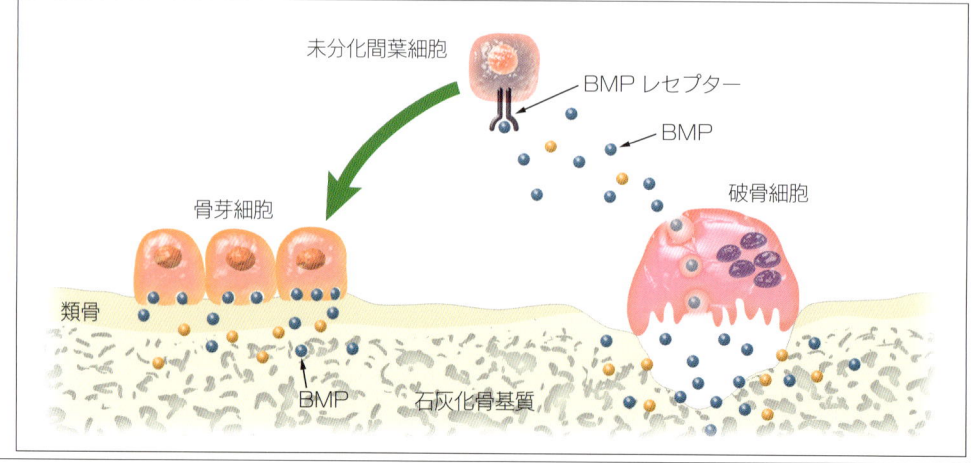

Fig 5　カップリング．破骨細胞が骨を溶かすと骨基質内に埋め込まれていた細胞成長因子が放出され，未分化間葉細胞が骨芽細胞に分化する．骨芽細胞骨は骨基質を形成し，細胞成長因子を骨基質中に埋め込む．＊参考文献1より引用・改変

骨はいったんできるとまったく変化しないのか？リモデリングとは何か？

　骨はいったん形成されるととくに変化しないように思えますが，実は毎日少しずつ既存の古い骨が破骨細胞により吸収され，その部分には骨芽細胞により新しい骨が形成されて平衡状態が保たれています．これをリモデリング（骨改造）といいます（**Fig 4a, b**）．骨は一見何も変化していないようにみえますが，実は新陳代謝しているのです．骨形成・骨吸収のメカニズムの概略については，それぞれ骨芽細胞・破骨細胞の項と骨基質・生理活性物質の項で述べました．

　このリモデリングは，壊される骨質と再産生される骨質とに過不足がないように，カルシトニン・副甲状腺ホルモン・活性型ビタミンDにより調整されています．

　骨の吸収は破骨細胞が活性化されて起こりますが，破骨細胞は骨吸収に関係する命令を受け取る受容器をもっておらず，この命令を受け取るのは実は骨を形成するのが仕事の骨芽細胞です．骨芽細胞は骨吸収の命令を受け取ると，破骨細胞の前駆細胞に対して破骨細胞になって骨を溶かすように指示を出します．この命令にしたがって破骨細胞が骨を吸収すると，骨芽細胞が産生して骨基質内に埋め込まれていた細胞成長因子が放出されて，骨芽細胞が活性化され骨が形成されます．このように破骨細胞が骨を吸収した後に骨芽細胞が骨を形成する連携をカップリング（**Fig 5**）といいます．

骨の創（抜歯窩，骨折）はどのように治っていくのか？

　骨の創の治癒は一般的には骨折の治癒過程で語られることが多いので，まず骨折の治癒について概説し，その後で歯科診療のなかでもっとも頻繁に経験する抜歯窩の治癒について述べることにします．

　骨折の治癒過程で起きている現象は，軟組織の治癒の場合と同じですが，骨芽細胞と破骨細胞がかかわることと，肉芽組織が最終的に骨化するところが異なります．

骨折の治癒の過程(Fig 6)

第1期　血腫期（炎症期，8〜10日）

　骨膜・骨髄・筋肉・血管が損傷されて出血巣（血腫）が

骨折の治癒

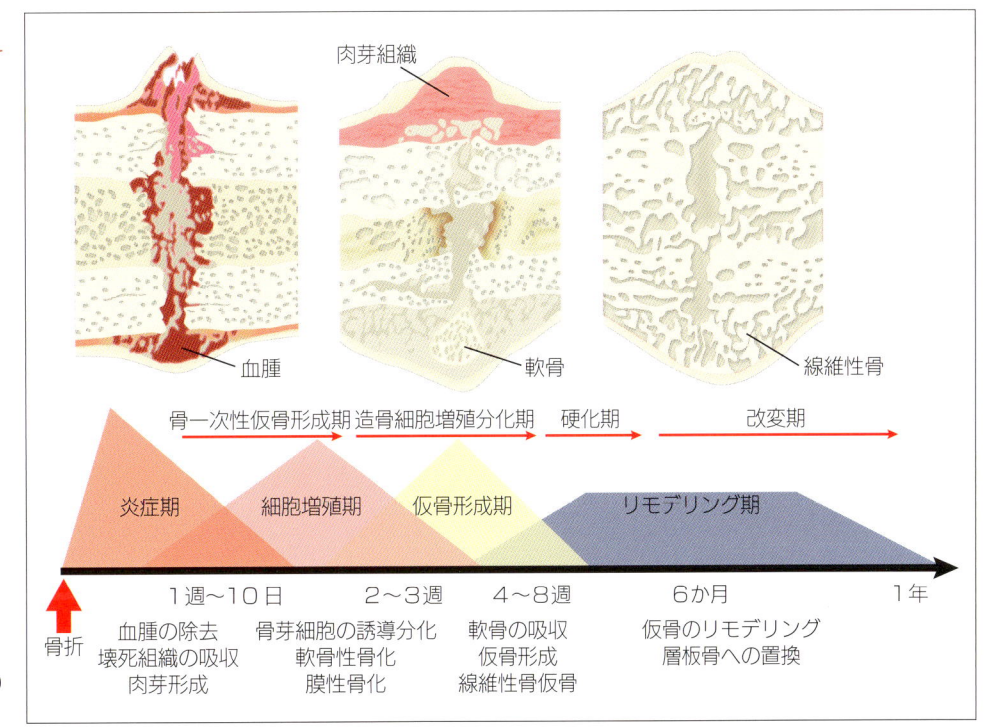

Fig 6　骨折の治癒の過程．
＊上段の図は参考文献2より引用・改変

できると，炎症性細胞の浸潤が起こり，周囲の軟組織・骨膜・骨折端(骨髄)から骨芽細胞を含む幼弱な間葉系細胞が遊走してきます．血腫のフィブリン網や間葉系細胞から生成されるコラーゲンなどを足場として血管の新生が起こり，肉芽組織が形成されます．血腫は徐々に吸収されながら肉芽組織は線維化していき，骨膜は骨折部を包むように肥厚します．骨折端の骨や小骨折片は，変性壊死し，これら増殖した組織のなかに埋もれます．

第2期　一次性仮骨形成期(10～25日)

形成され線維化が進む肉芽組織のなかに，骨膜側や骨髄側より骨芽細胞が進入します．骨芽細胞より分泌された骨基質にミネラルが沈着し，仮骨(callus)を形成します．仮骨は線維性組織と軟骨様組織から構成され，白みがかった線維軟骨の硬さになります(初期仮骨)．仮骨は主に表層の骨膜側より内部へ向かって進み，骨折端は癒合していきますが，脆弱なため固定が必要です．固定が弱い場合は軟骨性仮骨が主体となって，固定が強固な場合では線維性仮骨が形成されます．

第3期　造骨細胞増殖・分化期(20～60日)

初期仮骨は徐々に吸収されながら，骨化が進み，全体が骨になります(骨海綿質の性質ももつ)．

第4期　硬化期(50日～6か月)

海綿骨様仮骨は硬い骨に変わります(終末仮骨)．

第5期　改変期(4～12か月)

正常な骨膜に包まれた完全な骨となります．

抜歯窩の治癒の過程

つぎに，抜歯窩の治癒について少し詳しく述べます．ここでは抜歯窩の治癒過程を便宜上4つに分けましたので，前述の骨折の治癒過程の名称，時間経過とはやや異なっていますが実態はまったく同じです．各過程は時間的に重なりながら進行していますし，1つの抜歯窩のなかであっても部位によって起きている現象にはズレがあります．

血腫・凝血塊期(炎症期：～3日目頃，Fig 7)

抜歯により出血すると，血小板が凝集して止血し，抜歯窩は凝血塊で満たされます．血餅中の血小板からTGF-β，PDGF，IGFなどの細胞成長因子が放出され，白血球をはじめとする炎症細胞が誘導されて炎症が起こります．凝血塊内に好中球，マクロファージが遊走してきて細菌・汚染物質・壊死組織などを貪食します．また，創縁は血餅の上部に滲出したフィブリンで封鎖されます．

抜歯後2～3日で，歯肉縁や抜歯窩周囲の血管から血管内皮細胞が増殖して毛細血管が新生され，線維芽細胞も増殖して肉芽組織の形成が始まります．また，歯根膜や血中に含まれる未分化間葉細胞が骨芽細胞に分化します．創縁の歯肉の上皮が増殖・伸展して抜歯窩表面のフィブリン上を遊走し，4日目ごろ創表面を覆い始めるようになります．

肉芽組織期(細胞増殖期：～7日目頃，Fig 8)

マクロファージがPDGF，TGF-β，IGF，FGFなどの細胞成長因子を分泌して線維芽細胞の分化，増殖を促し，血管の新生も起こります．損傷後4，5日目ごろから線維芽細胞がコラーゲンやプロテオグリカンなどの細胞外基質を形成して，血餅はしだいに肉芽組織に置換されていきます．また，肉芽組織中の未分化間葉細胞が骨芽細胞に分化し，類骨を形成し始めます．歯肉上皮の再生も進み，小さな切歯抜歯創では1週後，大きな臼歯抜歯創でも2週後には，創両端から伸びてきた上皮で被覆されます．

仮骨形成期(～4週目頃，Fig 9)

肉芽組織の形成の進行とともに，抜歯窩の歯槽骨壁から増殖した骨芽細胞と肉芽組織中で分化した骨芽細胞が増殖して骨基質を形成します．3週目頃から骨基質にリン酸カルシウム結晶(アパタイト)が沈着して石灰化が始まります．このようにして，窩底部および窩壁部から抜歯窩の中心に向って幼若な骨(仮骨)が形成され始め，やがて抜歯窩は細い新生骨梁で満たされます．

また，創表面では一層つながった基底細胞が垂直方向に分裂し，重層扁平上皮への分化が進行して角化が進

抜歯窩はどのように治っていくのか

Fig 7 血腫・凝血塊期．抜歯窩は血餅で満たされ，血小板からさまざまな成長因子が放出されて炎症細胞が誘導される．

Fig 8 肉芽組織期．血餅内で線維芽細胞の分化・増殖，血管の新生などが起こり，血餅は徐々に肉芽組織に置換されていく．

Fig 9a, b 仮骨形成期．**a**：抜歯窩壁から増殖した骨芽細胞と肉芽組織中で分化した骨芽細胞が増殖して骨基質を形成する．**b**：抜歯窩壁，抜歯窩底から抜歯窩中心部に向けて骨化が進行する．創の表面では一層つながった基底細胞が垂直方向に分裂し，重層扁平上皮で覆われる．

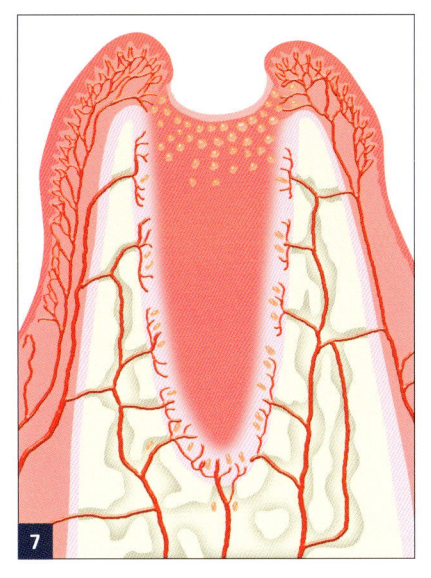

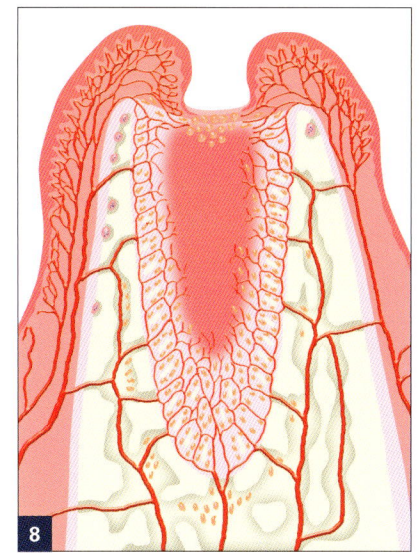

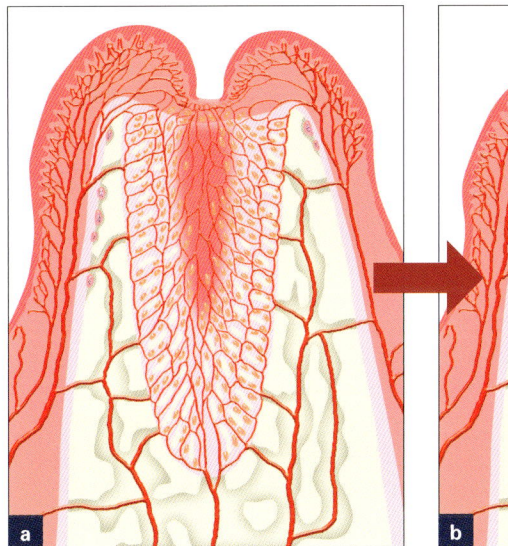

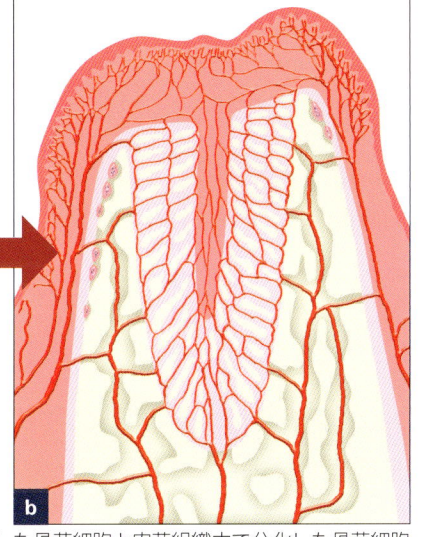

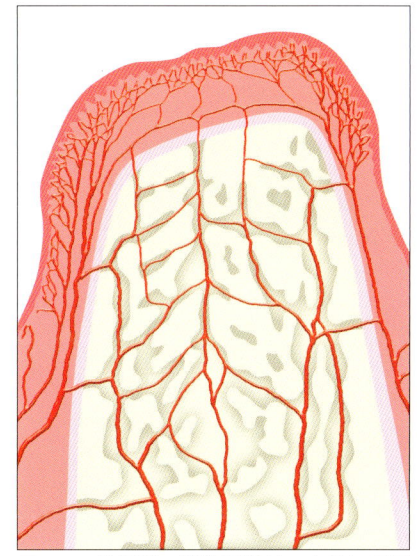

Fig 10 治癒期．新生骨梁は，さらに石灰化が進んで成熟骨になる．

み，4週間後には臨床的にはほとんど治癒した状態となります．

治癒期（成熟期：4週目〜，Fig 10）

抜歯窩を満たした新生骨梁の石灰化がさらに進んで成熟骨になります．再生した骨組織は，しだいにリモデリングされながら太さと硬さを増してその場の条件に応じて再構築されます．抜歯窩を覆う歯肉は厚みを増し，正常な構造に修復されます．治癒期は一般的に2〜3か月ですが完全に成熟骨に置き変わるには約半年かかります．

自家骨移植の治癒の過程

骨造成の手段として皮質骨のブロック骨移植も頻繁に行われるので，骨移植後の治癒についてよく理解しておかなければなりません．

移植された自家ブロック骨は，生きた骨としてそのまま生着して骨折の治癒のように母床と癒合するわけではありません．自家骨であっても移植骨内の細胞は死滅していったんは死んだ骨となって吸収され，その後，移植骨のもつ骨伝導能と骨誘導能（**Table 1**）によって移植母床

自家骨移植の治癒の過程

Table 1 骨の治癒能.

①骨形成能 （osteogenesis）	■骨形成細胞が直接骨形成できる能力 ■それ自体から新生骨が形成される能力 ■自家骨移植や仮骨延長で認められる
②骨誘導能 （osteoinduction）	■骨を形成する細胞を呼び集めて骨を添加させる能力 ■骨組織の部位以外に骨を形成することができる能力で，骨を失った部位の周囲から骨を形成する細胞を呼び集めて，骨を添加させる
③骨伝導能 （osteoconduction）	■骨を形成するための足場となる能力 ■骨と接した状態の材料が足場となって骨形成細胞が侵入し，骨が形成される ■同種骨移植，異種骨移植，人工材料で起こる

から新生血管の進入と，骨芽細胞の分化・造成が起こって，母床骨と連続した骨組織に置換されます．したがって，この間に荷重がかかると，圧潰して消失してしまいます．

第1期

移植骨に対する母床側の非特異性反応が起きます．出血とともに移植骨周囲に炎症性細胞浸潤が起こり，周囲組織より線維芽細胞の遊走，血管の新生が進み，肉芽組織を形成します．しだいに骨芽細胞や破骨細胞の前駆細胞が増殖します．

第2期　骨誘導の過程（1〜4週）

炎症が消退した後に起こる骨誘導現象で，骨芽細胞の増殖が起きます．移植材によっては，組織不適合に基づく遅延性過敏反応が起こります．

第3期　骨伝導の過程（数か月）

移植骨の網状構造の空隙に毛細血管や新生骨が進入し，成長していく時期です．

第4期（2〜20年，Fig 11）

骨の吸収と新生骨の置換が続きます．条件としては，①老年よりも若年，②移植骨量が少ない，③移植骨と母床が密着している，④同種骨よりも自家骨，⑤皮質骨よりも海綿骨，⑥移植骨は大きな塊よりも細片，のほうがより早く置換します．

骨の治癒に影響する因子

骨の治癒に影響を及ぼす要因は基本的には軟組織の場合と同じですので，ここでは骨の治癒に特有の要因を追加として述べます．

＊軟組織の治癒遷延要因はCHAPTER2 **5**を参照．

全身的因子

軟組織の治癒を遅らせる要因は骨の治癒も遅らせます．

①**年齢**　とくに乳幼児では骨に弾性があるため骨折は若木骨折となり，完全に離断されることはあまりなく治癒

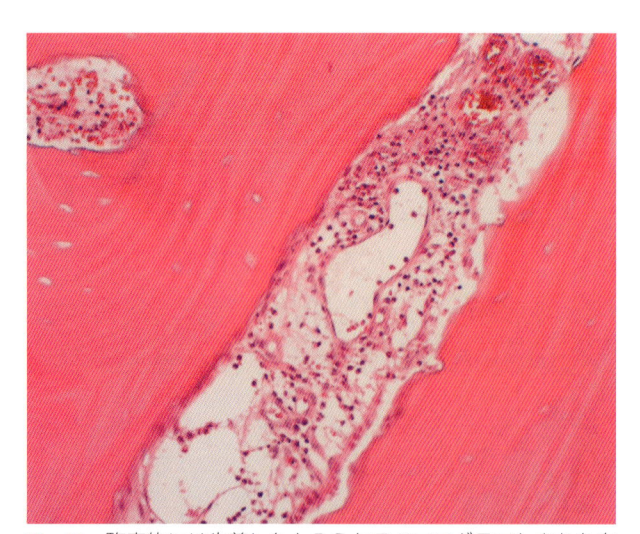

Fig 11 臨床的には生着したとみられるベニアグラフトされた自家骨の病理組織像．移植骨の骨細胞は脱落しているが，移植骨の空隙には毛細血管や炎症性細胞がみられ，骨表面には骨芽細胞の裏打ちがみられる．

も速やかです．また，閉経後の女性はエストロゲンの減少により骨形成が抑制されます．
②**基礎疾患**　創の治癒が遅れやすい一般的な基礎疾患（たとえば，貧血，肝障害，腎疾患など）に加えて，全身的な内分泌疾患や代謝疾患で骨の代謝に影響するものがあります．副甲状腺ホルモン，カルシトニン，成長ホルモンなどの分泌異常，ビタミンDの不足，大理石病や骨パジェット病などの骨代謝異常疾患などでは治癒が遅れます．

局所的な因子
①骨損傷の程度
②周囲軟組織の損傷の程度
③骨および周囲軟組織の血流
④局所病変の有無（炎症，壊死，感染，腫瘍，壊死など）があると遅れます．骨周囲の軟組織の状態（損傷の大きさ，血流の状態など）も骨の治癒に大きく影響します．

手術関連因子
骨を覆うフラップの血流の減少を防ぐこと，骨膜のダメージを少なくすること，などがとくに重要です．とくに骨膜は，前述したように，骨芽細胞や前骨芽細胞の貯蔵庫ですから骨の新生に重要です．
①**乾燥**　術中の露出範囲が広く，露出時間が長いと骨膜や骨のダメージが大きくなります．
②**熱傷**　骨切削時には生食水を注水して熱傷を防ぎます．注水が不十分だと骨の熱傷を起こし，治癒が遅れます．
③**固定の状態**　骨の造成手術で移植骨，補填材などが動揺すると骨形成が障害されるので，動揺しないようしっかりと固定または被覆する必要があります．
＊CHAPTER 4 ❷骨補填材参照

④**形態の維持**　顆粒状や粉末状の骨補填材の場合，歯肉を縫合することにより圧迫されて吸収されたり，望ましい形態に骨が形成・造成されないことがあります．望ましい形態に骨が形成されるよう補填材を被覆して型崩れしないように形態を保持しておく必要があります．

治癒促進因子
①**細胞成長因子**　BMP，PDGF，bFGF，TGF-βなどは実験的に骨形成や骨癒合が促進されることが明らかになっており，とくにBMPは遺伝子組み換えによりつくられたrhBMP-2の臨床応用が試みられています．PRPやPRF（CGF）はこれらの細胞増殖因子の一部を濃縮したもので，臨床に用いられてます．＊CHAPTER4 ❸参照
②**電気・電磁場刺激（パルス電磁場刺激法）**　電気刺激によりCaの細胞内取り込みが促進され，cAMP代謝，DNA合成などが影響を受け，細胞分化の促進，細胞活性の亢進などを生じて治癒が促進されるといわれています[2,3]．
＊歯科用に製品化されたものはないようです．

③**低出力超音波パルス刺激（低出力超音波パルス療法／low intensity pulsed ultrasound／LIPUS／リーパス療法）**　低出力のパルス状超音波刺激による力学的刺激が細胞分化を促進するといわれています．整形外科領域の骨折に対する多施設での無作為二重盲検プラセボ比較臨床試験で骨折治癒効期間が統計学的に有意に短縮されたことから，リーパス療法は1998年に厚生省の認可を受けました[2,3]．
＊歯科領域での応用のために開発された機種は「RB-ソニック」，「RB-ソニック-Pro」（伊藤超短波）

④**物理的力**　至適な力学的ストレスで細胞増殖し，基質産生が増加することがわかっています．

参考文献
1. 山本浩正．イラストで語るペリオのためのバイオロジー．東京：クインテッセンス出版，2002．
2. 杉岡洋一・監修，岩元幸英・編集．神中整形外科学　改定22版．東京：南山堂，2004：329, 332．
3. 烏野大，太田厚美．骨・軟骨修復における物理療法の有効性．理学療法　2004；21(11)：1373．
4. 米田俊之．新しい骨のバイオサイエンス．東京：羊土社，2002．
5. 下野正基．新編　治癒の病理．東京：医歯薬出版，2011．
6. 須田立雄，小澤英浩，髙橋榮明，田中栄，中村浩彰，森諭史・編著．新　骨の科学．東京：医歯薬出版，2007．

7 診断と治療計画

臨床 再生療法で介入する前に必要なことは？

SBO
①多方面からの状況の分析
②診査資料を活かした診断をする
③無理のない治療計画を立てる

再生治療に踏み込む前の診査・診断

再生治療へのプロローグ

　基本治療で口腔内の環境悪化の原因を除去し，改善を図った後に，再生療法に移行します（**Fig 1**）．再生治療の診断は，まずこれまでの治療の再評価です．このステップで重要なことは，口腔内環境が再生療法に移行するのに適切な状態か，適切な状態を維持できるか？の診断です．つぎの項目について確認が必要です．

①歯周環境の維持のためのプラークコントロール，スケーリング・ルートプレーニングの徹底がなされているかの確認
→理由　炎症を惹起するバクテリアを含んでいるプラークが残っている状態では，再生療法は成功しません

②咀嚼・嚥下など正常な機能が営まれていて，悪習癖の解消がなされていること
→理由　異常な負荷により，歯や歯周組織が傷ついたり，疲弊してしまうことが考えられます

③日常の食生活がスムーズに行われるためのう蝕の修復などの保存処置や暫間固定，プロビショナルレストレーションなどによる暫間修復や咬合調整が終了している
→理由　正常な機能が健全な組織を維持するのに必要です

④MTM，自然挺出，外科的挺出，ソケットプリザベーションなどの再生手術を前提とした場合の対策は施されているか，またその成果の確認
→理由　再生療法において術前の環境整備が成功率の向上に大きく影響します．

再生療法とは（Table 1～3）

　再生療法は大きく分けて，歯周組織の再生と，歯の欠損部のインプラント植立にかかわる骨造成との，まったく異なる局所での適応があります．歯周組織再生療法に

再生療法に踏み込むまえの診査・診断

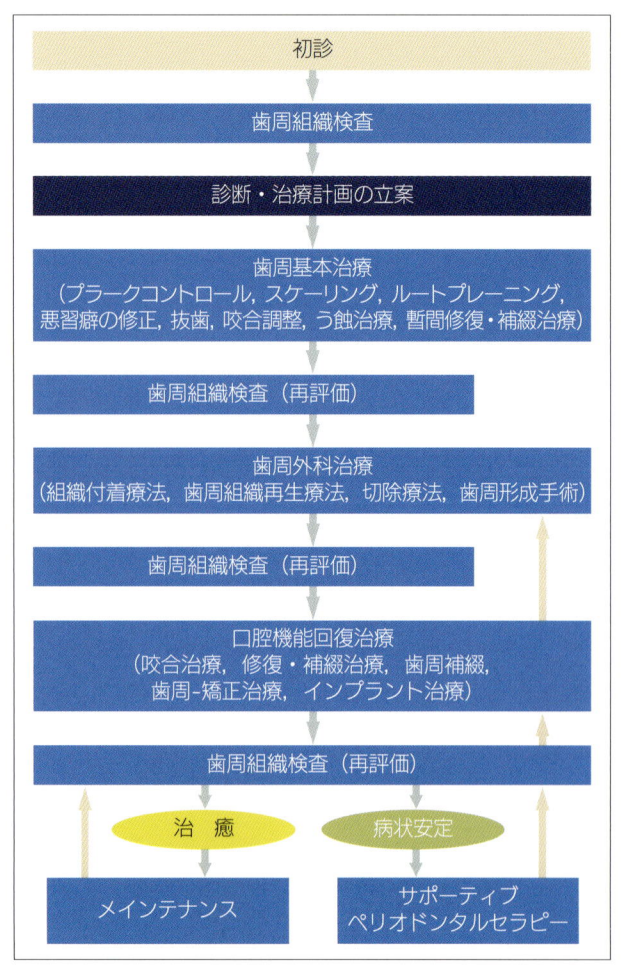

初診
↓
歯周組織検査
↓
診断・治療計画の立案
↓
歯周基本治療
（プラークコントロール，スケーリング，ルートプレーニング，悪習癖の修正，抜歯，咬合調整，う蝕治療，暫間修復・補綴治療）
↓
歯周組織検査（再評価）
↓
歯周外科治療
（組織付着療法，歯周組織再生療法，切除療法，歯周形成手術）
↓
歯周組織検査（再評価）
↓
口腔機能回復治療
（咬合治療，修復・補綴治療，歯周補綴，歯周-矯正治療，インプラント治療）
↓
歯周組織検査（再評価）
↓
治癒　／　病状安定
↓　　　　　↓
メインテナンス　　サポーティブペリオドンタルセラピー

Fig 1 歯周治療の進め方．＊参考文献２より引用

は，骨移植，歯周組織再生誘導法（GTR法），エナメルマトリックスタンパク質（EMD）を応用した方法（エムドゲイン療法）などがあります．一方，歯を失った部位に行う骨造成には，骨移植，歯槽骨延長法，サイナスフロアエレベーション，骨誘導再生法（GBR法）などの治療法があります．

その特徴は，
①繊細で高度な手術を必要とし，手術は複数回に及んだり，複数箇所（受容側と供給側）になることもあり，場合によっては口腔外より骨を移植することもある．
②治療期間が長くなる．
③使用材料は，自家骨，他家由来のもの，人工材料までさまざまで，いくつかの材料を組み合わせて使うことがある．使用期限も生体由来のものは短いものがある．
④コストは材料や器具の特殊性や高度な知識・技術を要するため，高価になることが多い．
⑤有病者や高齢者は，治療法や部位によっては予知性が困難であったり，リスクが高いことが予想される．

患者のパーソナリティ・事情（Table 4）

繊細な治療であるがゆえ，再生療法を希望する患者のなかから，自医院が再生療法に踏み込んでよいと思われる患者を選択しなければなりません．希望される患者のすべてが適応症なのではありません．まず先生自身が再生療法の特徴を考慮して，患者個人の条件・性格・考え方などからも，治療に"踏み込むべきか"適応を判断しましょう．

本人協力度

歯科治療では多くの患者が治療中や治療後の痛みに対して潜在的に恐怖感をもっています．現在の歯科治療でまったくの無痛治療は不可能ですが，信頼関係を構築して安心感をもってもらうことで，かなり緩和できるものです．しかし，異常に神経質だったり，マイナス思考で理解・協力をもてそうでない場合は，不適応と考えるべきです．過去の歯科治療既往で麻酔が効かなかったり，気分が悪くなったり，怖い経験をしたことがある患者には十分な時間をかけてトラウマを除去してから麻酔など

Table 1 再生療法の分類．

歯周組織の再生	骨移植術 歯周組織再生誘導法（GTR法） エナメルマトリックスタンパク（EMD）療法 そのほか
インプラント植立にかかわる骨造成	骨移植術 歯槽骨延長法 サイナスリフト ソケットリフト 骨誘導再生法（GBR法） そのほか

Table 2 再生療法の特徴．

手術が必要
移植材を使用（特殊性）
高価（自費）
適応症が限られる
治療期間が長い

Table 3 診査すべき項目．

患者側	全身的	患者の協力度
		そのほか年齢，家族の協力，経済力など
		経済力
	局所的	口腔周囲の顔貌
		手術部
術者側		術者の知識・技術
		院内環境
		スタッフ教育

Table 4 再生療法に影響する患者の協力度．

患者協力度に影響する項目	恐怖心，神経質，マイナス思考，トラウマ，理解力，実行力，性格，など
そのほかの影響項目	年齢，自由時間，職業，家族の協力，経済力

の処置は開始しましょう．また，これまでの基本治療の経過と効果を振り返り，期待している以上の結果を出す患者はよいのですが，反対にもっとも困るのが，本人は「やっている」つもりでも実際の結果がともなわない患者で，再生療法に取りかかるべきではありません．

年齢(年月)

年齢の問題は，患者の現時点の治療の問題ではなく先々の定期健診や予後観察に大きくかかわります．とくに，先生自身の年齢と患者の年齢から，いつまで患者のメインテナンスをみれるのか考慮しておくべきです．また，20代や30代の若い患者の再生療法では一生スパンで考えると10年後，20年後の再治療や修理の必要性を理解してもらい，再治療のときに信頼関係を失わないようによく説明しておくべきです．高齢者では再生療法のリスク・コスト・治療期間などのマイナス面と，治療結果から得られる喜びや満足度のプラス効果との比較で考えてもらいましょう．

自由時間

勤務時間が規則的な仕事(サラリーマン)か，自営業や専業主婦などで時間が結構自由になる仕事なのかも，治療に影響することがあります．患者の要望は強くても無理なスケジュールでは続きません．

家族の協力

個人情報保護という現状ではなかなか難しいのですが，長期通院では家族の理解・協力も大切です．家族も歯科医院に通っていれば理解者となってくれるし，反対に歯科治療のことで困ったときに家族の理解がないと「ほら，そんなことを始めるから……」といわれる．高齢者や有病者で体が不自由であったり，遠いところから通う場合には，とくに交通手段や時間を考慮して説明しなければ，途中の中断やトラブルになって悪い結果になることもあります．家族と歯科医院スタッフが触れ合うことで，患者本人に自覚のない"認知症"や"うつ"といった思いがけない情報を得ることもあります．

患者の選択では，先生の考えだけではなく，勤務医・衛生士・受付・助手など，チームスタッフの協力・意見も重要です．自医院のスタッフは患者との触れ合いの時間が院長より長く，患者の個性をいちばん理解しています．意外と1人のスタッフが患者に対して感じる印象は，チームのみんなが感じていることです．チーム医療はチームの構成スタッフが目的や気持ちを共有していなければ成功は困難です．彼女たちの意見をミーティングなどで確かめておくのがいいでしょう．

POINT1 スタート時点で何か患者と何となく波長が合わない患者
そう感じたら，先々重荷症例になってしまうことがあります．患者とよい関係は続きませんから，絶対に再生療法は自重すべきです．対応の手段としては近隣の大学病院など大きな施設を紹介することです

POINT2 再生療法を目的で紹介されて来た患者
とくに，しっかりと基本治療で自医院のコンセプト(基本的考え方)を理解していただいておかなければなりません．前医院と基本治療への取り組みが違っていたり，患者の再生治療に対する意識が違っている場合があります．患者の意見を聞きつつ前医院と綿密に連絡をとることが大切です．

POINT3 既知の人への対応
患者と主治医の関係の以前に，いつも地域やグループなどでお世話になっている人・友人・先輩・近所の人など既知の関係の人への歯科治療で，断りきれずに安請け合いや背伸びをして，基本的に無理な治療や技量以上の治療を請け負ってしまい，大怪我のもとになることもあります．「何もかもが可能ではない！」のを肝に銘じ，十分注意してスタートしましょう

患者の健康状態(全身的リスクファクター)の確認(Table 5, 6)

骨粗鬆症

わが国の骨粗鬆患者は現在1,100万人程度が骨粗鬆症と推定されています．さらに今後も増加することが予想されています．骨粗鬆症はインプラントのリスクファクターであることが広く知られています．最近の研究では骨代謝マーカーにより骨代謝の変動をとらえやすく，また将来的な骨粗鬆症の発現を予測できるといわれています．骨代謝マーカー検査で骨粗鬆症予備軍を把握したり，患者に危険性を説明しておくことも可能です．

Table 5 再生療法に影響する健康状態．

疾患	骨粗鬆症 糖尿病 高血圧
薬の服用	ビスフォスフォネート製剤 抗血栓療法薬 ステロイド
そのほか	体力 喫煙 ストレス

7 診断と治療計画

Table 6 再生療法の効果を阻害する，または再生療法の不適応症となる全身的リスクファクター．*高橋哲氏より提供．

全身的な既往歴	OK	要注意	危険
心疾患	過去に心筋梗塞	狭心症 冠状動脈の疾患	最近の梗塞 重篤な心臓の機能不全
血液疾患		抗血栓薬治療中 貧血	血液病 無顆粒球症 血友病
免疫・呼吸器・代謝		糖尿病 腎機能不全 呼吸機能不全	進行性癌 免疫不全
骨疾患		骨粗鬆症	骨腫 骨形成不全症 ページェット病
年齢	18歳以上の患者	高齢者	16歳以下の患者
その他		アルコール依存症 妊婦 ニコチン中毒症 薬物中毒 頭頸部の放射線照射	ビスフォスフォネート投与中患者

> **note** 再生療法での注意
> 骨に侵襲が及びにくい EMD や GTR などの軟組織の外科は，ケースによっては可能といわれています．

ビスフォスフォネート（BP）製剤

　癌患者の骨吸収を抑えての除痛あるいは骨転移を防ぐためや，骨粗鬆症の患者の骨折や骨痛を防ぐ目的でビスフォスフォネート（以下，BP）製剤やが投与されています．

①経口薬
製品名　フォサマック（MSD）・ボナロン（帝人ファーマ）・アクトネル（エーザイ）・ベネット錠（武田薬品工業）など
疾病名　骨粗鬆症・骨ページェット病など

②静注薬
製品名　テイロック注射液・ゾメタ点滴静注用など
疾病名　乳がん・肺がんなど

③ビスフォスフォネート関連顎骨壊死（BRONJ）
　癌患者の場合は原則として BP 製剤は休薬しません．したがって歯科治療は大学病院や総合病院で行います．骨粗鬆症の患者は BP 製剤の投与を受ける前に口腔ケアや歯科治療を行っておくべきです．BP 製剤の経口投与を行っている患者のビスフォスフォネート関連顎骨壊死（以下，BRONJ）発生率は 1 万人に 1〜4 人程度ですが，抜歯や外科処置を行った場合 10 倍の確率になるという報告もあります．骨露出，顎骨壊死（ONJ）を起こし，顎骨壊死が進行すると病的骨折を起こすこともあります．
　使用期間が 3 年以上では，一定期間（約 3 か月）の休薬の後に外科処置を行うほうがよいといわれていますが，主治医の医師に投与法・投与量や期間を聞いてリスクを判断しなければなりません．患者によって状況が違うので，積極的に再生療法は行わずに，患者に十分な説明をして理解してもらい，口腔外科のある病院に紹介したほうがよいでしょう．

＊参考　平成 22（2010）年 6 月 1 日付厚生労働省医薬食品局安全対策課事務連絡にて，医師の BP 製剤使用上の注意に「本剤の投与にあたっては，患者に対し適切な歯科検査を受け，必要に応じて抜歯などの顎骨に対する侵襲的な歯科処置を投与前に済ませるよう指示するとともに，本剤投与中は歯科において口腔内管理を定期的に受けるとともに，抜歯などの顎骨に対する侵襲的な歯科処置はできる限り避けるよう指示すること．また，口腔内を清潔に保つことや歯科受診時に本剤の使用を歯科医師

に告知するなど，患者に十分な説明を行い，異常が認められた場合には，直ちに歯科・口腔外科に受診するよう注意すること」と記載されています．

note 骨粗鬆症患者の再生療法での注意
- 近頃，骨粗鬆症や癌の薬として投与されるデノスマブ（「ランマーク®」第一三共など）でも，BP投与群と同じ頻度で顎骨壊死が報告されています．
- BP製剤は骨吸収の阻害効果という面では，今後の研究しだいで再生療法への効果も期待できそうです．

ステロイド剤

製品名　プレドニン（塩野義製薬）
疾病名　膠原病（主にリウマチ），SLE（全身性エリテマトーデス），アレルギー疾患

ステロイド服用者は易感染性で，外科処置は投与量によっては術前の抗菌剤投与で可能ではありますが，内科主治医の了解なしには禁忌です．ステロイド性骨粗鬆症の予防のためにBP製剤を服用している場合があります．これは老若男女を問わないため，問診時に注意が必要です．

糖尿病

糖尿病を患っている患者は，免疫力が低下し，創傷治癒が妨げられることが知られており，オッセオインテグレーションの阻害とインプラント周囲炎との関連を指摘されています．ケースバイケースですが，外科手術のコントロールの目安はHbA1cが8.0以下（基準値4.3～5.8）です．しかし，年齢や病状によっては術前の抗生物質の投与などが必要な場合もあるので，内科主治医と連携をとって指示を仰いで始めるべきです．

note 糖尿病患者の再生療法での注意
- 何といっても術後感染予防の配慮
- 血糖値が安定している午前中に外科手術を行う
- 血糖値の上昇を抑えるために術中ストレスを軽減させる

高血圧

血圧は季節やストレスなどで変化がありますので，日常の全身状態（高齢・肥満度・喫煙・糖尿病などの全身疾患）と総合的に判断する必要があります．したがって，高血圧症の場合は，内科医との連携・相談で，全身状態を把握して血圧がコントロールされていれば，手術可能な状態です．なお，外科的処置の前には最高血圧が140mmHg以下，最低血圧90mmHg以下が目安になります．

note 高血圧患者の再生療法での注意
- 痛くない麻酔を心掛ける（針の太さ・注入スピードなど）
- 術中に追加麻酔しない十分な初期麻酔を行う
- 患者をリラックスさせて麻酔処置を行う

抗血栓療法の薬

抗血小板薬　バイアスピリン®・バファリン・パナルジン®・プラビックス®・プレタール®，他
抗凝固薬　ワーファリン®・プラザキサ®，他
疾病名　心筋梗塞・脳梗塞・不整脈（重症）など

中止可能であれば投薬中止をします．全身状態が投薬必要であれば多くの場合，服用期間や量を調整して外科処置を行うことも可能ですから，主治医との密接な連携が必要です．外科処置のコントロールの目安はPT-INR（プロトロンビン時間国際標準比）が2.5（正常値は1.0～1.2）です．

note 抗血栓療法薬の投与患者の再生療法での注意
- 現在，抗血栓療法を受けている患者は継続投与下での外科手術を行う傾向にあります．
- アスピリン（バイアスピリン・バファリン）はPT-INRを上昇させません．

喫煙

喫煙は重要なリスクファクターであることは多くの論文で報告されています．喫煙はインプラントの失敗を助長する要因[8]ですが，再生療法の禁忌ではありませんが，歯周外科処置の失敗のリスクが高くなります．

note 喫煙者の再生療法での注意
- 患者は喫煙による外科処置への影響を軽くみる傾向にあります（十分な説明と理解を）
- 禁煙者の喫煙歴や年齢，1日の喫煙量など諸条件に左右されるようですが，禁煙後に歯周病のリスクが非喫煙者の程度に低下するのに11年以上の歳月が必要とされるという報告[9]もあります．以上のことから考えると再生治療時も十分な配慮が必要でしょう．
- また，受動喫煙者も歯周組織に対する為害作用を引き起こす可能性が考えられています[10]．

口腔内診査

トップダウントリートメントとは，インプラント埋入を行う前に口腔内全般を精査し，理想的な最終補綴装置をプランニングして，埋入位置・方向・本数を決定するやり方をいいますが，再生治療ではいかなる場合も口腔

内全体を診査の対象とする必要があります．

診査ツールの利用（Table 7）

①**パノラマエックス線写真** 口腔の硬組織の全体の把握ができます．下顔面部の現状を総覧的に把握でき，治療計画の立案には欠かせません．また，定期的に撮影することで予防やメインテナンスの診査に便利です．下歯槽管や上顎洞の位置のほか，思いがけない骨のなかの異常や病気を発見することができます．

②**デンタルエックス線写真** 簡単なようで難しいのがデンタルエックス線写真の"鮮明さ"と"規格化"です．デンタルエックス線写真は比較的手軽な割には得られる情報が大きく，再生手術部位の診査には欠かすことができない診査ツールです．

デンタルエックス線写真による病的な骨欠損の把握や難易度の診査を行うには，正常像（Table 8）をよく理解しておくべきです．

③**CT** CTのおかげで，従来，術者の熟練度・想像力・解剖学的知識に左右されてきた危険域までの位置をほぼ正確に数値化し，安全域を三次元的に判明でき，顎骨形態の把握や歯根周囲の骨欠損の診断がより精密にできます．画像から神経や血管の走行を確認することで安全性の確保が向上します．コンピュータソフトは，インプラント埋入シミュレーションも可能で成功率も向上し，トップダウントリートメントには欠かせないツールです（「SimPlant」〔マテリアライズデンタルジャパン〕，「10DR」〔10DR JAPAN〕，「iCAT」〔アイキャット〕など）．CTの画像診断には静的な物と動的な物の2通りありますが，現在は外科用テンプレートを使用したcomputer-guided（static）surgeryが一般的です．

ただし，精密な画像を確保するには，撮影条件をしっかり守り，より鮮明で正確な画像を確保し，解剖学的知識や各種診査の結果と併せてその画像を正しい診断に結びつけなければなりません．骨形態の三次元像での診査や，上顎洞の診査や，インプラント埋入予定部位の診査では，神経までの安全域基準の2 mmに対する参考となるでしょう．

POINT4 よく見えるようにして，よく診る
毎回，来院時は診査や処置の前に歯石，縁上プラークやステインを除

口腔内診査

Table 7　診査の種類とその特徴．

診査ツール	目的
パノラマエックス線写真	総覧的診断：病的部位の発見
デンタルエックス線写真	二次元診断：安心ケース
CT	三次元診断：困難ケース

Table 8　下川公一氏による歯周組織エックス線写真像の正常像．

①歯根全体が歯槽骨内に植立されている
②鮮明な歯槽頂線と歯槽硬線の連続性が直角的に認められる
③鮮明な歯槽頂線と歯槽硬線ができる限り薄く均等な幅で確認できる
④鮮明かつ明瞭な歯槽骨梁が認められる
⑤上顎臼歯部では上顎洞底線が明瞭に認められる

去しましょう．

再生治療前の口腔内診査

ところで，再生療法は思い通りにできるんでしょうか？　歯列の状態が不正である，術部が狭い，開口度が小さい，開口時間が短い，唾液の量が多い，舌が大きい・硬い，頰粘膜の位置が近い，奥のほうで安定した視野の確保が困難，などをみて，操作が思い通りにできるかの確認が必要です．

局所の診査

①**歯周組織再生のための診査** 歯周治療は対症療法から原因除去療法へ，そして再生療法へと進歩してきましたが，局所の診断では，
（1）歯石やプラークの除去（デブライドメント）は十分にされているか
（2）歯肉の厚さ（厚さに明確な基準はありませんがプローブ挿入時のプローブが透ける程度は参考にしましょう，外科時の歯肉弁は厚さが1 mm以上必要です），付着歯肉の幅（付着歯肉の幅は歯周組織の健康維持には重要と指摘する研究者は多くいます），歯肉-歯槽粘膜移行部までの距離（長いほ

| CHAPTER 2 | 知っておきたい治癒・再生を妨げない外科の基本

再生治療前の口腔内診査

各種神経

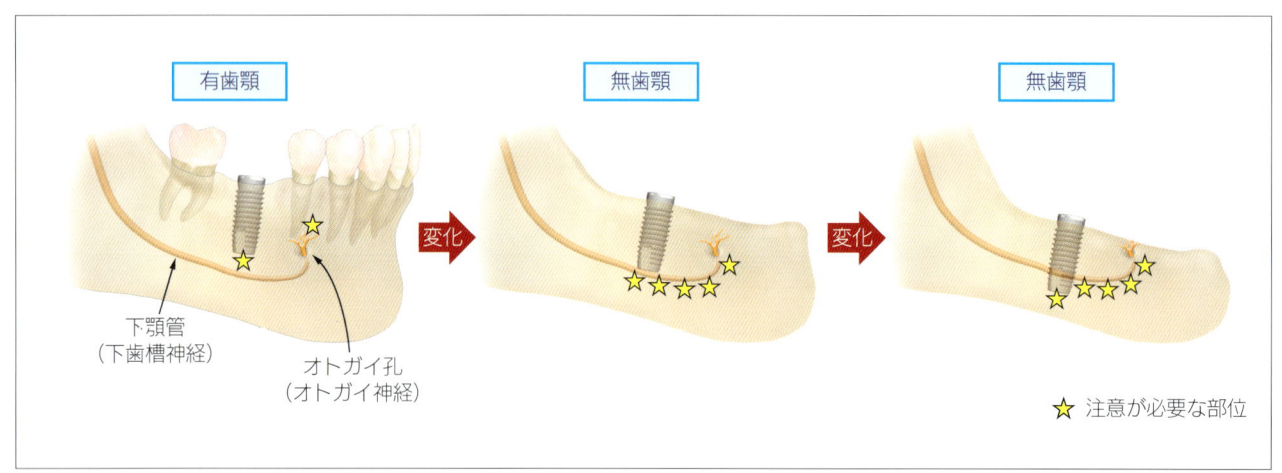

Fig 2 穿孔に注意する下顎神経の走行．有歯顎と無歯顎の違い．

血管の走行

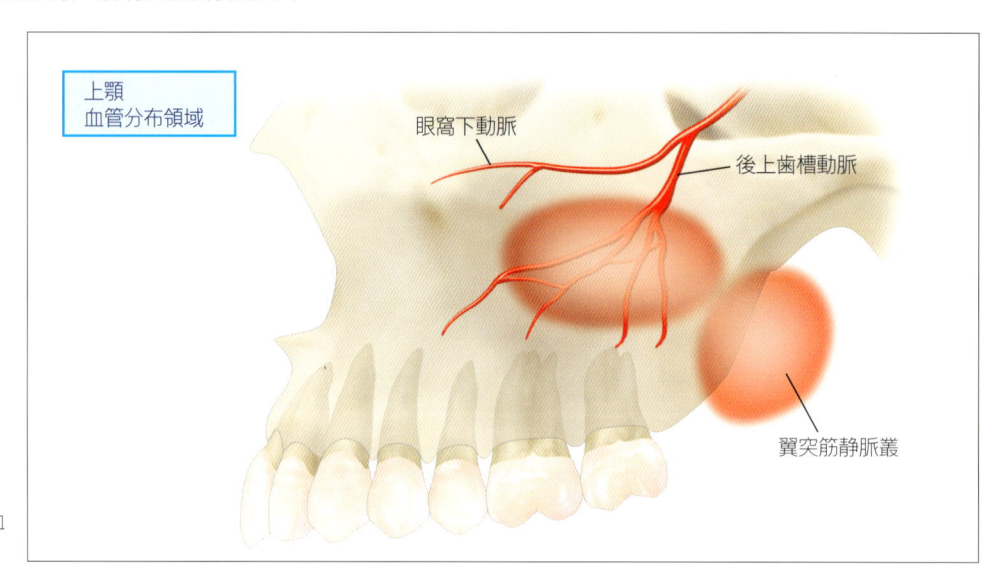

Fig 3 穿孔に注意する上顎血管分布域．

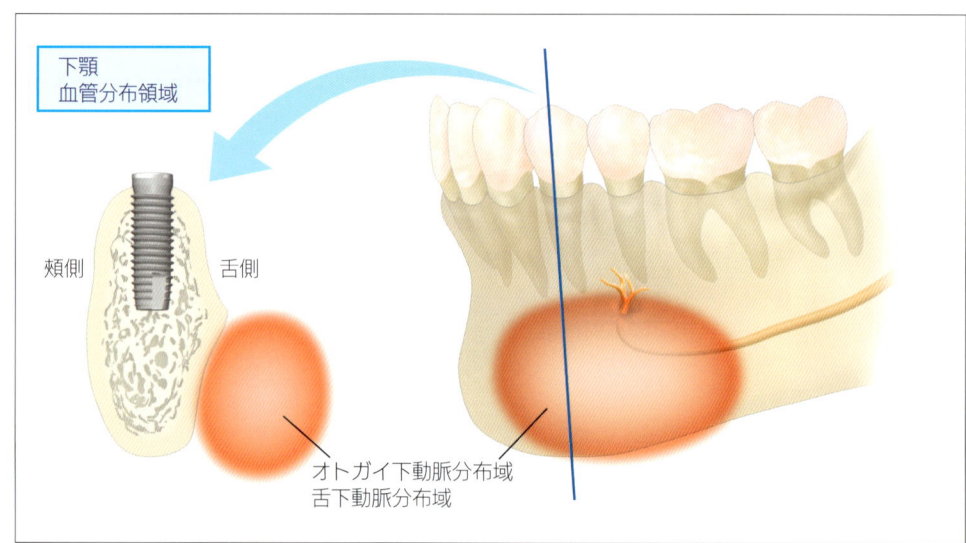

Fig 4 穿孔に注意する下顎血管分布域．

骨形態

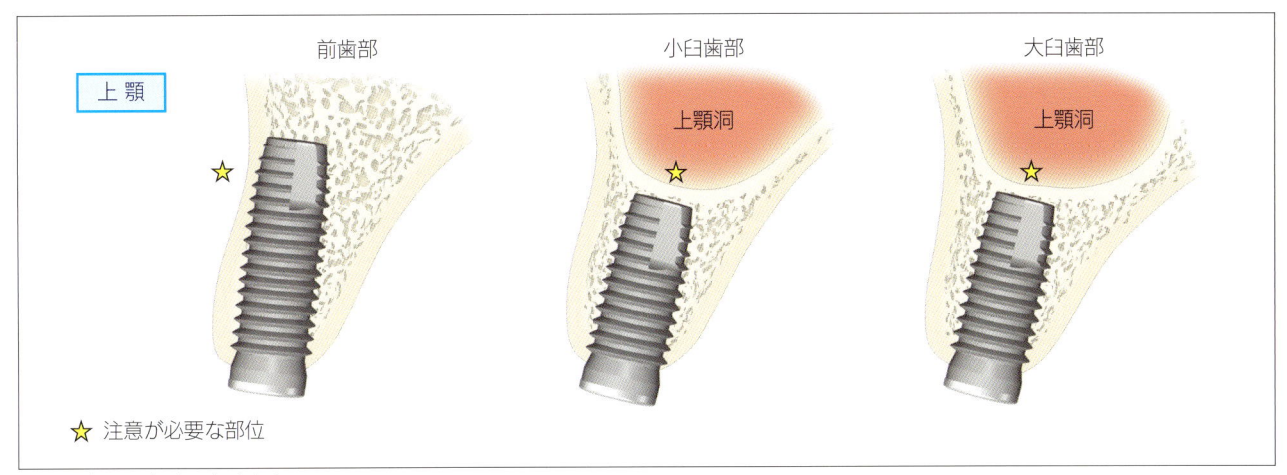

Fig 5 上顎洞穿孔，鼻腔穿孔．

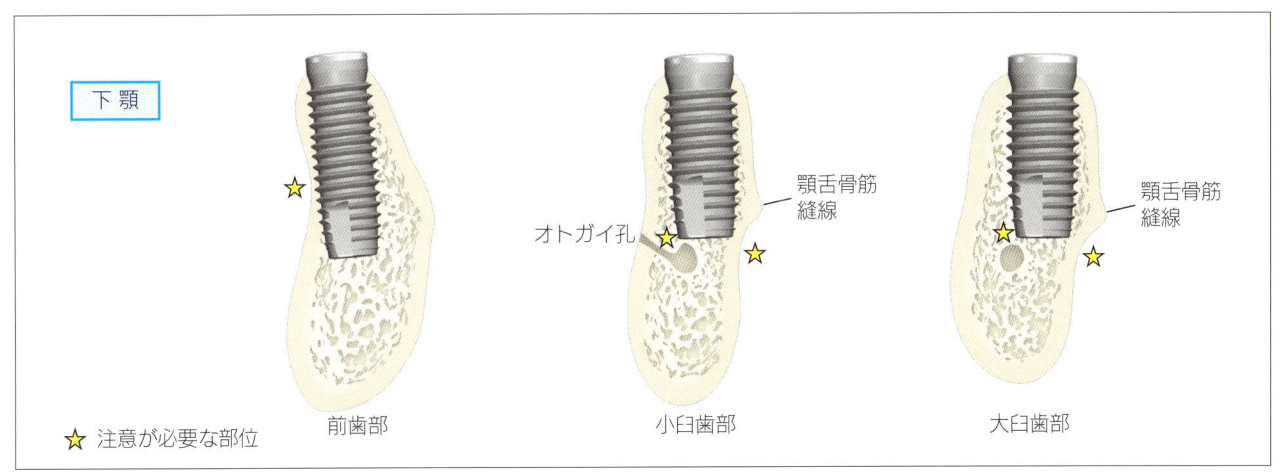

Fig 6 上顎形態・下顎形態と穿孔．

うが有利です）
(3) ポケットの深さや幅と形態
(4) 骨欠損の形態・幅・深さ，根分岐部病変，
(5) 審美領域では歯の形態（卵円型，オーボイド型，トライアングル型）やコンタクトポイントの位置，隣り合う歯の歯根間距離
(6) 歯肉の形態（スキャロップ，ストレート），歯間乳頭部，歯肉退縮度
(7) 臼歯複根歯ではエナメル小滴，ルートトランク，根の長さや離開度や根形態などの歯根形態の把握
など必要となります．

推薦図書1 特定非営利活動法人日本歯周病学会・編．歯周病の検査・診断・治療計画の指針．東京：医歯薬出版，2008．

②骨造成のための診査
(1) 顎骨の形態の分類（ナイフエッジ型，釣鐘型，半円形，台状型，陥凹型）のチェック
(2) 上顎洞形態，および，その粘膜の厚さの診査
(3) 造成部を覆う被覆粘膜は，フラップデザインや減張切開のプランニングをしっかりしていないと，感染や骨造成の失敗につながります．

POINT5 解剖学的知識で"見えないところを診る"
インプラントを埋入する再生手術において解剖学的知識は重要なことです．＊CHAPTER 2 ❷❸で詳説
①各種神経（オトガイ神経・下歯槽神経，Fig 2）　下顎4567部では深さに注意が必要です．
②血管の走行（Fig 3, 4）　上顎は7遠心の翼突静脈叢，サイナスリフト時には後上歯槽動脈，眼窩下動脈．下顎は45部の舌側部にある舌下動脈，オトガイ下動脈に注意が必要です．＊CHAPTER 2 ❷❸で詳説
③骨形態（Fig 5, 6）　再生治療の手術関係部位の形態，脈管走行の確認は，最低必要です．顎骨の形態から上顎骨は上顎洞や頬側への穿孔，下顎骨は舌側への穿孔に注意が必要です．

自医院の診査

行おうとする再生手術に対して，自分の医院は患者の要望を満足できる環境が整っているのか検討しないといけません．環境・経験がともなっていないときは，撤退する勇気も必要です．

①**術者の知識・技術**　審美領域での切開線の位置や縫合の技術など，成功のカギを握るフラップデザインや血液供給の知識など．

②**院内環境(設備・材料)**　滅菌，消毒の完備．発注，保管体制の充実．

③**スタッフ教育**　ミーティングや症例検討会などの情報の共有．講習会や研修会出席による知識，技術力アップ．

問題点の整理(Fig 7)

患者の立場・性格・全身状態など再評価と，口腔内全般や再生予定部位の再評価が終了後，この患者に，再生って本当に必要なのか？　再生治療できる状態なのか？　可能なのか？　予知性は？　偶発症は？　さまざまな検討の後に治療計画の立案(トップダウントリートメント)を行います．

最終のチェックとして
(1)これまでの処置は十分になされているのか

患者へのインフォームドコンセント

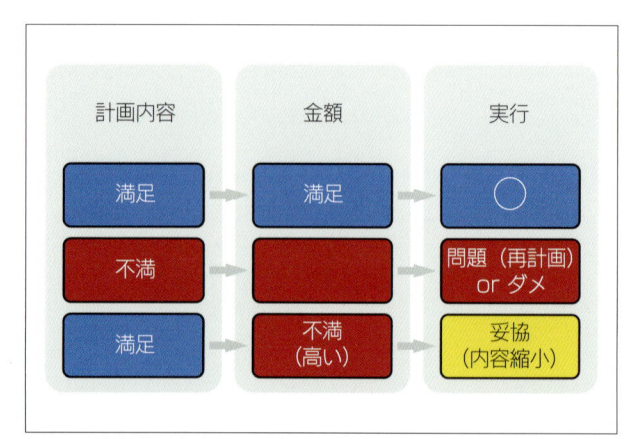

Fig 8　治療法の決定．治療内容と金額の関係．

問題点の整理

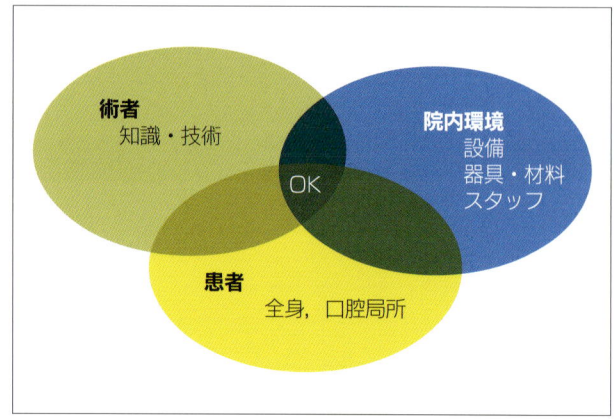

Fig 7　問題点の整理．

(2)患者問題点はクリアできているか
(3)自分の歯科医院で対応可能か
をカウンセリングする前にもう一度確認しておきましょう．

患者へのインフォームドコンセント(説明)

患者は現在どの程度の知識をもって，どのような希望があるよく聴くべきです．意外と行き違っていることがあります．患者の多くは再生療法に対する知識はありませんし，誤った知識を吹き込まれている例もあります．まず患者の知識を確認して，その患者にあった，必要な情報を提供し，正しい説明をしておくことが大事です．患者との長い治療期間を短いと感じるぐらいコミュニケーションをとって，共同作業をスタートしましょう．

治療法の決定(Fig 8)

治療計画が内容面でも費用面でも患者に全面的に受け入れてもらえば，スムーズに治療へ移行できるのですが，内容面で折り合いがつかない場合はかなり問題です．費用面で負担が大きすぎるようであれば，患者の予算や治療の要望と再生治療の費用の接点を検討する必要があります．当然ベストの計画から削れる治療内容はないはずですが，費用・予算がオーバーしているようなら患者の要望を縮小してもらい，納得してもらえるかが焦

点になります．当然予算の縮小に合わせて要望も縮小してもらわなければなりません．法外の安価な予算編成やディスカウントは，治療に移行してから自分の首を絞めることになりかねません．ひいては無理をして事故にも結びつきます．

POINT6 患者の財力は治療計画に直結

医療事故・訴訟にならないために

①「**診療契約**」 医療行為は準委任契約（民法第656条）です．「準委任契約」というのは，事実行為を任せる契約です．医療の場合は，病気を治すというのが事実行為の契約です．しかしながら，病気は，治るかどうかわかりません．病気を治すところまで義務を負わないのが，「準委任契約」なのです．

再生治療も「準委任契約」です．しかし，インプラント・審美歯科などのように保険給付外の治療となると，病気を扱っているのではなく，健康な人が，よりよくなるために治療を受けに来られるのですから，請負契約的なニュアンスが，強く求められると思われます．カウンセリングでは，サンプルの写真などを見せて，あなたはこんなになりますと説明し，必ずそうなるかのように「請負契約」的に治療を奨め，治療が終わって思い通りの結果が得られなかったとき，「準委任契約」を主張するようなことがあってはなりません．そこで，診療契約というものが，大変重要になってくるのです．

POINT7 契約書の意味
契約書はいざというときの「オールマイティなもの」というような理解は危険です．契約書は1枚の紙です．すべてを物語るものではありません．さまざまな過去の事例からみても，最終的には患者との心の繋が

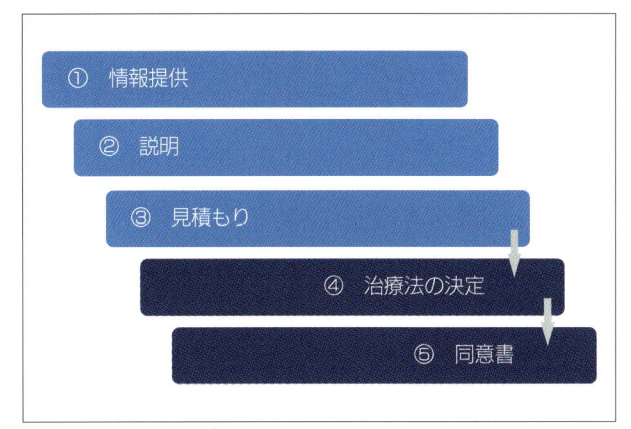

Fig 9 同意書までの流れ．

りの問題です．
診療契約書を締結する意味とメリット
・お互いが診療行為の内容を共有
・無用なトラブルの回避
・患者の安心，信頼
・患者の権利を擁護できる
・診療提供サイドの医療訴訟への防備
・契約書（資料，説明，見積，同意）

②診療契約の手順（Fig 9）

(1)情報提供

☐問診結果，視診・触診・プロービング値・サウンディング・動揺度・出血排膿・コンタクト・咬合などの各種診査結果．

☐正確なデンタル・パノラマエックス線写真・CTなどのビジュアル映像．

☐模型・口腔内写真の提示．

(2)説明

☐資料を提示して再生治療の目的，目標の説明．

☐治療法の内容，治療期間の説明．

☐術後炎症症状（腫脹・出血・疼痛・熱感・機能障害）．

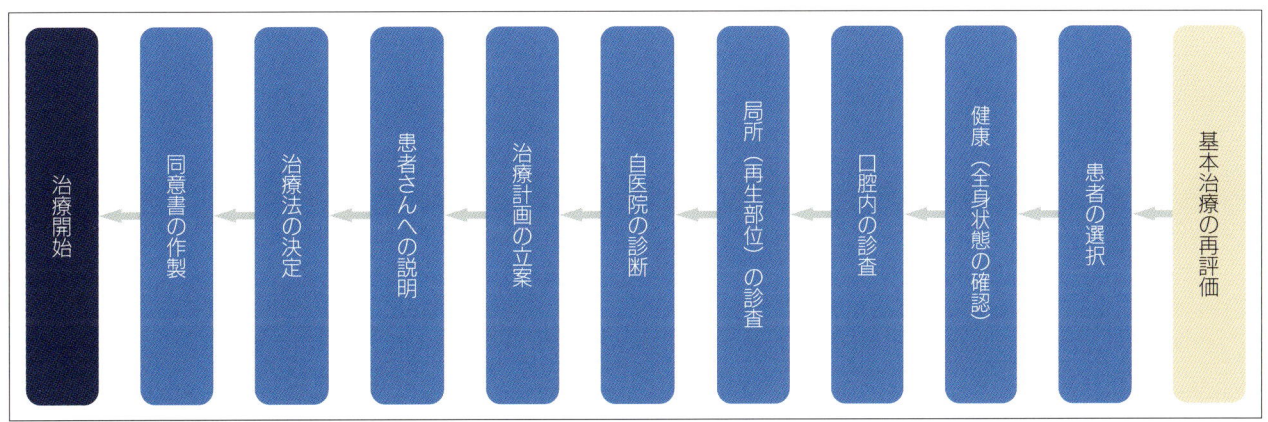

Fig 10 まとめ．治療開始までの流れ．

□偶発症(神経麻痺・出血)など起こり得るリスクの説明.

□治療終了後のメインテナンスに関する注意事項.

(3)見積

□費用(金額)と支払い時期,方法(分割).

□中止の場合の手続き.

□追加料金の有無.

(4)同意

□お互いのサイン,押印.

このように診療契約を締結し,その内容を明確化することにより,信頼関係の向上や歯科医療に対する高い評価を得ることができるようになるのではないでしょうか.

推薦図書2 福田謙一,一戸達也,金子譲・編. 歯科におけるしびれと痛みの臨床. 東京:クインテッセンス出版, 2011.

参考文献

1. 楠川仁悟. 骨増生論(General remarks of alveolar bone augmentation). KYUSHU ACADEMY OF CLINICAL REGENERATIVE DENTISTRY, 2008.
2. 特定非営利活動法人日本歯周病学会・編. 歯周病の検査・診断・治療計画の指針. 東京:医歯薬出版, 2008.
3. 佐々木穂高, 法月良江, 猿田浩規, 本間慎也, 古谷義隆, 伊藤太一, 鈴木憲久. インプラント治療におけるリスクファクターの明確化. 日本口腔インプラント誌 2010;23(2):248-253.
4. Henry DH, Costa L, Goldwasser F, Hirsh V, Hungria V, Prausova J, Scagliotti GV, Sleeboom H, Spencer A, Vadhan-Raj S, von Moos R, Willenbacher W, Woll PJ, Wang J, Jiang Q, Jun S, Dansey R, Yeh H. Randomized, double-blind study of denosumab versus zoledronic acid in the treatment of bone metastases in patients with advanced cancer (excluding breast and prostate cancer) or multiple myeloma. J Clin Oncol. 2011 Mar 20;29(9):1125-32.
5. 福田謙一, 一戸達也, 金子譲・編. 歯科におけるしびれと痛みの臨床. 東京:クインテッセンス出版, 2011.
6. 吉江弘正・宮本泰和・編著. 再生歯科のテクニックとサイエンス. 東京:クインテッセンス出版, 2005.
7. 永田和彦. 医療管理部だより 社団法人福岡県歯科医師会 歯界時報 2006;(609):24.
8. 宮本洋二. 歯科インプラント失敗のリスクファクターと治療成績向上のための対策:インプラントを失敗させないために. 四国歯誌 2006;18(2):211-220.
9. 増岡隆, 松森由希子, 小島美樹, 田中宗雄, 雫石聡. 喫煙者と非喫煙者の歯肉縁下温度の比較. 口腔衛生会誌 2001;51(2):150-155.
10. 伊藤弘, 沼部幸博. 慢性歯周炎患者における喫煙及び受動喫煙のGCFエラスターゼ活性に及ぼす影響. 日歯周誌 2007;49(3):198-206.

8 手術の基本

臨床 フラップデザインと縫合のポイントとは？

SBO
①血流を考えたフラップデザインを心がける
②減張切開の正しい入れ方を学ぶ
③ water-tight suture を学ぶ

フラップデザイン

フラップデザインの大原則

　フラップの設計の基本は血流の確保にあります．フラップにおける血流は，そこに入り込む血管の走行にあります．主として，フラップは，その血流から，① random pattern flap（**Fig 1**）と② axial pattern flap（**Fig 2**）に大別されます．

　random pattern flap とは，フラップに多数の血管が random に入り込んでいることを意味します（**Fig 1**）．口腔粘膜は他部位，たとえば体幹皮膚などと異なり，血流が豊富であるため，よほど細長いフラップでなければ，フラップが壊死することはありません．ただ，細長いフラップをつくる必要がある場合には，フラップの長軸にそって十分な太さの血管が存在しなければ血流不足に陥り，フラップは壊死してしまいます．このように，フラップの長軸に血管を付けたフラップを axial pattern flap とよびます（**Fig 2**）．口腔内で axial pattern flap を用いることは少ないのですが，口蓋裂患者に対する口蓋形成術は，大口蓋動脈を基にした axial pattern flap です（**Fig 3**）．したがって，大口蓋動脈からの血流が何らかの理由で途絶えると，そのフラップは壊死に陥ります．**Fig 4** は口蓋形成の後，フラップが壊死に至り，大きな瘻孔を形成した例です．このように，フラップを形成する場合には，常にそこに入り込む血流を考えなければなりません．

　フラップの幅は広ければ広いほど，random pattern flap の血流確保には好都合です．そのために，フラップの幅は長さの倍であることが理想とされます（**Fig 5**）．フラップの角が鋭角になると，フラップの先端が壊死を起こしてしまいます．フラップは鈍角に設計するのが大原

フラップデザインの大原則

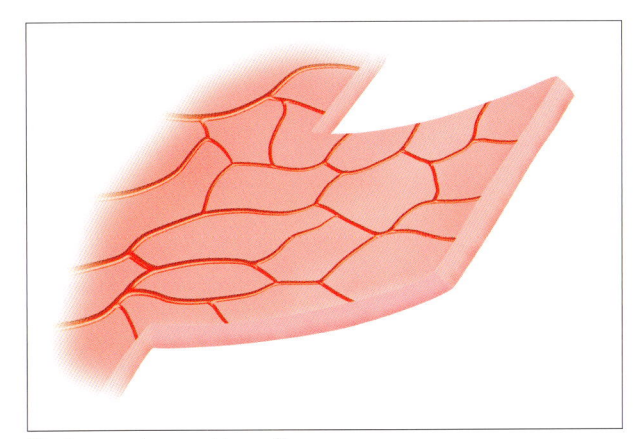

Fig 1　rondom pattern flap.

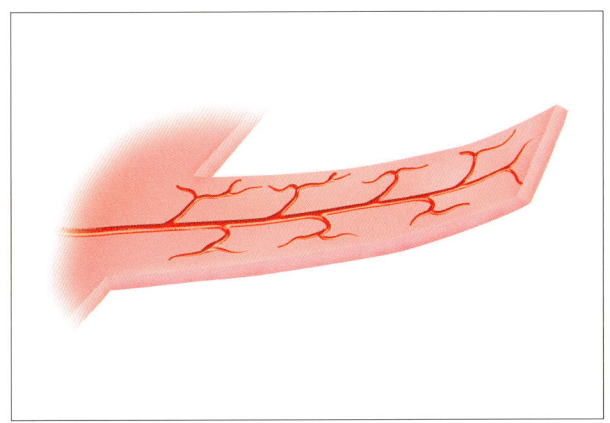

Fig 2　axial pattern flap.

基礎から臨床がわかる 再生歯科　**107**

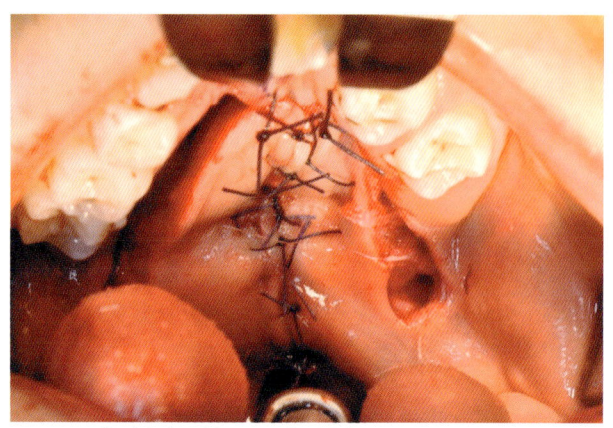

| CHAPTER 2 | 知っておきたい治癒・再生を妨げない外科の基本

Fig 3 口蓋裂患者に対する口蓋形成術は，大口蓋動脈を基にした axial pattern flap．

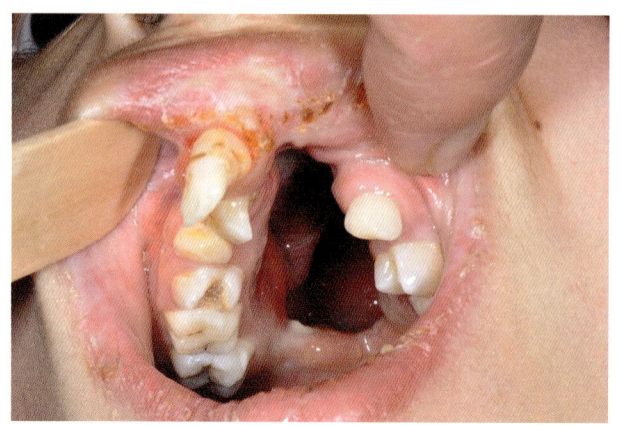

Fig 4 口蓋形成の後，フラップが壊死に至り，大きな瘻孔を形成した例．

則です．埋伏歯の抜歯などで多少フラップの先端が壊死を起こしても，二次治癒で瘢痕となって治癒に到りますが，骨造成時にはフラップが壊死を起こすと，その下の移植材料や固定材料，メッシュや膜などの露出に至り，骨造成は失敗する確率が極めて高くなります．したがって，フラップの角を鈍角に形成することは極めて重要なんです（Fig 6）．

また，フラップには絶対に穴があいてはなりません．減張切開は通常フラップの基部で，十分に厚みのある部分で行いますが，この原則を守らず，薄い部分で減張をいれようとすると，誤って穴が開く可能性があります（Fig 7）．フラップに穴が開くと，フラップの末梢側の血流が途絶え，その先は壊死に陥るので，絶対に避けるべきです．

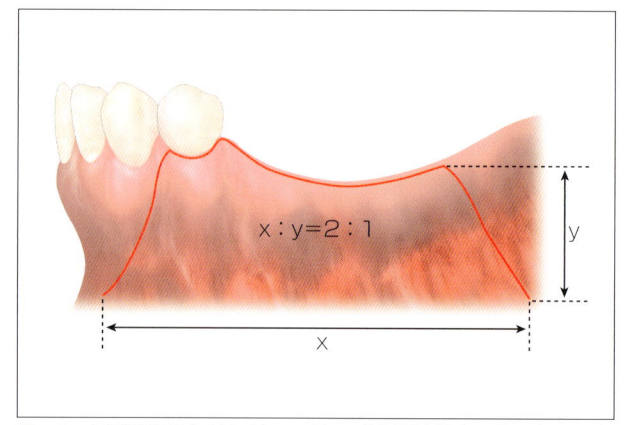

Fig 5 血流確保のためには，フラップの幅は長さの倍であることが理想とされる．

$x:y=2:1$

口腔前庭切開か？　歯槽頂切開か？

切開を口腔前庭に入れる（vestibular incisionまたはvisor incision）か？ 歯槽頂に入れる（crestal incision）か？については昔から議論が分かれるところです（Fig 8 a,

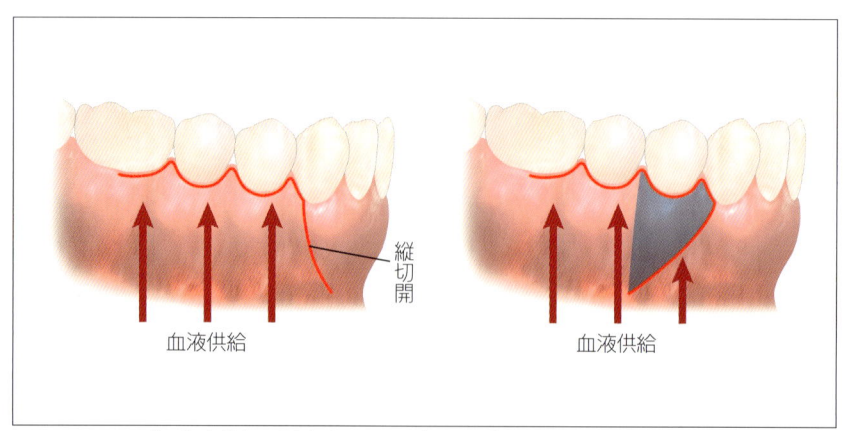

Fig 6 フラップの角を鈍角に形成することは極めて重要．

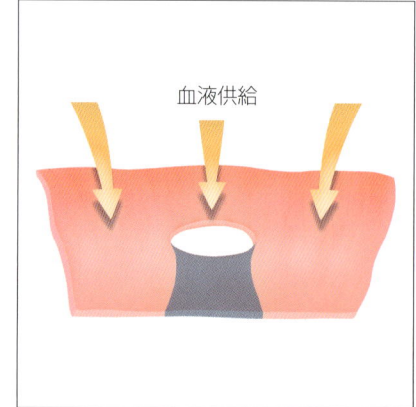

Fig 7 フラップのボタンホールにより血流が阻害された部分ができてしまう．

8 手術の基本

口腔前庭切開か？
歯槽頂切開か？

Fig 8a 口腔前庭切開．口腔前庭切開は，インプラント体と切開線を離すという点から考えられた．しかし，頬側の血流は遮断されるため，フラップへの血流という点では，頬側・舌側からの血流が温存される歯槽頂切開には劣る．

Fig 8b 歯槽頂切開．付着歯肉付近での歯槽頂切開は，口腔前庭切開に比べて術後の浮腫も少ない．

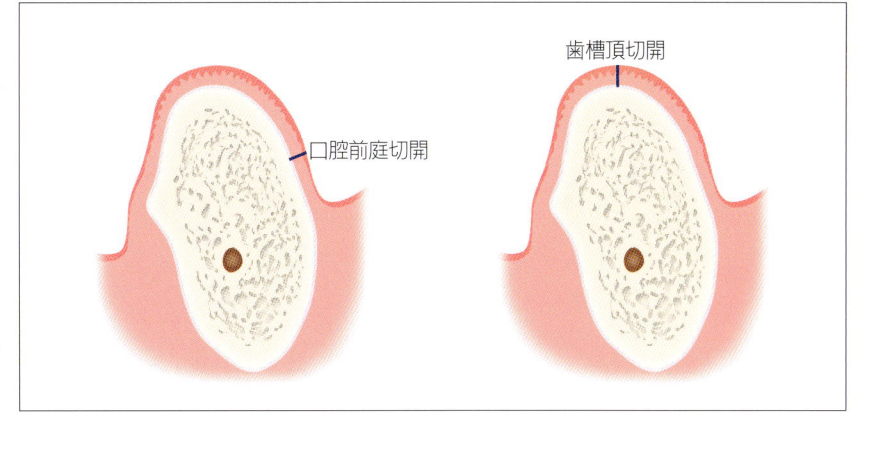

b)．口腔前庭切開は，インプラント体と切開線を離すという点から考えられました（**Fig 8a**）．しかし，フラップの頬側の血流は遮断されるため，フラップへの血流という点では，頬側・舌側からの血流が温存される歯槽頂切開には劣ります．また，付着歯肉付近での歯槽頂切開（**Fig 8b**）は，口腔前庭切開に比べて術後の浮腫も少ないです．さらに，減張切開を行う場合にも，口腔前庭切開は不利となります．以上の理由で，インプラント外科での切開の第一選択は歯槽頂切開となります．

減張切開の正しい入れ方は？

減張切開の基本的な考え方は，①十分に厚みのある部分に入れること，②骨膜のみに入れること，③1本の骨膜切開を行うこと，の3つです．まず，十分な幅の広いフラップデザインにします．縦切開の長さは十分に歯肉頬移行部を超えるぐらいまでに設定します．したがって，フラップの幅もその倍程度の長さをとることになります．つぎに，粘膜骨膜弁（全層弁）を剥離翻転します．フラップの剥離は十分に厚みのある部分まで行い，しっかりと骨膜を明示します．#15または#11のメス刃を用い，粘膜骨膜弁の近心ないし遠心部から骨膜のみに，1本の線で切開を行います（**Fig 9**）．この際，フラップを有鉤摂子などでしっかりと把持し，緊張を与えたうえで骨膜切開を入れることが大事です．深さは骨膜のみとし，その下の筋層には切開を深く入れません．これは骨膜上には血管のネットワークが存在するため，傷つけると出血が多くなり，止血が困難になるだけでなく，フラップへの血流障害の可能性もあるからです．骨膜のみに切開が入ると，その下に存在する神経・血管は温存することができます（**Fig 9, 10**）．

減張切開の正しい入れ方は？

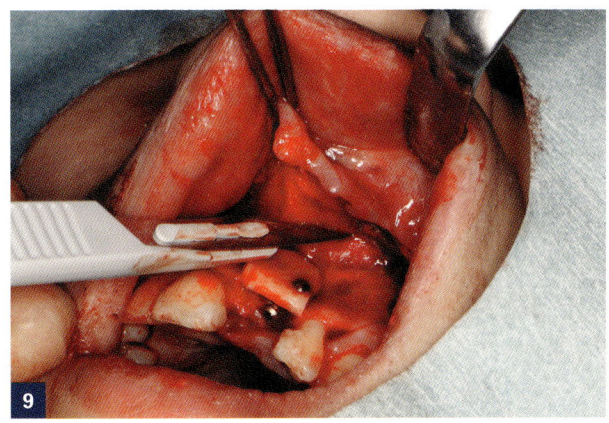

Fig 9, 10 減張切開．

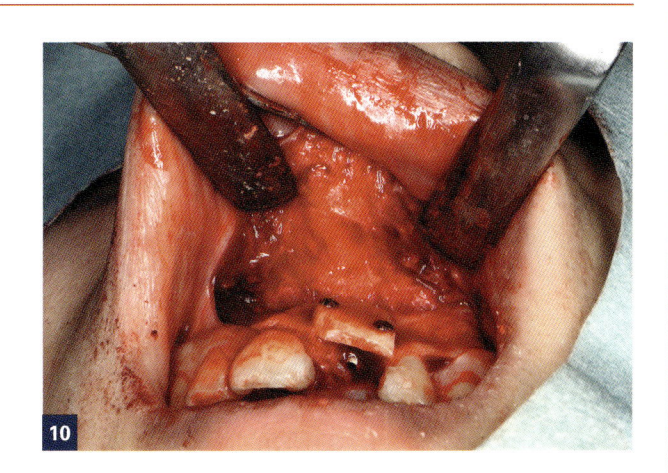

| CHAPTER 2 | 知っておきたい治癒・再生を妨げない外科の基本

まちがった減張切開とは？

①短冊状の減張切開 短冊状にランダムに入れる減張切開は，有効な減張にはなりません．また，ランダムに行うことで深さのコントロールが効かなくなり，骨膜の挫滅，血管のネットワークの損傷による血流障害を起こす可能性もあります．短冊状に行うのは決して有効ではありません！

②フラップの高位での減張切開 フラップの浅い位置（高位）で，十分な厚みのないところで減張切開を入れてはいけません．これはフラップが伸びないばかりか，フラップに穴を空けてしまう危険すらあります．穴が開いてしまうと，減張どころかフラップの壊死に至る危険すらあります．

③最深部での盲目的な減張 剥離した範囲の最深部で盲目的に切開を入れてはいけません．深さのコントロールができないだけでなく，十分に効果的な減張が行えません．

どのぐらいの減張がよいのか？

減張をした結果，フラップどうしに5mmぐらいのオーバーラップができ，余裕をもって縫合できるぐらいがいいです．とくに，骨造成部では十分な余裕をもって減張を行っておかないと，創哆開の原因となります．

骨造成における縫合術

water-tight suture とは

移植骨や骨補填材を填入し，骨造成を行う場合，water-tight suture を心掛けます．water-tight というのはもともとは「防水の」という意味ですが，水も漏らさない，完璧な，という意味で使われます．移植した材料が口腔内において唾液あるいはバクテリアなどにより暴露されるなどして感染を起こさないために行われる縫合，という意味です．

water-tight suture の実際

まずは，上述のような十分な減張切開が必要です．つぎに，フラップ断端は外反縫合を心がけます．実際にはアドソンの有鉤ピンセットなどにより，フラップを十分に外反させ，フラップ断端の raw surface 同士が外反するように創を合わせます．また，緊張がかかるような水平切開部においては1～2か所マットレス縫合を追加します．

縫合の順序は？

縫合にも順序があります（**Fig 11**）．下顎臼歯部遊離端欠損でその順序を説明すると，

①最後歯遠心部に単純結節縫合を入れる（**Fig 11** 1） 舌側の針入点は頬側よりもさらに近心にすることで，フラップを十分寄せることができます．

②近心縦切開部の最上部に単純結節縫合（**Fig 11** 2） フラップの近心針入点は，頬側が難しい場合には，舌側歯間乳頭部に求めます．

③遠心隅角部に単純結節縫合（**Fig 11** 3） ①と同様，舌側の針入点は頬側よりもさらに遠心にすることで，フラップをしっかりと舌側と合わせることができます．

縫合の順序は？

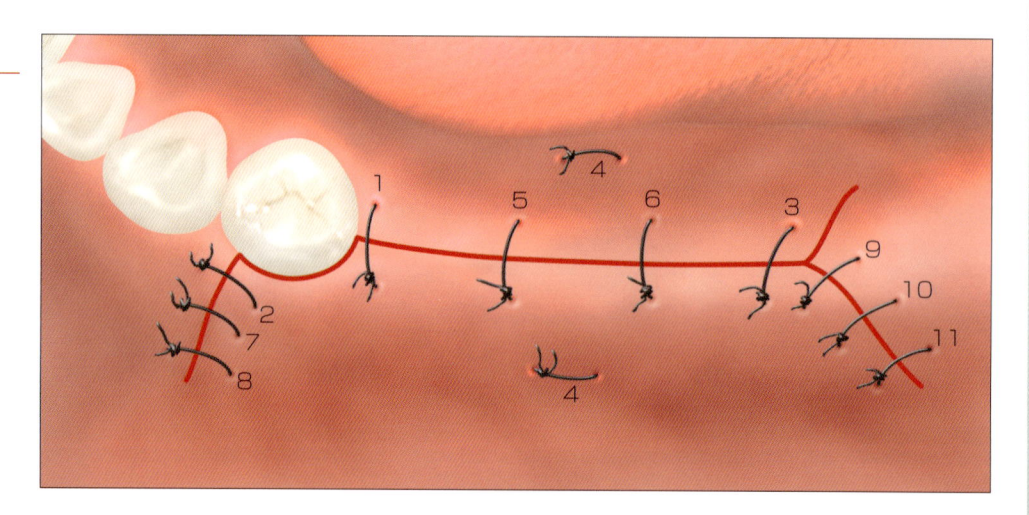

Fig 11 縫合の順序．

8 手術の基本

縫合糸は何を使うか？

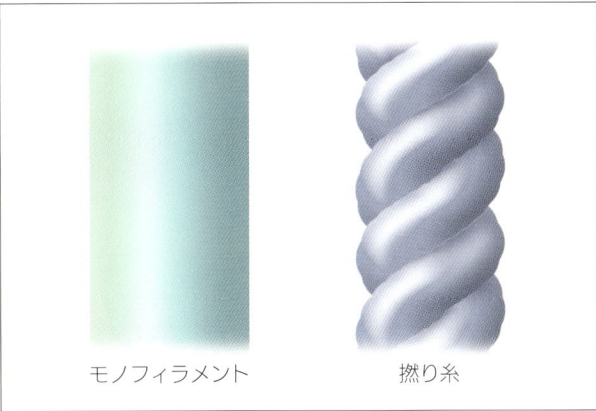

Fig 12 インプラント外科において使われる縫合糸は，汚染が少なく，組織反応が小さいモノフィラメント．

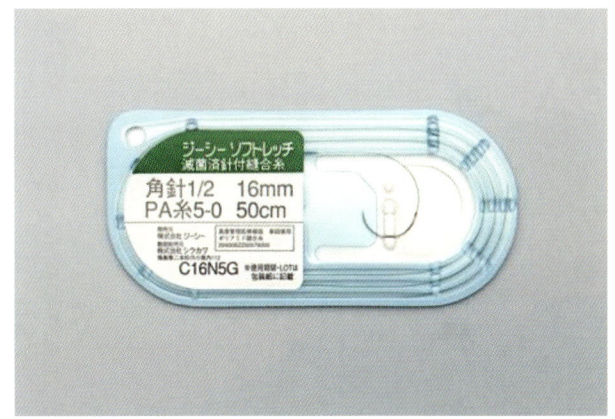

Fig 13 ソフトナイロン糸「ソフトレッチ5-0」（ジーシー）．

④水平マットレス縫合を1～2か所入れる（**Fig 11** 4）
水平切開部の長さに応じて1か所ないし2か所．中間歯欠損では1か所のみでよいでしょう．

⑤歯槽頂切開部の単純結節縫合の追加（**Fig 11** 5，6）
水平マットレス縫合の間に単純結節縫合を追加し，water-tight suture を完璧にします．

⑥縦切開部の単純結節縫合（**Fig 11** 7～11）　近心・遠心ともに3か所ぐらいずついれます．必要に応じて垂直マットレス縫合を入れる場合もあります．

縫合糸は何を使うか？

　縫合糸として現在口腔外科領域で用いられる素材は，絹糸，ナイロン糸，吸収糸（「バイクリル」ジョンソン・エンド・ジョンソン，など）があります．大きさは通常2-0，3-0という表示が一般的で，この数字が大きくなるほど糸は細くなります．口腔内で用いられる糸の太さは通常4-0ないし5-0です．インプラント外科において使う縫合糸の撚り方は，汚染が少なく，組織反応が小さいモノフィラメントです（**Fig 12**）．具体的には4-0ないし5-0のナイロン糸が望ましいです．糸が口腔粘膜に当たってチクチクする，と患者が訴えることもあるので，ソフトナイロン（ジーシー，**Fig 13**）がよいかもしれません．また，ゴアテックス®スーチャー（日本ゴア）はやや高価ですが，モノフィラメントで生体適合性がよく，組織反応も少ないです．結節もつくりやすいです．

縫合の際の注意点

①縫合する前に，フラップ断端に骨補填材などの異物がないか，十分に確認．異物が存在していると縫合不全を来たします．

②血行が阻害されないよう，あまり強く締めすぎないように．

③血行障害を起こさないように，water-tight suture とはいえ，過密すぎないように．

④結び目は創直上には置かない．左右いずれかに寄せます．

⑤モノフィラメントの糸は緩みやすいので，4回縫合します．

推薦図書

1. 河奈裕正，朝浪惣一郎，行木英生．インプラント治療に役立つ外科基本手技．東京：クインテッセンス出版，2000：12-19．
2. 高橋哲．粘膜弁，粘膜骨膜弁の形成法．In：杉崎正志・編著．切開と縫合の基本と臨床　第Ⅱ章　切開と縫合の基本．東京：ヒョーロンパブリッシャーズ，2003：63-70．
3. Silversttein LH・著，上村恭弘・訳．デンタルスーチャリング：歯科縫合術の基礎　手術創閉鎖の完全ガイド．東京：クインテッセンス出版，2001．

CHAPTER 2 | 知っておきたい治癒・再生を妨げない外科の基本

9 基本手技

臨床 侵襲を最少にし，治癒能を引き出すには？

SBO
①手術後の創の治癒にもっとも大きく影響するのは手術手技であることを学ぶ
②なぜ手術後の創の治癒が遅れるのかを学ぶ
③切開，剝離，縫合のそれぞれの手技における創の治癒を遅らせないポイントを学ぶ

手術後の創の治癒が遅れる要因は何か？

　創の治癒を左右する大きな要因は，「組織が受けたダメージの大きさ」と「組織の血流」です．創の治癒過程にある組織では多くの細胞が分化・増殖し，血管が新生し，細胞外基質が産生されて肉芽組織となって治癒します（CHAPTER 2 5 治癒の科学（軟組織）参照）．この一連の治癒反応に必要な栄養分や酸素は血液によって供給されますから，血液の供給が途絶えると治癒が遅れたり，微生物の繁殖を許してしまい，感染が起こります．また，組織のダメージが大きければそのぶん治癒に時間がかかるのは明らかです．

　つまり，損傷が大きく，組織の血流が悪いほど創の治癒が遅れたり，感染しやすくなるわけで，創を順調に治癒させるための重要なポイントは，①組織のダメージを最小限にする，②血流を保存する，ということであることがわかります．

手術の巧拙が創の治癒に影響するもっとも大きな要因
——理にかなった手技を習得しよう

　創の治癒に影響する要因は，患者の全身的状態や局所的状態，術前・術後の創の管理など，いろいろなものがありますが，実際にもっとも大きく影響するのは手術操作です．切開から縫合までのすべての過程が，問題なく行われてはじめて良好な創治癒が期待できます．手術が上手であれば創の治りが早く，きれいであることは，直感的にも理解できることでしょう．手術自体が組織に侵襲を加えることですが，理にかなった手技で組織へのダメージを最小限にし，生体が本来もっている治癒能力をできるだけ妨害しない手術が上手な手術といえます．

　ここでは本章のテーマである「創をいかに良好に治癒させるか」という点にポイントを絞って手術操作について述べることにします．

切開

どのような点に注意して切開線を設定するか

　再生療法で創を良好に治癒させるための切開線設定の最大のポイントは，血流を温存することです．切開により血管が断裂すると，そこから先の血流は乏しくなりますから，組織への血行を考えてできるだけ血流が少なくならないように考慮して切開線の位置・形・長さなどを設定し，フラップを作成することが重要です．

　また，切開線の設定が悪いと視野が悪かったり，術野のスペースが狭かったりしてその後の手術が非常にやりにくくなり，その結果として創の治癒が遅れたり，術後の瘢痕により審美性に大きく影響することもあります．このように切開線の設定は，創の治癒と手術の結果を決める非常に大きな要素です．以下，切開線を設定する際に考慮すべきポイントについて述べます．

①切開線はやや大きめに設定する　手術をする際のもっとも重要な基本的原則は，「よくみること」「よくみえるようにすること」です．切開線を上手に設定することによって十分な視野と手術器具を操作しやすい広い術野が

112　基礎から臨床がわかる 再生歯科

どのような点に注意して切開線を設定するか

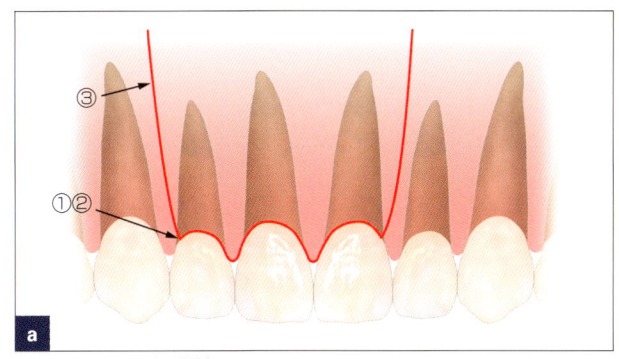

Fig 1a 正しい切開線．
①縦切開は隅角部に設定する
②不潔域に設定しない．歯間乳頭部に切開しない
③血流を考えて歯肉弁の基部を広くする．

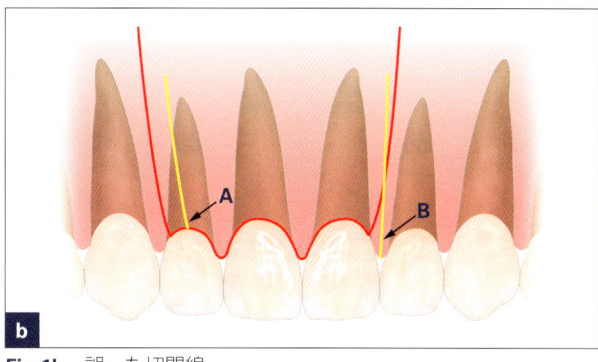

Fig 1b 誤った切開線．
A（歯冠の近遠心的中央部）は歯肉退縮を起こしやすい
B（歯間乳頭部）は不潔域，組織が脆弱，血行不良，縫合しにくい

得られます．手術のしやすさは創の治癒に影響します．

切開線の大きさや手術侵襲について，「切開線が小さいほど手術侵襲が小さく，手術もうまい」と考えるのは誤りです．切開が小さいために十分な視野が得られなかったり，術野が狭く操作性が悪くなって手術器具やバーなどでフラップを損傷したり，手術時間が延びたりするほうがはるかに侵襲が大きいのです．やや大きめに切開線を設定して，十分な視野，器具がスムーズに使える範囲の術野を確保して，正確な手術を短時間で終わらせるほうがよいのです．

②不潔域を避ける（Fig 1a, b） 歯間乳頭部は不潔域であり，組織が脆弱ですから，歯肉の縦切開はこの部分には設定してはいけません．

③歯頸部からの縦切開は隅角部に設定する（Fig 1a, b）
歯肉の歯頸部からの縦切開は，近心または遠心の隅角部に設定します．歯間乳頭部と歯冠の近遠心的中央部に設定してはいけません．近遠心的中央部は歯肉の退縮を起こしやすいからです．誤ったブラッシングによる犬歯の歯肉退縮が，唇側面の近遠心的中央部で強いことを考えれば理解しやすいでしょう．

④歯槽部の水平切開は歯槽頂の頬舌的中央部に加える
（Fig 2） インプラント埋入やサイナスフロアエレベーション（サイナスリフト）などで歯肉を近遠心方向に切開してフラップを頬舌方向に起こす際には，通常は歯槽頂の中央部に設定します（特別な場合で意図的に歯槽頂での切開を避けて，わずかに頬側または口蓋側（舌側）にずらして設定することもあります）．歯肉部の血流は頬側・舌側からきており，歯槽頂が両方からの血流のもっとも末梢になるので，頬側または口蓋側のどちらかに偏って設定すると，フラップの先端部はわずかですが血行不良と

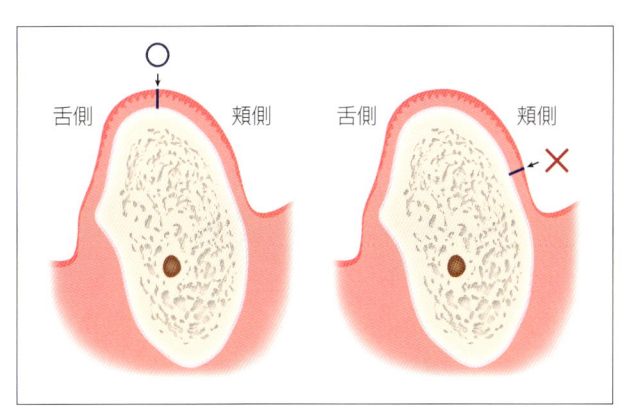

Fig 2 歯槽部の水平切開は歯槽頂の頬舌的中央部に加える．

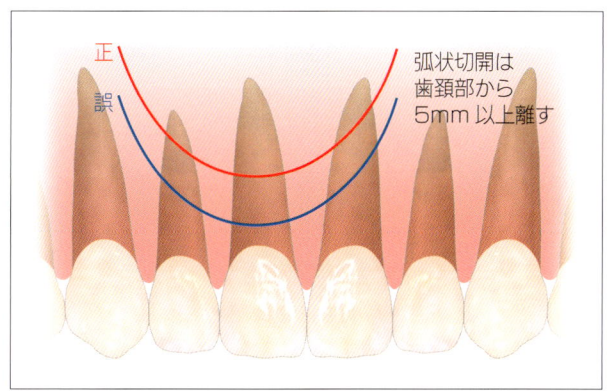

Fig 3 パルチの弧状切開．・弧状切開は歯頸部から5 mm 以上離す．

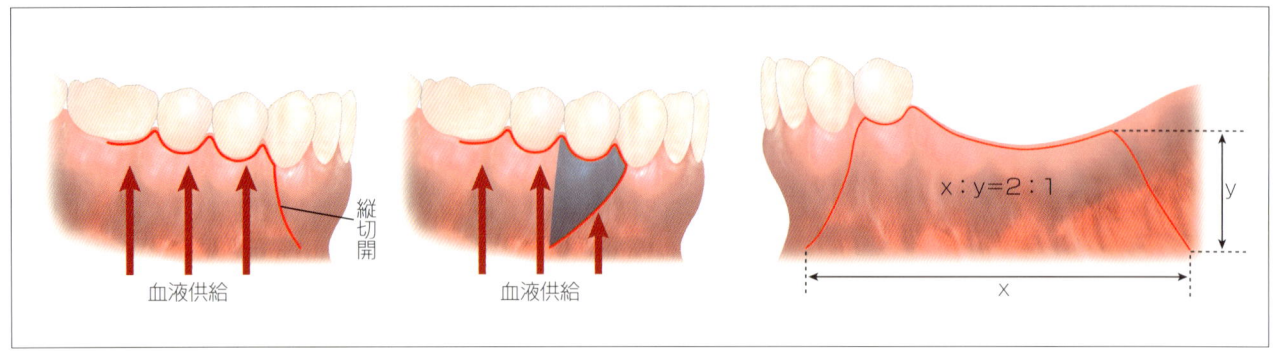

| CHAPTER 2 | 知っておきたい治癒・再生を妨げない外科の基本

Fig 4 GBRや骨移植などの手術でフラップの下に遮断膜を置いた場合には，下の骨からの血液供給は期待できず，すべてフラップ基部からの血流に頼ることになるので，基部の幅を広くし血流を確保することが重要．

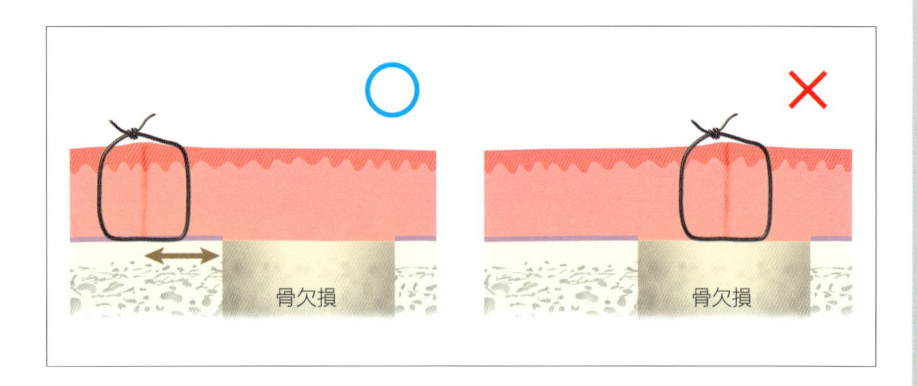

Fig 5 骨の裏打ちのある部分に設定する．

なり，治癒が遅れることがあります．

⑤弧状切開は歯頸部からは 5 mm 以上離す（Fig 3） 歯肉に Partsch（パルチ）切開のような弧状切開または水平切開を加える場合，歯頸部側の幅の狭い歯肉の血行と縫合のしやすさを考えて，歯頸部から 4, 5 mm 離して設定します．

⑥軟組織の厚さを考慮する 組織が厚い部分に切開線を設定すると，血流がよく，また縫合時の創面の接触面積が大きくなることから良好に治癒します．切開前に組織の厚みを計測することはできませんし，フラップの設計上やむをえず薄い部分に設定せざるを得ないこともありますので，できるだけ厚い部分が望ましいということです．

⑦縫合のしやすさも考えて設定する 舌側歯肉やスペースの狭いところなど，切開はできても縫合が難しい部位もあります．縫合しやすいかどうかも考えて設定しなければなりません．縫合に難渋して何度も縫合針を通すことで組織のダメージが大きくなったり，縫合不良となって治癒が遅れることがあります．

⑧フラップは基部を広くする（Fig 1, 4） Wassmund（ワスムント）切開では，フラップの先端が血流不足にならないように十分に血流を確保するために，基部側が広い台形になるように設形します．

とくに，GBRや骨移植などの手術でフラップの下にメンブレンを置いた場合には，直下の骨からの血液供給は期待できず，すべてフラップ基部からの血流に頼ることになりますので，基部の幅を広くし血流を確保することが重要です．

＊GBRのフラップの裂開は CHAPTER 4 ⑥ Fig 10 参照

⑨骨の裏打ちのある部分に設定する（Fig 5） 術前から骨欠損がある部分の直上や手術によって骨欠損を生じることが予想される部分の直上には，切開線を設定してはいけません．切開線の直下に裏打ちとしての骨がないと下からの血液供給不足になったり，骨の裏打ちがないことでその直上の縫合部が動いて安定しないために，創が裂開したり治癒が遅れたりします．

⑩メンブレンや骨補填材などの異物の直上に切開線がこないように設定する 遮断膜や骨補填材などの直上に切

114　基礎から臨床がわかる 再生歯科

開線がくると，軟組織の厚みが十分でない場合（2 mm以下）には創が裂開しやすくなります．フラップの設計時に，メンブレンや骨補填材，移植骨などを余裕をもって覆うことができるような設計にします．異物をすべて覆うことができるような範囲・位置に切開線を設定しなくてはなりません．歯肉の縦切開の位置については，たとえばGBRや骨移植などの場合は，骨造成範囲よりは少なくとも1歯ぶんは離して設定します．骨造成範囲ギリギリでは創が裂開したり，骨補填材や移植骨が露出しやすくなります．切開線が離れていると，創が開いても骨補填材や移植骨は露出せずにすむこともあります．

＊CHAPTER 4 **6** Fig 10 参照

切開するときはどういう点に注意するか

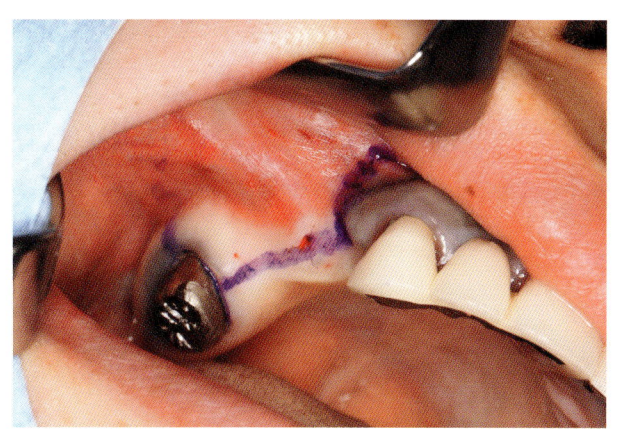

Fig 6 切開線の記入．

切開するときはどういう点に注意するか？

実際に切開する際には，下記のようなポイントに注意して組織の挫滅のないシャープな切開線になるようにします．

①**切開線を記入する**（Fig 6）　切開線が長い場合や，可動粘膜を正確に切開したい場合には，浸潤麻酔を注射する前にピオクタニン「BONIMEDサージカルスキンマーカー」（村中医療器）で切開線を記入しておきます．

②**動かない部分から切開を開始する**　可動部分から切開を始めるとメスとともに粘膜が動いて，シャープできれいな切開線になりません．固定されていて動かない部分から可動部へ向かって切開したほうがきれいな切開線になります．歯肉の縦切開では歯頚部から歯肉頬移行部側へ向けて切開します．やむをえず可動部から切開を始めるときには，反対側の手指で粘膜を切開方向とは逆方向に力をかけて緊張させ固定して切開します．口唇や頬粘膜などの骨の裏打ちのない部分では組織を軽く翻転して粘膜を緊張させて切開します．

③**メスの角度は粘膜，骨に対して垂直に**（Fig 7a, b）　厚い軟組織を意図的に斜めに切開することもありますが，粘膜面に対して垂直にメスを使うのが基本です．斜めになると表面の薄い部分が血行不良となり，治癒が遅れることがあります．

④**メスの刃先で骨面をなぞるようにゆっくりと引いて切る**（Fig 7c, d）　メスの運びは，同じスピードでゆっくりと刃先で骨面をなぞるように手前に引くようにします．

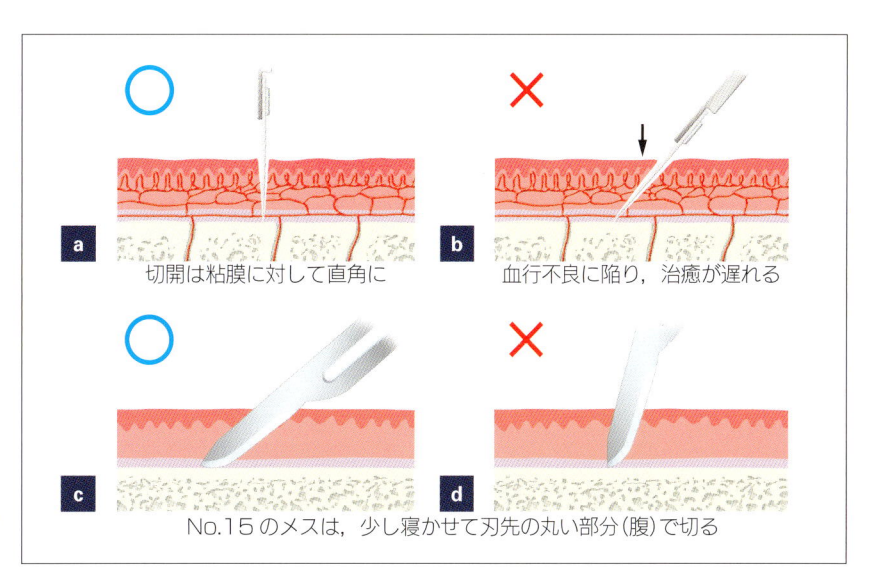

Fig 7a 粘膜に対して直角．
Fig 7b 血行不良に陥り，治癒が遅れる．
Fig 7c No.15のメスは，少し寝かせて刃先の丸い部分（腹）で切る．

a 切開は粘膜に対して直角に
b 血行不良に陥り，治癒が遅れる
c・d No.15のメスは，少し寝かせて刃先の丸い部分（腹）で切る

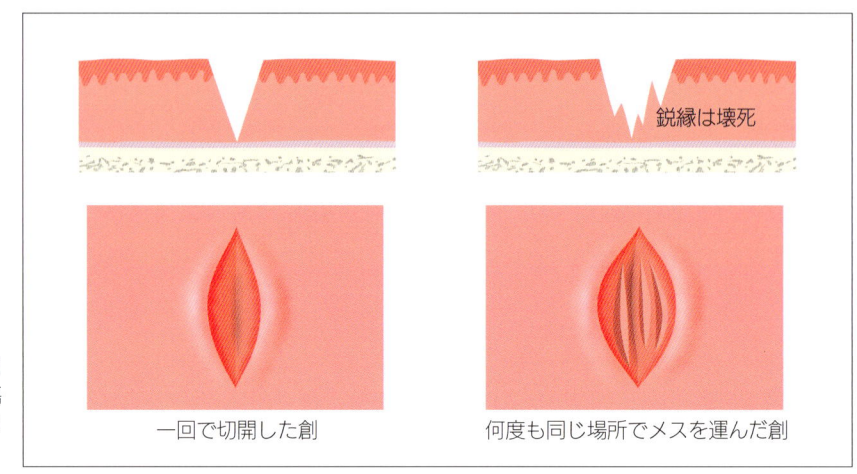

CHAPTER 2 知っておきたい治癒・再生を妨げない外科の基本

Fig 8 薄い組織は一気に骨膜まで切開します．深部に何本も切開線が入ると組織の損傷が大きくなり，瘢痕化したり治癒が遅れたりする．

一度加えた切開線を何度もなぞったり，何度も行ったり来たりすると組織の挫滅が大きくなり，治癒が遅れます．

⑤薄い組織は骨膜まで一気に，厚い組織は二度切り可（**Fig 8**） 薄い組織は一気に骨膜まで切開します．厚い組織は二度切りしても良いのですが，その際は最深部に2回目の切開を加えて切開線が1本になるように注意します．深部に何本も切開線が入ると組織の損傷が大きくなり，瘢痕化したり治癒が遅れたりします．

⑥骨膜まできちんと切開する 部分層弁にしたり，意図的に骨膜を残してフラップを挙上する場合は別として，骨膜まで確実に切開します．骨膜上で剥離が進むとフラップのダメージが大きくなります．

⑦メスが切れなくなったら早めに交換する 切れないメスで切開すると，組織の挫滅や不必要な損傷を起こし，切開線が汚くなり，創治癒も遅れます．

上手な減張切開のしかたは？（Fig 9a～c）

インプラント埋入後や骨造成後などの際に，フラップをそのまま元に戻して創を閉鎖しようとしてもフラップが届かず完全に閉鎖できないことがあります．そのときはフラップに減張切開を加えて閉鎖します．

フラップのできるだけ基部側で，メスを用いてフラップの縦切開の端から端まで結ぶように骨膜だけを切開します．骨膜はやや固いので，歯肉や粘膜を切開するときとは異なる特有の感触があります．フラップの基部側であるほど組織の厚さが厚いのでフラップが裂けにくく，

上手な減張切開

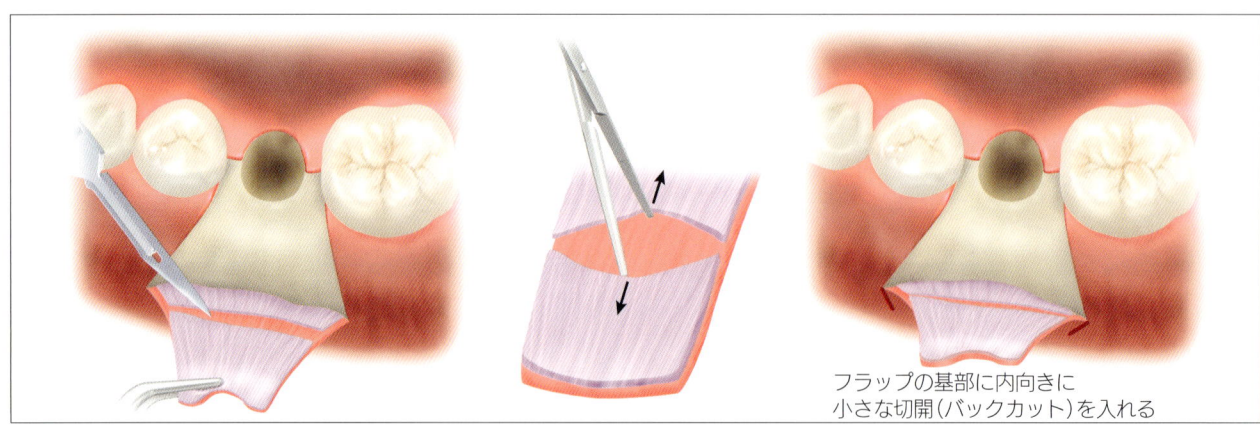

Fig 9a, b 減張切開は，フラップの基部に，No.11のメスで，端から端まで，骨膜のみ切開する．その後はペアンで鈍的に軟組織を拡大．
Fig 9c 届きにくい場合は，フラップの基部に内向きに小さな切開を加える（バックカット）．

何に気をつけて剥離するのか

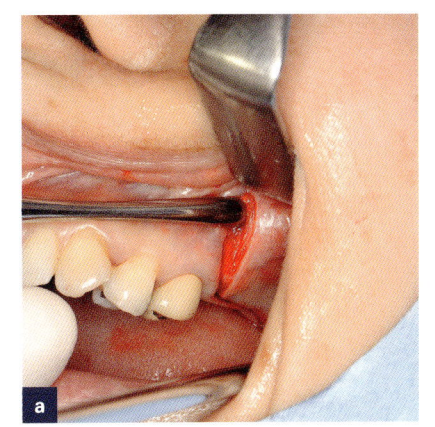

Fig 10a 左サイナスフロアエレベーション時の剥離．歯肉頬移行部から剥離を開始する．この部分で剥離子を骨膜下に挿入する．

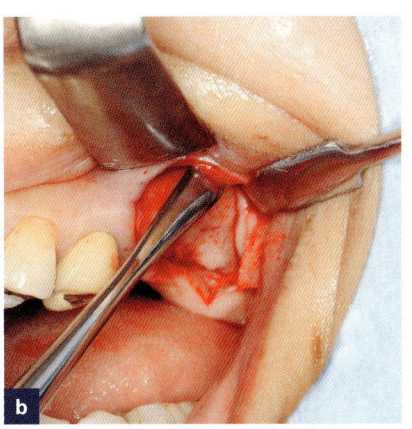

Fig 10b 2本の剥離子で剥離を進める．湾曲した先端を骨に向けて，骨表面から剥離子を離さないで骨面を擦って骨膜を押し上げる感じで．

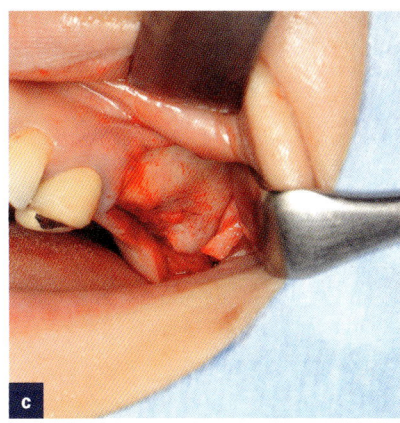

Fig 10c 剥離が終了したら，筋鉤や剥離子でフラップを翻転し，十分な術野を確保する．

血流も悪くなりません．減張が足りない場合には，ペアン鉗子で骨膜の切開線を鈍的に拡げて伸ばします．

付着歯肉部の骨膜に減張切開を加えるとフラップは伸びないだけではなく，フラップが破れて穴が空いてしまいます．必ず可動粘膜部（歯肉頬移行部よりも深部）の骨膜を切開します．

骨膜切開の本数が多いほどフラップのダメージは大きくなりますので，できるだけ1本ですむように工夫します．

どうしても創を閉じられない場合や，閉じても緊張が強い場合には，
①骨膜切開部をペアンで鈍的に拡げる
②フラップの基部にバックカット（**Fig 9c**）を入れる
③減張切開の本数を増やす
などの工夫をします．骨膜切開の本数が多いほど，切開の骨膜からの深さが深いほど，フラップの条件が悪くなります．

減張切開を加えると術後腫張が大きくなりやすく，また皮下出血斑を生じやすくなりますので，患者さんに十分説明しておかなければなりません．骨膜がバリアになって血液が軟組織内に広がることを防いでいるのですが，骨膜切開を加えるとこの切開部位から血流が軟組織内に流れ込んで皮下出血斑になります．この出血斑は，とくに処置の必要はなく，1週間から10日ほどで痕を残さずに自然に消失します．

＊CHAPTER 2 ⑧も参照

剥離

何に気をつけて剥離するのか？

組織のダメージを最小限にするよう心がけて剥離します．とくに骨膜を破ったり，断裂させないように注意します．切開線の設定が適切で血流が保存できていても，剥離操作が乱暴であれば組織のダメージが大きくなり，治癒が遷延したり，皮下出血斑や瘢痕を生じて審美的問題が生じたりすることがあります．また剥離範囲が狭かったり，フラップの翻転が不十分な場合には視野が確保できなかったり，手術器具でフラップを傷つけたりして術中トラブルの原因にもなります．

①**骨膜の完全切離**　切開創を剥離子で開いて，骨膜が確実にメスで切開されているかどうかを確認します．骨膜が完全に切開されていない場合には，無理に剥離子で引きはがさないようにメスで切開し直します．

②**剥離の開始部位**（**Fig 10a**）　フラップの辺縁を損傷することなく確実に剥離子が骨膜下に入るために，骨と骨膜の結合の弱いところから剥離を開始します．歯肉の縦切開の場合は，歯肉頬移行部側の可動粘膜部から開始し，鋭利で薄い剥離子をまず骨膜下に挿入します．決して歯

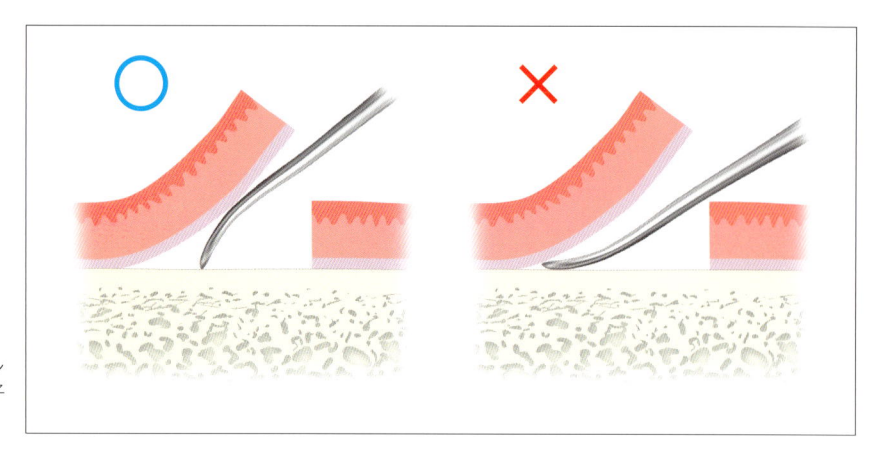

Fig 11 骨膜下に剥離子が入ったら，湾曲した先端を骨に向けて骨面を擦るように剥離子を進める．

頸部から開始してはいけません．歯頸部は環状靭帯があって付着が強く，剥離に手間取って組織のダメージが大きくなるからです．口蓋側の歯肉は全体的に厚く，硬いので剥離しやすいところから開始しても構いません．

③剥離の進め方（Fig 10b）

(1) 骨膜下に剥離子が入ったら，湾曲した先端を骨に向けて骨面を擦るように剥離子を進めます．術者の位置や切開の部位によっては（たとえば術者が自分に近いほうへフラップを挙上する場合など），逆向きのほうが剥離しやすいことがあります．骨から骨膜を「引き剥がす」あるいは「引き上げる」という感覚ではなく，骨面から骨膜を「押しはがす」「押し上げる」ようなイメージで剥離します（Fig 11）．

(2) 抜歯窩や骨の隆起部など陥凹や凹凸のある部分の剥離は，骨膜を断裂させないようゆっくりと丁寧に剥離します．

(3) 骨膜の付着の強い部位や癒着のある部位（歯頸部の環状靭帯，抜歯窩，瘢痕組織，歯槽頂，臼後部の歯槽頂の粗面など）は，剥離子で力まかせに引き剥がしたり，引きちぎったりしないでメスで骨面から切離します．

(4) フラップの先端をピンセットで把持して剥離することを勧める書籍もありますが，フラップの辺縁を握りつぶしたり挫滅させたりしやすいので，剥離子2本で進めていく（1本でフラップを翻転させ，もう1本で剥離を進める）ほうが愛護的です．

④フラップの圧排（Fig 10c）

フラップを圧排する際は，不必要な力を加えてフラップにダメージを与えないように注意します．視野が悪い場合や術野が狭い場合には，フラップを強く牽引・圧排しがちですが，そういう場合は切開線が小さいことが原因ですので，切開線を少し伸ばすことで対応し，決して力まかせに圧排してはいけません．

縫合

縫合では何に注意するか

他の手技と同様に，縫合でも組織の血流を悪くしない，組織を愛護的に扱ってダメージを最小限にすることが重要ですが，その他に創面の断端を最大面積で密着させること，縫合終了後に組織にかかる張力をできるだけ小さくすることが重要です．

①**縫合針の選択（Fig 12a～c）** 縫合の針が組織内を貫通することも組織にとってはダメージですから，縫合針の選択は重要です．組織のダメージを小さくするため，逆三角針か丸針で縫合します．また，針と糸が一体になっている糸付き針（無傷針）のほうが，針穴があるタイプよりも組織の損傷が小さくて済みます．同じ場所を何回も縫い直すことも組織のダメージが大きくなるため，上手に1回で決めるようにしましょう．

②**縫合糸の選択** 感染を避けたい場合や審美的な要求が高い部分には，合成のモノフィラメントで反応性の炎症が少ないナイロン糸を用います．絹糸は撚り糸で線維間に細菌が繁殖して不潔になり，糸周囲の組織に異物反応としての弱い炎症を起こします．

③**ピンセットの選択** 組織を愛護的に把持します．一般的には無鉤でよいのですが，組織を少し引き寄せたいと

縫合では何に注意するか

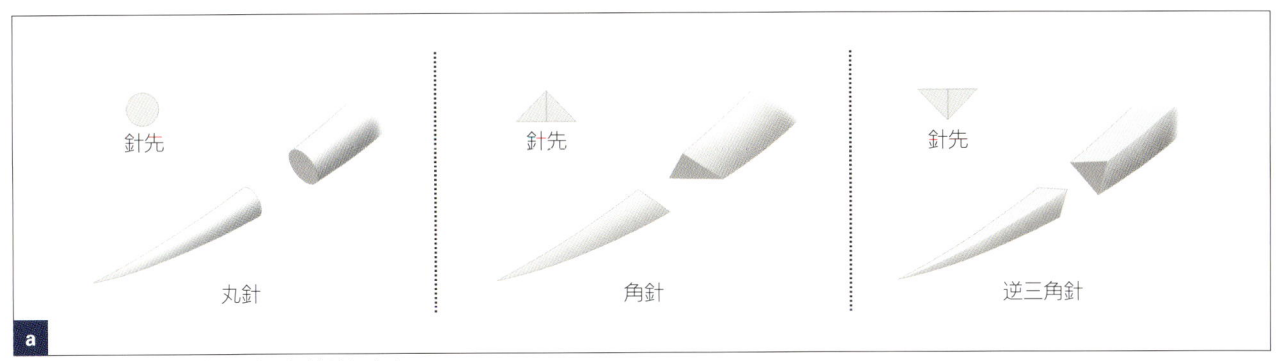

Fig 12a 縫合針の選択．逆三角針がおすすめ．

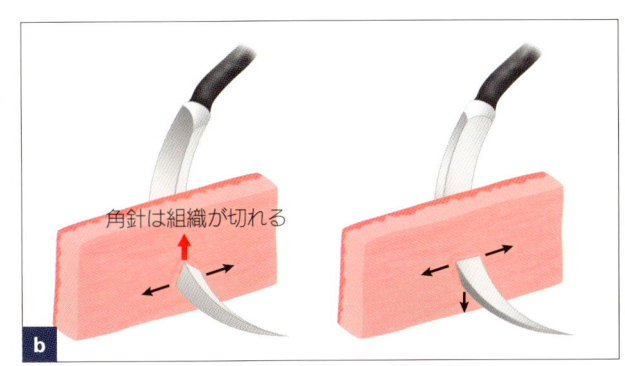

Fig 12b 角針は刺入時に組織が切れる．

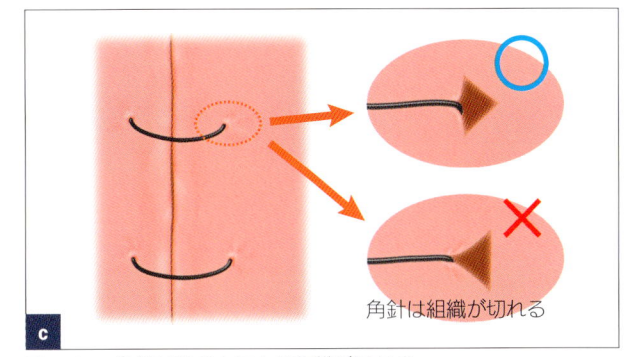

Fig 12c 角針は糸の力により組織が切れる．

きに無鉤で創縁を強くつかむと挫滅が大きくなるため，有鉤を用いることがあります．不用意に創縁を強く把持して創縁を挫滅させないよう注意が必要です．

どのような点に注意して，どのように縫合するのか？

縫合は手術の仕上げのステップで，縫合の善し悪しが創の治癒に大きく影響します．良好に治癒させるためには，創面を最大面積で密着させることと創にかかる張力（創を開かせようとする力）を最小限にすることが重要です．

①針の刺入角度 針の組織への刺入角度は重要で，針が粘膜表面に対して垂直になるように刺入します（**Fig 13a, b**）．一般的には角度が浅くなりがちで，角度が浅くなると骨膜まできちんと針が通らないことから，糸を締めると組織が切れやすく，創の面同士がぴたっと合いにくくなります．

②針の出し方 針の湾曲に沿うように針を持針器で押しだし，針の湾曲にあわせて引き出します．針の湾曲に一致した動きでないと組織がちぎれてしまうことがあります．

③創の合わせ方（Fig 14） 創面をきちんと合わせるコツは，(1)粘膜表面に対して針を垂直に刺入する，(2)剥離側も非剥離側も骨膜まで針を通す，(3)表面からの深さを等しくとる，(4)一度に両側の組織に針を通さないで片側ずつ針を通す，などです．

④糸を強く締めて無理やり創を閉じない 糸をきつく締めて創端を引き寄せるのではなく，接触している創縁を固定するつもりで縫合します．糸をきつく締めて無理やり引き寄せた創縁には，元に戻ろうとする強い力がかかり，創縁の血流障害を起こして治癒が遅れたり，創が裂開したりしやすくなります．余裕をもって創を閉じることができない場合には，減張切開を加えフラップを伸ばして楽に届くようにすることが重要です．

＊前述の減張切開の項参照

⑤糸の数が多すぎない たくさん縫うほど治りがよいというものではありません．糸の数が多いほど糸と糸の間

| CHAPTER 2 | 知っておきたい治癒・再生を妨げない外科の基本

どのような点に注意して，どのように縫合するのか

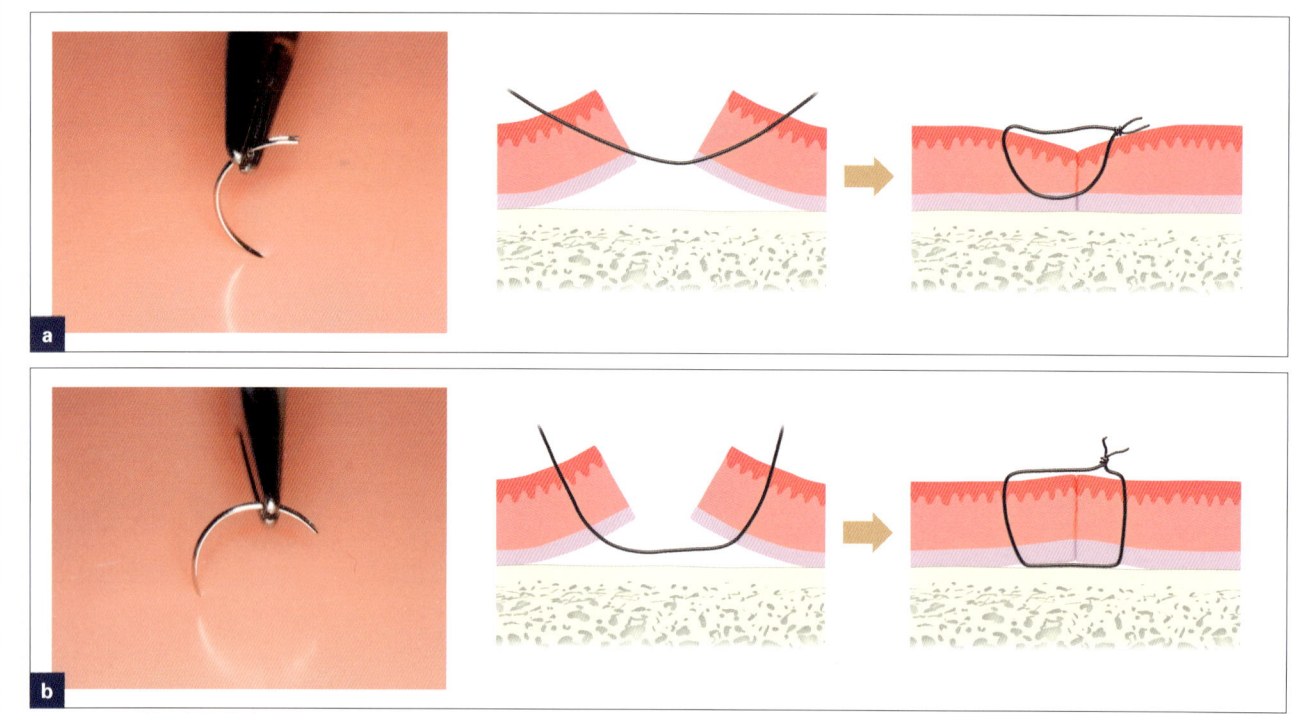

Fig 13a, b 針の刺入角度．
Fig 13a × 刺入角度が浅いと，骨膜まで針が通りにくい．
Fig 13b ○ 刺入角度が直角だと，骨膜まできちんと針が通る．

隔が狭くなり，血流が悪くなります．糸の間隔は，創の長さ・組織の厚さ・組織の可動性・かかる張力，などにより異なるので一様ではありませんが，一般的には短い創では3，4mm，長い創では少し広くて5，6mmというところでしょう．間隔が狭すぎると治癒が悪くなります．

⑥いろいろな縫合法を使い分けたり，組みあわせたりする　いろいろな種類の縫合法がありますので，それぞれの特徴をよく理解して使い分けたり，組み合わせたりします．最低でも単純結節縫合，マットレス縫合（水平，垂直），懸垂縫合，器械縫合（糸付きの針で縫うときの縫合法）はマスターして下さい（**Fig 15**）．

推薦図書 Silverstein Lら．デンタルスーチャリング．クインテッセンス出版，2001．

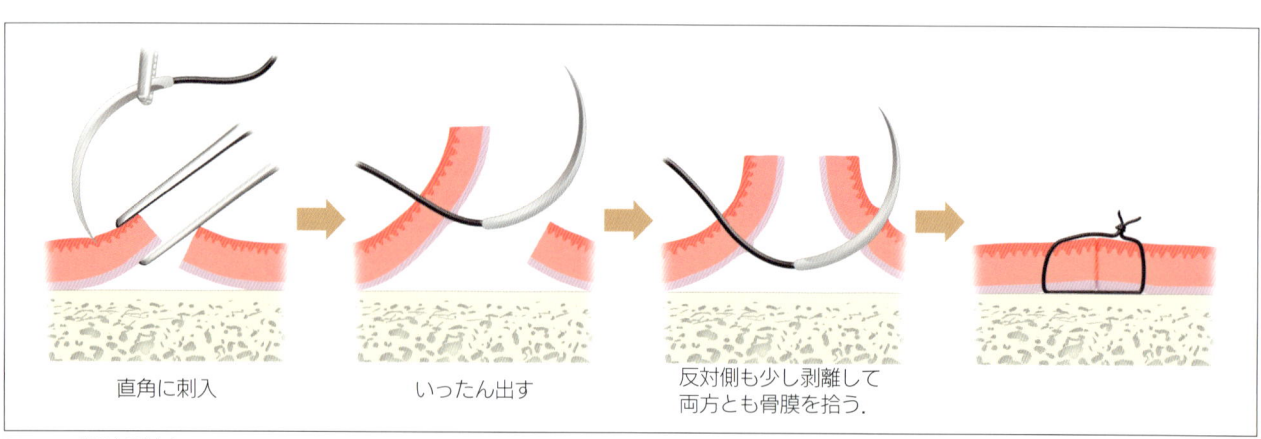

直角に刺入　　　いったん出す　　　反対側も少し剥離して両方とも骨膜を拾う．

Fig 14 運針の基本．

9 基本手技

単純結節縫合　　水平マットレス縫合　　垂直マットレス縫合

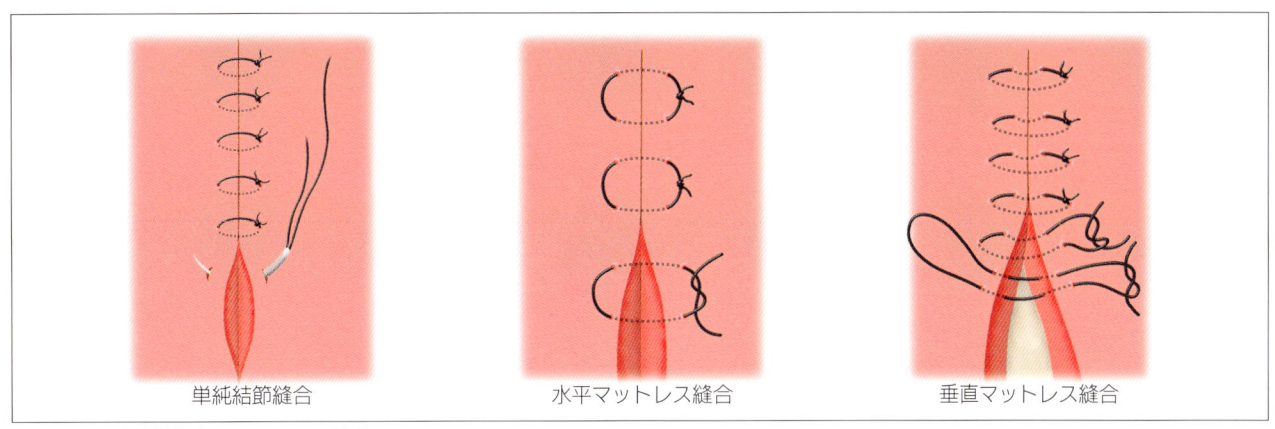

Fig 15　単純結節縫合とマットレス縫合.

　厚みのある組織で張力も強くなければ単結節縫合でよいのですが，組織が薄い場合や張力が強い場合など，創が裂開しやすいと思われる場合や絶対に裂開させたくない部分は，マットレス縫合（垂直，水平）や懸垂縫合で縫合します．下に骨のある創は裂開してもやがて治癒しますので単純結節縫合でもよいのですが，下に移植骨やメンブレンなどの異物のある創は一度裂開すると自然に閉鎖することはありませんので，絶対に裂開しないようにマットレス（垂直，水平）縫合や懸垂縫合で縫合します．

＊裂開したときの対応は CHAPTER 4 **6** Fig 10 参照．また，切開線からの距離の異なる単純結節縫合を組み合わせたりもします．

⑦**糸が緩まないために**（**Fig 16a, b**）　せっかく上手に針を通しても，結ぶ段階で緩んでしまっては元も子もありません．左側の糸を右側に，右側の糸を左側に引いたときに締まることをしっかり理解しておいて下さい．左側の糸を左側に，右側の糸を右側に引くと糸は交叉してからんでいるだけで，いくら締めても締まりません．

⑧**糸の結節が切開創の真上にこないように，どちらかに寄せる**　切開線の直上に糸の結び目がくると創の治癒が遅れる恐れがありますので，糸を結んだあとで創の右側か左側に寄せます．

⑨**抜糸のしかたも重要**　術後 1 週間程度で抜糸しますが，誤った抜糸法で創が感染することもあるので注意が必要です．組織の外に出ていてプラークが付着している部分で糸を切って抜くと，不潔な部分が組織の中を通ることになり感染することがあります（**Fig 17**）．組織の中に埋まっているきれいな部分を少し引きだして糸を切ると，不潔な部分が組織の中を通ることがありません．小

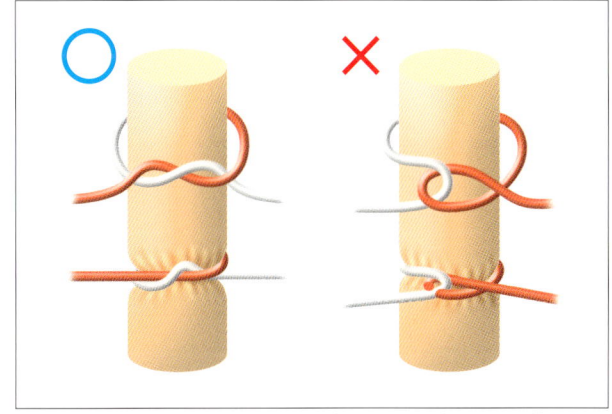

Fig 16a　結びを締めるには，糸を交叉させて引かないと締まらない．右側の糸を左側へ，左側の糸を右側へ引く．
Fig 16b　結紮糸を 90°以上捻って締めると，わずかな力でも糸が切れやすい．

さなことのようですが，下に移植材などの異物のあることの多い再生療法では気をつけたいところです．

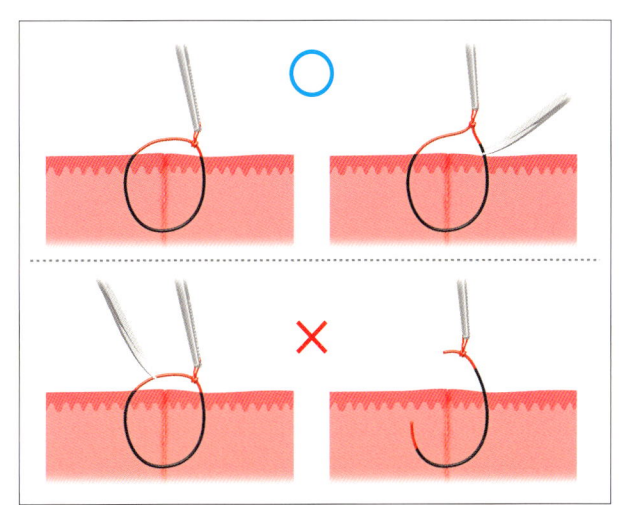

Fig 17　抜糸の仕方．組織の中に埋まって入る部分を少し引きだして切る．

基礎から臨床がわかる 再生歯科　　121

10 感染コントロール
再生療法を失敗しないために

SBO
①感染とはどういう状態であるか？
②感染はどのような状況で，どこに起こりやすいか？
③どのようにして術後感染のリスクを減らすか？
④術後感染した場合の対処法は？

再生療法は，感染しやすい手術

あらゆる手術に術後感染のリスクがあります．とくに口腔内には常在菌叢があり，いかに消毒しようとも完全な無菌状態での手術にはなり得ません．このため，口腔内の手術は術後感染をきたしやすい手術といえます．

なかでもインプラント関連手術をはじめとする歯科の再生療法は，インプラント体，骨補填材，メンブレン（遮断膜），メンブレンや移植骨を固定するためのスクリューなどの異物が組織内に埋め込まれることが多く，治癒が遅れたり感染するリスクがより高い手術といえます（Fig 1〜8）．再生療法では，組織の条件がよくないところや，組織量が不足しているところに組織を増生する目的で手術が行われるので，術後にいったん感染を起こすと局所の条件は術前の状態以上に悪化してしまいます．この点からも術後感染は絶対に避けたいところです．

感染とはどういう状態か？

感染とは，創部に付着した細菌が増殖し，創や周囲組織内に侵入して症状を呈した状態をいいます．細菌が創面に付着して増殖していても，創や周囲組織に侵入しておらず症状がない状態は汚染といい，感染とは区別されます．細菌がいることと，感染を起こしていることは異なるのです．開放創からはつねに細菌が検出されます．この創は汚染されてはいますが，感染した状態ではありません．通常，開放創は感染することなく二次治癒します．

感染はどこに，なぜ起こるのか？

感染の主な原因は，血流不足と異物の存在です．血流が不足すると，①免疫能（細胞性免疫，体液性免疫）がはたらかない，②酸素不足になる，③抗菌薬が届かない，といった状態に陥り，微生物が増殖しやすくなります．血腫，リンパ液や組織液などの貯留部や，死腔（内部に何もない空っぽのスペース．やがて組織液が溜まってくる）は，内部に血液の循環がないという意味で血流の不足した状態であり，感染しやすくなります．感染を防ぐためには十分な血流があることが重要です．

また，異物があると異物排除の反応としての炎症が長期化し，感染に移行しやすくなります．血腫や死腔は内部に血流がないという意味では一種の異物でもありますから，閉創の際には血腫や死腔をつくらないように，また異物を残さないようにすることが大切です．

再生療法は，生体親和性がよい材質であるとはいえ異物を創内に留置する手術ですから，切開やフラップの剥離・挙上・縫合の際に十分な血流を確保することが重要であることを理解しておかなくてはなりません．

感染したらどのような症状がでるのか？(point 1)

術後には必ず侵襲に対する生体の反応としての腫れ・痛み・発赤・熱感などの炎症症状が生じますが，通常は術後数日目にピークに達したあとは徐々に消退し，1週間程度で術前の状態に回復します．

感染を起こすと，この炎症症状が悪化したり，長引い

再生療法は感染しやすい手術

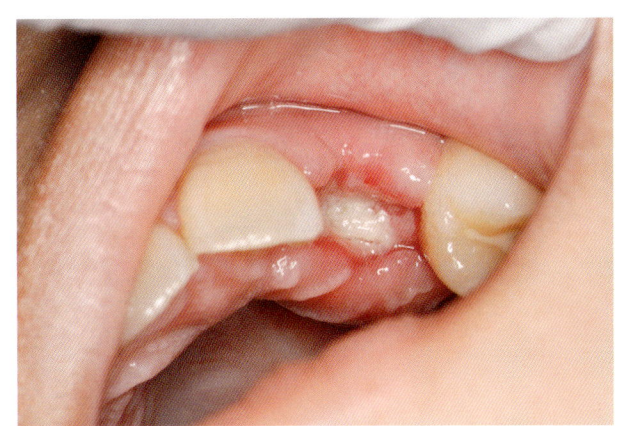

Fig 1　創の裂開．埋入後の創が裂開したが，幸いにフィクスチャーは露出していない．

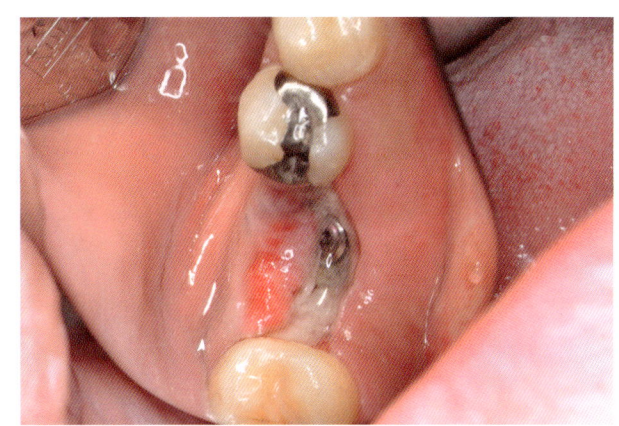

Fig 2　創の裂開によるフィクスチャーの露出．埋入後の創が裂開し，フィクスチャーが露出している．

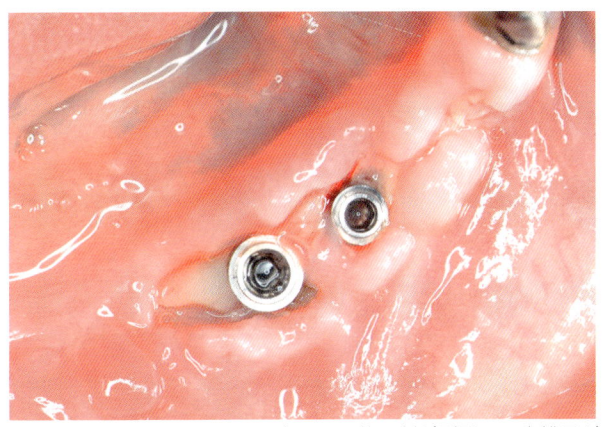

Fig 3　創の裂開による骨の露出．埋入後の創が裂開し，歯槽骨が露出している．

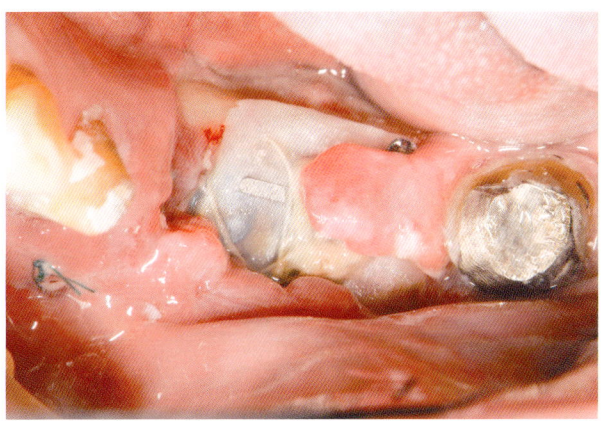

Fig 4　創の裂開による非吸収性膜の露出．GBRで創が裂開し，非吸収性膜が露出している

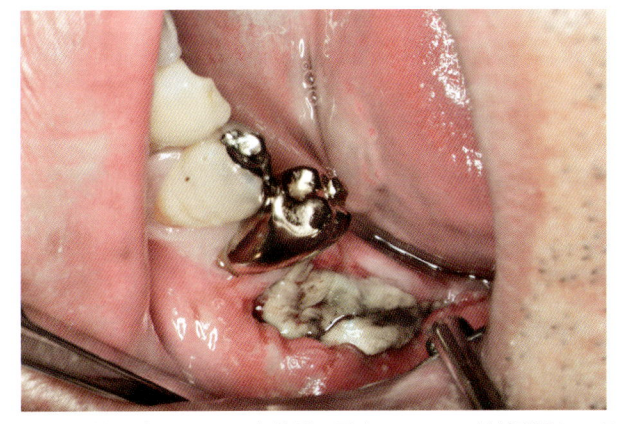

Fig 5　創の裂開による吸収性膜の露出．GBRで創が裂開し，吸収性膜が露出している．

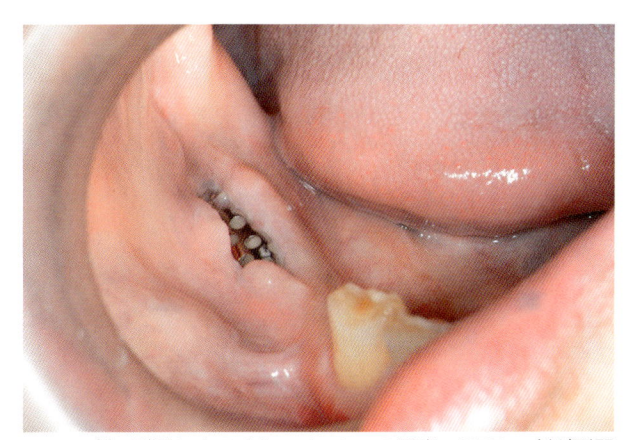

Fig 6　創の裂開によるチタンメッシュの露出．GBRで創が裂開し，チタンメッシュが露出している．

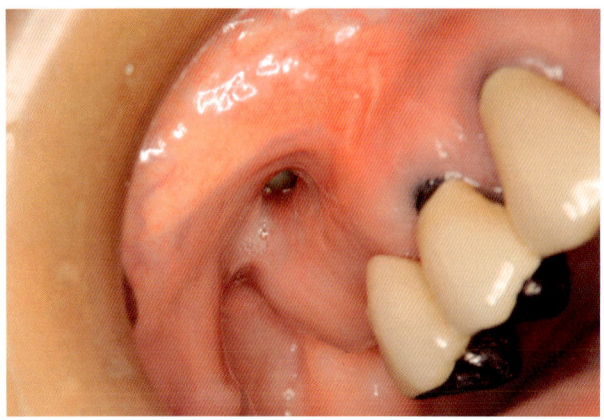

Fig 7 ラテラルアプローチによるサイナスフロアエレベーション（サイナスリフト）の感染（瘻孔形成）．サイナスリフト後に感染し，歯肉頬移行部に瘻孔を形成した．

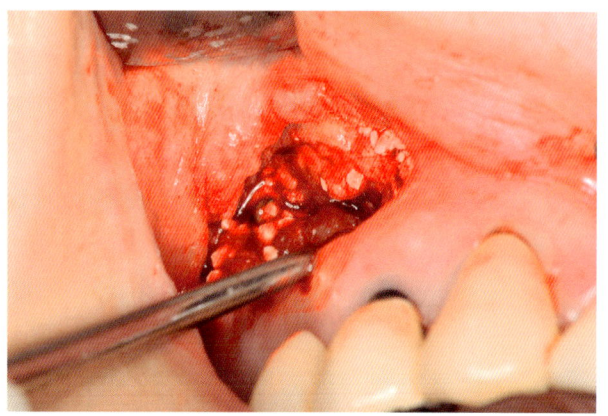

Fig 8 ラテラルアプローチによるサイナスフロアエレベーションの感染（創内）．挙上部には骨補填材と肉芽組織が充満していた．

たりして，創が裂開したり，膿瘍を形成して波動を触れたり，排膿がみられたりして創の治癒が遅れます．創の感染程度であれば通常は局所の症状だけですが，重篤化すると発熱・倦怠感などの全身症状をともなうようになります．

感染すると膿瘍を形成したり排膿するようになりますが，膿は炎症を起こした組織に白血球（主に好中球）が浸潤し，死滅した細菌や壊死した組織，異物などを貪食して死滅し，自己融解して生じた液体です．歯肉膿瘍や歯槽膿瘍など浅い部分に膿瘍形成した場合は触診で波動を触知できますが，骨膜下膿瘍では骨膜の緊張が強いために波動は触知しにくく，また蜂窩織炎などの隙膿瘍や深部膿瘍では波動を触れません．波動を触れなくても膿瘍形成を疑った場合には，穿刺（注射針を刺す）して膿汁の有無を確認することが必要です．

point 1	術創感染の症状

腫脹，疼痛，発赤，熱感，（機能障害）
創の裂開，治癒不全，膿瘍形成，波動の触知
重症化すると，発熱，倦怠感，白血球増多

どのような場合感染しやすいのか？感染要因は何か？(point 2)

感染には，診療室や手術室の環境，手術器具や術野，医療従事者の手指などの消毒の状況（細菌数），患者の全身的な基礎疾患や局所の状態，さらに術者の手術操作や術後管理など多くの要因が関与します．感染要因には大きく分けて，①環境因子，②微生物因子，③患者因子，④手術関連因子，の4つがあります．

環境因子

手術を行う部屋，手術台周囲の衛生状態のことです．大きな病院の中央手術室内では，空気は天井から濾過フィルターを通して供給されて床へ流れ，床面から排気されており，床の汚染物質が手術野の高さまで舞い上がらないようになっています．また手術室内は室外に比べてわずかに陽圧になっていて室内から室外へ向けて空気が流れるようになっており，室外の空中の浮遊物や体表面に付着している汚染物質が室内へ入り込まないようになっています．手術室内の人数や人の出入り，ドア開閉の回数などを必要最小限にするなどの配慮もされています．

point 2	術創感染の成立要因

環境因子

微生物因子

患者因子
　①全身状態
　②局所状態

手術関連因子
　①器具，器材の滅菌，消毒
　②手術手技，術中操作
　③術後管理

10 感染コントロール

point 3　感染を起こしやすい基礎疾患，全身状態

低栄養，脱水	低蛋白血症，免疫力低下，創治癒遷延
貧血	組織酸素量の低下による創治癒遷延
糖尿病	微小血管循環不全，組織代謝障害，白血球機能低下
肝疾患	貧血，低蛋白血症
腎疾患	貧血，低蛋白血症
自己免疫疾患	ステロイドや免疫抑制剤の投与による細胞性免疫能低下
免疫不全	免疫能低下した状態
悪性腫瘍	抗癌剤の使用や放射線照射による免疫能低下，栄養障害
薬剤服用	①ステロイド：好中球の遊走能・集積能低下，顆粒球・マクロファージの貪食能低下 ②抗癌剤　　：リンパ球機能低下 ③免疫抑制剤：免疫能低下 ④ビスフォスフォネート製剤：骨の代謝回転の低下
喫煙(Fig 9)	ニコチン，一酸化炭素，シアン化水素による好中球・マクロファージ・リンパ球の機能低下，組織の血流低下，創傷治癒遷延(コラーゲン産生低下)

微生物因子

微生物の数・種類・その性質(病原性の強さ，抗菌薬に対する耐性など)のことで，微生物により感染の危険性，感染した場合の症状の重篤さが異なります．口腔内では常在菌が細菌叢を形成していますが，病原性はさほど高くはありません．しかし，異物があったり，宿主の免疫能や栄養状態などが悪化して細菌叢とのバランスが崩れると，感染・発症しやすくなります．

患者因子

①全身状態　患者の全身状態や基礎疾患の有無は，創の治癒・感染性に大きく影響します．既往歴，経過，服薬内容，手術時の基礎疾患のコントロール状態などについて詳細に問診を行い，緊急性のない待機手術であれば良好にコントロールされるまで待って手術するほうがよいでしょう．また，基礎疾患の治療目的で処方されている薬剤のなかには，ステロイド剤や免疫抑制剤，抗癌剤など，休薬や中止をするのが難しいものもあり，その場合は抗菌薬の術前投与，局所の洗浄・消毒を十分に行い，体調や血液検査結果なども参考にしたうえで手術の可否について慎重に検討する必要があります．術前術後の抗菌薬の投与についても，肝疾患や腎疾患がある場合には種類の選択や減量を考慮しなければなりません．術後は治癒経過や感染の有無について通常の患者よりも慎重に観察し，感染が疑われる場合には重篤化・遷延化しないうちに早期に対処する必要があります．

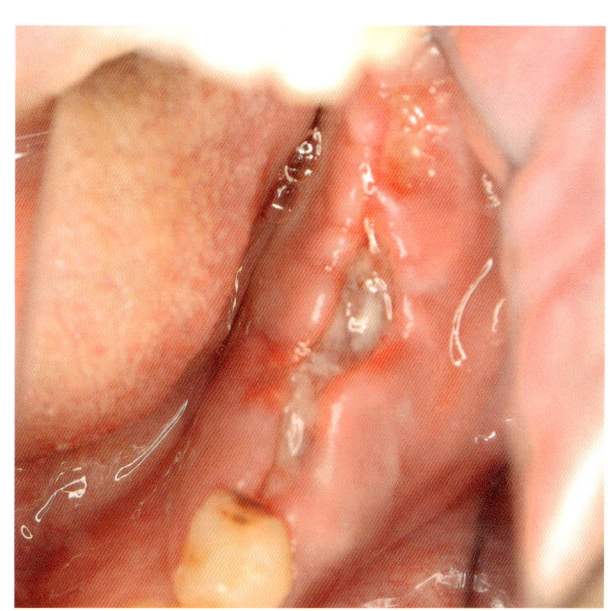

Fig 9　喫煙患者の創．喫煙患者のインプラント埋入後1週間の抜糸時の創．喫煙患者の創は，このように治癒が不良で，裂開，遷延しやすい．

感染を起こしやすい基礎疾患，全身状態とその理由を示します（**point3**）．

②局所的因子　患者の全身状態に加え，局所（口腔内，手術部位とその周辺）の状態も，創の治癒，感染に大きく影響します．

(1)口腔内の衛生状態：プラーク，歯石の付着状況などの口腔内清掃状態は術後経過に大きく影響します．
(2)術部の状態：炎症が残存していたり，血流の悪い状態では創治癒が遷延したり感染しやすくなります．
(3)周囲組織の状態：隣在歯の歯周炎・根尖性歯周炎，歯根嚢胞や顎骨嚢胞などの顎骨病変，上顎洞疾患などが影響することがあります．たとえば，上顎臼歯の根尖性歯周炎や上顎洞炎のある状態でのサイナスリフトは感染の危険性が高くなります．

手術に関連した要因（point4）

手術に関連した要因としては，手術器具の滅菌，術野の消毒，術者と助手の清潔操作など微生物の数や汚染が重要な要因ですが，実際には手術手技そのものや術前術後の管理なども大きく影響します．感染を防ぐための術中の手技上の注意点についてはつぎの項で述べます．

どのようにして感染を予防するか？──術前・術中・術後の感染予防のポイント

術後感染を予防するためには，前述の感染要因を十分に理解し，それぞれの要因の改善あるいは解消に努めることが重要です．すなわち，患者の全身的・局所的状態を正しく評価して良好な状態にコントロールしておく（CHAPTER 2 **7**参照），できる限り細菌数を減らす，スムーズで侵襲の少ない手術をする，行き届いた術後管理を行う，などが重要です．感染予防のためにすべきことを，術前管理，術中管理，術後管理の3つの時期に分けて述べます．

術前管理
①術前の全身的リスクファクターの把握，改善　易感染性となる基礎疾患の有無を把握し，基礎疾患の改善を

---

point 4　手術に関連した感染の要因

①器材の滅菌，無菌操作
②術野の消毒
③術者，助手の清潔操作
④手術侵襲の大きさ
　手術時間，出血量，切開線・剥離範囲の大きさ，骨削除の有無，組織の損傷・挫滅の程度
⑤手術手技
　愛護的で的確，正確な手術手技
⑥術後管理

図っておくことが重要です．

またそれぞれの基礎疾患について，起こりうる術中偶発症や術後経過についても想定し，対処できるような準備を整えておく必要があります．基礎疾患を有する患者の管理については他書を参考にして下さい．

推薦図書
1. 永原國夫・編著．歯科インプラント治療のリスク度チェックとその対応．東京：クインテッセンス出版，2012.
2. 高杉嘉弘．歯科診療で知っておきたい全身疾患の知識と対応．東京：学建書院，2013.
3. 依田哲也・監修・編集．歯科治療に必須の全身リスク診断と対応．東京：医歯薬出版，2012.

②器材の滅菌
③局所の状態の改善　プラークコントロールや歯石除去など，歯周病の治療や隣在歯の根尖病変の治療などを行い，口腔内全体の状態の改善を図り，口腔内の細菌数を術前に減らして手術に望むことが大切です．
④抗菌薬の術前投与　抗菌薬は予防的に術前投与しておくほうがよいでしょう．術前の投与時期については，術前日からとする説や，手術1時間前でよいとする説などがありますが，必ず術前投与をしておかなければならない感染性心内膜炎の予防の場合でも，経口投与の場合はペニシリン系抗生剤を手術1時間前に1,500～2,000 mg投与することが薦められていることを考慮すれば，ペニシリン系抗生剤か，広域スペクトラムのセフェム系抗生剤を，手術1時間前に投与すればよいと思われます．

10 感染コントロール

> **point 5　術後感染を防ぐための重要事項**
>
> ①血流を考えた切開線，フラップの設計
> ②組織のダメージが少ない愛護的な操作
> ③骨の熱傷，乾燥を防ぐ生理食塩水の注水
> ④血腫や死腔を形成しないための確実な止血
> ⑤壊死物質や異物の除去
> ⑥移植骨や補填材，遮断膜などの固定と完全被覆
> 　フラップはこれらを余裕をもって被覆できる大きさに設計する
> ⑦緊張の強くない確実な閉創

術中管理

手術に関連した感染を防ぐポイントは，①手術器具の滅菌，②術野の消毒，③術中の清潔操作，④術野の血流の確保，⑤愛護的手術操作，⑥血腫や死腔の回避，⑤異物の除去，⑥完全な閉創，⑦移植骨片やその他の材料（メンブレンやチタンメッシュなど）の固定と完全被覆，などです．

①手術器具の滅菌

②口腔外の消毒

円を描くように口裂の周囲を中心から外へ向ってクロルヘキシジン，ポビドンヨードなどで消毒します．いったん外を拭いたガーゼを中心部に戻して拭くと，中心部が汚染されるので，中心部に戻してはいけません．

③清潔操作　敷布の穴から露出する範囲よりやや広めに口腔外を消毒し，口腔内はクロルヘキシジンなどの薬剤で含嗽したあと，ガーゼや綿球で口腔内を拭きます．術中は滅菌手袋を使用し，不潔領域を触らないように注意します．

④手術手技　基本手技である切開・剥離・縫合のそれぞれに感染を防ぐために注意すべきポイントがありますが，CHAPTER 2 ❾基本手技の内容と重複するものは避けて，感染を予防するという点からみた重要なポイントを挙げます．手術手技上の注意すべき点の詳細については CHAPTER 2 ❾の部分を参考にして下さい．術後感染を防ぐための重要な事項は **point 5** のとおりです．

術後管理

手術が無事に終わったからといって感染する恐れがないというわけではありません．手術自体は何の問題もなくスムーズに終了しても，術後の管理が不十分であれば感染する恐れがあります．術後管理のポイントを挙げます．

①抗菌薬の投与を最低3日間　抜歯や病巣を取り除く手術では抗菌薬の術後投与は必ずしも必要ではありませんが，インプラントや再生療法は異物（骨補填材，メンブレンなど）が留置されることが多いので術後投与すべきです．

②局所の清潔保持

含嗽や局所洗浄により食物残渣やプラークを除去します．

③術創管理

ⅰ）全身の安静

ⅱ）術創の安静……虚血にならない程度の圧迫で血腫防止・組織密着を図ります．保護床を使用することもあります．

ⅲ）術創の清潔保持

ⅳ）義歯の場合，最低3日間使用を中止したり，義歯を調整して創部をリリーフします．

ⅴ）適切な時期に正しい抜糸法で抜糸……術後1週間〜10日後に抜糸します．

④禁煙　創治癒まで最低1週間は禁煙してほしいところです．本来なら術前に完全に禁煙して手術に臨みたい

ところです．どうしても禁煙できない場合は，術前1週間から創治癒に重要な時期である術後1週間は，喫煙しないよう指導します．

感染した場合にはどう対処するのか

感染が疑われる場合や感染の重篤さを判断するために，血液検査で白血球数，白血球分画(白血球中の好中球の割合)，CRP(「C-reactive protein」の頭文字を取ったもので，C反応性タンパクとよばれる，炎症の程度をみる検査項目)の値をみます．

残念ながら感染した場合には，一般的には，①抗菌薬の投与，②創の洗浄，③切開・排膿処置，④異物の除去，などの対処を行います．通常はこの処置で治癒しますが，まれに重篤化して蜂窩織炎，隙膿瘍，骨髄炎などに移行することがあり，その場合はさらに積極的かつ専門的な対処が必要となります．

膿瘍形成を疑った場合には，穿刺を行います．穿刺の意義は，膿汁の有無の確認，膿瘍の位置(深さ，刺入点からの方向)の確認と膿汁の採取です．採取された膿汁は細菌同定検査に提出して原因菌を同定し，抗菌薬の感受性テストを行って検出菌にもっとも有効な抗菌剤を決定します．

術後感染治療の原則

すべての術後感染が抗菌薬を投与しておけば治まるというわけではありません．創が感染した場合の治療のポイントは以下の3つです．

①**投薬(抗菌薬，鎮痛剤)**　抗菌薬は通常は内服でよいのですが，炎症の程度によっては点滴投与が必要となることもあります．

②**局所の状態の改善**　創の洗浄，切開・排膿，局所の安静保持(開口制限，義歯の使用禁止)などを行います．

膿瘍形成が確認されたら切開し排膿させます(膿瘍切開，ドレーン留置)．

また，感染源を明らかにし異物があれば除去します．この場合の異物とは，骨補填材，メンブレン，固定用スクリューなどはもちろんですが，ブロックの移植骨でさえも，いったん血流が途切れているので"もっとも異物反応の少ない異物"であり，露出・感染してしまうと除去しないと完全には炎症は治まりません(CHAPTER 2 ⑥ 治癒の科学(硬組織)「自家骨移植の治癒の過程」の項参照)．創の洗浄には必ずしも消毒薬を使う必要はなく，生理食塩水で十分効果があります．

③**全身状態の改善**　全身的に発熱や倦怠感，開口障害などがあったり，食事が十分に摂取できないようであれば入院を考える必要があります．

抗菌薬の使い方

①**抗菌薬の種類の選択**　理想的には原因菌を分離・同定したうえで，細菌感受性テストを行ってもっとも有効な抗菌薬を選択すべきです．しかし，現実には検査結果が出るまで待つ時間的猶予はなく，感染が明らかになった時点で抗菌薬の投与が必要です．この場合，検査結果がでるまでは経験的に起炎菌を想定して抗菌スペクトラムの広い抗菌薬を投与します．この選択のしかたをempiric therapy(経験的治療)といいます．

また，過去に使用経験があり，薬効・副作用について十分に知識のある使い慣れた薬剤を選択します．ペニシリン系，広域セフェム系，ニューキノロン系，マクロライド系の各系を1つずつ準備しておけば十分です．

②**投与方法**　まず3日間投与し，症状の変化をみて追加投与します．1日程度で効果がないからといって，無効と判断してはいけません．抗菌薬が作用して菌が死滅すれば見かけ上，膿瘍や腫脹が大きくなることもあります．無効と判断した場合はまったく違う系の薬剤に切り替えます．

内服では効果がなく，症状が遷延したり悪化する場合には静脈内投与(点滴)に変更しなければなりません．

③**投与期間**　通常は臨床症状，検査所見が改善後，ダメ押しとして数日間追加投与するのがよいとされています．compromised host(易感染性宿主)は通常より長めに投与します．

全身状態の改善

術後感染患者の全身的な状態の改善のポイントは，①全身の安静，②十分な栄養摂取，③基礎疾患の治療，です．自宅で家事・育児などで全身の安静が保たれないよ

10 感染コントロール

> **point 6　専門医に紹介すべき症状**
>
> ①急激な症状の悪化
>
> ②呼吸困難
> 　　口底部の腫脹による気道閉塞
>
> ③嚥下困難
>
> ④組織隙，筋膜隙への波及
>
> ⑤38.5℃以上の発熱
>
> ⑥開口障害（開口域10 mm以下）
>
> ⑦全身疾患がある場合
> 　　ステロイド剤，糖尿病治療薬，血液疾患治療薬，抗癌剤の投与がある

うな場合や開口障害や嚥下障害などで食事の経口摂取が困難な場合や抗菌薬が内服では奏効せず点滴投与が必要な場合などは，入院の適応となります．また，基礎疾患が悪化すると感染しやすく，感染すると基礎疾患が悪化しやすいので基礎疾患の改善にも努める必要があります．

局所状態の改善

①創の洗浄　付着している細菌の数を減らすには洗浄が有効ですが，必ずしも消毒薬を使う必要はなく，生理食塩水で物理的に洗い流すことが有効です．

②原因異物の除去　感染源となっている異物は積極的に除去します．異物を除去しないままでは感染は遷延します．

③切開・排膿，ドレーンの留置　膿瘍の形成が確認できたら積極的に切開して排膿させます．切開・排膿には膿瘍の内圧減少による疼痛緩和，局所的な血液供給促進の効果があります．骨膜下膿瘍・隙膿瘍など大きな膿瘍では，十分に排膿させるためにドレーンを留置しますが，歯肉膿瘍・歯槽膿瘍などの小膿瘍では必ずしも必要ではありません．

ドレーンの種類にはフィルムドレーン，ガーゼドレーン，ペンローズドレーンなどがあります．浅い部分の膿瘍であればフィルムドレーンで十分ですが，深部であれば排膿路が閉鎖しやすいので排膿路を確保・維持するためにペンロースドレーンを留置します．ドレーンは行方不明にならないように脱落防止目的で縫合しておきます．施設によってはガーゼドレーンを好んで用いるところもありますが，膿瘍内にガーゼの線維が残ることがあるので，あまり勧められません．

④局所の安静　可動部であればあまり動かさないように指示します．また，創に義歯が接触するような場合には，義歯使用を中止して刺激を避け，安静を保持するように指導します．

専門医に紹介すべき症状

切開・排膿処置や抗菌薬の投与が適切に行われても症状が悪化し，自分の手に負えないと判断した場合には，ただちに専門施設，専門医に紹介するべきです．その基準となる症状・所見は（**point 6**）のとおりです．

推薦図書

4. 竹末芳生・編．手術部位感染(SSI)対策の実践．大阪：医薬ジャーナル社，2005．
5. 日本外科感染症学会．周術期感染管理テキスト．東京：診断と治療社，2012．
6. 武藤徹一朗，幕内雅敏・監修．新臨床外科学．東京：医学書院，2006．
7. 京都大学大学院医学研究科外科学講座編集．外科研修マニュアル．東京：南江堂，2009．
8. 星野明弘，針原康，小西敏郎ら．特集　Surgical site infection(SSI)と創傷治癒．外科 2008；70(3)．

CHAPTER 3
歯周病治療の基礎と臨床

CHAPTER 3 | 歯周病治療の基礎と臨床

1 歯周病の科学
基礎　破壊された歯周組織の治癒のために

SBO
①歯周病の基礎知識を再確認する
②歯周治療で重要な診査項目とその評価を理解
③骨欠損の診断とその評価を理解

歯周病の病因論と分類

歯周病は細菌感染を主原因とする他因子疾患です．主要なリスク因子として，細菌などの感染性因子と，不良補綴物などの環境因子，免疫などの宿主因子などが挙げられます．過去に歯周病は骨の病変と捉えられていた時代もありました．また，歯石が主原因と考えられた時代や，咬合が主原因であるという主張も存在しました．現在では歯周炎による歯槽骨の吸収の過程においてサイトカインが重要な役割を果たすことがわかっています[1]（**Fig 1**）．また，特殊な症例として遺伝的要因により発症するタイプの歯周疾患の存在も報告されています．

感染性因子としての細菌感染には，さまざまな種類の歯周病原因菌の存在が知られていますが，なかでも *Porphyromonas gingivalis*（以下，*P. g.* 菌），*Tannerella forsythia*（以下，*T. f.* 菌），*Treponema denticola*（以下，*T. d.* 菌）の3種類の菌の組み合わせは Red Complex とよばれ，歯周病の進行・増悪に大きな役割を演じています．*P. g.* 菌にはいくつかのビルレンス(病原性)が挙げられていますが，線毛による付着機能や骨吸収促進機能も見逃すことができません[2〜5]．

歯周病原因菌はバイオフィルムを形成することで病原性を増やします．バイオフィルムは，唾液の糖タンパクである獲得ペリクルのうえに付着することによって形成されます．バイオフィルムは成熟するとき，きのこ状の形状を呈することが知られていますが，チャネル(排出のためのトンネルのようなもの)を形成して栄養物を摂取するとともに，老廃物を排除します．ひとたびバイオ

歯周病の病因論

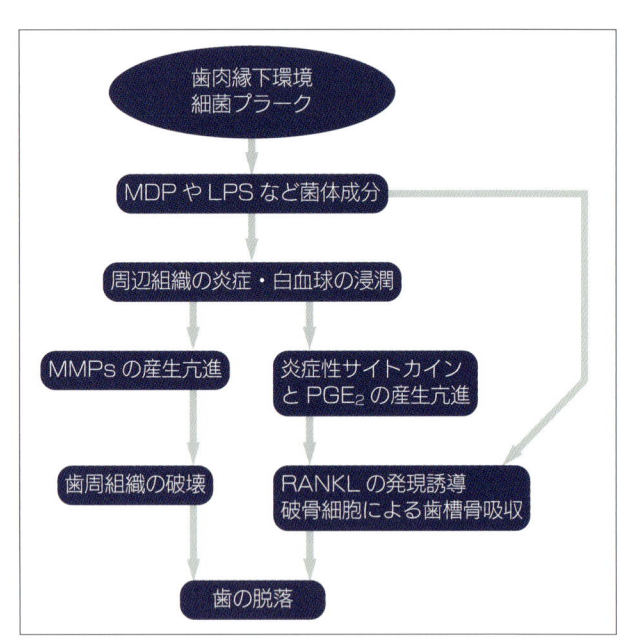

Fig 1 歯周炎による歯槽骨吸収・歯の脱落の過程．＊Hard Tissue 硬組織研究ハンドブック．MDU出版社．より引用・改変

フィルムが形成されると生体防御が効かず，また抗菌剤も効かなくなり，難治化します．したがって，今も昔もスケーリング・ルートプレーニング(以下，SRP)によるバイオフィルムの破壊・除去が唯一かつ有効な手段です．

歯周病は原因や病態により分類されています．1999年に分類された AAP の分類を **Table 1**[6] に示します．日本歯周病学会による分類との大きな差異は，咬合性因子の位置づけです[7,8]．

歯周病の分類

Table 1 歯周病の分類(AAP・EFP の国際ワークショップ, 1999 年).

タイプ I	歯肉疾患 (gingival diseases)	A プラーク性歯肉疾患 B 非プラーク性歯肉疾患
タイプ II	慢性歯周炎 (chronic periodontitis)	A 限局性 B 広範性
タイプ III	侵襲性歯周炎 (aggressive periodontitis)	A 限局性 B 広範性
タイプ IV	全身疾患関連歯周炎 (periodontitis as a manifestation of systemic disease)	A 血液疾患由来 B 遺伝的障害由来 C その他(NOS)
タイプ V	壊死性歯周炎 (necrotizing periodontal disease)	A 壊死性潰瘍性歯肉炎 (NUG) B 壊死性潰瘍性歯周炎 (NUP)

Table 2 歯周病の分類(日本歯周病学会の病態による分類, 2006 年).

I. 歯肉病変	1. プラーク性歯肉炎(Fig 2a) 2. 非プラーク性歯肉病変 3. 歯肉増殖
II. 歯周炎	1. 慢性歯周炎(Fig 2b, c) 2. 侵襲性歯周炎(Fig 2e) 3. 遺伝疾患にともなう歯周炎
III. 壊死性歯周疾患	1. 壊死性潰瘍性歯肉炎 2. 壊死性潰瘍性歯周炎
IV. 歯周組織の膿瘍	1. 歯肉膿瘍 2. 歯周膿瘍(Fig 2d)
V. 歯周-歯内病変	
VI. 歯肉退縮	
VII. 咬合性外傷	1. 一次性咬合性外傷(Fig 2f, g) 2. 二次性咬合性外傷

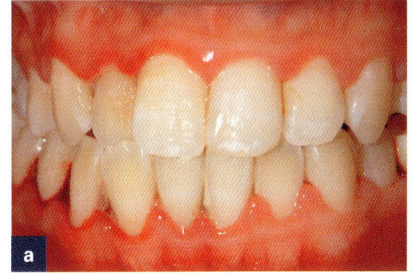

Fig 2a 歯肉炎による歯肉からの出血.
Fig 2b 慢性歯周炎. 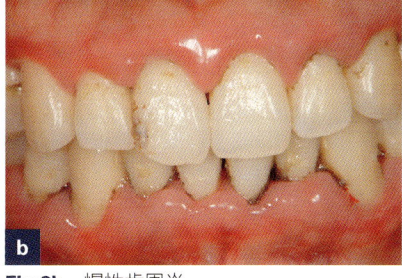
Fig 2c 重度に進行した慢性歯周炎. 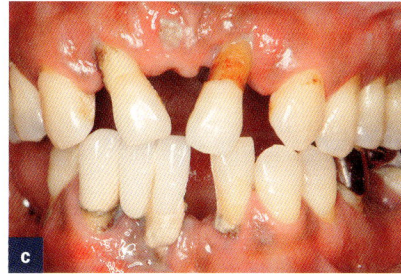
Fig 2d 歯周膿瘍. 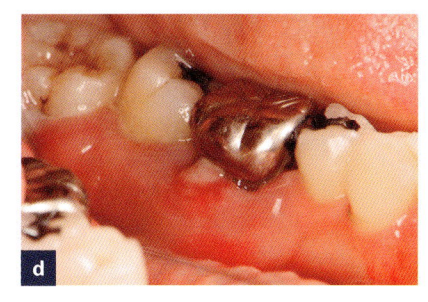 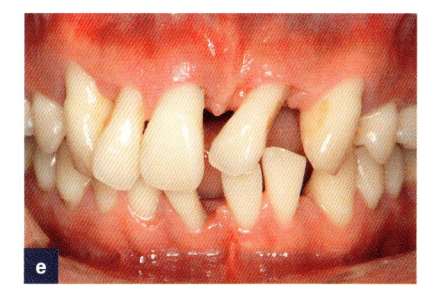
Fig 2e 侵襲性歯周炎.
Fig 2f, g 咬合性外傷. デンタルエックス線写真にて上下第二小臼歯に歯根膜腔の拡大を認める. 臨床診査ではⅡ度の動揺を示した.

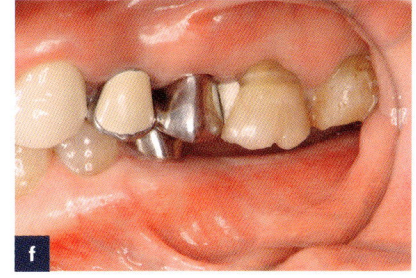

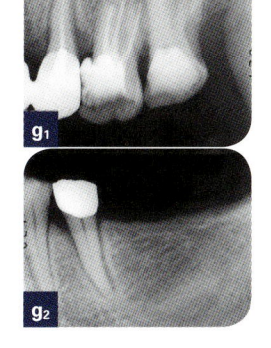

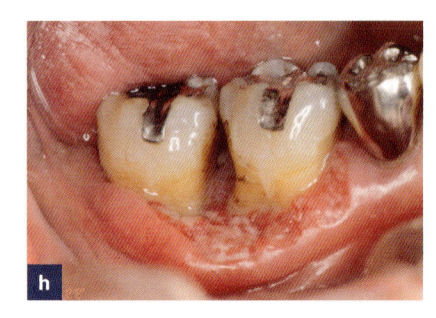

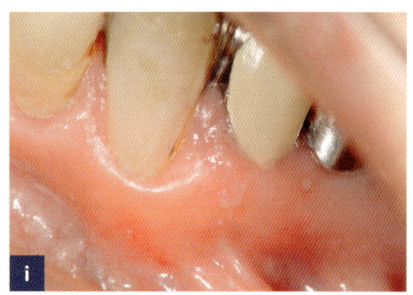

Fig 2h 扁平上皮癌.
Fig 2i ヘルペスによる歯肉炎.

　歯周病の分類は，局所因子を歯石を主としていた時代の1928年Gottliebによって不潔性漏腫，歯周症，歯周膿瘍，の3つに分類されました[9]．その後，数多の変遷を経て，現在では1999年にAAPによって提唱された分類が広く用いられています．この最新分類では1989年のコンセンサスレポートで成人性歯周炎とされていたものが慢性歯周炎に，早期発症型歯周炎とされていたものが侵襲性歯周炎へと変更されました．

　またわが国では，歯周病の原因や進行度に基づいた歯周病分類システムが発表されました．この分類システムでは歯肉炎，歯周炎に並んで咬合性外傷が，大きな分類とされている点や，歯肉退縮を独立した分類としている点に違いがあります．また，慢性歯周炎は個人レベルの診断であり，1歯単位の診断名は歯周炎であると解説されています[7]．

歯周病の診査と，リスク因子

　臨床医が通常に行う診査の項目をTable 3に示します．歯周病の主要な原因因子の1つが細菌感染ですが，細菌感染の程度を示す指標として，プラークの付着状況や細菌検査，ならびに血液抗体価検査があります．また，プロービング後の出血（BOP）の有無を調べることで，ポケット内の感染による炎症の存在を知ることができます．また，歯周病の進行にともなう組織破壊を調べる検査としてプロービングデプスの測定（Fig 3），アタッチメントレベルの測定，エックス線検査による骨吸収の程度の観察，ファーケーションプローブによる根分岐部病変の進行度の検査があります（Fig 4）．

　骨吸収にともなう支持骨の低下，あるいは咬合性外傷やパラファンクションによる過大な咬合力の結果として起こる，動揺度を診査することも重要です．プラークリテンション（保持）ファクターとして付着歯肉の幅，歯列不正の有無，不適合補綴物の有無も診査します．

　その他，全身疾患の既往歴や喫煙，パラファンクションの程度や種類も重要です．日常臨床において頻用され

歯周病の診査

Table 3 　歯周病の主な診査項目．

プロービング（アタッチメントレベル，プロービングデプス）
BOP・出血
排膿
動揺
根分岐部病変
咬合性因子
そのほか

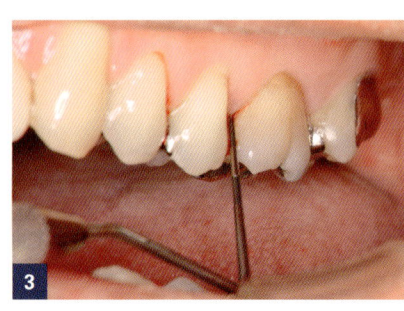

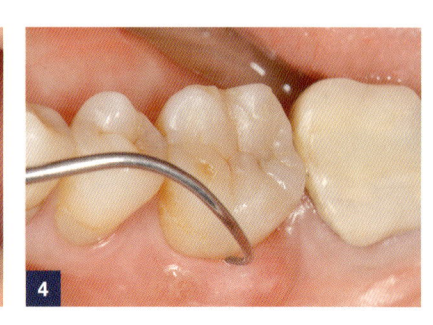

Fig 3 　プロービング．
Fig 4 　ファーケーションプローブによる根分岐部病変の検査．

1 歯周病の科学

BOP・出血

Table 4 プロービング時の出血（BOP）とその意義．

炎症の存在
歯周病菌の存在
付着の喪失リスクの存在
ほかの臨床所見（発赤，腫脹など）より早期に出現

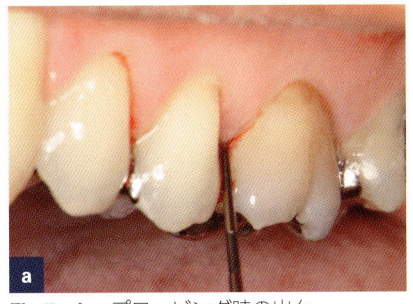

Fig 5a, b プロービング時の出血．

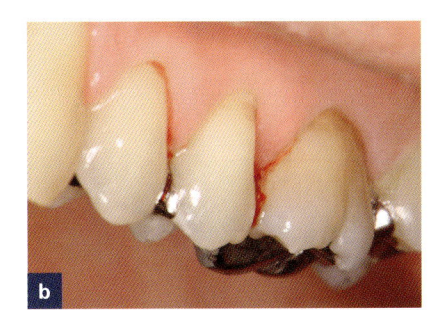

Table 5 プロービングをしてはいけない状況・控えたい状況．

プロービングしてはいけない状況	急性発作，歯周膿瘍 歯肉の炎症が強い 術前投与していない心疾患患者
プロービングを控えたい状況	歯石沈着が多量 プラークが多量に付着 ほかに主訴がある初診の患者 歯周外科後6か月以内

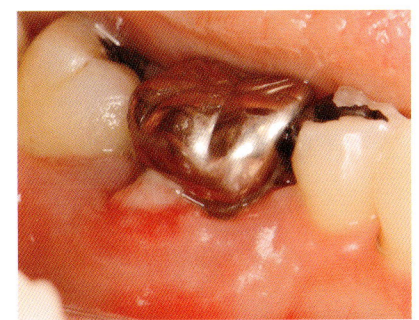

Fig 6 6⏌の腫張により来院．頬側に潰瘍が形成されている．

る歯周病の検査項目をTable 3にあげます．

プロービング

　プロービングによる出血が現在の炎症の活動状況を表すのに対して，プロービングデプスは，「過去に侵襲されて破壊された組織の破壊の程度を示すこと」，を認識することは重要です．

　プロービングは歯周ポケット底に向けておよそ20g程度（単三乾電池1個分）の重さの加重により行います．このとき，歯周ポケット内を歩くように（walking）上下動させ，探索していくことが大切です．プローブとは本来「探索」するという意味ですから，歯周ポケットの深さのみならず，根面の粗造感などポケット内の状況を模索しなければなりません．

①**アタッチメントレベル**　また，現在までのトータルの付着を示す値としてアタッチメントレベルを計測します．これはセメント-エナメル境（以下，CEJ）から歯周ポケット底までの距離を示します．CEJが喪失しているケースでは，補綴物のマージンを代用することもあります．

排膿

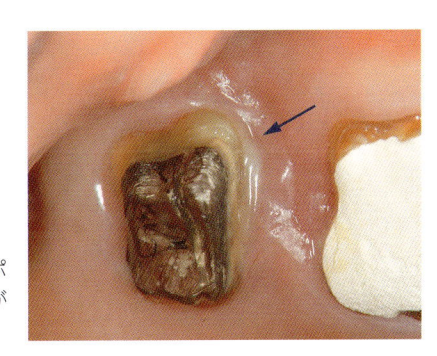

Fig 7 7⏌近心のポケットより排膿が認められる．

②**プロービングデプス**　プロービングデプスは通常3mm以下を臨床的な正常値として捉えられることが多いです．また，1歯単位の診断として，プロービングデプスが3mm以下を軽度，4～6mmを中等度，7mm以上を重度歯周炎と分類します[7]．一方，歯周炎により結合組織性付着に炎症が波及すると，プローブは容易にポケット底を越えてしまうことに注意します．その他プロービング値に影響を与える因子として，プローブの種類，プローブ圧，挿入方向などのプローブ側の要因と，

基礎から臨床がわかる 再生歯科　135

CHAPTER 3 | 歯周病治療の基礎と臨床

動揺——前歯部オープンバイトで重度歯周炎の症例

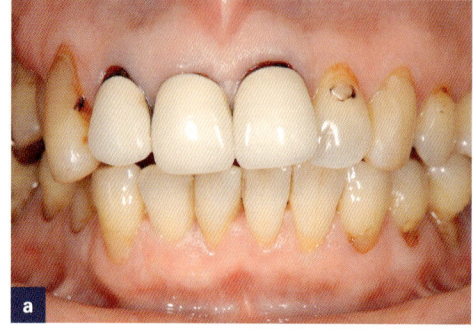

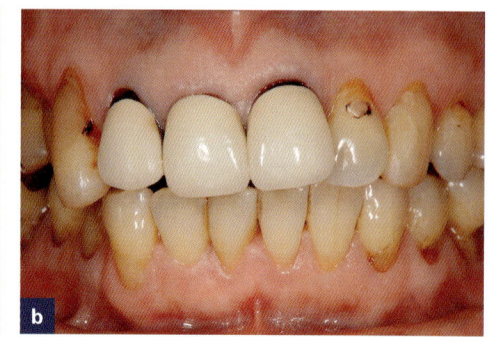

Fig 8a 初診時56歳の女性．前歯部は咬合接触しておらず，オープンバイトの状態．積極的な歯周治療と同時に咬合の改善を行うことを薦めたが，了解を得られずそのまま放置．
Fig 8b 約10年後．前歯部はさほど変化していない様にみえるが，臼歯部は骨吸収の進行により崩壊状態となっていた．
Fig 8c 治療終了時のデンタルエックス線写真（1997年）．
Fig 8d 術後13年のデンタルエックス線写真（2010年）．デンタルエックス線写真では前歯部に骨吸収がほとんど認められないにもかかわらず，臼歯部では骨吸収の進行が著しい．

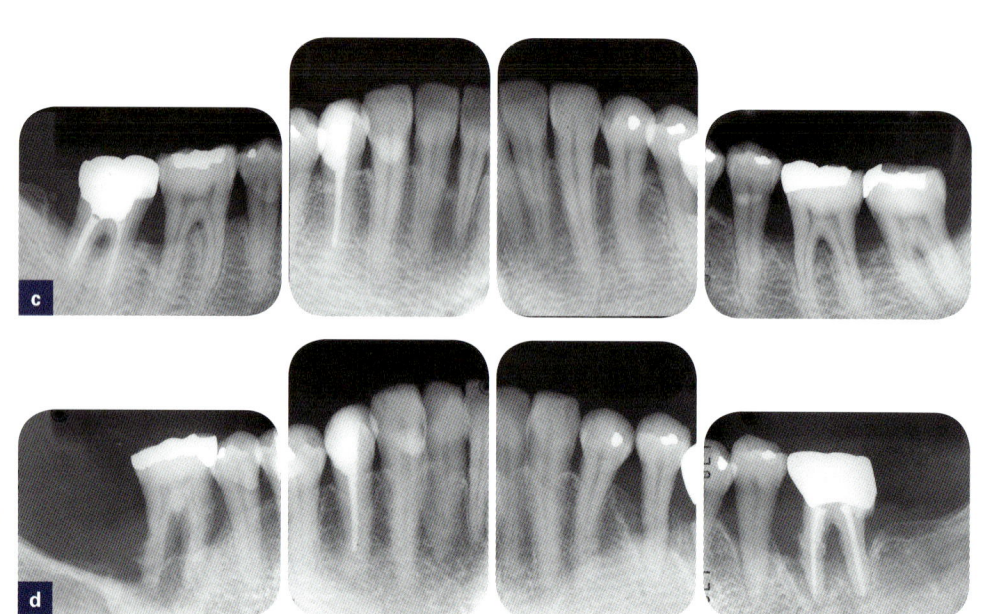

歯石や不良補綴物の存在，エナメル突起などの解剖学的劣形などの需要側の要因，そして術者による技量などが挙げられます．

一方，SRPと同様にプロービングでも一過性の菌血症を起こす事実は重要です．両角らによると，プロービングによる菌血症は20～43％であり，スケーリングが13～75％，SRPが51～81％であることからすると過小評価すべき値とはいえません[10]．

③BOP・出血 歯周ポケットからの出血は，プロービング後の出血であるBOP（bleeding on probing）により示されることが多いです（**Table 4, 5, Fig 5**）．プロービングによる出血は歯周ポケット内の炎症の存在を示します．歯周ポケットの内縁上皮が炎症により潰瘍を形成することは重要です（**Fig 6**）．潰瘍による出血は，歯周病原因菌である*P. g.*菌に鉄分を供給します．また，プロービングによる出血は，歯肉の発赤・腫脹などの臨床所見より

も早期に出現するため，メインテナンス時の定期的な診査によりBOPを測定することで，歯周炎の有無やバースト（急性発作）を抑制しなければなりません[11,12]．

排膿

組織内に貯留した膿汁が排出されるのが排膿です（**Fig 7**）．膿は歯肉結合組織から遊走してきた好中球により形成されます．進行した歯周炎の病変部での排膿は炎症の増悪と深い関係があります．

動揺

歯周炎の進行とともに起こる骨吸収により支持骨の低下をきたし（**Fig 8a～d**），歯の動揺も引き起こします．本来，歯は歯根膜の存在により0.2mm程度の生理的動揺を有します．このことは骨結合型インプラントとの絶対的な相違点です．生理的動揺は1日の間にも変化し，

早朝において動揺度が増加することも報告されています．

　動揺はまた，咬合性外傷によっても増加します．咬頭干渉あるいはブラキシズムなどのパラファンクションによる過大な咬合力は，歯の動揺をエスカレートさせます．動揺を示す指標として古くからMillerの分類が用いられてきました．Millerの分類の3度は3mm以上の近遠心的かつ垂直的な動揺を表します．3度の動揺は抜歯を決定する重要な要素となります．

　また，コントロールされていない動揺は，患者の不快感のみならず歯周炎の悪化に影響を及ぼすとも考えられています[13,14]．また，再生療法における骨移植では，コントロールされていない動揺は失敗の原因となることから，術前処置で暫間固定や咬合調整などにより動揺の収束を図ることが推奨されます．

根分岐部病変

　歯周治療の予後を左右する因子として根分岐部病変の進行度を診査することは重要です．もっとも代表的な分類としてLindheの根分岐部病変の水平的な進行度の分類が用いられます．3度の根分岐部病変は歯周治療の予後不良の原因の1因子です．

咬合性因子

　歯周炎と咬合性因子の関与については古くから論争の対象となってきました．Waerhaugeら[11,12]は解剖診査から歯周炎の発生と進行に咬合が大きく関与すると主張してきました．この時代には歯周病は咬合の病変である

咬合性因子

Table 6　咬合性因子の関与（咬合性外傷）が疑われる兆候．

所見	兆候
エックス線所見	歯根膜腔の拡大 骨欠損 歯根吸収
臨床所見	歯の位置移動 動揺 咬合痛，咀嚼時痛 早期接触 歯牙破折 骨隆起 知覚過敏 咬耗

との捉え方もなされてきました．一方でLindheらは，ビーグル犬やカニクイザルを用いた動物実験で咬合性因子は進行した歯周炎における増悪因子であるとの考えを主張しました．これら咬合性因子の関与については，関与するとの立場とそうではないとの立場で大きく分かれていました．1990年代より人による臨床調査ではWangら[13]のリサーチなどで，咬合と歯周病に相関を認めるとする報告も見られるようになりました．

　高橋慶壮氏は，咬合性因子を歯周病における「証明しにくい因子」の1つである，との考え方を示しました[15]．多くの臨床医は咬合性因子との関与を暗に感じており，歯周治療で咬合の改善を行う立場をとる術者も多いです．Wangらは，コントロールされていない動揺は，歯周炎の増悪因子となることを報告しました．この

歯周外科処置

Table 7　歯周外科処置との選択と適応に影響を与える因子．

付着歯肉の幅	幅が狭い	→歯肉溝切開．二次手術で付着歯肉の獲得が必要．
	幅が広い	→歯肉溝内・外のいずれも可能．
歯冠部歯肉の近遠心幅と厚み	幅が大きい	→フラップの閉鎖が容易．骨移植に有利．
	幅が狭い	→裂開・壊死のリスクが大きい．骨移植困難．
	厚みが大きい	→フラップの一次閉鎖に有利．厚すぎると内側マットレス縫合は困難．
歯肉歯槽粘膜の形態異常		審美性の障害． 歯肉退縮，清掃性不良によるう蝕リスク，歯肉退縮のリスク． 知覚過敏．

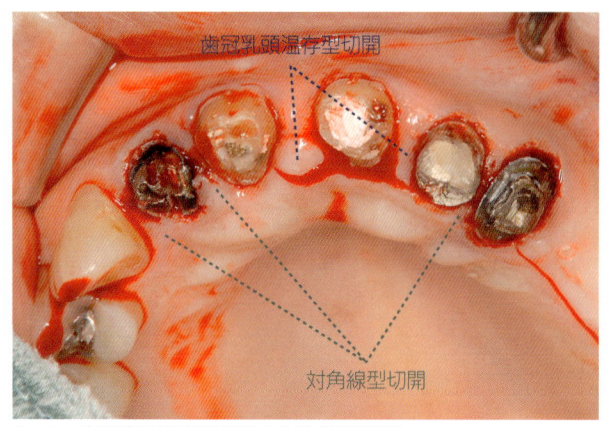

CHAPTER 3 | 歯周病治療の基礎と臨床

Fig 9 歯間乳頭温存型切開と対角線型切開.

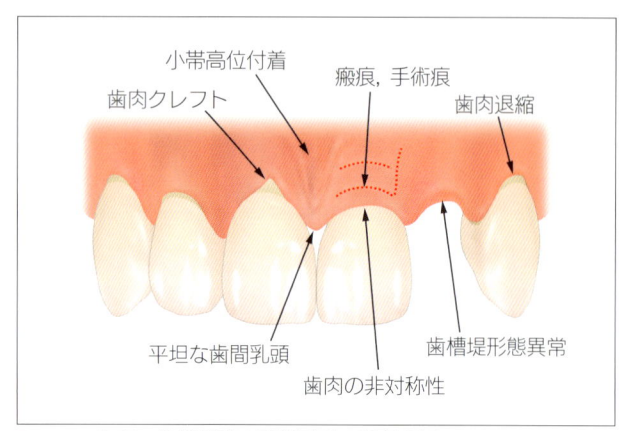

Fig 10 歯肉・歯槽粘膜の形態異常の評価項目.

考え方は広く臨床医に受け入れられており，咬頭干渉の除去，あるいはパラファンクションのコントロールを術前に行うことは臨床上重要となります．

また，咬合性外傷を疑わせる臨床所見ならびにエックス線所見については Greenstein によって示されました（Table 6）．また，日本歯周病学会により示された診査・診断・治療指針のなかでも同じような評価項目が示されています．

再生療法と同時に歯周形成外科を行った症例

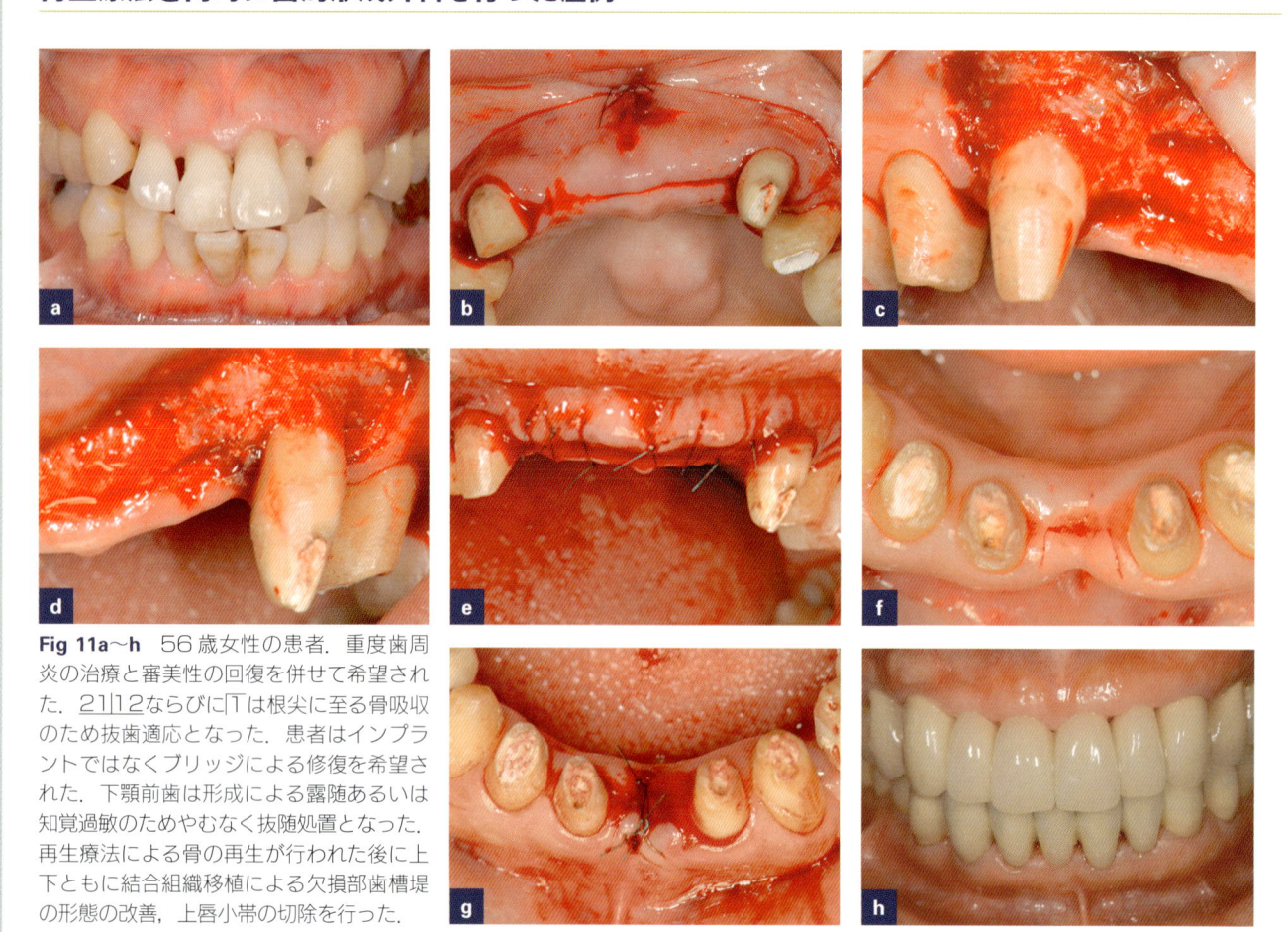

Fig 11a〜h 56歳女性の患者．重度歯周炎の治療と審美性の回復を併せて希望された．21|12 ならびに |1 は根尖に至る骨吸収のため抜歯適応となった．患者はインプラントではなくブリッジによる修復を希望された．下顎前歯は形成による露髄あるいは知覚過敏のためやむなく抜歯処置となった．再生療法による骨の再生が行われた後に上下ともに結合組織移植による欠損部歯槽堤の形態の改善，上唇小帯の切除を行った．

その他の診査

その他の診査としてプラークコントロールを有利にする付着歯肉の幅の評価を行います．またPCR法や接着法などの細菌検査は絶対的なものではありませんが，歯周病原因菌の増減を知る指標として有効です．

全身的な要因として糖尿病などの全身疾患のスクリーニングが行われなければなりません．また，喫煙の有無，そのコントロールは，歯周治療の成果として予後を左右する為の重要な要素です．

歯周外科処置の選択・適応に影響を与える軟組織の因子

つぎに，歯周外科の術式の選択やフラップデザインの選択・適応に影響を及ぼす軟組織の因子について述べましょう(**Table 7**)．付着歯肉の幅(ポケット底から歯肉-歯槽粘膜境まで)と厚みはメインテナビリティ(メインテナンスの容易さ)を左右するだけでなく，歯周外科のメスの挿入位置にも影響を与えます．一般的に再生療法では，歯肉溝内切開，切除外科では歯肉溝外切開が適応されます．しかし，付着歯肉の幅が狭い場合は，切除外科でも歯肉溝内切開に近い形での切開が行なわれます．

再生療法では創の一次閉鎖を目標とし，軟組織の可及的温存を図らなければなりません(**Fig 9**)．このため，多くの場合，温存型のフラップデザインが選択されます[14,16,17]．温存型のフラップデザインの可否，あるいは骨移植や膜(メンブレン)の設置を行う症例でのフラップのし開や壊死を予知するために，歯間部歯肉の近遠心幅と厚みを評価する必要があります．

温存型フラップデザインの選択と適応，そして骨移植との併用療法を予知性をもって行うためには，歯間部に最低でも2mm以上の近遠心幅の軟組織が必要です．しかし，一般的に歯間部の歯肉の幅が2〜3mm確保できるケースは多くの場合，進行した歯周炎により骨吸収とそれにともなう歯肉退縮がおこり，結果として歯間部が空いてしまった場合です．この事実は，歯周治療に取り組む臨床医にとって大きなジレンマですね……．

審美性の回復やメインテナビリティの観点から，歯肉・歯槽粘膜の形態異常について術前に診査する必要が

二次元的なデンタルエックス線写真

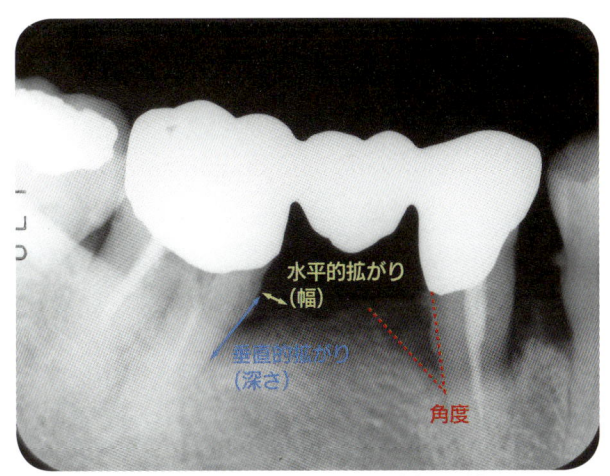

Fig 12 デンタルエックス線写真による骨欠損の診断．

あります．歯肉・歯槽粘膜の形態異常の評価項目について Ciche[18] は **Fig 10** のように図解しています．とくに，審美性が要求される前歯部での再生療法では，骨の再生や歯周ポケットの除去・減少を図ると同時に，歯肉・歯槽粘膜の形態異常の改善を行うことが望ましいですね(**Fig 11a〜h**)．

骨欠損の診断と治療計画

骨整形・骨切除の意義

進行した歯周ポケットを有する部位では多くの場合骨吸収をともないます．歯科医学の発展途上期には歯周病は骨の病気と捉えられた時期もありました．骨吸収による支持骨の低下は歯の骨植の低下を招くと同時に，不規則な形態の骨縁下欠損はメインテナビリティを低下させ，歯周炎の再発の危険因子となります[20]．また，原則として歯肉の形態は裏打ちする骨の形態にしたがうため，顕著な骨吸収は審美性の障害や清掃の不具合を生じさせます．

これらの骨欠損に対して古くは切除的な処置として骨整形や骨切除が行われてきました．その目的は，歯周外科処置による病変の改善と，同時に失われた骨の生理的形態の回復と，メインテナンスの容易な骨形態を達成することでした．しかし，骨外科にともなう支持骨の減少は現在では受け入れ難いものとなってきました．現在で

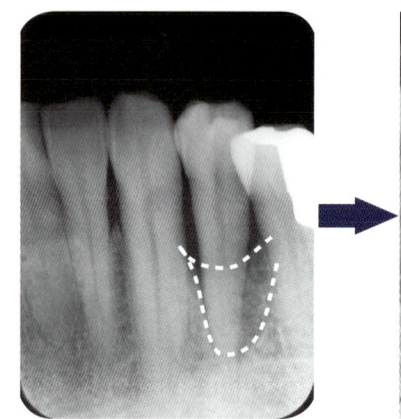

| CHAPTER 3 | 歯周病治療の基礎と臨床

Fig 13a 術前のデンタルエックス線写真. 4に重度の骨吸収が認められる. 読み取れる頰舌側の骨ライン.

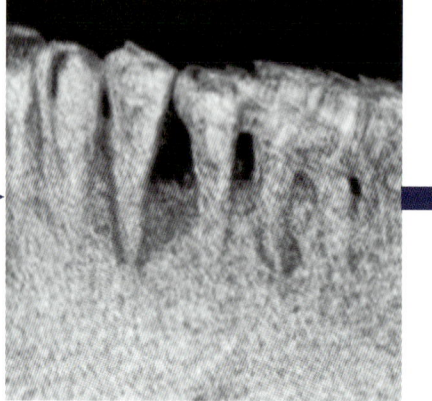

Fig 13b ボリュームレンダリング画像. 頰側骨の喪失と歯根面の露出が予想される.

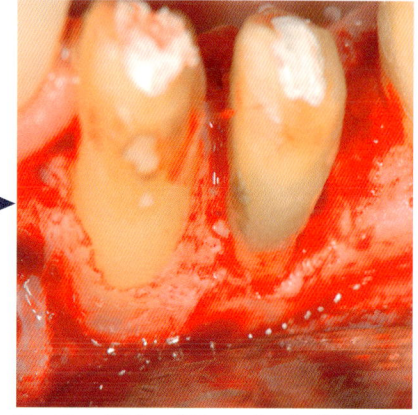

Fig 13c 術中. ボリュームレンダリング画像のとおり, 歯根露出をともなう2壁性骨欠損であった. このように, CT撮影はデンタルエックス線写真読影にフィードバックされる.

CBCTを基盤とした三次元的な診断

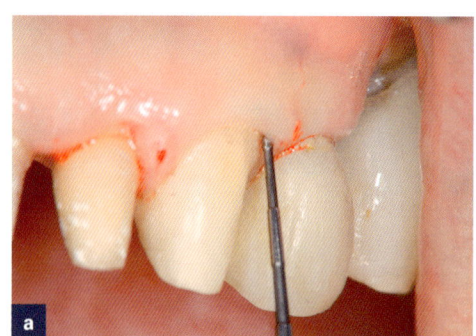

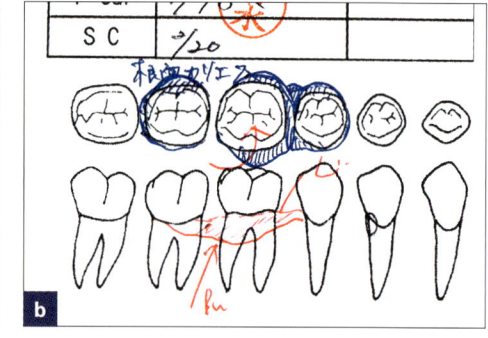

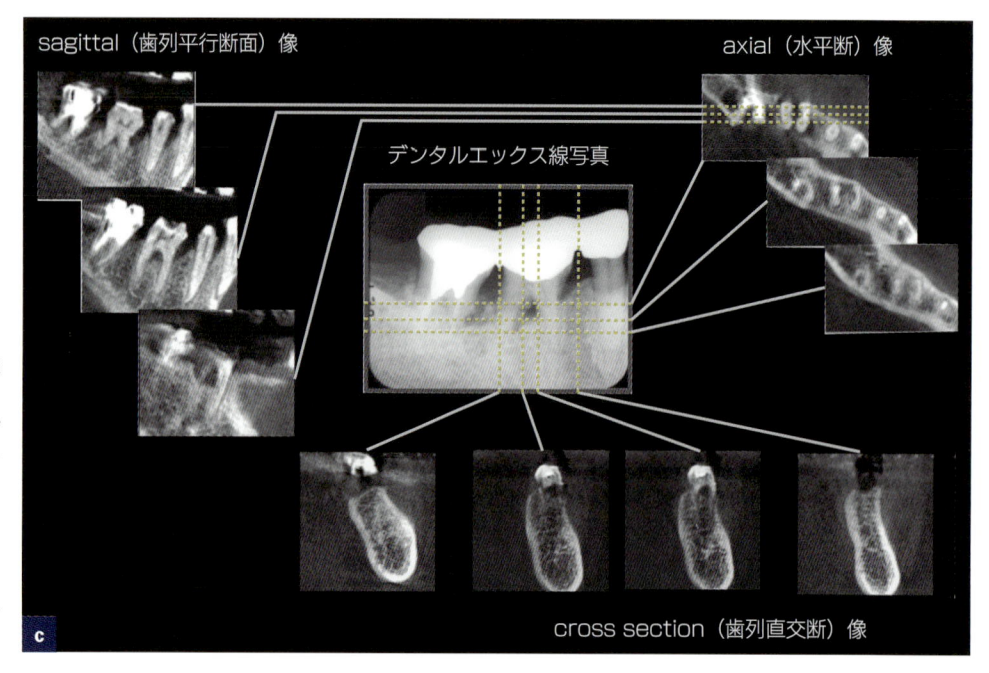

Fig 14 骨欠損の三次元的な形態を把握するための手法.
Fig 14a 局麻下でのプローブや浸麻針によるボーンサウンディング.
Fig 14b SRP時のキュレットやエキスプローラーによるイメージング.
Fig 14c CBCTによるイメージング.

140　基礎から臨床がわかる 再生歯科

1 歯周病の科学

は積極的に骨の再生を試みることが多く見受けられ，二次的な外科的処置としての骨外科を行う，あるいは初期・中程度の歯周炎での骨外科を行うにとどまっています．

二次元的なデンタルエックス線写真による骨の診断

骨の再生を予測するために，骨欠損の診断を行うことは重要です．骨欠損の診断はデンタルエックス線写真による診断が主として行われてきました（**Fig 12**）．鮮明で規格化されたデンタルエックス線写真により骨吸収の進行程度や二次元的な拡がりを把握することができます．

また，歯根膜腔の拡大や歯槽硬線の不明瞭化，骨梁の喪失などは，病変の進行や咬合性因子の関与などの二次的要因のかかわりを疑わせます．また同時に，適合不良な補綴物や歯列不正，歯根の形態や解剖学的劣形など治療成果に影響を与える要素の存在を検知することもできます[20〜23]．

しかしながら，デンタルエックス線による診断は骨梁の観察や歯槽硬線，歯槽頂線の観察にすぐれているものの，デンタルエックス線写真特有の照射角度によるカブリの問題や，撮影・現像条件の変化による極端な黒化度の変化により，診断には経験と熟練を要してきました．

axial（水平断）像

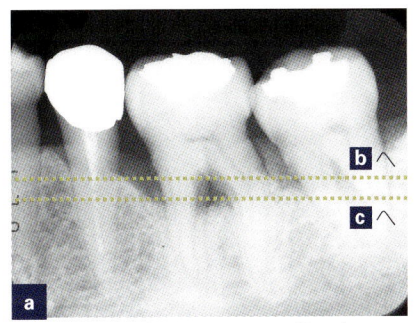

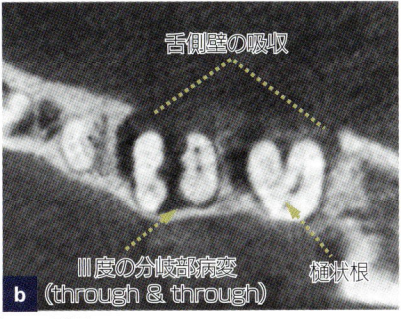

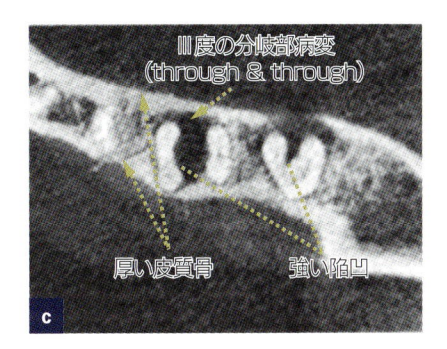

Fig 15a〜c デンタルエックス線写真と axial 像での所見．

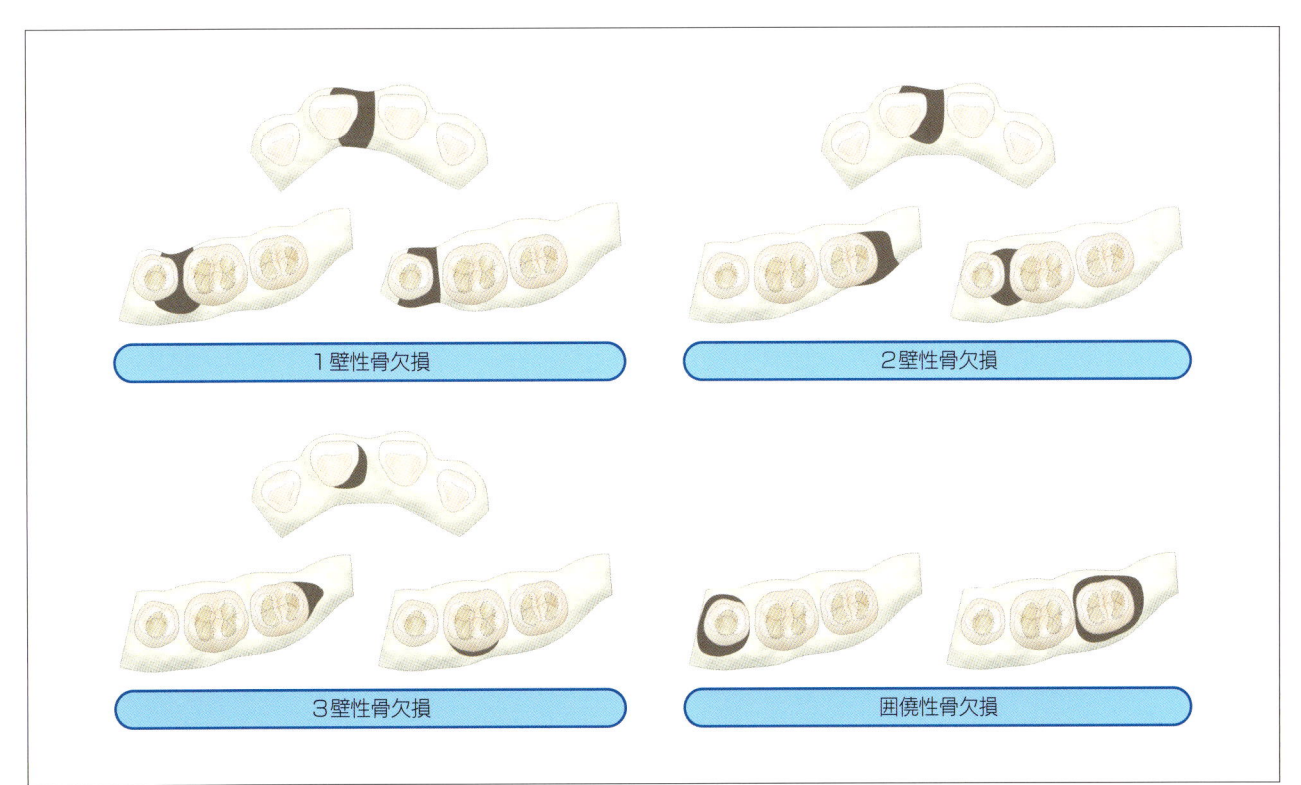

（a：b へ / c へ）
（b：舌側壁の吸収／Ⅲ度の分岐部病変（through & through）／樋状根）
（c：Ⅲ度の分岐部病変（through & through）／厚い皮質骨／強い陥凹）

1壁性骨欠損　　2壁性骨欠損

3壁性骨欠損　　囲繞性骨欠損

Fig 16 骨壁数による骨欠損の分類．

基礎から臨床がわかる 再生歯科　141

CHAPTER 3 | 歯周病治療の基礎と臨床

sagittal（矢状断・歯列平行断）像

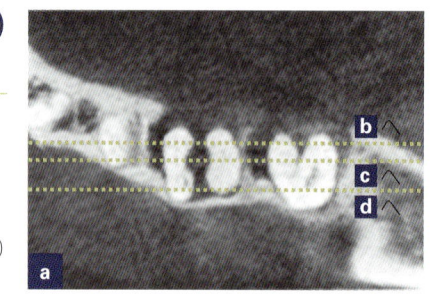

Fig 17a〜e sagittal（矢状断・歯列平行断）像．sagittal像での角度・長さの計測．

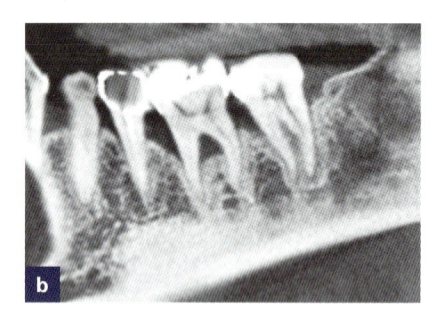

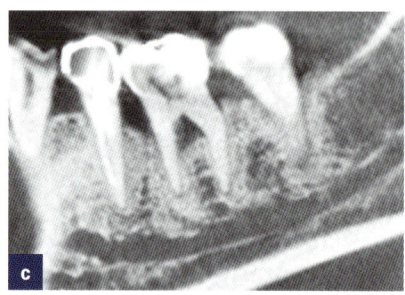

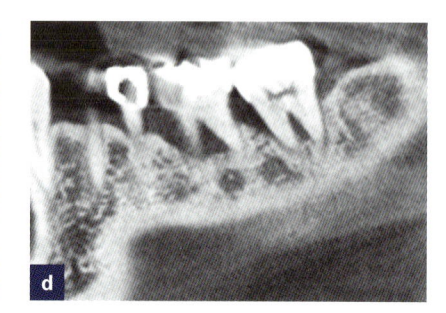

　このようなことから，歯周外科処置とりわけ再生療法施術前に骨欠損形態を三次元的に理解することが必要とされてきました．このため，従来は浸麻下でのプローブや浸麻針によるボーンサウンディングや，SRP時のキュレットやエキスプローラーによる骨欠損のイメージングが行われてきました．近年では，これに歯科用コーンビームCT（以下，CBCT）による三次元的な骨欠損の観察が行われるようになり，骨の診断は劇的な進化をとげると同時に，従来の二次元的なエックス線診断にフィー

| 隣接面型 | スキャロップ型（ポジティブアーキテクチャー） | リバースアーキテクチャー型（ネガティブアーキテクチャー） |

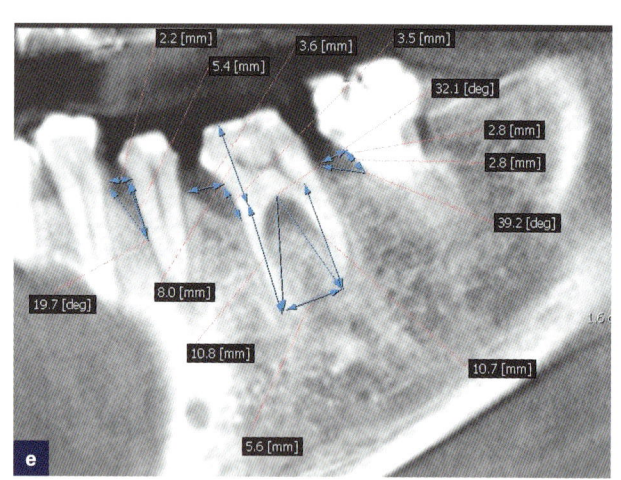

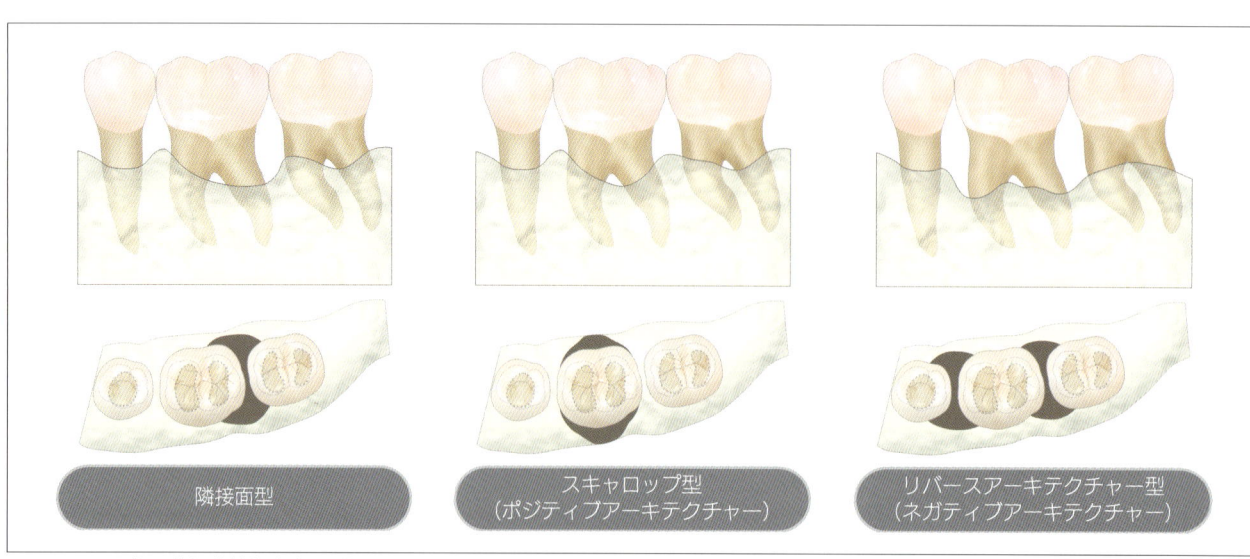

Fig 18 下顎大臼歯根分岐部病変のパターン．sagittal画像での骨欠損のパターンは，本来の「スキャロップ形態」（ポジティブアーキテクチャー），病変の進行にともなう「リバースの形態」（ネガティブアーキテクチャー），そして中間型として「隣接面型形態」とに分けられる．これらのうち再生療法に有利な形態は「隣接面型形態」である．

cross sectional（歯列直行断）像

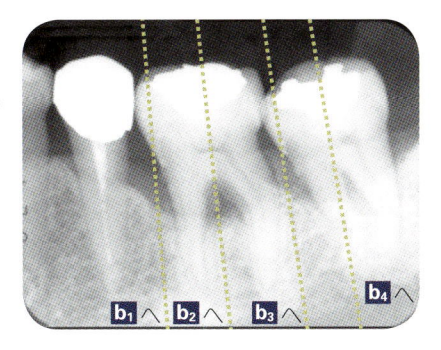

Fig 19a, b　cross sectional（歯列直行断）像（coronal像）．

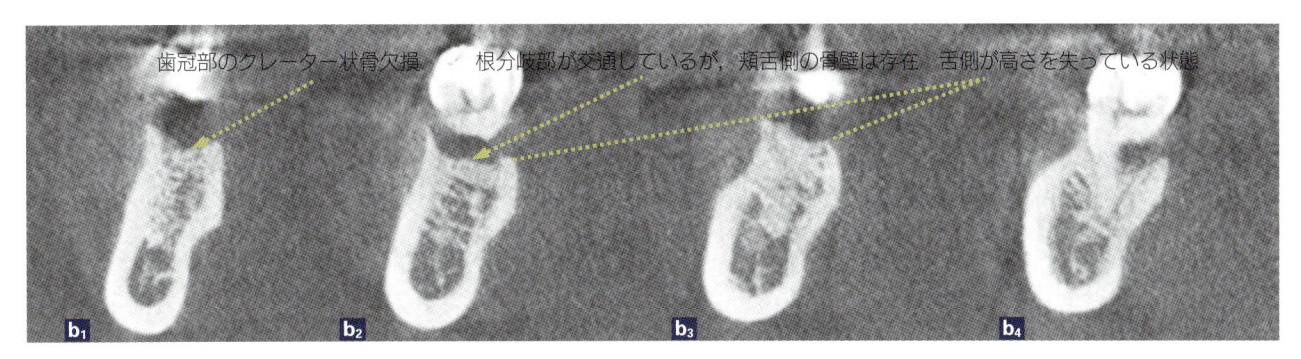

歯冠部のクレーター状骨欠損　　根分岐部が交通しているが，頬舌側の骨壁は存在　　舌側が高さを失っている状態

ドバックされてきています[24〜28]（Fig 13a〜d, Fig 14）．

CBCTを基盤とした骨欠損の三次元的な診断と分類

　骨欠損の三次元的な形態を把握すること，すなわち，骨吸収の進行や拡がりを理解することで，治療方針の決定や予後の判断に役立ちます．骨欠損の進行や再生療法の予知性に重要性な要素として，骨欠損の部位や元来の骨幅・骨形態などの解剖学的要因を挙げることができます．

　この骨欠損に対してさまざまな分類が行われてきました．大きくは「1壁性」「2壁性」といった骨壁数による分類と，「ヘミセプター状」「クレーター状」などの形態による分類に分けられます．ここではCBCTによってスライスされた3平面での画像による骨欠損の診断について述べます．

①axial（水平断）像による診断（Fig 15）　axial像からは，骨欠損の水平的な拡がりや形態を把握することができます．私たちが日常頻繁に利用する2壁性，3壁性といった骨壁数による分類は厳密には正確ではなく，歯根の垂直的位置により取り巻く骨壁数は変化します．CBCTによる診断では，スライスした高さ（垂直的位置）での骨壁数を診断することができます（Fig 16）．また，骨の外態や，歯根との位置関係，根分岐部病変の交通度を診断することもできます．

②sagittal（歯列平行断）像による診断（Fig 17a〜e）

　歯列平行断像は歯列に平行な平面でスライスした像です．これらの像を重ね合わせるとデンタルエックス線写真に近い像となります．各々の頬舌的な位置でスライスして観察することで，筋突起や厚い頬側皮質骨などの写り込んでほしくない解剖学的要素を排除することができます．この歯列平行断像による骨欠損診断では，骨吸収の垂直的な深さ，近遠心幅，骨吸収の角度を計測することができ，術式の選択や予知性を図るうえで役に立ちます（Fig 18）．

③cross sectional（歯列直交断）像による診断（Fig 19a, b）　cross section像は対象となる部位への歯列に直交する断面で歯間部や根分岐部の骨の頬舌的診断に役立ちます．

参考文献

1. 松本歯科大学大学院硬組織研究グループ．Hard Tissue 硬組織研究ハンドブック．塩尻：松本歯科大学出版会，2005．
2. 奥田克爾．口腔内バイオフィルム：デンタルプラーク細菌との戦い．東京：医歯薬出版，2007．
3. 奥田克爾．デンタルバイオフィルム：恐怖のキラー軍団とのバトル．東京：医歯薬出版，2010．
4. 古西清司，申基喆・編．臨床歯科エビデンス 歯周病と微生物学のビジュアルラーニング．東京：南山堂，2007．
5. 福島久典．戦う細菌：常在菌豹変のメカニズム．京都：永末書店，2003．
6. アメリカ歯周病学会・編，石川烈・監訳．AAP 歯周疾患の最新分類．東京：クインテッセンス出版，2001．
7. 日本歯周病学会・編．歯周病の検査・診断・治療計画の指針．東京：医歯薬出版，2008．
8. 島内英俊，高柴正悟，西原達次，川瀬俊夫，高田隆，原宜興，山崎和久，山本松男．日本歯周病学会による歯周病分類システム（2006）．日本歯周誌 2007；49：3-12．
9. 天野敦夫，岡賢二，村上伸也・監修．ビジュアル 歯周病を科学する．東京：クインテッセンス出版，2012．
10. 両角俊哉，吉江弘正．歯周治療により引き起こされる菌血症：その意味と対策を考える．the Quintessence 2009；28(12)：139-146．
11. 岡本浩・監訳．Jan Lindhe 臨床歯周病学．東京：医歯薬出版，1992．
12. 岡本浩・監訳．Jan Lindhe 臨床歯周病学とインプラント．東京：クインテッセンス出版，2005．
13. Wang HL, Burgett FG, Shyr Y, Ramfjord S. The influence of molar furcation involvement and mobility on future clinical periodontal attachment loss. J Periodontal 1994；65(1)：25-29．
14. Cohen ES，鴨井久一・監訳．コーエン 審美再建歯周外科カラーアトラス 第 3 版．東京：西村書店，2009．
15. 高橋慶壮．歯周治療失敗回避のためのポイント 33．東京：クインテッセンス出版，2011．
16. Takei HH, Han TJ, Carranza FA Jr, Kenney EB, Lekovic V. Flap technique for periodontal bone implants：Papilla preservation technique. J Periodontol 1985；56(4)：204-210．
17. Takei HM, Fermin A, Carranza FA. Clinical Periodontology 8th ed. Philadelphia：WB Saunders 1996：592-604．
18. Chiche GJ・著，岩田健男，ほか・訳．シーシェの審美補綴．東京：クインテッセンス出版，1995．
19. Tuan MC, Nowzari H, Slots J. Clinical and microbiologic study of periodontal surgery by means of apically positioned flaps with and without osseous recontouring. Int J Periodontics Restorative Dent 2000；20(5)：468-475．
20. 熊谷真一・編著．入門 X 線写真を読む．東京：医歯薬出版，2005．
21. 佐野司・編著．歯科放射線マニュアル．東京：南山堂，2006．
22. 日本歯科放射線学会・編．歯科臨床における画像診断アトラス．医歯薬出版，2007．
23. 下川公一．診断としての機能を十分に満たすための X 線撮影．the Quintessence 2005；24(1〜3)．
24. Walter C, Weiger R, Zitzmann NU. Accuracy of three-dimensional imaging in assessing maxillary molar furcation involvement. J Clin Periodontol 2010；37(5)：436-441．
25. Teslaru S, Mârțu S. The contribution of CT imaging in the diagnosis of periodontal disease. Rev Med Chir Soc Med Nat Iasi 2009；113(3)：904-910．
26. Walter C, Kaner D, Berndt DC, Weiger R, Zitzmann NU. Three-dimensional imaging as a pre-operative tool in decision making for furcation surgery. J Clin Periodontol 2009；36(3)：250-257．
27. Vandenberghe B, Jacobs R, Yang J. Detection of periodontal bone loss using digital intraoral and cone beam computed tomography images：an in vitro assessment of bony and/or infrabony defects. Dentomaxillofac Radiol 2008；37(5)：252-260．
28. Vandenberghe B, Jacobs R, Yang J. Diagnostic validity (or acuity) of 2D CCD versus 3D CBCT-images for assessing periodontal breakdown. Oral Surg Oral Med Oral Pathol Oral Radiol Endod 2007；104(3)：395-401．

2 歯周病の治療

臨床 再生療法の前に必要な歯周基本治療

SBO
①再生療法を成功に導くために必要な術前処置を理解
②再生療法の効果を高めるためのフラップデザインや縫合を理解
③切除療法と再生療法の相違点を確認する

再生療法の前に必要な歯周基本治療とは？

歯周基本治療

　歯周基本治療は，歯周病の治療だけでなくインプラント外科や補綴治療を行ううえで必ず通過しなければならない重要な臨床ステップの1つです[1]．歯周基本治療を適切に行うことで病態を改善し，治療を有利に導くことはまちがいないんですね．

　歯周基本治療は大きく2つの側面に分けられます（**Table 1, 2**）．まず1番目として，歯根面の沈着物の除去，プラークコントロールの徹底（**Fig 1a, b**），適合不良補綴物の除去，歯列不正の改善などの原因除去としての側面，が挙げられます．2番目に，歯周基本治療の期間を通して行われる患者との協力関係の構築，モチベーションの向上，そして患者の生活習慣やパーソナリティの把握などの情報収集，ならびに患者教育としての側面，が挙げられます．

　患者の個体差もありますが，患者の協力度が高く，適切な原因除去が行われれば，病的歯周ポケットの著しい改善などが認められた場合，外科処置へ移行せずにそのままメインテナンスへ移行するケースも少なくありません（**Fig 2a, b**）．

再生療法の前に必要な歯周基本治療

Table 1 歯周基本治療の原因除去としての側面．

歯肉の炎症の改善	OHI（oral hygiene index） スケーリング・ルートプレーニング 抜歯 薬剤による炎症改善など
咬合性外傷に対する処置	咬合調整 歯冠形態修正 暫間固定 暫間補綴物による咬合支持・安定 ブラキシズムへの対応
プラークリテンションファクターの改善	不良補綴物の除去 食片圧入の改善 歯列不正の改善 エナメル突起などの改善

Table 2 歯周基本治療の情報収集や教育としての側面．

情報収集	資料の収集 パーソナリティの把握 生活環境の把握 治療に対する反応（個体差）
モチベート	初期のモチベーション 外科処置に向けてのモチベーション 治療に対するモチベーション
治療やメインテナンスの方向性を探る	協力度 メインテナンスへの理解 セルフケア 治療の目標の設定

CHAPTER 3 | 歯周病治療の基礎と臨床

歯周基本治療により炎症が改善された症例

Fig 1a, b 初診時34歳の女性．歯肉に顕著な発赤・腫脹がみられた．口腔衛生指導ならびにSRPにて劇的に改善された．a：術前．b：1か月後．

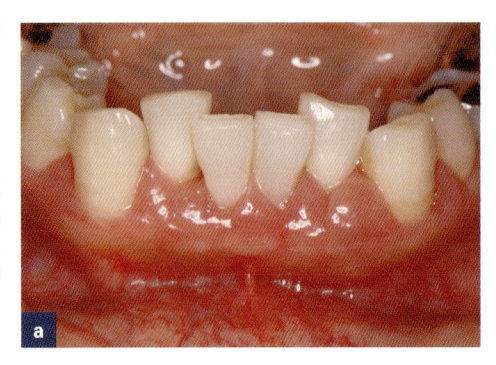

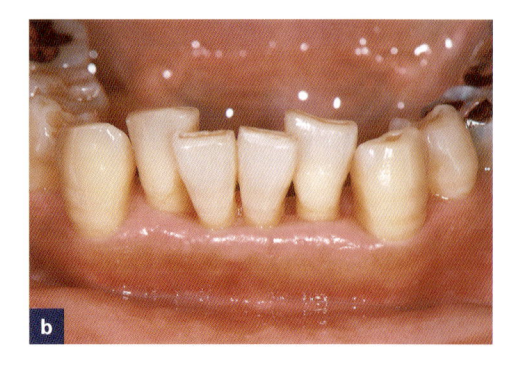

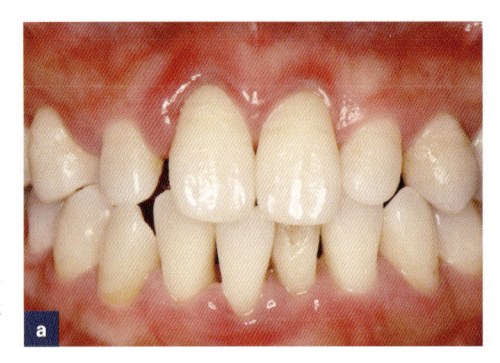

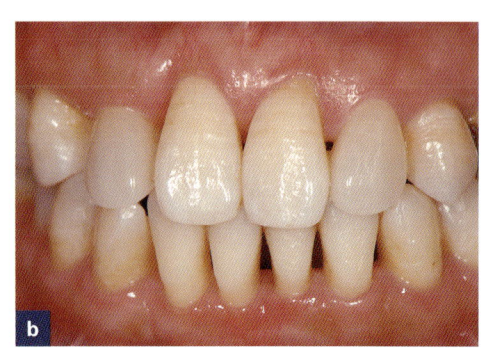

Fig 2a, b 歯周基本治療からメインテナンスへ移行したケース．a：術前．b：術後．

歯周基本治療から外科処置へ

先に述べたように，まずは歯周基本治療を確実に行い，歯周炎の改善を図ることが必要です．そのためにはプラークコントロールをはじめSRPなどで原因因子の除去を確実に行わなければなりません．同時にこの期間を通して患者さんの生活習慣やパーソナリティの把握をするとともに個体差を理解し，治療に向けてのモチベーションの向上を図ることも大切です．また，治療終了後のメインテナンスの重要性もこの時期に説明しておいて理解を得ておきます．

歯周基本治療後の再評価により外科処置の是非を検討します．再評価時に残存ポケット値が4mmあるいは5mm以上，BOPまたは排膿の有無をもって外科処置の適応を判断します[2〜5]．

歯周組織の治癒と再生の評価

歯周病の治療の最終目的は失われた歯周組織の再生です．現在，さまざまな歯周組織再生の手法が行われていますが，歯根の全周にわたる付着機構の再生を得ることは事実上困難です．したがって，歯周病の臨床的な治療目標は，病的歯周ポケットの減少あるいは除去，出血・排膿の抑制，動揺の収束，骨欠損部の骨再生など，となります．

また，失われた歯槽骨の再生は，エックス線写真による評価，あるいはリエントリーでの評価によって確認します．リエントリーでは不必要な外科的侵襲の是非の問題がある一方で，エックス線写真での評価は，一般的に不透過度，すなわち白く写っているか否かが対象となりますが，骨移植材による不透過像と区別がしにくいといった問題点があります．このため，エックス線写真上の不透過度に加え，骨梁や歯槽硬線，歯槽頂線の明瞭化などの付加的要因を加えて判断することが望ましいですね．また可能であれば歯科用コーンビームCT（以下，CBCT）による三次元的診断は，デンタルエックス線による平面的な評価を補う貴重な判断材料となります[6〜11]．

歯周組織再生療法の目標

進行する歯周病の病態を改善し，歯の延命保存を図るために歯周外科処置が行われます．このうち再生療法は部分的ではありますが，失われた歯周組織の再生を図る目的で行われます．現在行われる再生療法での達成目標は，

146　基礎から臨床がわかる 再生歯科

歯周組織再生療法の目標

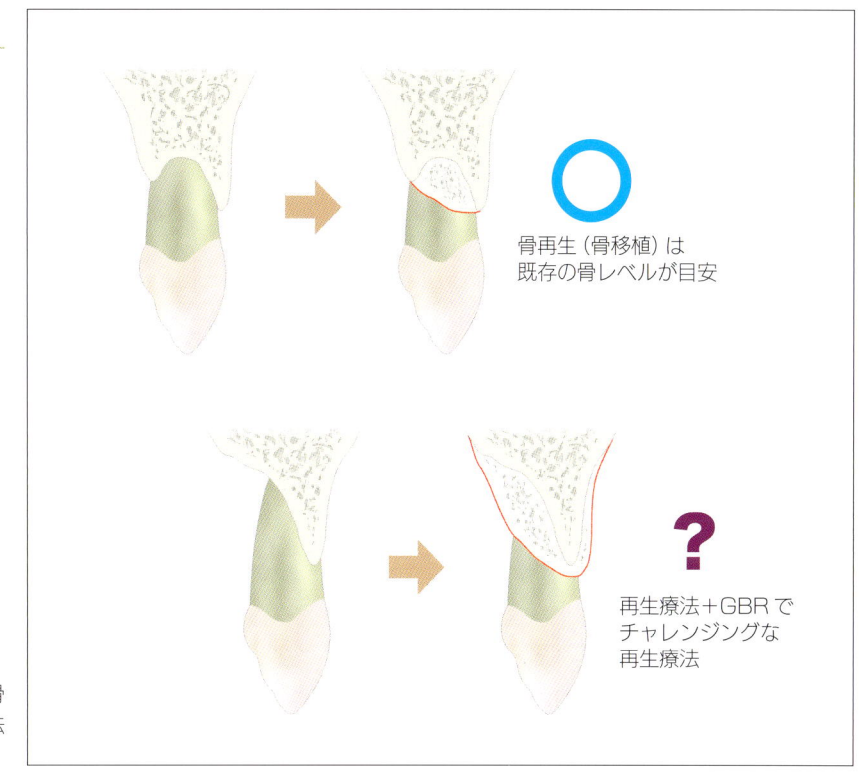

Fig 3a, b 骨再生の目標設定．**a**：骨再生（骨移植）は既存の骨レベルが目安．**b**：再生療法＋GBRでチャレンジングな再生療法．

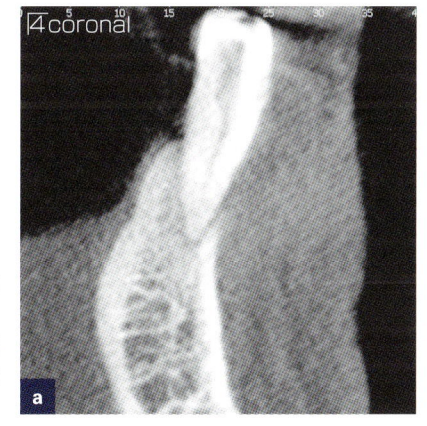

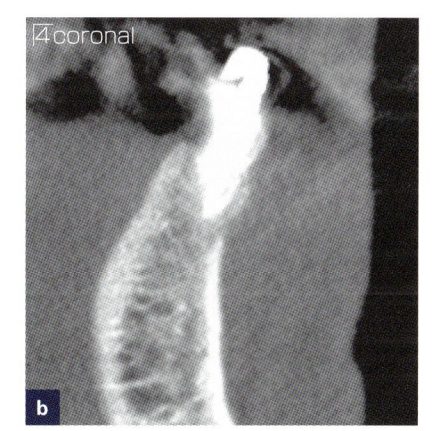

Fig 4a, b 骨再生の原則として既存の骨レベルを超えられない．骨補塡材のオーバーフィリングはチャレンジングである．**a**：歯根露出をともなう2壁性骨欠損．**b**：再生療法後，|4頬側に再生された骨が観察された．

①喪失した付着機構の再生（臨床的にはアタッチメントレベルの向上）
②失われた骨の再生
③出血・排膿・腫脹などの消退
④動揺の収束

などが挙げられます．

とくに，臨床医にとって再生療法における最大の関心事は，ポケット数値の減少とエックス線上での骨の再生です．このときの骨欠損の診断や治療後の骨再生の評価は，できれば三次元的な診断で行いたいものです．骨欠損部の再生療法の予知性を高めるためには，骨移植の量を既存の骨頂レベルに合わせることが大切です．既存の骨レベルを越える骨の塡入はオーバーフィリングであり，成功率を減じさせることを肝に銘じる必要があります．またこのとき，1壁性あるいは2壁性の骨欠損に対して骨欠損の外側に骨を塡入し骨壁を再生させることはチャレンジングな治療であると同時に，インプラント周囲の骨造成と同じような意味合いをもつことに留意しなければなりません（**Fig 3, 4**）．

CHAPTER 3 | 歯周病治療の基礎と臨床

創傷治癒の阻害因子

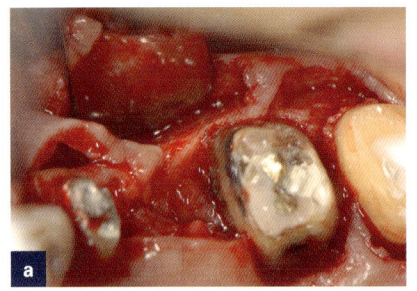

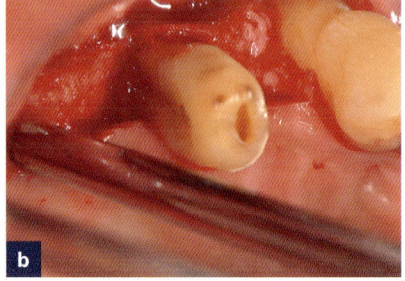

Fig 5a, b 根面溝とよばれる歯根の陥凹部には，歯石の取り残しが多い．

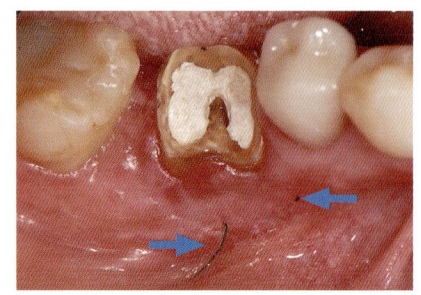

Fig 6 縫合糸の取り残しは，感染の原因となる．

再生療法の成果を高めるための処置

創傷治癒の阻害因子とその改善[12]

再生に有利な状況をつくりだすためには，創傷治癒を阻害する因子を可及的に取り除かなければなりません．創傷治癒を阻害する因子として以下の項目が挙げられます．

①**感染性因子** 前項で述べたように，再生を有利に導くためには，まず歯周基本治療による徹底したプラークコントロールと，根面の沈着物の除去が必要です．そして，引き続いて行われる歯周外科処置では，明視下にて残存する歯石，ならびに根面のバイオフィルムを除去します（**Fig 5a, b**）．

②**出血** 術中の出血を最少限にするためには歯周基本治療による炎症の軽減が必要です．術中の出血は術野を不明瞭にし，歯根面あるいは骨面へのアクセスを困難にし，結果として手術時間の延長を引き起こします．また，術中の不用意な暴力的な手技による出血や，不適切な止血操作や，ある種の不可抗力として起こる血腫は創傷治癒を遅延させます．とくに，減張切開による多量の出血と血腫は，治癒を遅延させるので注意が必要です．

③**組織の挫滅** 挫滅によって損傷された組織は吸収され，近い組織へ置き換えられます．このため，乱暴な手

動揺歯の固定と再生療法を行うことで良好な結果を得た症例

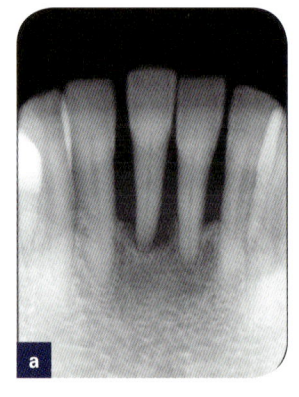

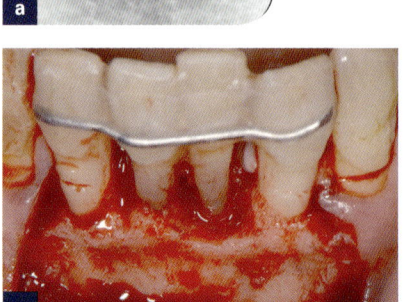

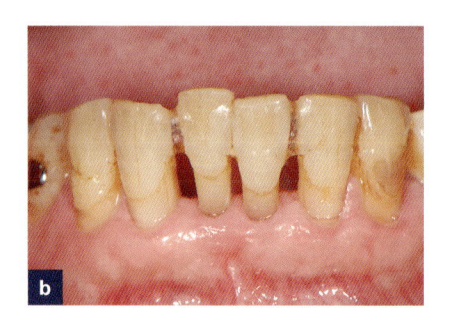

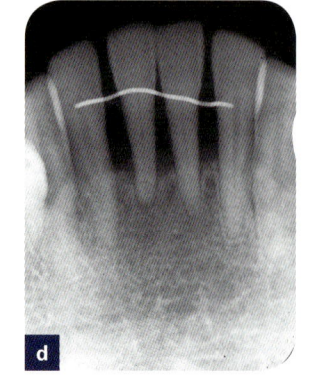

Fig 7a〜d 下顎前歯部に重度の骨吸収をきたした症例（**a**）．60歳の男性 1|1 は M3 の動揺をきたしていたが，歯の保存を希望された．術前に「スーパーボンド」（サンメディカル）による暫間固定を行った（**b**）．再生療法時にワイヤーを用いた固定に変更（**c**）．治療終了時点では矯正用ワイヤーを用いた固定に切り替えた（**d**）．

骨移植材が早期に吸収してしまった症例

Fig 8a, b　根分岐部病変Ⅱ度のケースでクレンチングを有する患者の再生療法．動揺により早期に骨移植材が吸収したと思われる．クレンチングと動揺のコントロールを行わずに再生療法を行った結果として，動揺はそのままで骨移植材は消失した．

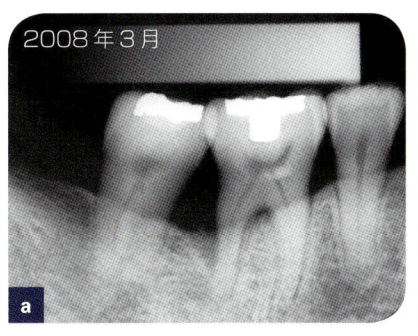

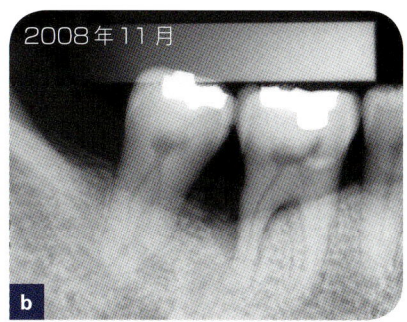

技によって起こる組織の挫滅は，創傷治癒を遅延させる原因となります．

④**異物**　縫合糸など異物の存在は，感染の原因となり，治癒を阻害します（Fig 6）．

⑤**過度の動揺**　創傷部の動揺により，再生される組織や新生血管は影響を受けます．このため創傷部が動揺しないことが再生を有利に導くための要件となります．具体的には，歯周組織再生療法では動揺歯のコントロールのため，基本治療時の咬合調整，暫間固定が必要となります（Fig 7, 8）．また，このことはインプラント臨床でのGBRでも重要で，増大部への咬合や舌圧による動揺が加わらないことが必要となります．

⑥**循環障害**　循環障害は創傷治癒を遅延させます．循環障害には，心臓血管などの全身的な要因と，手術部位での局所的な要因が挙げられます．局所的な因子としては，過度の浸潤麻酔による貧血状態，不適切なフラップデザインによる血流障害，過度の力による縫合操作などが挙げられます（Fig 9）．

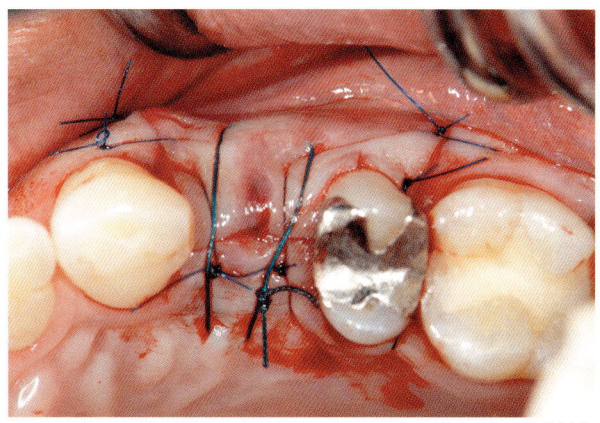

Fig 9　きつすぎる縫合による縫合糸による白い貧血帯．数分後も変化がない場合は，縫合糸による過度の締めつけが疑われる．痛みや治癒の遅れの原因となる．

フラップを有利に行うための術前処置

歯周外科時の手術手技を極力容易にするために必要な術前処置がいくつか挙げられます．とくに歯周組織再生療法では，歯根の近接による歯間部歯肉の近遠心幅（歯根間距離）が手術の難易度を決定する一要因となります．このため，術前に必要であれば補綴物の除去を行います．MTMにより歯の移動を行って歯根間の幅を改善す

フラップを有利に行うための術前処置──補綴修復前提の場合

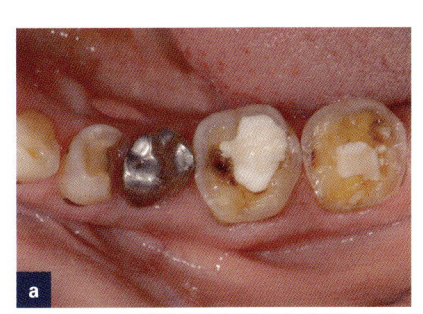

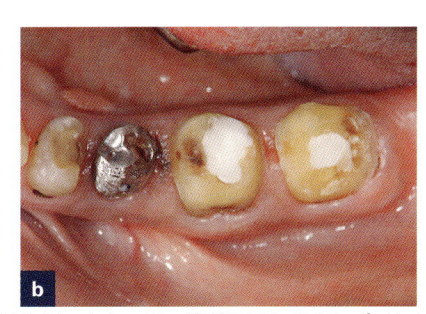

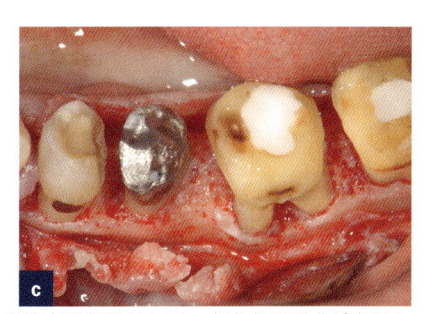

Fig 10a～c　補綴修復前提の臼歯部に再生療法を行ったケース．術前にコンタクトポイントの除去を行うことで，歯肉弁の形成が容易となった．

CHAPTER 3 歯周病治療の基礎と臨床

自然挺出で骨欠損の改善をはかった症例

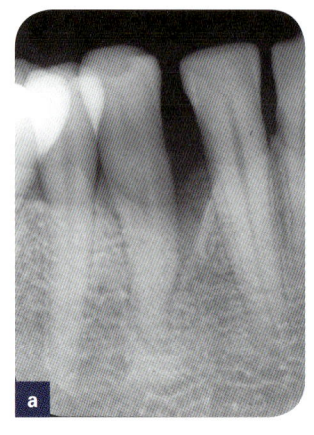

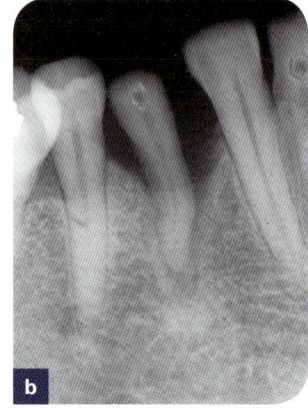

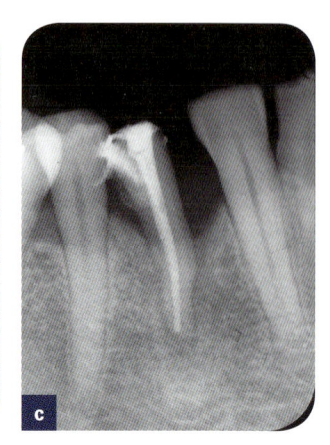

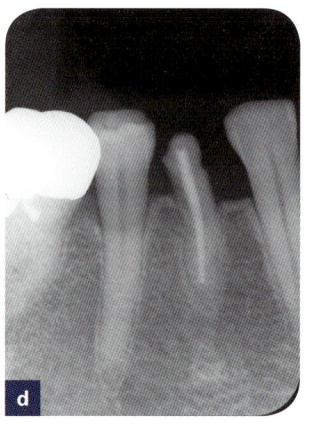

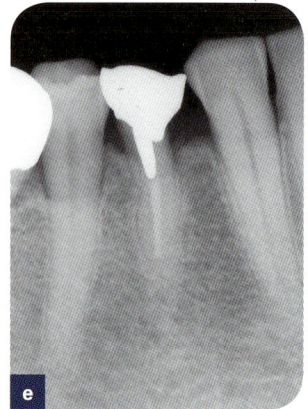

Fig 11a 1995年12月．4には歯根膜腔の拡大と，近心に深い垂直性の骨吸収が認められた．
Fig 11b 1996年4月．咬合面ならびに隣接面を削除して自然挺出を図った．4は骨吸収は浅いが，遠心方向へ傾きながら挺出している．
Fig 11c 1996年6月．動揺は完全に終息している．近遠心の骨レベルの段差も少なくなってきた．
Fig 11d 2000年8月．歯の自然挺出により事実上の骨欠損は消失した．歯根膜腔の拡大も正常化し，歯槽硬線も明瞭化した．このあと4は補綴修復を行った．
Fig 11e 2009年9月．術後の経過は良好である．

自然挺出による動揺の収束と再生療法

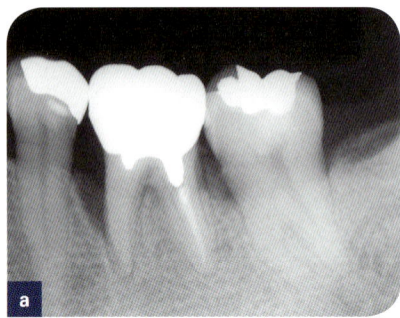

Fig 12a 2006年10月．術前のデンタルエックス線写真．6近心に深い骨欠損が認められる．Ⅱ度の動揺も認められた．補綴物を除去し，自然挺出を図った．
Fig 12b 2007年6月．自然挺出により近心の骨欠損は縮小するとともに，動揺は収束した． 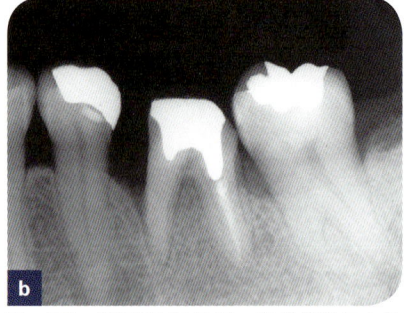
Fig 12c 2008年8月．再生療法後5か月のデンタルエックス線写真．自然挺出により歯が遠心方向へ傾斜していることがわかる． 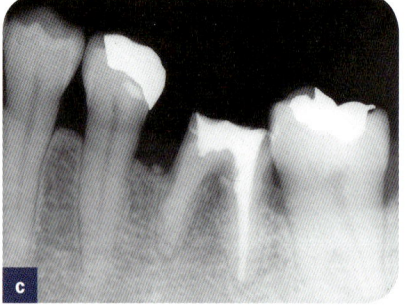
Fig 12d 2008年9月．メタルコア装着時． 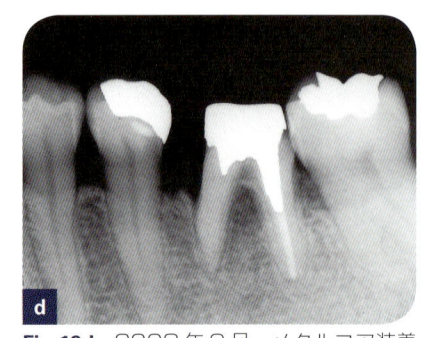
Fig 12e 2008年10月．MTMにより近遠心の傾斜を改善する． 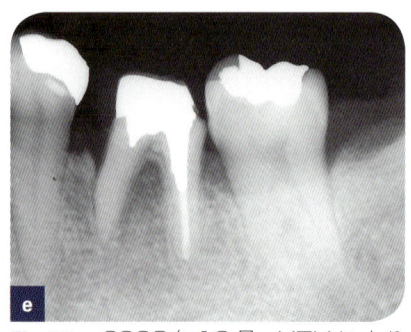
Fig 12f 2011年10月．最終補綴物装着後2年6か月．良好な経過をたどっている．

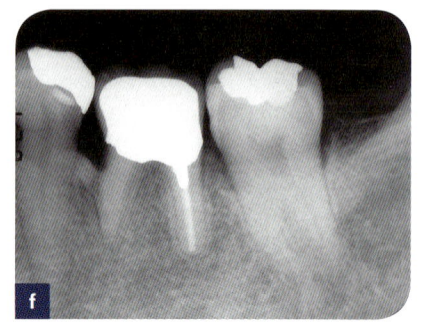

ることなどを行います．また，補綴処置が計画されているケースでは，術前に支台となる歯の支台歯形成を行うことで，歯根間のハンドリングが著しく向上します（**Fig 10a~c**）．

補綴修復前提のケースでは，既存の補綴物を除去し，咬合接触から解放することで自然挺出による動揺の収束や骨欠損の改善（平坦化）を期待することができます．自然挺出は自然移動とも呼ばれ，学術用語としては認知されていないものの[13]，臨床現場では確実な結果（動揺の収束や骨欠損の改善）を得る臨床手法として汎用されています（**Fig 11, 12**）．

再生療法のための切開デザイン

再生療法において切開デザインの選択と適応は治療の成果に大きな影響を及ぼします．再生療法ではフラップの一次閉鎖が重要な鍵となるため，審美性が要求される部位や骨移植を併用するようなケースでは，とくに慎重に切開デザインを検討しなければなりません．現在，さまざまな切開デザインが提唱されていますが，再生療法における切開デザインの基本形は温存型のフラップであり，軟組織の最大限の温存と，フラップの一次閉鎖を主目標とします．

フラップの概形と，縦切開の是非

フラップの概形は基本的に，底辺が長い台形型のフラップです（**Fig 13, 14**）．縦切開をともなう通常の歯周外科処置，減張切開をともなう歯冠側移動術においては血液供給の観点から，あるいはフラップの一次閉鎖の観点から，台形状のフラップデザインが主として用いられます．例外として審美性が要求される部位での，インプラントの頬側あるいは根尖側方向への移動術が挙げられます[17~20]．

歯周外科（再生療法における外科）でのフラップデザイ

再生療法のための切開デザイン

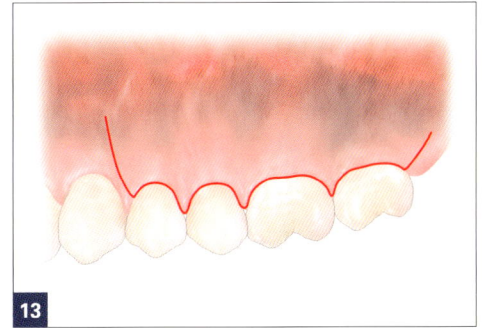

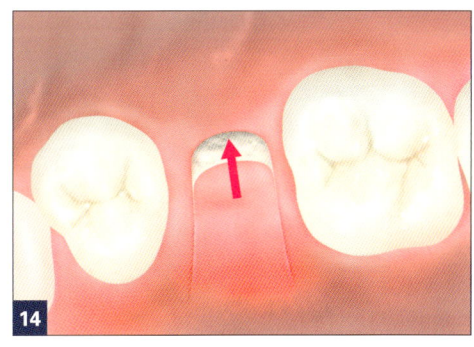

Fig 13, 14 フラップの基本形は台形状．

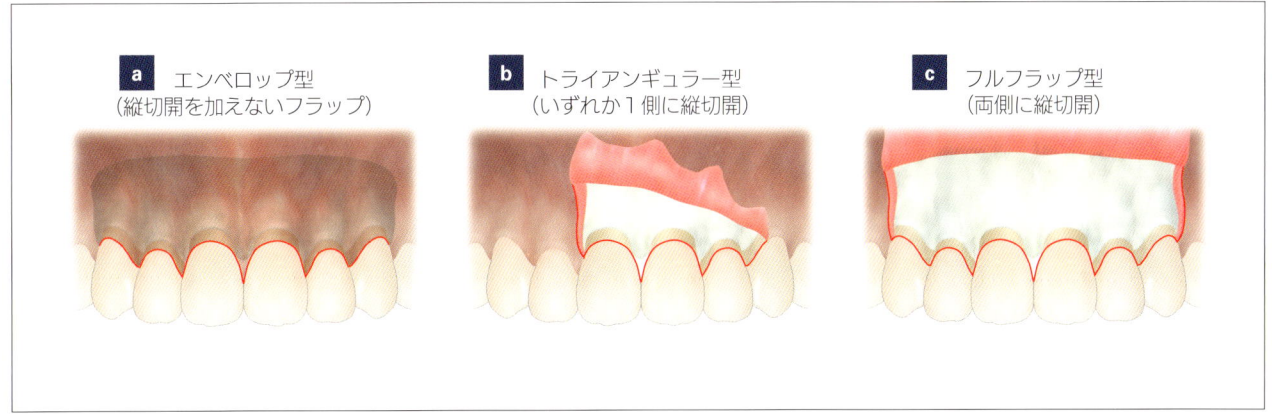

Fig 15a エンベロップ型．縦切開を加えないフラップ．
Fig 15b トライアンギュラー型．いずれか1側に縦切開．
Fig 15c フルフラップ型．両側に縦切開．

a エンベロップ型（縦切開を加えないフラップ）
b トライアンギュラー型（いずれか1側に縦切開）
c フルフラップ型（両側に縦切開）

ンは基本的に，縦切開の数により，①エンベロップ型，②トライアンギュラー型，③フルフラップ型に大別されます[18]（Fig 15a～c）．

審美性やminimal intervention（MI）の観点からは，縦切開を加えない「エンベロップ型」のフラップデザインが有利です．縦切開を加えず最低限の骨の露出で行う外科処置では，侵襲度が低く，術後の不快症状や骨吸収を軽減します．また審美的な観点からも，術後に縦切開による醜形を起こしにくくなります．

しかしながら，術野の確保や操作性の点でフラップを剥離・翻転する「フルフラップ型」のメリットは大きいんです．また，フラップの閉鎖のための骨膜減張切開や，両側での歯肉歯槽粘膜境（MGJ）を越える縦切開は，フラップの歯冠側移動を行ううえで重要です．

片側の縦切開による「トライアンギュラー型」（三角弁）は操作性と審美性の両方の利点を併せていることが特徴です．このとき加える一側の縦切開は，通常目立たない部位に加えます．臨床上，縦切開が必要なケースをTable 3に示します．

初期～中程度の歯周炎における切除療法あるいは組織付着療法では，通常縦切開を加えません．あるいはMGJを越えない縦切開を適応します．しかしながら，歯肉弁根尖側移動術や，再生療法においてよく用いられる歯肉弁歯冠側移動術では，MGJを越える縦切開がしばしば用いられます．

Table 3 縦切開が必要なケース．
①減張切開を行い，歯冠側移動を行うケース
②一度の歯周外科で目的の異なる2つの術式を行うための境界線として行うケース
③部分層弁を用いて根尖側移動術を行うケース
④より広い術野を確保したいケース

咬合面からみた歯間部の切開デザイン

再生療法において歯間部歯肉の可及的温存と，フラップの一次閉鎖は重要です．このため，従来からさまざまなタイプの温存型フラップデザインが主張されてきました[19～22]．フラップデザインを決定する要素としては，骨欠損の形態や拡がり，歯肉の厚みや幅，付着歯肉の幅，歯根間距離が挙げられます．歯肉の近遠心幅は歯根間距離により決定されます．通常，歯間部歯肉の近遠心幅が2 mm以下になると歯間乳頭部歯肉をそのままの形で剥離することが困難となります．このため，妥協的に対角線状の切開を加えることで歯間部歯肉を可及的に温存します．

病的歯周ポケットの進行にともない，アタッチメントロスが起こり，結果として歯間部歯肉の近遠心幅は増大します．したがって，アタッチメントロスがさほど重篤でない状況下ではmodified Widman flap（MWF）[26]に代表される組織付着法で用いられる切開デザインが準用されます．このとき部分的骨縁下欠損があり，かつ骨移植

MI型のフラップデザイン

a　simplified papilla preservation (SPPF)
a: 内側性水平マットレス縫合 (Horizontal Internal Mattress Suture)
b: 単純縫合 (Interrupted Suture)

b　minimally invasive surgery (MIST)

c　modified MIST

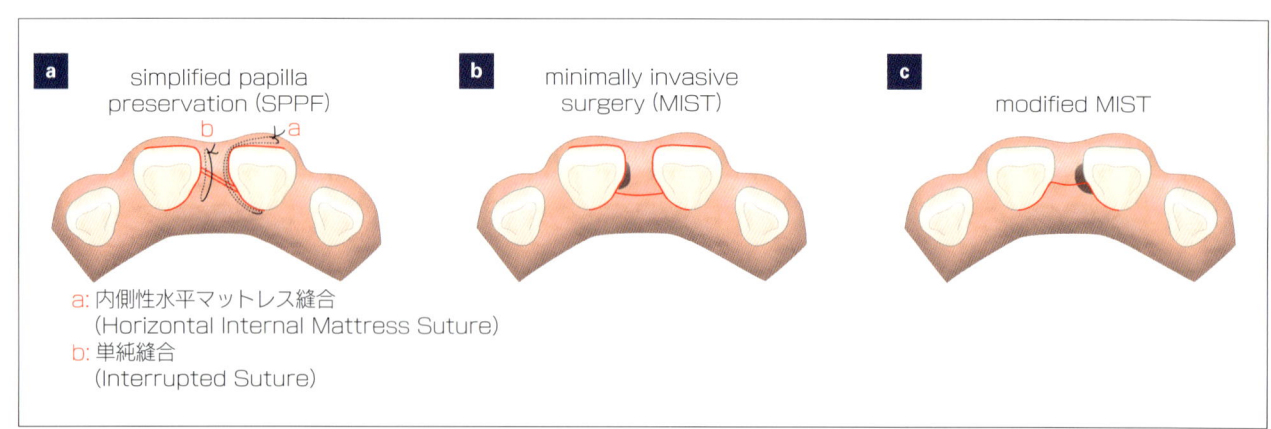

Fig 16a　simplified papilla preservation flap (SPPF).
Fig 16b　minimally invasive surgery technique (MIST).
Fig 16c　modified MIST.

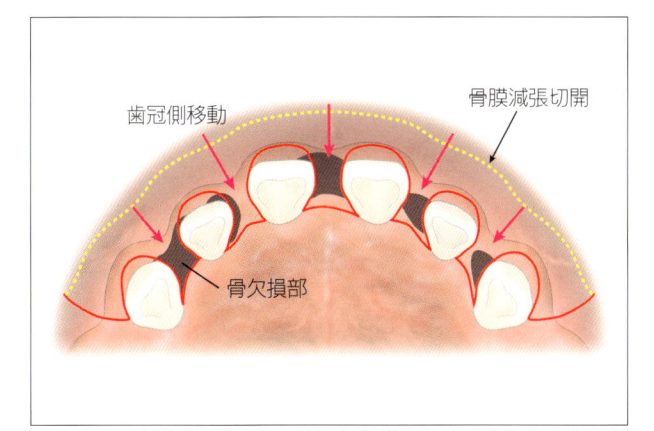

Fig 17 骨膜減張切開による歯冠側移動を想定した切開．歯冠部のフラップの閉鎖をより容易にするため，やや唇側よりの歯肉溝外切開をより強調したカーブを描く．

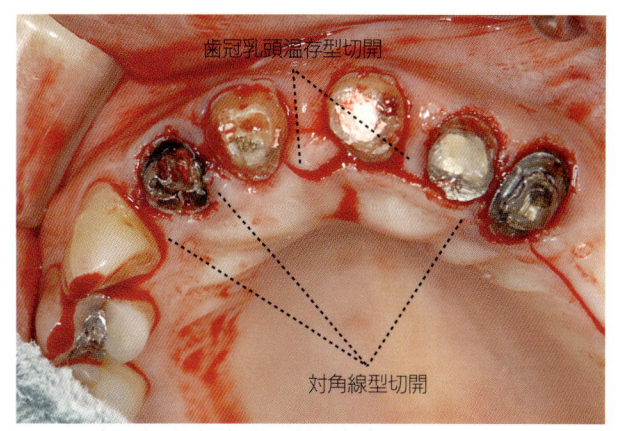

Fig 18 歯間乳頭温存型切開と対角線型切開．

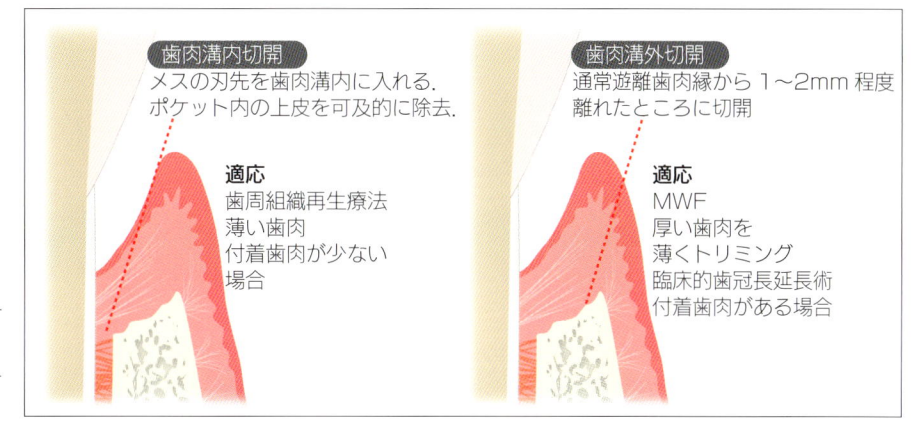

Fig 19a 歯肉溝内切開(intrasulcular incision).
Fig 19b 歯肉溝外切開(marginal incision).

が併用されるケースでは，創の一次閉鎖がより重要となるため，しばしば骨膜減張切開が行われますが，歯間部のフラップの閉鎖をより容易にするため，やや唇側よりの歯肉溝外切開(**Fig 19b**)をより強調されたカーブで描きます(**Fig 17, 18**)．

現在，温存型のフラップはminimal intervention(MI)を意識した形態が提唱されてきています(**Fig 16a~c**)．歯周炎の初期あるいは中等度の段階で行うMI型のフラップデザイン[24~27]は，大きなメリットがありますね．

一方，辺縁歯肉におけるメスの挿入位置により大きく歯肉溝内切開，歯肉頂切開，歯肉溝外切開に分けられます．このうち歯肉溝内切開，歯肉溝外切開の適応について**Fig 19a, b**に示しています[28]．

フラップを有利に行うための縫合処置

縫合の目的は適度な張力で創を閉鎖することです[32]．創を閉鎖することで創傷部辺縁の保護や骨の露出を防ぎます．また，フラップを適切な位置に設置すると同時に，死腔ができることを極力防ぎます[19]．

創の一次閉鎖が重要となる再生療法では，確実な創の閉鎖のためにしばしばマットレス縫合を併用します(**Fig 20~22**)．マットレス縫合には，外側マットレス縫合と内側マットレス縫合の2種類がありますが，再生療法では多くの場合，創の内側が最大面積で接触するよう，内側マットレス縫合を採用します．しかしながら，フラップの厚みが大きい場合や，口蓋側など変則のフラップが厚く，可動性に乏しい場合などはスリップジョイント型(**Fig 22**)，あるいはバットジョイント型(**Fig 21**)を

153

フラップを有利に行うための縫合処置

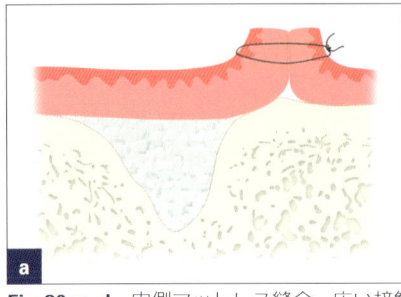

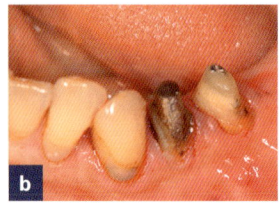

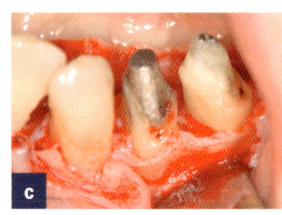

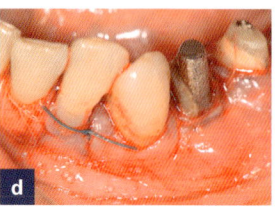

Fig 20a〜d 内側マットレス縫合．広い接触面積で創面が密着する．再生療法でもっとも用いられる基本的な縫合法．歯間部歯肉の形態，不規則な形態に難がある．

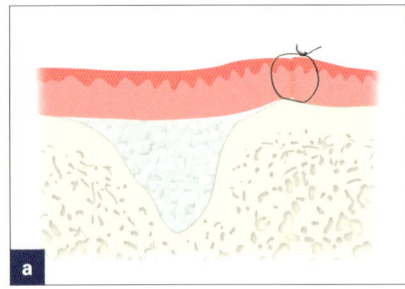

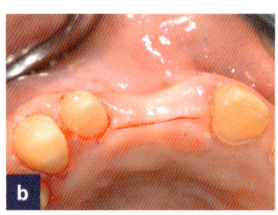

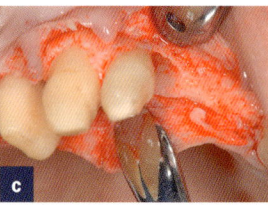

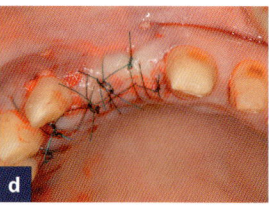

Fig 21a〜d バットジョイント型縫合．粘膜に適度な厚みがある場合，正しく適合させたバットジョイントは良好な結果をもたらす．

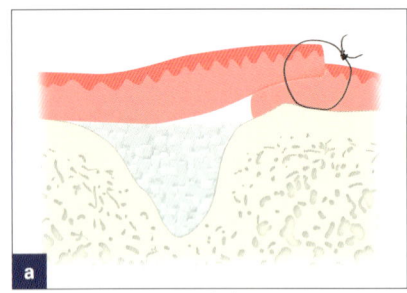

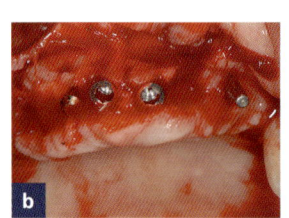

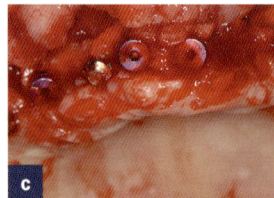

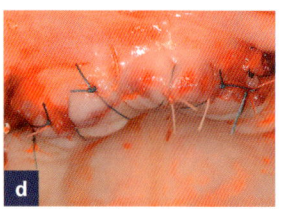

Fig 22a〜d スリップジョイント型縫合．口蓋の粘膜が厚く硬い場合や，通常では生傷（raw）どうしを接触させにくい場合などに用いる．歯肉弁を歯冠側に引き上げる場合に有利である．

選択します．いずれの縫合でも創面の露出部（生傷：raw）同士が接触することが大切です．

切除療法から再生療法へ（Table 4）

切除療法

歯周治療において悪いものは取り去ろうとする切除的な治療は古くから行われてきました．炎症の原因因子を取り除くといった観点からは，切除的な治療は確実な治療法です．歯周治療における切除療法とは，AAP（米国歯周病学会）コンセンサス[29]によると，「歯周ポケットの内壁を構成する組織を切断または切除することによって，ポケットの除去あるいは深さを減少させる外科処置」です．ポケットの内壁を構成する組織を除去するために歯肉・歯根・骨などの除去を行います．これらの処置を含めて広義の切除療法と定義されます．その目的は，歯周ポケットの除去あるいは減少と，生理的な歯周組織の形態の回復と，メインテナビリティの向上ひいては再発予防です．切除療法の手法としては，

①歯肉の切除
②歯根の切除
③骨外科をともなう歯肉弁根尖側移動術
④骨外科をともなわない歯肉弁根尖側移動術

があります．歯周病が骨の病気であると捉えられてきた

切除療法から再生療法へ

Table 4 歯周外科の分類．＊米国歯周病学会・編．AAP 歯周治療法のコンセンサス．クインテッセンス出版，1992．より

切除的処置法	・骨外科をともなわない歯肉弁根尖側移動術 ・骨外科をともなう歯肉弁根尖側移動術 ・歯根切除療法 ・歯肉切除術
組織付着	・新付着術（ENAP） ・改良型 Widman 手術法（modified Widman flap） ・開放型掻爬術 ・閉鎖型歯肉掻爬術
再生療法	・自家移植 ・同種他家移植 ・人工骨 ・組織誘導再生法 ・歯肉弁歯冠側移動術 ・歯間部骨面露出術

時代から骨の切除は行われてきました．歯周外科において骨整形・骨切除は1950年代に Schluger や Friedman らによって盛んに行われてきました．また Oshesenbein は骨外科の手技を確立しました．

骨整形・骨切除の主な目的は，メインテナンスが容易な形態への改善です．つまり，陥凹した歯間部の骨形態を凸面形態に修正したり，歯間部の骨吸収により逆スキャロップ状に変化した頬（唇）側面からみた近遠心的な骨のラインを，生理的なスキャロップ形態に戻すことでした（**Fig 23a〜c**）．このため，必要以上の支持骨を喪失したり，審美性を損なうことがしばしば起こりました．支持骨の犠牲を極力抑えるための工夫として ramping（斜面化）が行われてきましたが，それでも支持骨の犠牲は大きく，骨の再生が図られることが日常化した現在では，この考えは徐々に受け入れられなくなってきています（**Fig 24**）．ある程度の深さを有する陥凹型の骨欠損に対して現在では，骨の再生への試みが優先されます．そして，経過観察のなかで残存した骨の陥凹に対して必要に応じて骨整形・骨切除を行うといった，2 step で行う外科処置の考えが受け入れられてきています（**Fig 25**）．現在，骨整形・骨切除は，軽度の骨の陥凹や，イレギュラーな骨形態の改善，生物学的幅径の確保，再生療法後の二次的に残存した骨欠損の改善，などに主として行われています．Tuan らは，骨整形をともなう歯肉弁根尖側移動術は，骨整形をともなわない歯肉弁根尖側移動術よりも歯周ポケットの再発が少なく，p.g 菌などの歯周病原因菌の検出が少ないことを報告しました[30]．

切除療法により進行した歯周病の改善が有利に行われ

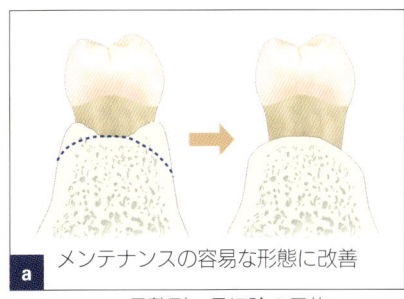

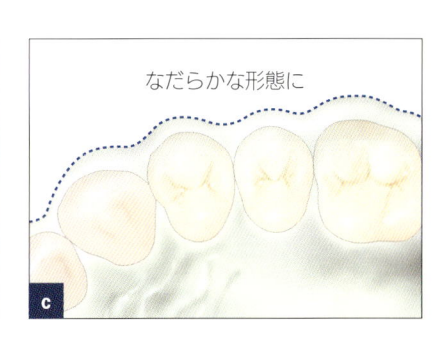

Fig 23a〜c 骨整形・骨切除の目的．
a：①メインテナンスが容易な形態に改善．b：②スキャロップ形態・生理的形態の回復．c：③なだらかな形態に．

155

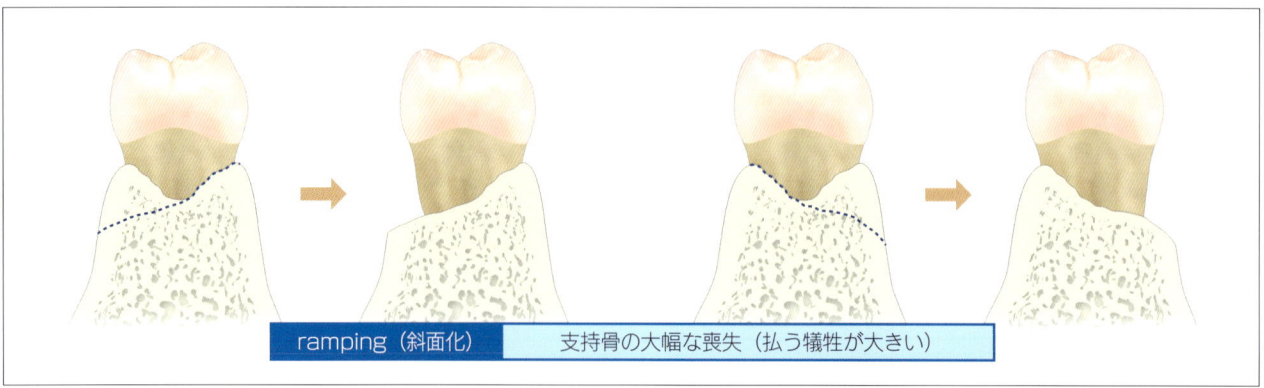

| CHAPTER 3 | 歯周病治療の基礎と臨床

Fig 24 骨整形・骨切除のデメリット．骨が「ramping」（斜面化）することで，支持骨が大幅に喪失してしまい，犠牲が大きい．

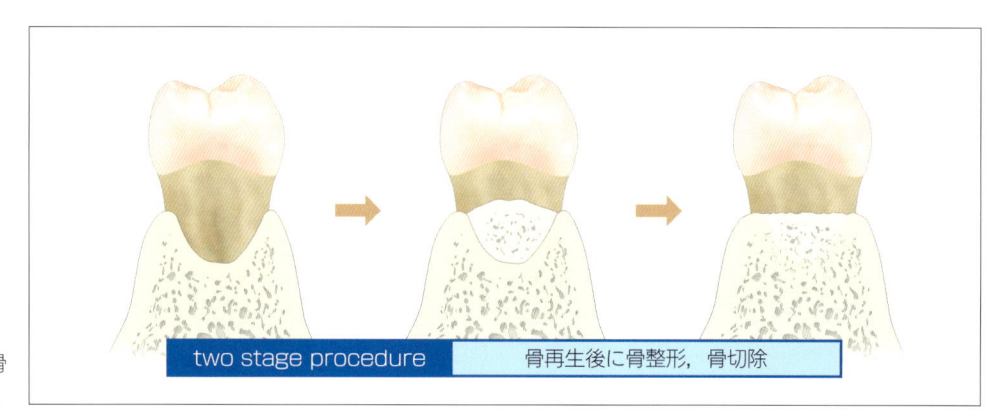

Fig 25 骨再生後に骨整形・骨切除（2 stage procedure）．

てきたことはまちがいありません．しかしながら，切除療法では付着の喪失が大きく，しばしば知覚過敏を生じることや，前歯部では歯根の露出や歯間部鼓形空隙の拡大による審美性や発音における障害がしばしば生じました．このため，付着の獲得や審美的に有利な再生療法の台頭とともに，切除中心の歯周外科は再生療法へシフトしてきました．とはいえ，メインテナンスの観点からは切除的な処置は，やはり安定した結果を示す治療法であり，無理なチャレンジングな再生療法後のメインテナンスに比べて，格段に再発リスクが低いと感じられます．

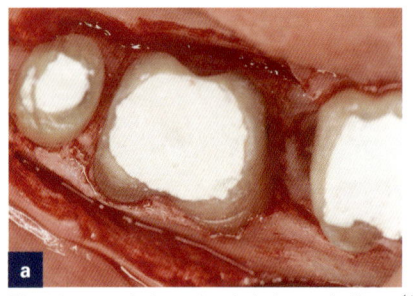

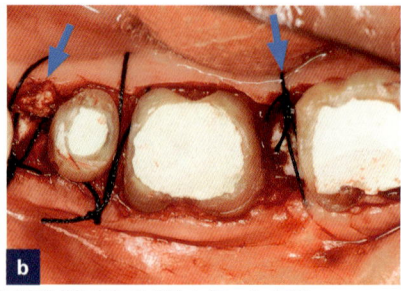

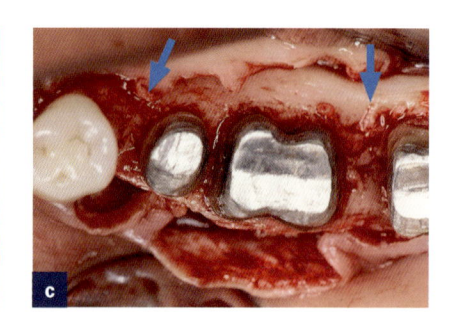

Fig 26 a〜c inter dental denudation（歯間部歯槽骨面露出術）を行った症例．
Fig 26a 歯肉弁を剥離・翻転後，徹底的なデブライトメントにより骨面を露出させた．
Fig 26b 歯間部の骨面を露出させるような形で縫合．骨面にコラーゲンスポンジ「テルプラグ」を設置．
Fig 26c 約6か月後．切除療法（apically positioned flap：APF）により，骨成形とポケットの除去を行う．歯間部の骨欠損は新生骨で満たされていた．

再生療法の時代へ

　一方で骨の再生を図る，あるいは新付着を得るために再生療法が試みられてきました．1960年代には骨移植が行われていました．また1970年代に行われてきたPrichardによる歯間部歯槽骨面露出術は一種の再生療法であると捉えられています(**Fig 26a〜c**)．この手法は現在でも有効な再生的な手法の1つです．失われた歯周組織の回復，とくに歯根膜・セメント質・骨の回復のために，早すぎる上皮の増殖を抑える試みがなされてきました．歯間部の軟組織をすべて除去することで二次性の創傷治癒を得る歯間部歯槽骨面露出術は，その1つの手法です．またフラップの上皮をホルムクレゾール（FC）で焼灼する手法も紹介されました[31]．この上皮を隔離するという考えの延長線上に遮断膜を用いるGTR法があるといえます．

参考文献

1. 岩山幸雄，長谷川紘司，末田武，松江一郎．歯周基本治療：炎症へのアプローチ．東京：医歯薬出版，1997．
2. Kaldahl WB, Kalkwarf KL, Patil KD, Molvar MP, Dyer JK. Long-term evaluation od periodontal therapy：Ⅰ．Response to 4 therapeutic modalities. J Periodontol 1996；67(2)：93-102.
3. Kaldahl WB, Kalkwarf KL, Patil KD, Molvar MP, Dyer JK. Long-term evaluation od periodontal therapy：Ⅱ．Incidence of sites breaking down. J Periodontol 1996；67(2)：103-108.
4. 日本歯周病学会・編．歯周病の検査・診断・治療計画の指針．東京：医歯薬出版，2008．
5. 髙橋慶壯．歯周治療失敗回避のためのポイント33．東京：クインテッセンス出版，2011
6. Walter C, Weiger R, Zitzmann NU. Accuracy of three-dimensional imaging in assessing maxillary molar furcation involvement. J Clin Periodontol 2010；37(5)：436-441.
7. Teslaru S, Mârţu S. The contribution of CT imaging in the diagnosis of periodontal disease. Rev Med Chir Soc Med Nat Iasi 2009；113(3)：904-910.
8. Walter C, Kaner D, Berndt DC, Weiger R, Zitzmann NU. Three-dimensional imaging as a pre-operative tool in decision making for furcation surgery. J Clin Periodontol 2009；36(3)：250-257.
9. Vandenberghe B, Jacobs R, Yang J. Detection of periodontal bone loss using digital intraoral and cone beam computed tomography images：an in vitro assessment of bony and/or infrabony defects. Dentomaxillofac Radiol 2008；37(5)：252-260.
10. Vandenberghe B, Jacobs R, Yang J. Diagnostic validity (or acuity) of 2D CCD versus 3D CBCT-images for assessing periodontal breakdown. Oral Surg Oral Med Oral Pathol Oral Radiol Endod 2007；104(3)：395-401.
11. Misch KA, Yi ES, Sarment DP. Accuracy of cone beam computed tomography for periodontal defect measurements. J Periodontol 2006；77(7)：1261-1266.
12. Trowbridge HO, Emling RC・著，下野正基・監訳．やさしい炎症論．東京：クインテッセンス出版，1990．
13. 日本歯周病学会・編．歯周病専門用語集 Glossary of Periodontal Terms. 医歯薬出版，2007．
14. 下間正隆．カラーイラストでみる外科手術の基本．東京：照林社，2004．
15. 杉崎正志・編著．切開と縫合の基本と臨床．ヒョーロン・パブリッシャーズ，2003．
16. 下島孝裕，宮田隆．歯周形成外科 QOLの向上をめざしたガム・マネジメント．東京：医歯薬出版，1998．
17. 河奈裕正，行木英生，朝波惣一郎．インプラント治療に役立つ外科基本手技：切開と縫合テクニックのすべて．東京：クインテッセンス出版，2000．
18. 伊藤公一．How to 審美と歯周外科．東京：日本歯科評論，1997．
19. Cohen ES・著，鴨井久一・監訳．審美再建歯周外科カラーアトラス第3版．東京：西村書店，2009．
20. Takei HH, Han TJ, ,et. al. Flap technique for periodontal bone implants. Papilla preservation technique. J Periodontol 1985：56：204-210.
21. Takei HH, Fermin A, Carranza FAJ. Clinical Periodontology 8th edition. Philadelphia：WB Saunders，1996.
22. Cortellini P, Pini Prato G, Tonetti MS. A new surgical approach for interproximal regenerative procedures. the modified papilla preservation technique. J periodontol 1995；66：261-266.
23. Ramfjord SP, Nissle RR. The modified widman flap. J Periodontal 1974；45(8)：601-607.
24. Cortellini P, Prato GP, Tonetti MS. The simplified papilla preservation flap. A novel surgical approach for the management of soft tissues in regenerative procedures. Int J Periodontics Restorative Dent 1999；19(6)：589-599.
25. Cortellini P, Tonetti MS. Minimally invasive surgical technique and enamel matrix derivative in intra-bony defects. Ⅰ：Clinical outcomes and morbidity. J Clin Periodontol 2007；34(12)：1082-1088.
26. Cortellini P, Tonetti MS. A minimally invasive surgical technique with an enamel matrix derivative in the regenerative treatment of intra-bony defects：a novel approach to limit morbidity. J Clin Periodontol 2007；34(1)：87-93.
27. Cortellini P, Tonetti MS. Improved wound stability with a modified minimally invasive surgical technique in the regenerative treatment of isolated interdental intrabony defects. J Clin Periodontol 2009；36(2)：157-163.
28. Bartolucci EG. Periodontology．RC LIBRI，2001．
29. アメリカ歯周病学会編．AAP歯周治療法のコンセンサス．東京：クインテッセンス出版，1992．
30. Tuan MC, Nowzari H, Slots J. Clinical and microbiologic study of periodontal surgery by means of apically positioned flaps with and without osseous recontouring. Int J Periodontics Restorative Dent 2000；20(5)：468-475.
31. Kramer GM. Surgical alternatives in regenerative therapy of the periodontium. Int J Periodontics Restorative Dent 1992；12(1)：10-31.

CHAPTER 3 | 歯周病治療の基礎と臨床

3 エムドゲイン®による再生療法

臨床　効果を確実にする手技とは？　併用療法の効果は？

SBO
①エムドゲインの適応症を再確認する
②適切な臨床ステップを学ぶ
③効果を上げるための配慮事項を知る

エムドゲイン®療法

　GTR法はハンドリングが複雑でメンブレンの露出にともなう合併症にしばしば遭遇してきました．このような背景のもと，近年では簡便で合併症が少ないエナメルマトリックスタンパク製剤「エムドゲイン® ゲル」（ストローマン・ジャパン/ヨシダ）が再生療法において好まれる傾向にあります．エムドゲイン®は生後6か月のブタの歯胚から抽出されたアメロジェニンを主成分とするエナメルマトリックスタンパク質を主材とし，溶材であるプロピレングリコールアルジネート（PGA）に溶解されています[1〜3]．

　エムドゲイン®療法のメリットを **Table 1** に示します．エムドゲイン®による再生療法のメリットは，まず長期にわたり効果が持続することが挙げられます．数年にわたり骨の再生が認められる症例をしばしば経験します．また，エムドゲイン®は軟組織の治癒が良好であることと同時に，若干の付着歯肉の幅の増加が認められることも確認されています．

　一方で，一見簡便な再生療法と思われがちなエムドゲイン®療法ですが，徹底したデブライドメント（拡大鏡下または顕微鏡下が推奨）に加え，出血のコントロール，エムドゲイン®を塗布する際に確実に清掃されて唾液や血液に浸漬されていない根面に塗布するなど，確実な手技が求められることも事実ですね．

エムドゲイン®療法

Table 1 エムドゲイン®の長所．

①上皮の深行増殖を防ぐ
②術後数年にわたり効果が持続
③無細胞性セメント質−象牙質との間の付着が強い
④コラーゲン線維が歯根膜まで伸びている
⑤多数歯にわたる再生療法が一度にできる
⑥メンブレンの露出などの合併症がない

エムドゲイン®療法の適応症

骨縁下欠損と根分岐部病変

　エムドゲイン®の適応症は，基本的には他の再生療法に準じるものと考えられます．すなわち，骨縁下欠損と根分岐部病変がエムドゲイン®の主たる適応症になります．これ以外にも，根面被覆，歯牙移植ならびに再植，GTR法後の付加的な再生療法，などとしての適応法があります．より効果的な選択として，

①歯周ポケットの深さが6mm以上
②エックス線写真にて骨欠損の深さが4mm以上
③幅2mm以上
④根面と骨壁の角度が25°以下

の症例が推奨されています．

全身的な条件

　適応する患者の選択においては，①年齢，②喫煙の有

エムドゲイン®療法の適応症

①補綴修復が計画されている場合

Fig 1 補綴修復が計画されている場合のエムドゲイン®療法．補綴修復が計画されている場合，術前に暫間補綴処置を行うことが大切である．これにより歯間部が見やすくなり，切開・剥離・掻爬・縫合などの一連の処置の操作が容易に行える．また，術後の咬合や動揺の管理も容易である．

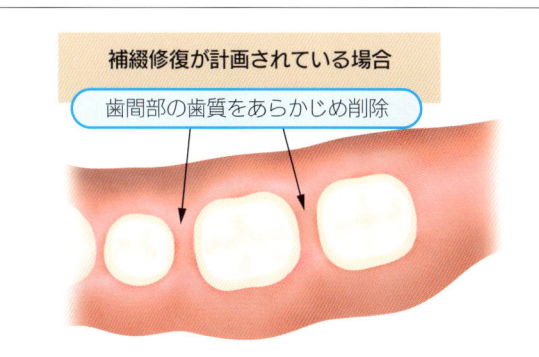

補綴修復が計画されている場合
- 歯間部の歯質をあらかじめ削除
- ◆骨欠損が見やすい
- ◆ハンドリングが良い
- ◆咬合・動揺のコントロールが容易

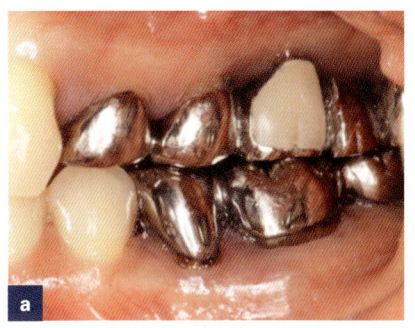

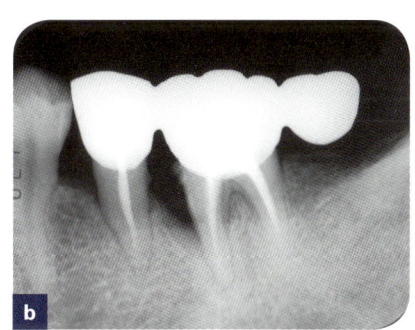

Fig 2a, b 初診時．デンタルエックス線写真では5 6間に著しい骨吸収を認める．

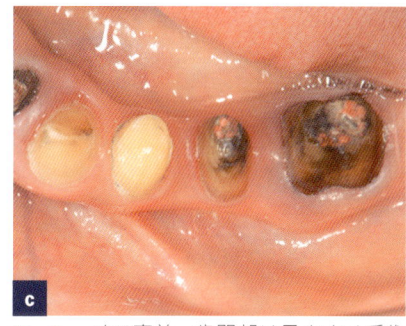

Fig 2c オペ直前．歯間部は見やすく手術操作は容易である．

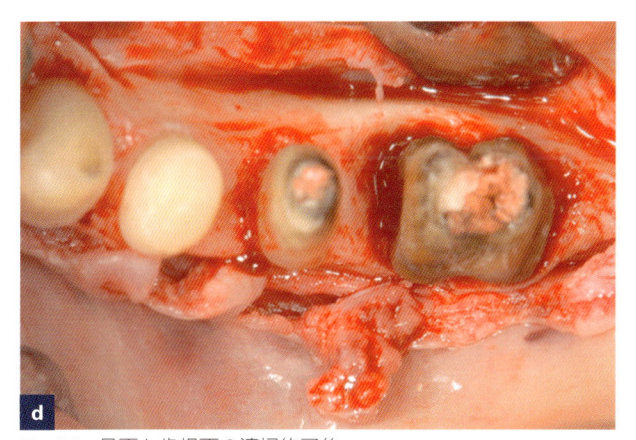

Fig 2d 骨面と歯根面の清掃終了後．

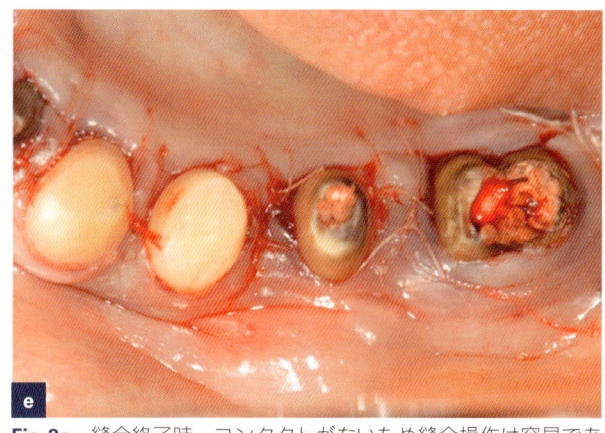

Fig 2e 縫合終了時．コンタクトがないため縫合操作は容易である．

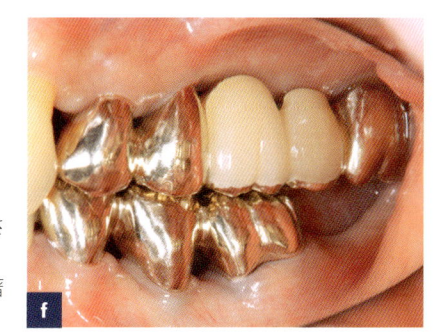

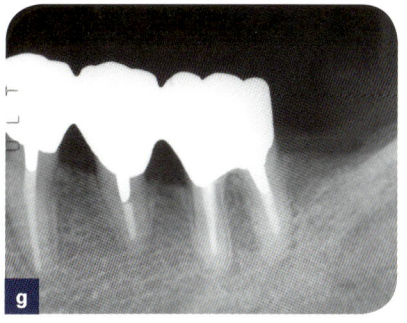

Fig 2f 術後の口腔内写真．歯周環境は改善された．

Fig 2g 術後のデンタルエックス線写真．著しい骨再生を認める．

| CHAPTER 3 | 歯周病治療の基礎と臨床

②補綴修復が計画されていない場合——歯間部のコンタクトが存在

Fig 3 補綴修復が計画されていない場合のエムドゲイン®療法．補綴修復が計画されていない場合，歯間部のコンタクトが存在する状況下での術式となる．このため，骨欠損部が見にくい，操作が行いにくい（縫合操作が面倒になる）．とくに，歯頚部付近の歯間部の幅が狭い場合，歯肉弁の壊死・し開のリスクが高く，骨移植は基本的には行わないほうが無難である．

補綴修復が計画されていない場合
歯間部のスペースがない場合

- ◆歯質の不要な削除や根管治療の回避
- ◆手術操作が難しい
- ◆咬合・動揺のコントロールが難しい

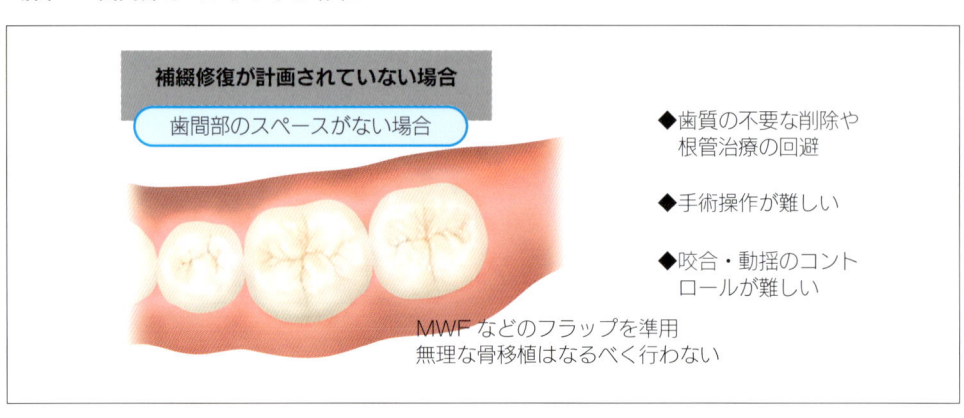

MWFなどのフラップを準用
無理な骨移植はなるべく行わない

Fig 4a 術前の口腔内写真側方面観．初診時24歳の男性．重度の骨吸収にもかかわらず歯肉はさほど退縮しておらず，歯間部の幅は狭い．
Fig 4b 初診時のデンタルエックス線写真．著しい骨吸収を認める．

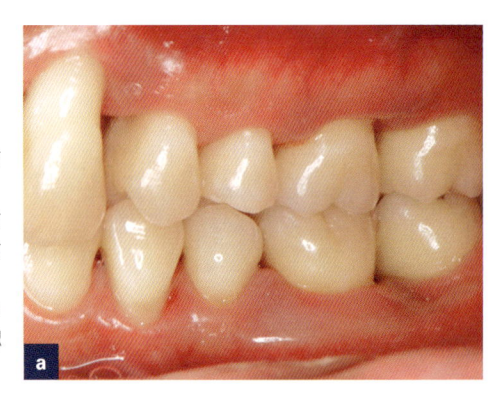

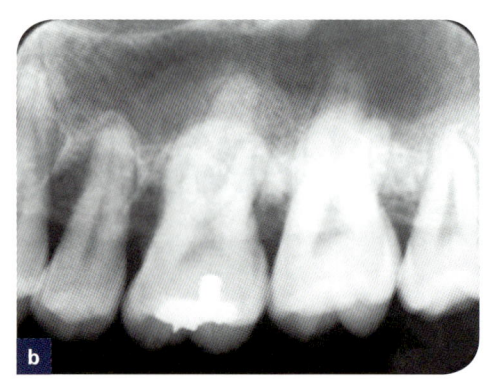

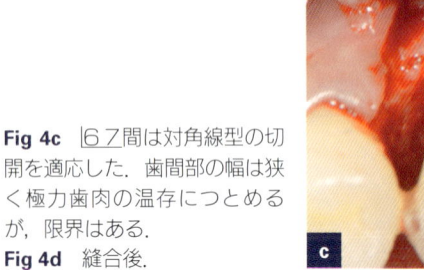

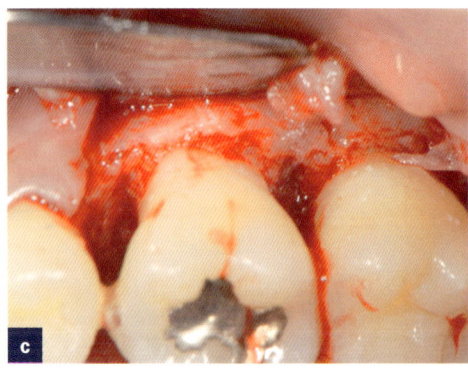

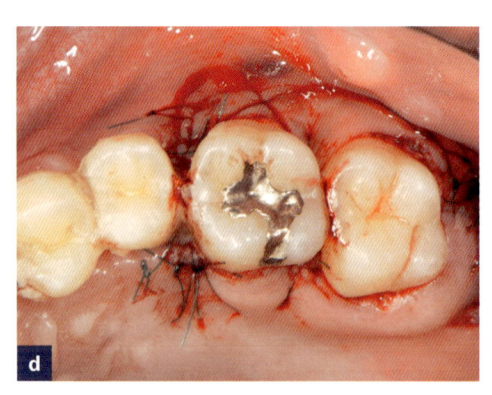

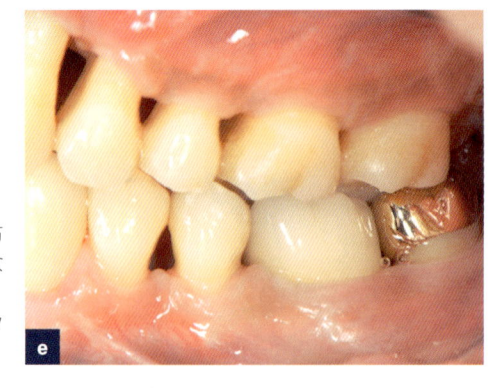

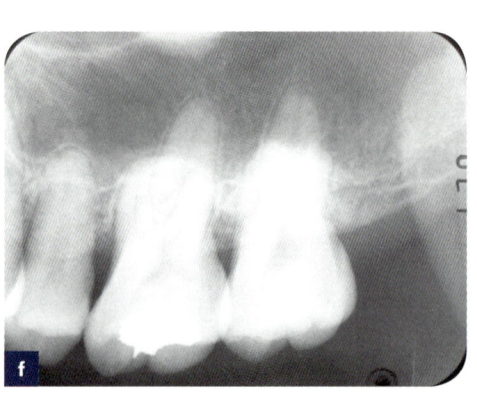

Fig 4c ⌊6⌉7間は対角線型の切開を適応した．歯間部の幅は狭く極力歯肉の温存につとめるが，限界はある．
Fig 4d 縫合後．

Fig 4e 術後の口腔内写真側方面観．歯肉に炎症所見を認めない．
Fig 4f 術後のデンタルエックス線写真．骨の再生が著しい．

3 エムドゲイン®による再生療法

③補綴修復が計画されていない場合——歯間部の幅が拡大

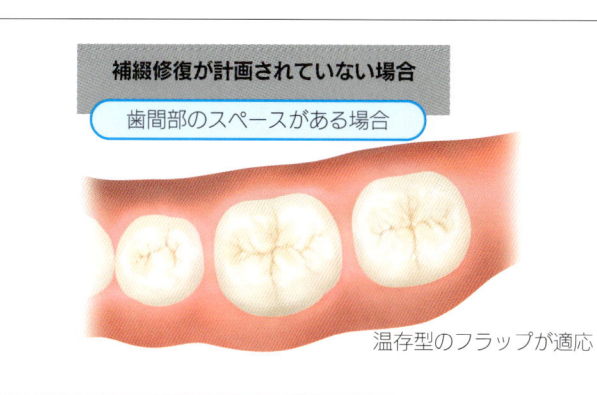

補綴修復が計画されていない場合

歯間部のスペースがある場合

- ◆歯質の不要な削除や根管治療の回避
- ◆ハンドリングは比較的容易
- ◆咬合・動揺のコントロールが難しい

温存型のフラップが適応

Fig 5 補綴修復が計画されていない場合のエムドゲイン®療法．補綴修復が計画されていない場合で，歯肉退縮により歯間部の幅が拡大している場合は，比較的容易に操作が行われる．また，骨移植との併用なども可能である．しかし，部位によっては多少見づらいときもある．

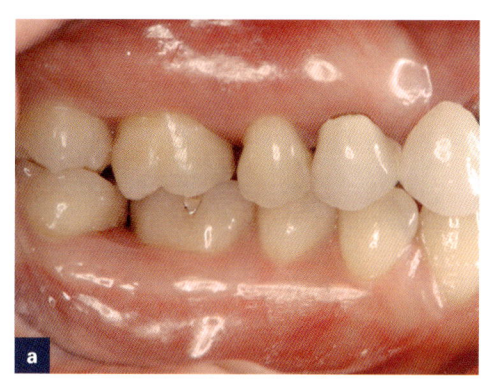

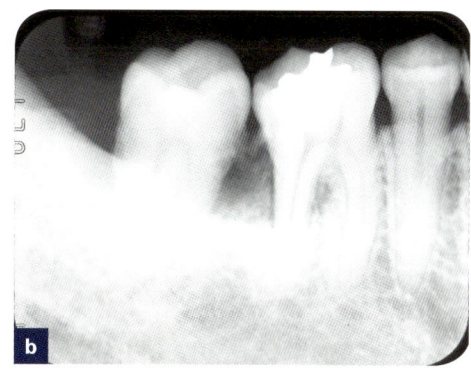

Fig 6a 術前の口腔内写真側方面観．初診時44歳の女性．
Fig 6b 術前のデンタルエックス線写真．7̄6̄間に進行した骨吸収と根面に付着した歯石を認める．

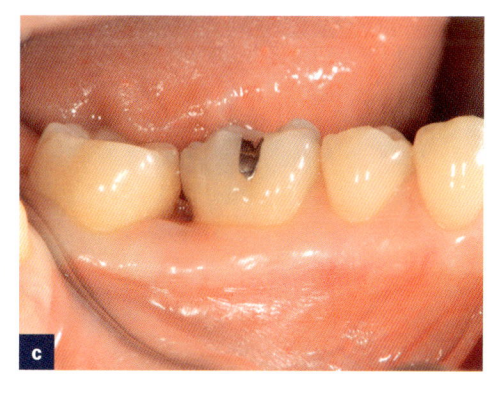

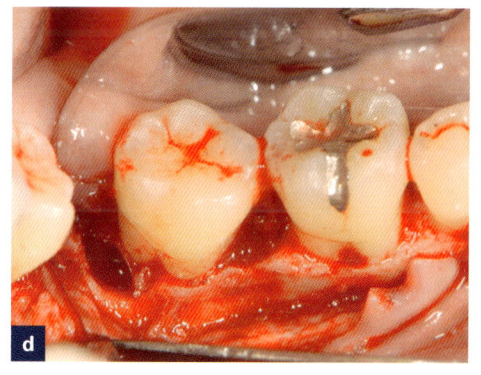

Fig 6c オペ直前の歯肉の状態．7̄6̄間の歯間部のスペースは十分にある．
Fig 6d 歯肉弁を剥離し，骨面の肉芽を掻爬した．エムドゲイン®を根面に塗布し，骨欠損部には骨移植を行った．

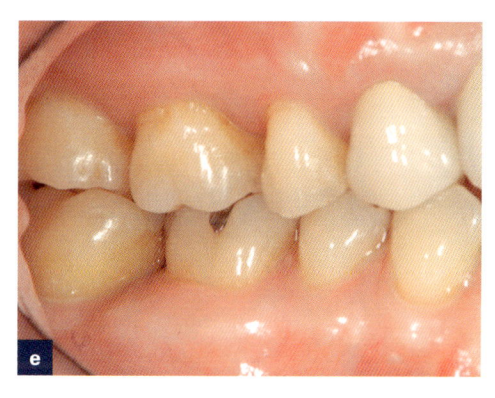

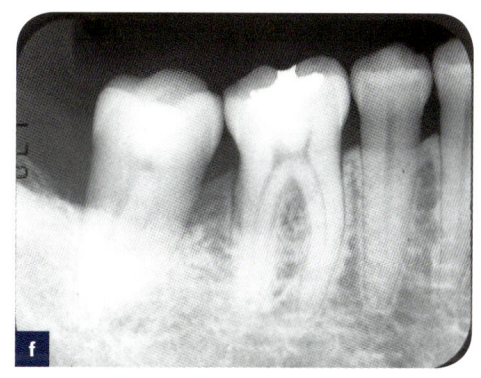

Fig 6e 術後の口腔内写真側方面観．歯肉に炎症所見を認めない．
Fig 6f 術後のデンタルエックス線写真．7̄6̄部の骨欠損は改善された．

無，③全身疾患（とくに糖尿病や放射線治療の既往など），④患者の個体差，⑤治療やメインテナンスに対する理解度や協力度，を考慮する必要があります．

局所的な条件

局所的な因子として，骨欠損の形態[5,6]，すなわち，①骨壁数，②骨欠損の深さ，③骨欠損の幅，④骨欠損の角度，⑤骨壁の皮質骨化の有無，などに加え，根分岐部病変の交通度や根分岐部骨欠損の形態，過度の動揺，粘膜の厚み，付着歯肉の幅，などが挙げられます．

エムドゲイン®療法はGTR法ほどフラップの操作が難しくなく，メンブレンを適応しにくい粘膜が薄いケースや，付着歯肉が乏しいケースにも応用できます．しかしながら，エムドゲイン®を単独で使用する場合は，フラップのハンドリングがさほど難しくはないものの，骨移植などの併用療法では，GTR法と同様にハンドリングが難しくなります．

補綴計画の有無

エムドゲイン®療法を行う際のハンドリングに関しては，補綴計画の有無も重要なポイントになります．

すでに補綴処置がなされている場合，あるいは補綴修正が計画されている場合（**Fig 1**），早めに暫間補綴に替えることで歯間部へのアクセスが容易になります（**Fig 2a〜g**）．また，修正操作も非常に易しくなります．咬合の管理も有利に行え，とくに連結をともなう場合には動揺のコントロールも期待できます．

エムドゲイン®療法の臨床ステップ

切開

Table 2　付着歯肉の幅とエムドゲイン®療法のための切開．

付着歯肉の幅が狭い	歯肉溝内切開．二次手術で付着歯肉の獲得が必要．術後の歯肉退縮が大．
付着歯肉の幅が広い	歯肉溝内・外切開のいずれも可．

しかし，だからといって容易に補綴処置に踏み込むわけではありません．基本的には天然歯の歯質を保存しながら歯周環境の改善を行っていくことが大切です．そのうえで，まだ歯間部のスペースが狭いケース（**Fig 3, 4**）と，アタッチメントロスが進行して歯間部のスペースが空いているケース（**Fig 5, 6**）に分けられます．

エムドゲイン®療法の臨床ステップ

切開前

術前には，適切なプラークコントロールと歯根面の沈着物除去が行われることで，歯肉の炎症の軽減，出血のコントロールが達成されなければなりません．

手術当日は浸潤麻酔を行った後，メスを入れる直前に今一度歯周プローブにより全周にわたり残存ポケットの確認ならびに骨欠損形態を把握すべくボーンサウンディングを行います．この時点で，手術を行う部位のイメージを再確認することが大切です．

Table 3　歯間部歯肉の近遠心幅と歯肉の厚みと，エムドゲイン®療法のフラップ．

	必要な量		エムドゲイン®療法のためのフラップへの影響
歯間部の近遠心幅	2〜3mm必要（Takei, Cortellini） 3〜4mm必要（Hurrel）	広い →	フラップの閉鎖が容易．骨移植・メンブレンの設置に有利．
		狭い →	裂開・壊死のリスク高い．骨移植が困難．
歯肉の厚み	最低2〜3mm必要（Takei, Cortellini）骨移植を考慮すると3mm以上が望ましい	厚い →	フラップの一次閉鎖に有利．厚すぎると，骨移植のスペースが減少．内側マットレス縫合が困難に．
		薄い →	フラップのし開や壊死のリスク高い．最小限の骨移植．

切開

　骨欠損の位置・サイズ，付着歯肉の幅(**Table 2**)，歯間部歯肉の幅・厚み(**Table 3**)，歯周ポケットの深さなどを考慮し，事前にフラップデザインが十分に検討されなければなりません[7～10]．メスによる切開は，骨に達するところまで確実に行うことが原則です．このとき解剖学的に注意すべき部位に気をつけます(CHAPTER 2 **2** **3** 参照)．

　また，切開におけるエラー，すなわち切開線の逸脱は術後の治癒を損なうと同時に審美性に影響を与えます．このため一筆描きによる骨に達する切開が困難な場合，ライニング(少し出血するくらいの浅い切開)からディープニング(骨面まで達する切開)あるいはソーイング(ノコをひくようにメスを上下に動かして切開)を行うことで，切開ラインの逸脱を回避します．エムドゲイン®療法のフラップの基本デザインは温存型のフラップデザインです．このため，軟組織のボリュームを極力保存するよう注意を払います．このとき骨欠損部を切開線が極力横切らないようにします．このため，頬側あるいは舌側の水平切開を回避できないケースもあります．

　実際の臨床では進行した歯周炎で歯間部の骨吸収が進行し，どうしても骨欠損部にメスを入れなければならない場合も多くあります．このときは剥離や縫合に気をつけたり，場合によっては歯肉弁歯冠側移動術を併用して対応していきます．

剥離

　確実な切開が得られたならば剥離を行います．剥離はむやみに暴力的に行ってはなりません．骨膜からきれいに剥離された粘膜骨膜弁(全層弁)を形成することは重要なステップです．骨膜が一部残っていたり断裂していることは，術後の治癒に影響を与えます．このため，最初にフラップを剥離し始める部位は，骨面から骨膜をきれいに剥がしていくことがまず重要です．

①剥離のスタート位置は？　どの部位から剥離を始めるかは大きく意見が分かれるようです．口腔外科医は，より剥離を行いやすい根尖部(側方側)から側方へ向けての剥離を好んで用いるようです．これは確実ですばやくきれいな剥離を行うことのできる重要な手法です．

剥離

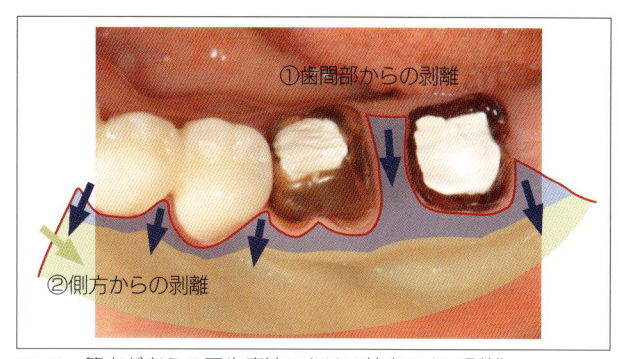

Fig 7　筆者が考える再生療法における効率のよい剥離．
①歯槽頂部，歯間部を全層弁で剥離する．
②引き続いて近心縦切開部より遠心に向かい，斜め下方へ剥離を進める．

　一方で，歯周病専門医は，歯冠側からの剥離を好んで用います．歯周ポケット周囲には骨欠損が存在し，骨吸収にともなうイレギュラーな骨面と，内部に入り込んだ複雑な肉芽組織が存在し，フラップの剥離を困難にしています．このことは歯肉溝外切開を用いる切除外科ではとくに問題になりません．しかし，組織付着法やエムドゲイン®療法において歯肉溝近辺もしくは歯肉溝内へ切開を加えた場合，剥離はより困難なものとなります．したがって，歯冠側すなわち歯肉溝近辺あるいは骨欠損部の根面から確実にフラップを剥離することで，部分的に骨膜が破裂したフラップとならないように注意しなければなりません．このため，歯周外科ではまず歯冠側の剥離からスタートすることが多いんです．

　結論として，剥離はケースバイケースで，剥離しやすいところから行うことが原則ということになります．しかし，私(水上)はエムドゲイン®療法における剥離は，まず，①歯肉溝近辺あるいは歯間部の重要な，すなわち剥離し始める部位の剥離をまず確実に行い，引き続いて，②斜め方向から側方に向けて通常の外科処置と同様な剥離を行うことが，より確実できれいな剥離を行うための手順であると考えています(**Fig 7**)．またこのとき，剥離しにくい歯肉溝近辺あるは歯間部においては，オルバンメス・小型のチゼルなどの，より小さいサイズで本来剥離子ではないものを準用して用いると，より効果的です(**Fig 8a～f**)．

| CHAPTER 3 | 歯周病治療の基礎と臨床

Fig 8a, b 歯間乳頭部の剥離に先立つディープニング．歯肉溝内切開に引き続き，オルバンナイフにて再度骨面に達する切開（ディープニング）を行う．

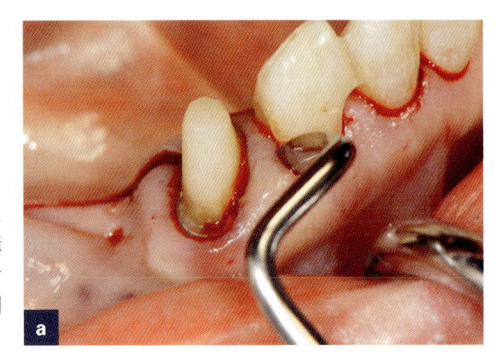

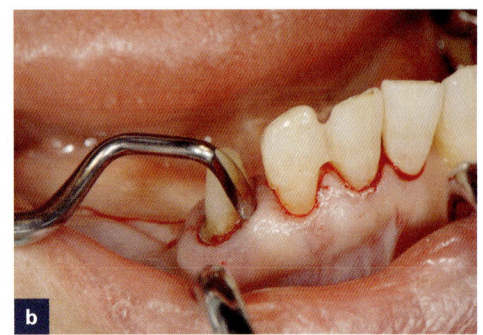

Fig 8c また，オルバンナイフにより一部剥離も行う．
Fig 8d フラップ全体の剥離．先端の鋭い剥離子にて近心から遠心斜め根尖側方向へ剥離．

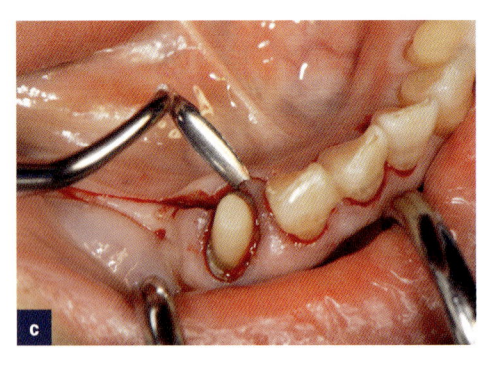

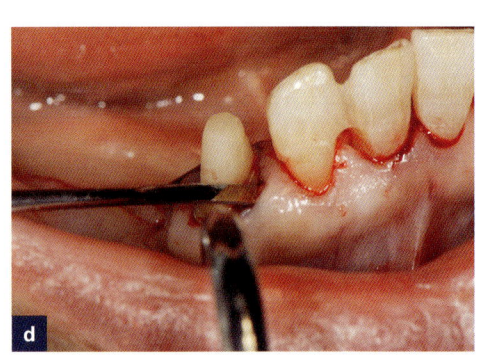

Fig 8e, f 歯間乳頭部剥離の実際例．ディープニングの後，小型のチゼル「1 FEDI PERIODONTAL CHISEL」（Hu-Friedy）などの小さな器具にて歯間乳頭部を持ち上げるようにして剥離．より繊細な手技が求められる．

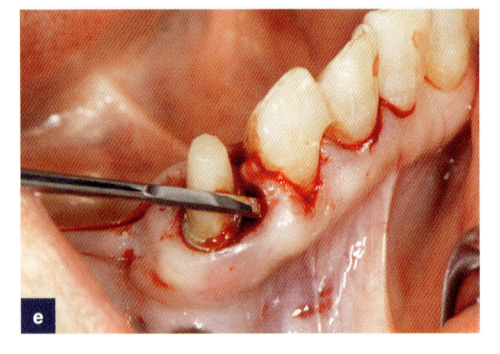

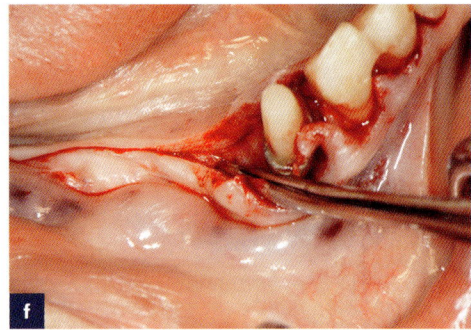

骨面の掻爬

フラップが剥離翻転されたならば，つぎに骨面から肉芽組織の除去を行わなければなりません．骨面からの肉芽組織（軟組織）の除去は，骨の再生の促すための重要なステップです．このために，このステップでは十分にそして確実に新鮮な骨面を露出すべく，効率よく，そしてしつこく（！）肉芽組織を取り除かなければなりません．

手術時間を短縮させるために肉芽組織は極力一塊として除去することが大切です．また，狭く深い部分に入り込んでいる肉芽組織は，小さなインスツルメント「スプーン型キュレット 13-14」（PDT／マイクロティック），「YDM 分岐部用 F2」（YDM）などを用いてしつこく除去を行います．骨面から肉芽組織を確実に除去することによって，出血は減少します（**Fig 9a〜d**）．

剥離が終了した時点で，骨面をみて必要に応じてデコルティケーション（皮質骨への穿孔）を行います．このように，まず根面へのアクセス，すなわち，歯根面に付着した歯石やバイオフィルムを除去する前に，まず確実な骨面の清掃を行います．このことで根面は見やすくなり，歯根面へのアクセスは必要最小限の時間で短時間に行えるはずです．

歯根面の清掃，形態修正

骨面の十分な清掃が行われた後に，根面のデブライドメントを行います．このとき，歯根面に付着した歯石は容易に明示できているはずです．歯根面へ歯石の沈着，粗造感を目でみて，選択的に確実に清掃を行います．

多量のあるいは強固に付着した歯石，あるいは陥凹部

3 エムドゲイン®による再生療法

骨面の掻爬

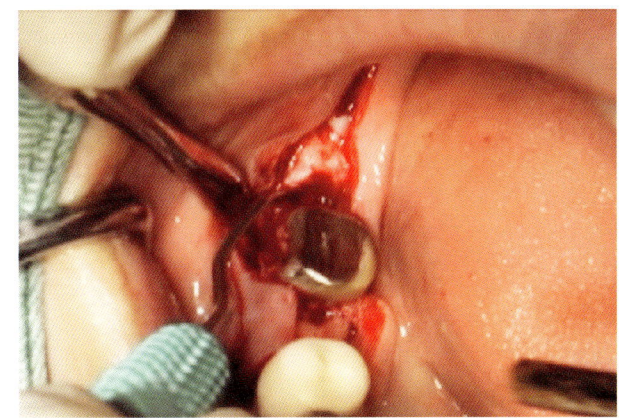

Fig 9a 先端の鋭い器具にて骨欠損内の肉芽を除去する（VTR像）．

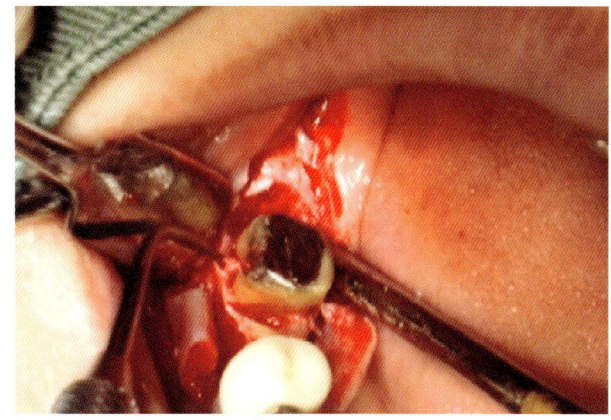

Fig 9b 根分岐部用のスプーン型のキュレットにて根分岐部内の清掃を行う（VTR像）．

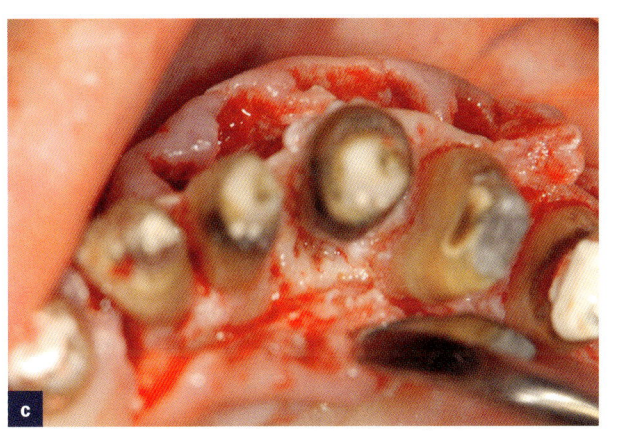

Fig 9c, d 掻爬が終了した状態．新鮮な骨面が露出された．

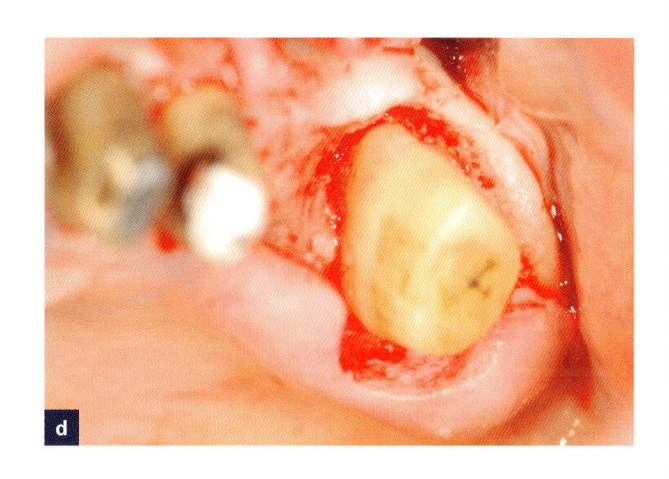

や根分岐部に付着した歯石は，まず超音波スケーラーを用いて除去します．引き続き，手用インスツルメントであるグレーシーキュレットで細かな歯石の除去と，根面の滑沢化を行います．根面の清掃が行われたならば，エナメル突起やエナメル真珠などの解剖学的に不利な部分は，回転切削器具を用いて削除します．また，複雑に入り込んだ根分岐部や根面溝などは，状況を見て回転切削器具にて仕上げを行います（Fig 9e, f）．

根面処理とエムドゲイン®の塗布

適切に清掃された歯根面に「エムドゲイン®」を塗布する際には，唾液や血液に汚染されない状況で塗布することが重要です．このため，骨面の清掃を確実に行って出血を抑制すると同時に，塗布する歯根周囲の粘膜骨膜弁の周囲にガーゼを設置し，血液が歯根面へ流れてゆくことを防止するなどの処置が重要です（Fig 9i, j）．

In vitroでの研究では，歯根面での唾液の付着が細胞の接着を阻害することが報告されています[11~14]．清掃された歯根面に薬剤を塗布することによる根面処理には，クエン酸・リン酸・テトラサイクリン・EDTAなどが用いられます[14~16]．現在のところ，これらの液による根面処理の効果や，いずれの根面処理がもっとも効果が高いかを証明した論文はありませんが，臨床ではEDTAあるいはテトラサイクリンによる根面処理がもっとも多く用いられています（Fig 9g, h）．

必要に応じて骨移植

①移植材　骨欠損のサイズ・形態，根分岐部病変の程度

| CHAPTER 3 | 歯周病治療の基礎と臨床

歯根面の清掃，形態修整

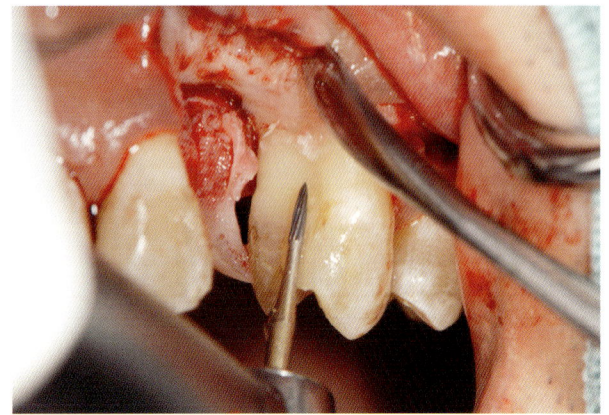

Fig 9e　根面溝などの複雑な形状の部分には，プレーニングバーによる清掃と仕上げを行う．

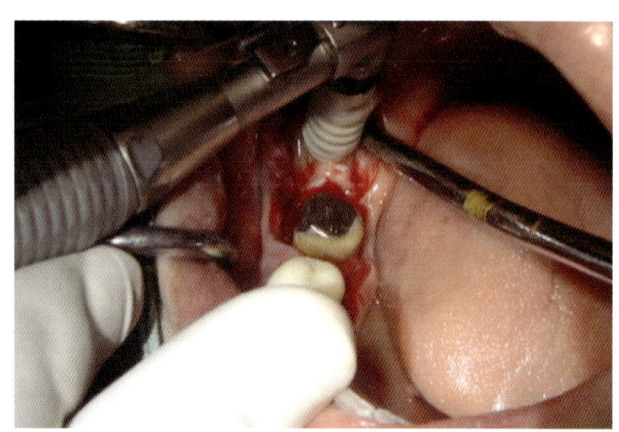

Fig 9f　トレフィンバーによる自家骨の採取（VTR像）．

根面処理とエムドゲイン®の塗布

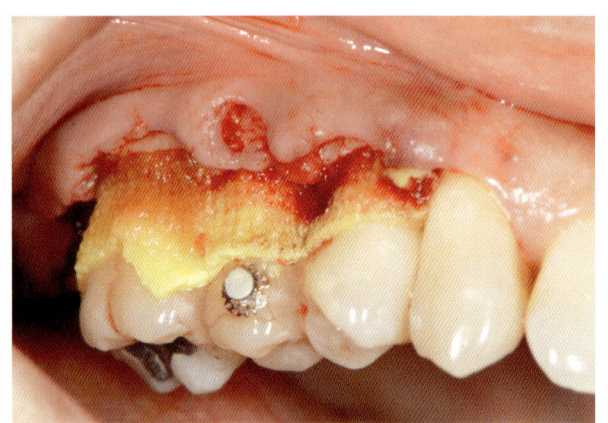

Fig 9g　テトラサイクリンによる根面処理．ここではアクロマイシンをスラリー状（泥状またはかゆ状）に溶かした溶液をガーゼに浸して，2分間塗布後，水洗した．

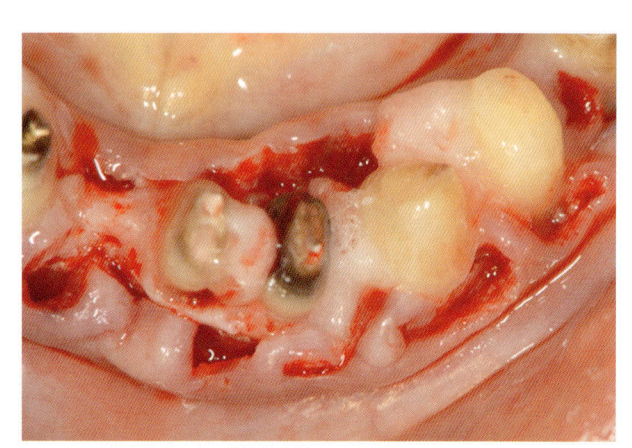

Fig 9h　EDTAによる根面処理．

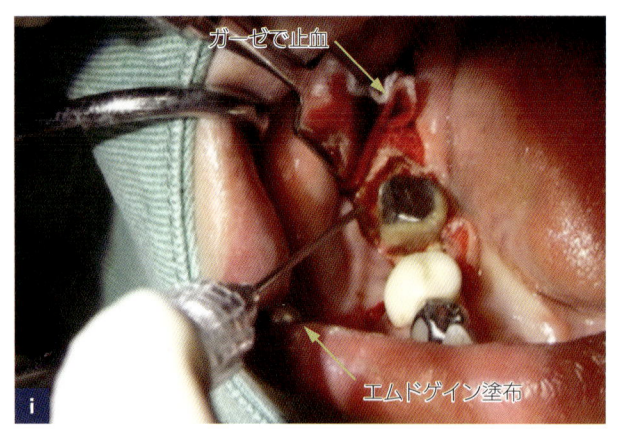

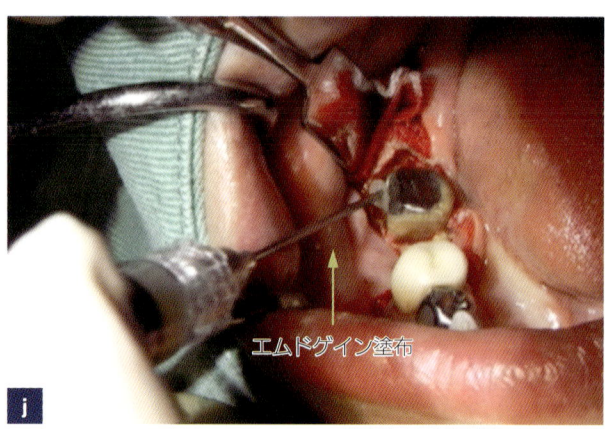

Fig 9i, j　エムドゲイン®塗布に先立ち，患歯周囲にガーゼを設置し，唾液・血液の侵出を防止する．その後エムドゲイン®を歯根面に塗布した（VTR像）．

166　基礎から臨床がわかる 再生歯科

3 エムドゲイン®による再生療法

縫合

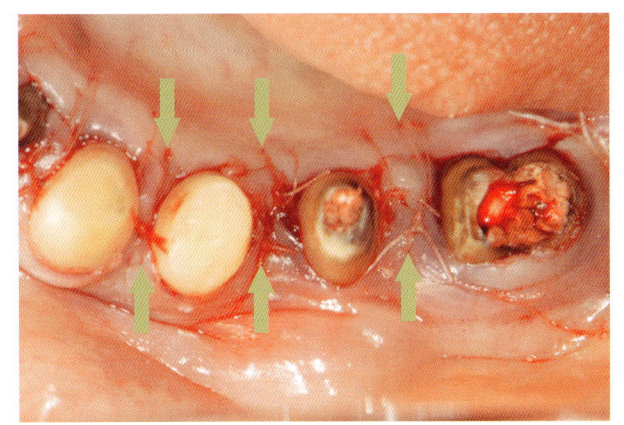

Fig 9k 締めすぎない適度な張力で縫合された状態．縫合は垂直懸垂マットレス縫合（矢印）．

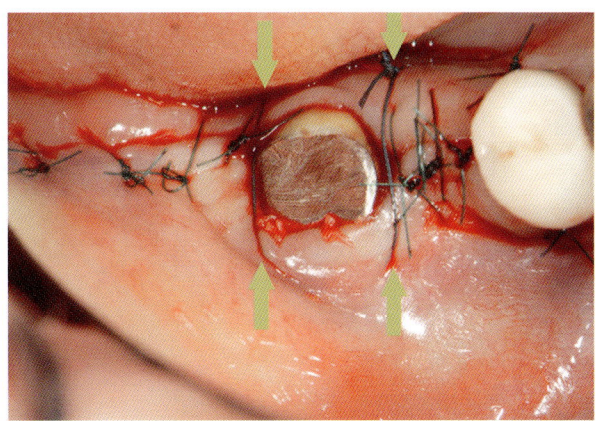

Fig 9l 骨移植とメンブレンを併用した．フラップを引き寄せるための水平外側マットレス縫合（矢印）がなされていることに注目．

に応じて骨（移植材）移植を行います[17]（168ページで詳述します）．骨移植は圧迫しすぎない，デッドスペースが生じない適度な圧で充填します．このとき，専用の充填器，あるいは糸くずがでないガーゼなどで圧迫するとよいです．

このとき，血液や唾液による骨移植材あるいはボーンチップの流出に注意しなければなりません．このため，あらかじめ縫合の準備をした後に骨移植を行います．あるいは，フラップを順番に閉鎖しながら骨移植を行うなどして，移植材が流出していくのを極力阻止します．

縫合

①目的　縫合の目的は，締めすぎない適切な力で創を閉鎖することです．きつすぎる・締めすぎる縫合は，創傷治癒を遅らせ，痛み・腫脹の原因となり得ます[9,18]．

②糸の種類・太さ　縫合糸は，エムドゲイン®療法ではプラークが付着しにくいものが望ましいと考えられます．具体的には，モノフィラメントやソフトナイロンが好んで使用されています．縫合糸のサイズは，4-0以下の細かいものがよく使用されています．5-0を標準のサイズとし，とくに繊細さが要求される部位では，より細かい6-0，7-0の糸を使用します．

縫合針の選択も重要です．縫合針は，湾曲の弱い弱湾（3/8）と強い強湾（1/2）を使い分けることが大切です．骨膜をすくって縫合するときには強湾の針を使用し，緩やかに大きく弁をすくう場合には弱湾を使う，などの使い分けが重要です[19〜24]．

③縫合法　エムドゲイン®療法では垂直（内側）マットレス縫合が好んで用いられます．垂直（内側）マットレス縫合では創面の辺縁同士が広い接触面積で閉鎖できます．このためエムドゲイン®療法では，垂直（内側）マットレス縫合＋単純縫合の組み合わせが基本術式となっています（**Fig 9k, l**）．また，前歯部などの審美性が要求される部位では垂直懸垂マットレス縫合がよく用いられます．

マットレス縫合は創を引き寄せ保持する効果が高いことが特徴ですが，外側マットレス縫合と内側マットレス縫合に大きく分かれます．骨移植やメンブレンの使用時の創のし開を防ぐために，内側マットレス縫合が汎用されます[25〜27]．

④減張切開　骨移植材を相当量充填しなければならない場合や，メンブレンと骨移植を併用するケース，あるいは根分岐部病変では，必要に応じて骨膜減張切開を行い，ゆったりした余裕のある創面の閉鎖を達成します[28]．

⑤縫合後　原則としてエムドゲイン®療法では歯周パックは行いません．理由は創部を圧迫しないようにするためです．また，一般的に骨面や骨膜が露出することがなく，パックをしなくても痛みがほとんどないことも理由の1つとして挙げられるでしょう．

術後管理の一例

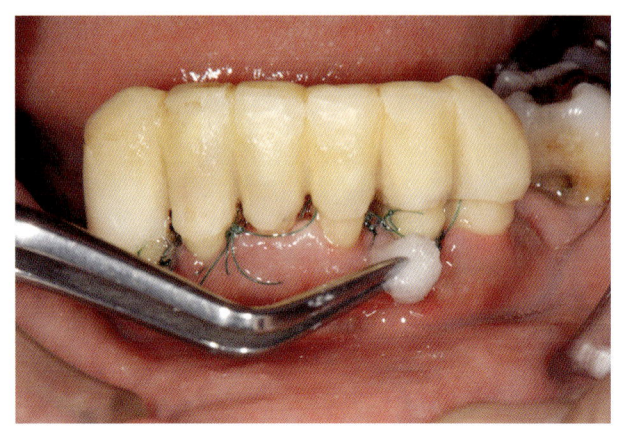

Fig 9m 術後7日．電解水を綿球に浸して術部をやさしく清掃する．

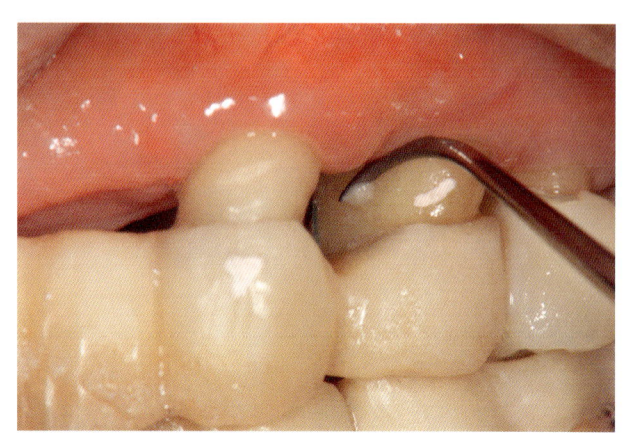

Fig 9n 術後18日．先端部が刃になっていない器具にて根面のバイオフィルムを除去する．

術後管理

　エムドゲイン®療法において良好な結果を得るためには，術後のプラークコントロールが重要です．術前・術直後には抗生剤による感染のコントロールを行います（CHAPTER 2 ⑩参照）．術後は頻繁に来院していただくか，術後1週間程度から状況に応じて柔らかいブラシでのセルフケアを始めてもらいます．3～4週後には，通常のブラシによる患者のプラークコントロールが不十分となるため，来院時には切れないインスツルメントを用いてバイオフィルムの除去を行います（**Fig 9m, n**）．

移植材・メンブレンとの併用療法

　複合型のエムドゲイン®療法は，複数の再生手法あるいは材料を用いて行います．代表的な例はエムドゲイン®と，骨移植材との組み合わせ，メンブレンと骨移植材との組み合わせ，などが挙げられます．その目的は，単独のエムドゲイン®手法の欠点を補い，長所を組み合わせることで再生療法の効果を高めて予知性を向上させることです（たとえば過去には，GTR法を用いた根分岐部病変の治療で，GTRメンブレンと骨移植材の填入を併用して効果をより高めることがSchallhorn, McClainらによって報告されました[29～31]）．

エムドゲイン®＋骨移植材

　エムドゲイン®療法で，骨壁の厚い症例や骨欠損のサイズが大きい場合，あるいは根分岐病変の場合，骨移植材との併用が好んで用いられます．Jensen[32]やCohen[8]によれば，このとき用いる骨移植材（自家骨を含む）の役割は，

①軟組織の圧力による陥没を防ぐ（スペースメイキング）
②骨誘導
③骨伝導
④接触阻止

などが挙げられています．エムドゲイン®療法で，とくに大きな骨欠損では，フラップが陥浸するのを防ぐことは重要です．

　一方で，比較的狭く，高さを失っていない3壁性の骨欠損などでは，移植材をともなわないエムドゲイン®単独使用でも，十分な臨床効果が期待できます[33,34]．

エムドゲイン®＋骨移植材＋メンブレン

　メンブレンとエムドゲイン®と骨移植材の3種併用については，否定的な意見も多いです（**Fig 10a～h**）．しかし臨床上は，1壁性の骨欠損，歯根露出をともなう2壁性の骨欠損，Ⅱ度以上に進行した根分岐部病変には有効であると感じています．

移植材・メンブレンとの併用療法（根分岐部病変Ⅲ度を改善した症例）

Fig 10a 術前の口腔内写真側方面観．すでに補綴修復がなされており，マージン部にプラークが付着している．
Fig 10b 術前のデンタルエックス線写真．著しい骨吸収と根面への歯石の沈着が認められる．7┘は根分岐部を含めた骨縁下欠損の存在が観察される．

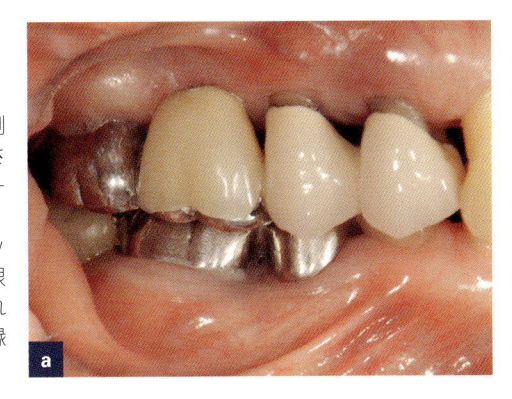

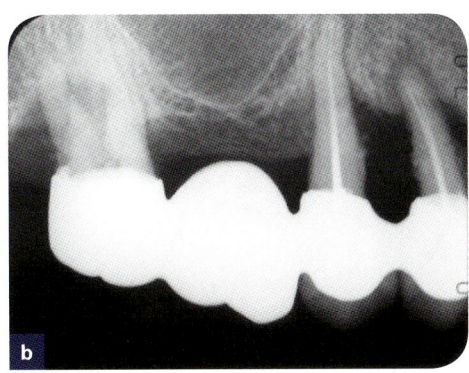

Fig 10c 切開線．7┘は近遠心ともに隣接する歯が存在しないため，十分な幅の歯肉弁が確保できる．
Fig 10d 剥離，掻爬後．7┘は頬側から遠心にかけてⅢ度の根分岐部病変が認められた．

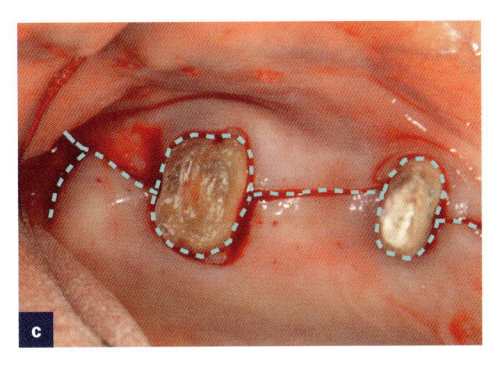

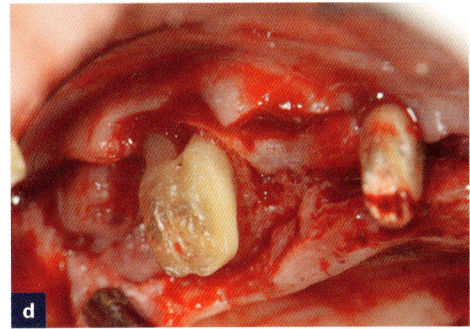

Fig 10e エムドゲイン®，骨移植，メンブレンの併用による再生療法を適応した．
Fig 10f 骨膜減張切開による歯冠側移動を行い，外側マットレス縫合，単純縫合にてフラップを適切に閉鎖した．

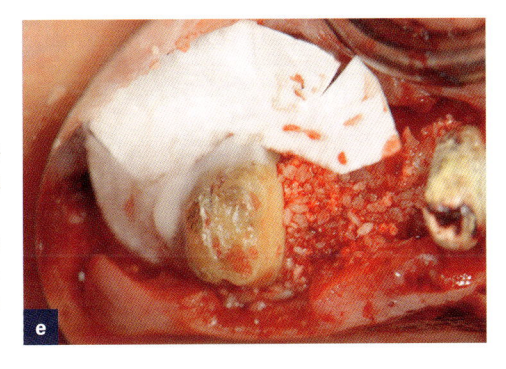

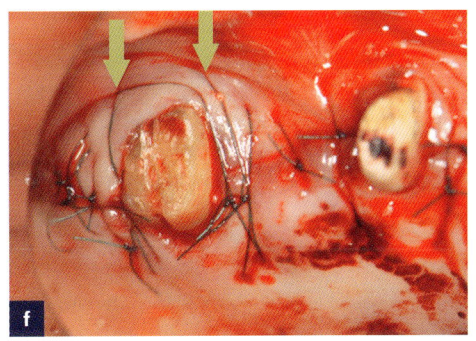

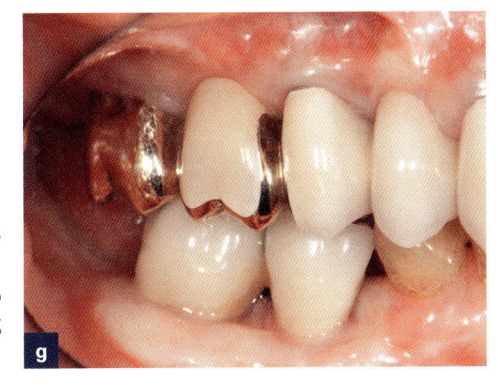

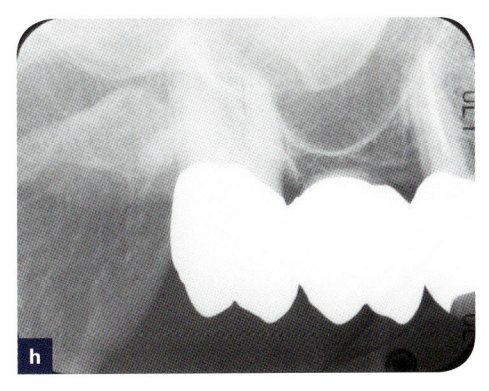

Fig 10g 術後2年2か月の口腔内写真側方面観．
Fig 10h 術後2年2か月のデンタルエックス線写真．7┘部の骨再生が著しい．

Table 4 エムドゲイン® (EMD)単独療法か？併用療法か？の選択のクライテリア．*Froum S, Lemler J, Horowitz R, Davidson B. The use of enamel matrix derivative in the treatment of periodontal osseous defects : a clinical decision tree based on biologic principles of regeneration. Int J Periodontics Restorative Dent 2001 ; 21(5) : 437-449. より改変

骨欠損	深さ	深い	中程度より深い	―
	骨壁	よい骨壁がある（2,3壁性）	骨壁が乏しい骨内欠損	1壁性骨欠損 2壁性骨欠損＋歯根露出 根分岐部病変（2度以上）
単独か？　併用か？		EMD単独	EMD＋移植材	EMD＋移植材＋メンブレン
フラップの縫合の位置		元の位置で縫合．やや歯冠側移動	程度により歯冠側移動	歯冠側移動

エムドゲイン®と併用療法のクライテリア

Froumらはエムドゲイン®と併用療法についてのクライテリアを呈示しました[35]．私（水上）はこれを若干修正したもの（**Table 4**）を臨床で用いています．

Ⅲ度の根分岐部病変における再生療法

予知性の観点からはⅢ度の根分岐部病変に対する再生療法は躊躇されます．歯根破折のリスクがありますが，切除的な処置法が選択されることも多いです．あるいは，可及的に歯周ポケットを除去したうえで妥協的なメインテナンスにより維持することも堅実な選択肢の1つです．しかしながら，筆者はある一定の条件のもとで切除的な処置を選択せずに再生療法を行うこともしばしばあります．その条件とは，
①最終的な補綴設計でブリッジによる修復処置が設定されている場合の支台となる大臼歯など
②解剖学的な条件として，近遠心に欠損があり，歯間部のスペースがあり，歯肉弁の剥離と閉鎖が容易な場合
③同じく解剖学的な条件として，骨欠損の形態が根分岐部を含むいわゆる骨内欠損の形態で，根分岐部の近心遠心あるいは頬側舌側に適切な骨頂の高さが保たれている場合
④ルートトランクが極端に短くなく，根分岐部にアクセスできる程度の根離開度を有する場合
⑤動揺がない，あるいはコントロールされている場合
などです．この条件を有する症例に再生療法を行った症例を **Fig 10a～h** に示します．

そのほかのサイトカイン療法 ──PDGF，FGFなど

近年サイトカインを利用した歯周再生療法の研究が盛んに行われています．サイトカインとは，種々の細胞間相互作用を媒介するタンパク質性因子の総称で，細胞同士のコミュニケーションを司り，細胞の増殖・分化・機能発現に深くかかわっています．歯周組織再生療法においては，成長因子（growth factor）を用いた再生療法の臨床応用が試みられています．

代表的なものとして，
①上皮成長因子（epithelial growth factor : EGF）
②線維芽細胞成長因子（fibroblast growth factor : FGF）
③インスリン様成長因子（insulin like growth factor : IGF）
④神経成長因子（nerve growth factor : NGF）
⑤血小板由来成長因子（platelet derived growth factor : PDGF）
⑥トランスフォーミング成長因子（transforming growth factor : TGF）
が挙げられます[36]．

PDGFを応用した再生材料として「GEM21s」（osteohealth社）が欧米において臨床応用されています．これはPDGFにより治癒が著しく促進されます．また，根分岐部病変や根面被覆で新生セメント質の再生が得られたことも報告されています[37,38]（**Fig 11a～e**）．

一方で，サイトカインとメンブレンの組み合わせが臨床的にマイナスの作用を及ぼすことがSimionらにより報告されました[39]．Simionらは，メンブレンが骨膜による骨の再生を阻害する可能性を示唆しました．

そのほかのサイトカイン療法——PDGF

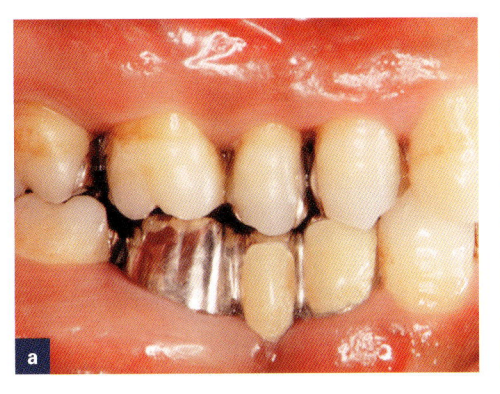

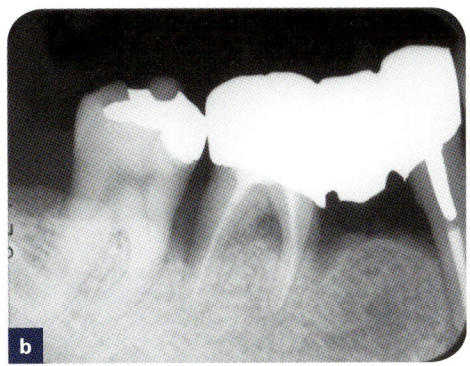

Fig 11a 術前の口腔内写真，側方面観．歯肉の発赤とプラークの沈着が著しい．
Fig 11b 術前のデンタルエックス線写真．6̄近遠心に骨縁下欠損を認める．
Fig 11c 骨面の掻爬が終了したところ．広く深い骨欠損が存在．骨壁は存在するため，再生には有利な環境． 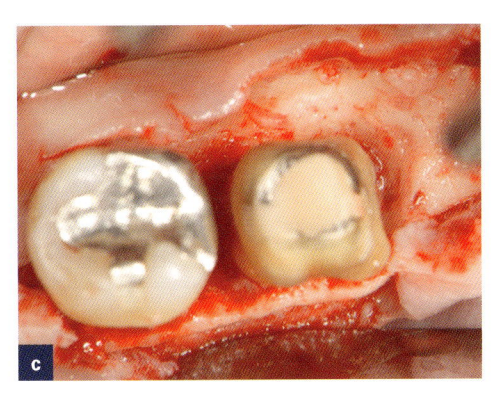
Fig 11d 術後3年の口腔内写真側方面観．歯肉の状態は良好である． 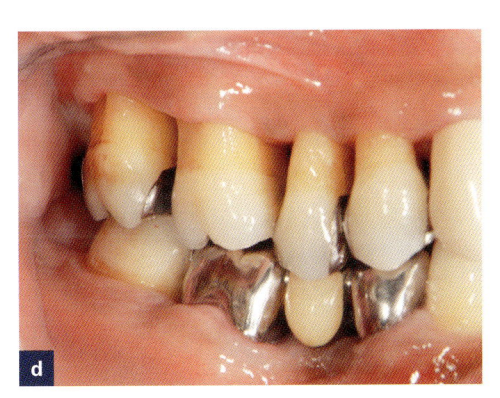 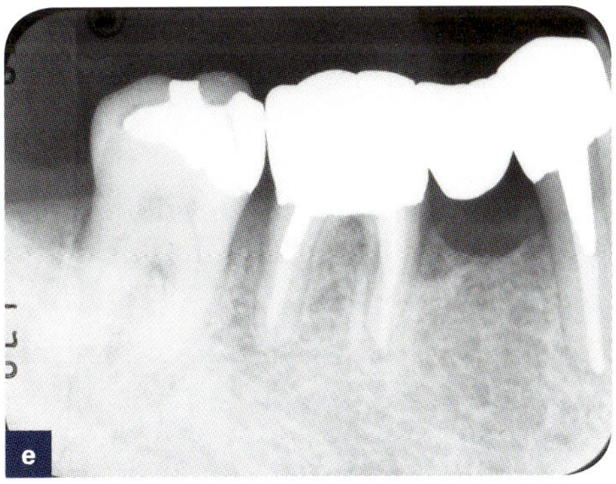
Fig 11e 術後3年のデンタルエックス線写真．6̄部の骨再生が著しい．

　「GEM21s」は臨床応用によりそれなりの成果を挙げてきています．一方で，FGFやその他のサイトカインを応用した再生療法の発展も今後期待されているところです．

エビデンスを得にくい要素への配慮

　歯周病は多因子疾患でありさまざまなアプローチが必要です．歯周基本治療から動的な治療，そしてメインテナンスと，多くのプロセスが存在し，各ステップでの臨床力が問われます．また，外科処置は絶対的なものではなく，症例を選び，個体差や年齢などを考慮して治療方法や術式の選択を行わなければなりません．現在のところ，術者のテクニックに関係なく普遍的に好結果を産む治療術式は存在しません．エムドゲイン®療法の予知性を高めるためにはやはり歯周外科の基本手技の習熟が大切です．

　また，付加的な処置としてエビデンスの得にくい要素への配慮も大切です．暫間補綴で守られた創傷部が安定して良好な治癒が得られることは，創傷治癒における創部の安定，すなわち，マイクロムーブメントや閾値を超えた負荷がかからないことが重要，といった基礎的な知

識の証明でもあります．

　基礎的な知識をもって臨床に応用することは予知性を高めるために重要です．さまざまなデータから得られた成績率の知識と，基礎医学から得られた原理原則を，いかに臨床に結びつけてゆくかは私たち臨床医の永遠の課題です．

参考文献

1. Sculean A. Periodontal regenerative therapy. Chicago：Quintessence publishing, 2010.
2. Heiji L, Heden G, Svärdström G, Östgren A. Enamel matrix derivative (Emdogain®) in the treatment of intrabony periodontal defects. J Clin Periodontol 1997；24：705-714.
3. Nygaard-Östby P, Tellefsen G, Sigurdsson TJ, Zimmerman GJ, Wikesjö UME. Periodontal healing following reconstructive surgery : effect of guided tissue regeneration. J Clin Periodontol 1996；23：1073-1079.
4. 吉江弘正，宮田隆・編著．歯周病診断のストラテジー．東京：医歯薬出版，1999．
5. Klein F, Kim TS, Hassfeld S, Staehle HJ, Reitmeir P, Holle R, Eickholz P. Radiographic defect depth and width for prognosis and description of periodontal healing of infrabony defects. J Periodontol 2001；72：1639-1646.
6. Tsitoura E, Tucker R, Suvan J, Laurell L, Cortellini P, Tonetti M. Baseline radiografic defect angle of the intrabony defect as a prognostic indicator in regenerative periodontal surgery with enamel matrix derivative. J Clin Periodontol 2004；31：643-647.
7. Bartolucci EG. Periodontology. RC LIBRI, 2001.
8. Cohen ES・著，鴨井久一・監訳．審美再建歯周外科カラーアトラス第3版．東京：西村書店，2009．
9. Takei HH, Han TJ, et. al, Flap technique for periodontal bone implants：Papilla preservation technique. J Periodontol 1985：56：204-210.
10. Takei HM, Fermin A, Carranza FA. Clinical Periodontology 8th ed. Philadelphia：WB Saunders, 1996：592-604.
11. Heaney TG. Inhibition of fibroblast attachment. J Clin Periodontol 1986；13(10)：987-994.
12. Zentner A, Heaney TG. An in vitro investigation of the role of high molecular weight human salivary sulphated glycoprotein in periodontal wound healing. J Periodontol 1995；66(11)：944-955.
13. Gabriel MO, Grünheid T, Zentner A. Glycosylation pattern and cell attachment-inhibiting property of human salivary mucins. J Periodontol 2005；76(7)：1175-1181.
14. Parashis AO, Tsiklakis K, Tatakis DN. EDTA gel root conditioning: lack of effect on clinical and radiographic outcomes of intrabony defect treatment with enamel matrix derivative. J Periodontol 2006；77(1)：103-110.
15. Sculean A, Berakdar M, Willershausen B, Arweiler NB, Becker J, Schwarz F. Effect of EDTA root conditioning on the healing of intrabony defects treated with an enamel matrix protein derivative. J Periodontol 2006；77(7)：1167-1172.
16. Parashis AO, Mitsis FJ. Clinical evaluation of the effect of tetracycline root preparation on guided tissue regeneration in the treatment of Class II furcation defects. J Periodontol 1993；64(2)：133-136.
17. Venezia E, Goldstein M, Boyan BD, Schwartz Z. The use of enamel matrix derivative in the treatment of periodontal defects：A literature review and meta-analysis. Crit Rev Oral Biol Med 2004；15：382-402.
18. Trowbridge HO, Emling RC・著，下野正基・監訳．やさしい炎症論．東京：クインテッセンス出版，1990．
19. 沢村敏郎．外科基本テクニック『超』入門．ACメディカ出版，2008．
20. 下間正隆．カラーイラストでみる外科手術の基本．東京，照林社，2004．
21. 杉崎正志．切開と縫合の基本と臨床．ヒョーロンパブリッシャーズ，2003．
22. 下島孝裕，宮田隆，申基喆．歯周形成外科：QOLの向上をめざしたガム・マネジメント．東京：医歯薬出版，1998．
23. 河奈裕正，行木英生，朝波惣一郎．インプラント治療に役立つ外科基本手技：切開と縫合テクニックのすべて．東京：クインテッセンス出版，2000．
24. 伊藤公一．How to 審美と歯周外科．東京：ヒョーロンパブリッシャーズ，1997．
25. Sandro Siervo. Suturing techniques in oral surgery. Quintesseza Edizioni, 2008.
26. Shilverstein LH・著，上村恭弘・訳．デンタルスーチャリング．東京：クインテッセンス出版，2001．
27. Michaelides PL, Wilson SG. Internal mattress suture outernal mattress suture；A comparison of papillary retention versus full-thickness flaps with internal mattress sutures in anterior periodontal surgery. Int J Periodontics Restorative Dent 1996；16(4)：388-397.
28. Greenstein G, Greenstein B, Cavallaro J, Elian N, Tarnow D. Flap advancement : practical techniques to attain tension-free primary closure. J Periodontol 2009；80(1)：4-15.
29. Schallhorn RG, McClain PK. Periodontal regeneration using combined techniques. Periodontol 2000 1993；1(1)：109-117.
30. McClain PK, Schallhorn RG. Long-term assessment of combined osseous composite grafting, root conditioning, and guided tissue regeneration. Int J Periodontics Restorative Dent 1993；13(1)：9-27.
31. Schallhorn RG, McClain PK. Combined osseous composite grafting, root conditioning, and guided tissue regeneration. Int J Periodontics Restorative Dent 1988；8(4)：8-31.
32. Jensen SS, et.al. Bone grafts and bone substitute materials. In：Buser D・編著．20 Years of guided bone regeneration in implant dentistry. Chicago：Quintessence publishing, 2009.
33. Schenk RK, Buser D, Hardwick WR, Dahlin C. Healing pattern of bone regeneration in membrane-protected defects：A histologic study in the canine mandible. Int J Oral Maxillofac Implants 1994；9(1)：13-29.
34. Sculean A, Nikolidakis D, Schwarz F. Regeneration of periodontal tissues：Combinations of barrier membranes and grafting materials -Biological foundation and preclinical evidence：A systematic review. J Clin Periodontol 2008；35：106-116.
35. Froum S, Lemier J, Horowits R, Davidson B. The use of enamel matrix derivative in the treatment of periodontal osseous defects:a clinical decision tree based on biologic principles of regeneration. Int J Periodontics Restorative Dent 2001；21(5)：437-449.
36. Nanci A・編著．Ten Cate 口腔組織学 第6版．東京：医歯薬出版，2006．
37. Nevins, M, Camelo M, Nevins ML, Schenk RK, Lynch SE. Periodontal regeneration in humans using recombinant human platelet-derived growth factor-BB (rhPDGF-BB) and allogenic bone. J Periodontol 2003；74：1282-1292.
38. Mellonig JT, Valderrama Mdel P, Cochran DL. Histological and clinical evaluation of recombinant human platelet-derived growth factor combined with beta tricalcium phosphate for the treatment of human Class III furcation defects. Int J Periodontics Restorative Dent 2009；29：169-177.
39. Simion M, Rocchietta I, Kim D, Nevins M, Fiorellini J. Vertical ridge augmentation by means of deproteinized bovine bone block and recombinant human platelet-derived growth factor-BB：A histologic study in a dog model. Int J Periodontics Restorative Dent 2006；26(5)：415-423.

CHAPTER 4
インプラント治療のための骨造成

CHAPTER 4 | インプラント治療のための骨造成

1 骨造成の基礎知識

基礎　骨造成を成功させるために

SBO
①骨形成に必要な要素を理解
②骨造成の方法や用いる材料を理解
③骨造成のための評価を理解

骨の形成に必要な要素

細胞

　骨は基本的に細胞・無機成分・有機成分よりなっています．骨内の細胞は，骨芽細胞(osteoblast)，その成熟型として骨細胞(osteocyte)，骨改造に必要な破骨細胞(osteoclast)が挙げられます．骨芽細胞はその前駆細胞である未分化間葉細胞とその上位にある組織幹細胞に由来します．一方，破骨細胞は造血幹細胞に由来し，単球／マクロファージ系細胞より分化します．

　間葉系幹細胞は，自己複製能とともに多種の間葉系細胞への分化能を有します．骨造成では，どこから細胞を供給し，いかに効率的に目的とする細胞へ増殖・分化を誘導するかが重要であり，このための「環境づくり」がポイントになります．

　骨芽細胞は，類骨という非石灰化層を介して骨と接しており，多量のⅠ型コラーゲンやオステオカルシンなどの骨特有タンパクを合成分泌し，高いアルカリフォスファターゼ活性を有しています(**Fig 1**)．骨芽細胞は，骨基質の石灰化を行っており，石灰化が進むと骨芽細胞自身がつくった骨基質に埋もれて骨細胞となります．

細胞外マトリックス

　細胞外マトリックス(extracellular matrix)とは，「細胞外に分泌され，細胞の接着・伸展・移動・物質の貯蔵・情報伝達など，細胞間を調節するあらゆる機能を営む有機成分」です．骨ではハイドロキシアパタイトも他の細胞外マトリックスと一体となって細胞支持体となってい

細胞外マトリックス

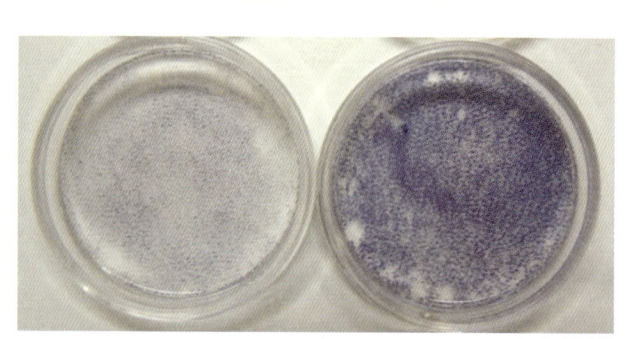

Fig 1 アルカリフォスファターゼ活性．ラット大腿骨骨髄より採取して培養した骨髄間葉系細胞のアルカリフォスファターゼ(ALP)活性を染色して定性した．誘導前でもわずかにALP活性が見られるが(左)，コルチコステロイドとビタミンCを加えることでALP活性を示す細胞が増え，骨芽細胞への誘導が行われていることがわかる(右)．

ます．

　骨の有機性細胞外マトリックスは，コラーゲンが骨質の重量の20％(骨の細胞外マトリックスの90％)ともっとも多くを占め，次いでオステオネクチンやオステオポンチンなどの非コラーゲンタンパク質，第三にプロテオグリカンです．

①**ハイドロキシアパタイト(hydroxyapatite)**　ハイドロキシアパタイトは$Ca_{10}(PO_4)(OH)_2$の組成で表され，Ca40％，P8.5％が含まれています．ヒトの骨の65％はハイドロキシアパタイトからできています．生体親和性にすぐれ，骨伝導性を有することから，1970年代頃から臨床応用されてきました．

ハイドロキシアパタイトは天然骨を由来とするものと，人工的に合成されたものがあります．顆粒・ブロック・ペースト状など形状も豊富です．とくに骨伝導性に影響するのは気孔率であり，生体細胞の侵入を容易とする高い気孔率が望まれ，各気孔が連続する連通構造を有することで，深部まで骨が形成されます．

②コラーゲン(collagen)　コラーゲンの1分子は，分子量30万，長さ300 nm，直径1.5 nmの細長い棒状の分子で，この1分子はα鎖とよばれるポリペプチド3本から構成されます．このポリペプチド鎖3本が縄をなうように緩いらせん構造を形成しており，これをトロポコラーゲンといい，コラーゲンの構成単位です．このトロポコラーゲンが集まってより太く長いコラーゲン細線維をつくっています．骨や軟骨の中はコラーゲン細線維がびっしりと詰まっています．

アテロコラーゲンとは，コラーゲンの両端にあって抗原性を有するテロペプチドを酵素処理により取り除き，抗原性を極端に低くしたものです．このアテロコラーゲン製剤として，創傷被覆材の「テルダーミス®」（オリンパステルモバイオマテリアル，Fig 2），「コラテープ」や「コラコート」（Zimmer Dental）や抜歯窩填入材の「テルプラグ®」（オリンパステルモバイオマテリアル），「コラプラグ®」（Zimmer Dental），吸収性局所止血剤として「インテグラン®」（高研）や「アビテン®」（ウシ真皮より得られた微線維性コラーゲン塩酸塩，ゼリア新薬工業）があり，その形状も綿状，シート状などがあります．

③非コラーゲン性タンパク質　骨のタンパク質のうちコラーゲンを除いた残りの約10％です．その多くはカルシウム結合能をもつ酸性タンパク質であり，骨ではオステオカルシンが知られています．

制御因子

骨形成に関与する制御因子には，①ミネラル沈着と石灰化を調節している石灰化制御因子と，②細胞の増殖，分化，細胞外マトリックス分泌などを制御している細胞制御因子とが考えられます．

①BMP(bone morphogenetic protein)　1965年にUristは，脱灰骨を動物に埋植するときの異所性骨新生現象を観察し，骨形成を誘導するタンパク質の存在を予

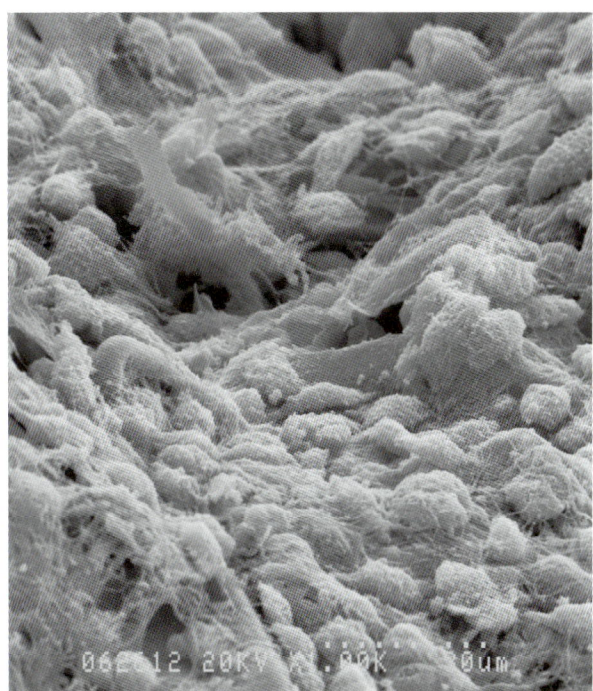

Fig 2 ラット骨髄間葉系細胞より誘導した骨芽細胞を「テルダーミス®」に播種し培養したSEM像(×1000)．多くの細胞が無数の細い突起を出しながらコラーゲン線維の表面や内部に向かって増殖している．

想してBMPと命名しました[1]．

BMPは，TGF-βスーパーファミリーに属するサイトカインで，現在約20種類のサブタイプがあり，とくに骨誘導能を有するタイプとしてBMP-2，BMP-7が知られています．BMPの骨誘導能は強力ですが，BMP単独では組織での保持が難しいため，担体とともに投与して初めて骨が誘導されます(Fig 3a, b)．現在，国内で承認に至ったBMP製剤はありませんが，米国や欧州では主にコラーゲンとの複合製剤としてrhBMP2を使った「INFUSE® Bone Graft」「InductOS®」やBMP7(osteogenic protein-1)を用いた「OP-1®」があります．

②FGF(fibroblast growth factor)　FGFは，Denis Gospodarowiczらにより線維芽細胞増殖活性の起因物質を精製して命名されました[2]．FGFファミリーに属するタンパク質は20種類ほどあり，FGF-1，FGF-2，FGF-3などとよばれていますが，発見時の経緯から

制御因子

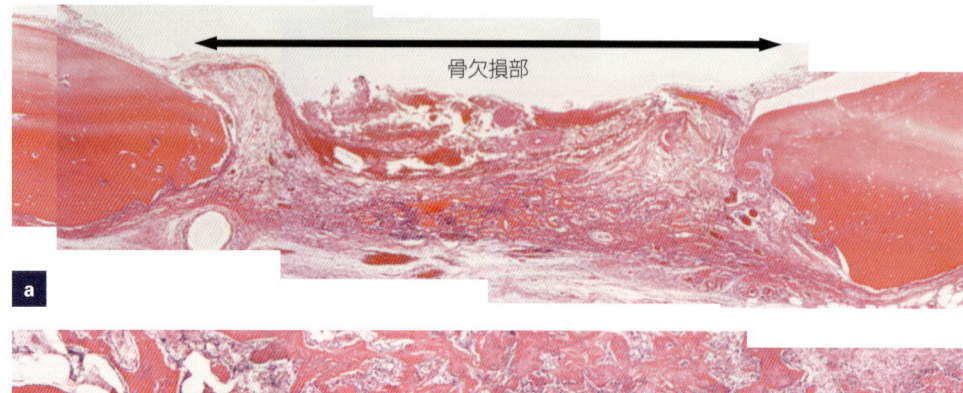

Fig 3a ラット頭蓋骨欠損モデル(φ4mm)で，無処置群の6週後．
Fig 3b ラット頭蓋骨欠損モデルで，BMP＋コラーゲンの投与2週後．良好な骨形成がみられ，欠損部は骨で満たされている．

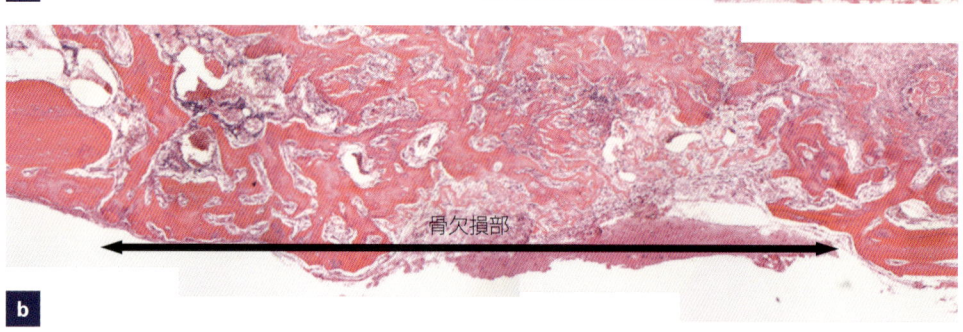

FGF-1はacidic FGF(aFGF)，FGF-2はbasic FGF(bFGF)とよばれています．

bFGF製剤としては，褥瘡や熱傷の皮膚潰瘍治療薬として「フィブラスト®」(科研製薬)が2001年日本で承認されました．

③ **PDGF (platelet-derived growth factor)** PDGFは，A鎖とB鎖がジスルフィド結合により分子量28kDaのホモ/ヘテロの二量体を形成する糖タンパクで，PDGF-AA，PDGF-AB，PDGF-BBがあります．これに対するレセプターもαとβのホモあるいはヘテロの二量体よりなります．

rhPDGF-BBとβ-TCPを組み合せた骨補填材として「GEM21s®」(Osteohealth社)，糖尿病性潰瘍治療薬としてPDGF含有ゲル「Regranex Gel®」(Johnson & Johnson社)があります．

血管新生

血管新生は，既存の血管から血管促進因子に刺激された内皮細胞が増殖・遊走して管腔を形成しながら，組織中へ新たな血管のネットワークを形成していきます．このとき内皮細胞に作用し，血管新生を調節する種々の因子がありますが，血管内皮成長因子(vascular endothelial growth factor：VEGF)は内皮細胞に特異的に作用して増殖・分化し，管腔形成に重要な役割を演じています．

メカニカルストレス

骨の外形と内部の骨梁線が力学的方向と一致していることは古くより知られています(ウォルフの法則)．また，過度の負荷による骨吸収(外傷性咬合による歯槽骨吸収，顎変形症術後の進行性下顎頭吸収〔progressive condylar resorption：PCR〕など)や，負荷の減少による廃用性骨吸収(抜歯後の歯槽骨吸収，寝たきりや無重力状態での骨粗鬆症)も，またよく知られるところです．

骨造成手術において，骨形成過程の初期では，創部を保護し，移植骨の固定を確実に行うことが重要です．このため，できるだけメカニカルストレスは避け，チタンメッシュなどで補強・固定し，ストレスに耐えるだけの強度をもたせる必要があります．肉芽組織が形成され，石灰化が始まるのに数日から10日かかることを考慮すると，最低でも術後2週間は義歯などによるストレスを避けるべきであり，緊張が強い部位や高齢者ではさらに長い免荷期間が必要です．

骨形成が進んでいく過程(1〜3か月)では，メカニカルストレスに応じて骨改造が進み，成熟期(3か月以降)

骨造成テクニック

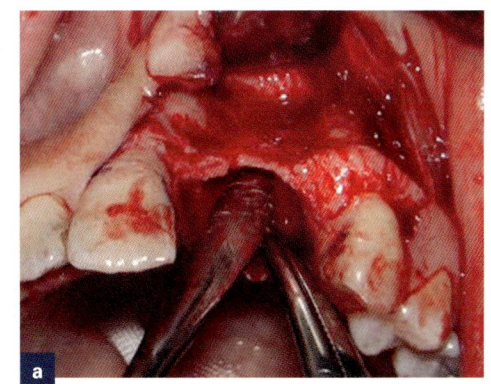

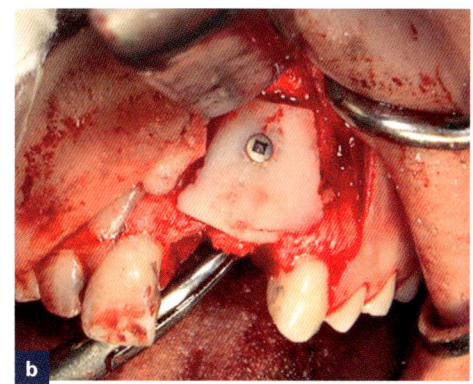

Fig 4a, b |1 2 部の下顎枝部皮質骨によるベニアグラフト.

では適度なストレスは骨密度の増加につながります．このため，各時期に応じて義歯を調節し，メカニカルストレスをコントロールする必要があります．

骨の移植・造成

骨造成

インプラント治療でも，インプラント体周囲には生理的に求められる最小限の組織が必要です．このため，骨造成術では少なくとも生理的要求量を満足する骨をつくる必要があります．既存の組織が生理的要求量以下の場合，骨造成あるいはこれに代わる方法が必要になります．

①相対的造成　小径やショートインプラントで対応したり，埋入方向や埋入深度の工夫により不足量を補います．

②絶対的造成　骨移植などで組織量を増大します．
(1)狭義の絶対的骨造成　インプラント体を支持するに足る最小限必要な骨がない絶対的骨量不足の状態で，インプラント治療するうえで骨造成が不可欠となります．インプラントの初期固定が困難な場合が多いため，二期的にインプラントを埋入します．
(2)補完的骨造成　インプラントの初期固定は得られますが，周囲の骨量が部分的に不足しているため，これを補うための骨造成です．
(3)補助的骨造成　既存の骨でインプラントの埋入は可能ですが，予知性や審美性を高めるための骨造成です．

③代替的造成　結合組織移植など軟組織による処理や，上部構造(ポンティックや歯肉付与など)で対応します．

骨移植・造成テクニック　＊CHAPTER 4 5 参照

①ベニアグラフト(veneer graft, Fig 4a, b)　骨幅径の不足に対して皮質骨やブロック骨を用いて菲薄な部分に張り合わせるように移植する方法．移植骨はミニスクリューなどで固定します．主に前歯部に用いられますが，湾曲の強い部位では適合しにくいことがあります．空隙には細片骨移植やGBRなどを併用します．

②オンレーグラフト(onlay graft)　歯槽骨高径の不足に対して皮質骨やブロック骨などを"上乗せ"する移植法．主に骨幅のある臼歯部に用いられます．J字型(Jグラフト)や鞍型(サドルグラフト)などがあります．
　初期固定が得られるならばインプラントの同時埋入が可能で，インプラントにより移植骨と母床骨とを貫通固定できますが，手技は煩雑です．

③スプリットクレスト法(split crest technique)・リッジエクスパンジョン(alveolar ridge expansion)　骨幅径の不足に対して歯槽堤に頬舌的骨溝を形成して押し広げることで，幅径の増大を図る方法．骨の弾力性を利用して楔形や円錐型のスプレッダーを用いて徐々に骨溝を拡大していきます．このため，皮質骨が厚く硬い部分や幅3mm以下の薄い骨，湾曲の強い部位では適応が困難であり，骨折を起こしやすくなります．

④サンドウィッチグラフト(sandwich graft)　歯槽骨あるいは顎骨体部に骨切りを行い，その間隙に骨を挟んで移植する方法です．Le Fort I 型骨切り法を応用し，全顎的造成を行うことがあります．移動させる骨片はつね

CHAPTER 4 | インプラント治療のための骨造成

に骨膜からの血行を保持させた状態を保っておくことが大切です(**Fig 5**).

⑤サイナスフロアエレベーション・ソケットリフト
⇨CHAPTER 2 ❸上顎骨と上顎洞，CHAPTER 4 ❼サイナスフロアエレベーションのテクニックの項参照

⑥歯槽骨延長術

⑦骨誘導再生法(GBR, guided bone regeneration)
⇨ CHAPTER 4 ❻ GBR のテクニック参照

⑧チタンメッシュを用いる骨造成法(TIME 法, Fig 6, Table 1)
チタンメッシュも GBR 膜と同様の使用法ですが，チタンメッシュ単独では欠損部への骨の誘導は困難なため，骨移植材を必要とします．また，歯肉結合組織の侵入は阻止できないため，チタンメッシュの内側には一層の結合組織層が形成されます．

⑨吸収性メッシュプレートを用いる骨造成法(Fig 7)
最近では生体適合性や生体吸収性にすぐれるポリL乳酸(PLLA)が，骨折や外科的矯正手術時の骨固定材として利用されており，骨造成術への応用も有用です．しかしながら，操作性・吸収期間・エックス線造影性・価格など，さらなる改良や低価格化が望まれます．

基本的に除去する必要はないため，インプラント埋入時や二次手術時には不必要な部分を除去するのみでよい

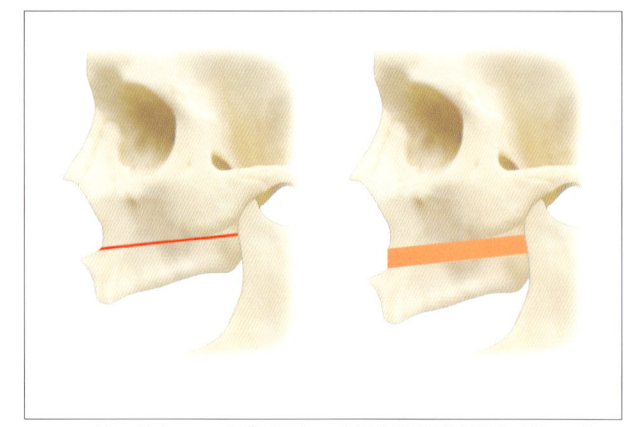

Fig 5 サンドウィッチグラフト．上顎無歯顎萎縮骨に対してLe-Fort I型骨切りを行い，骨片間に移植骨を挟みこむ．

というのが利点です．しかし，チタンメッシュやGBRメンブレンに比べて厚みがあり，形態を付与しにくいため，操作性に劣ります．

骨の移植・造成の材料

自家骨移植(autologous graft)　＊CHAPTER 4 ❺も参照
①ブロック骨(block bone, Fig 8a〜e)　強度とボリュー

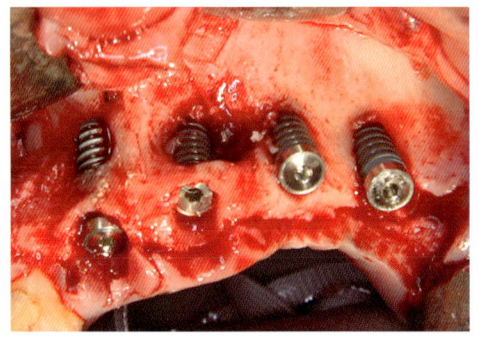

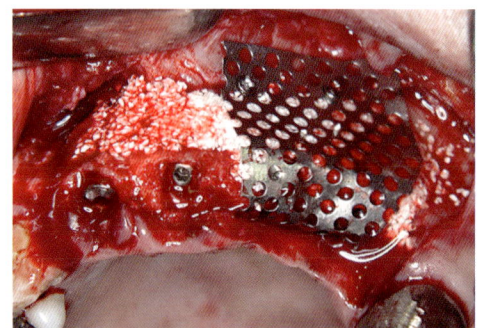

Fig 6 a, b 抜歯と歯根嚢胞摘出後，HA＋血漿ゲルとチタンメッシュにて骨造成．

Table1 チタンメッシュの特徴．

チタンメッシュの利点	形態付与が容易	複雑な形態にも適合しやすく，取扱いが容易．術前に前もって形成しておくことも可能．
	強度がある	スペース保持と移植骨の固定が確実．
	生体親和性	比較的感染に強く，露出してもチタンメッシュの除去に至ることは少ない．
	エックス線不透過性	不具合などエックス線検査で確認できる．
	種類が多い	形や厚さ，サイズなどタイプが豊富．
チタンメッシュの欠点	除去が必要	
	高価	

ムがあり，区域欠損など大きな欠損まで幅広く適応できます．遊離移植の場合，骨改造過程がゆっくりであるため，感染しやすく偽関節を形成しやすいです．ドナー侵襲が大きく，ドナー部の修復が必要になります．

採取部：顎骨，腸骨，肋骨，頭蓋骨，腓骨など

②**皮質骨（cortical bone），緻密骨（compact bone）** 十分な強度を有しており取り扱いやすい反面，移植部の形状に適合させにくいです．細胞成分が少ないため，感染や壊死を起こしやすく，吸収しやすいです．スクリューなどでの固定が必要．ドナーサイトによって採取できる骨の厚みやサイズに制限があります（**Fig 9**）．

採取部：下顎骨（オトガイ部，外斜線部，下顎枝前縁），頬骨下稜，骨隆起，頭蓋骨

③**骨髄海綿骨（particulate cancellous bone and marrow，PCBM）** 幹細胞を含む骨髄とスキャフォールドとしての海綿骨梁よりできているため，骨化が速やかで

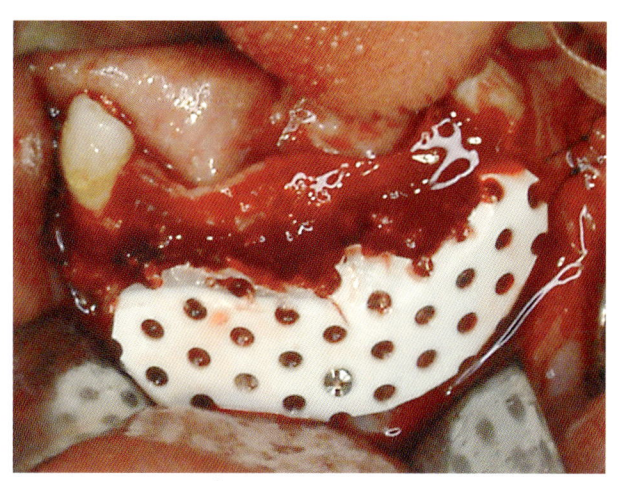

Fig 7 メッシュタイプPLLAを用いた歯槽骨造成．

移植材料の選択

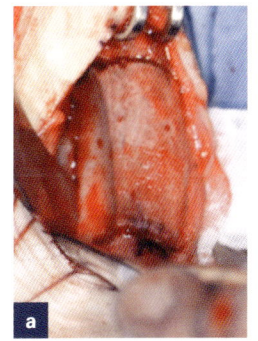

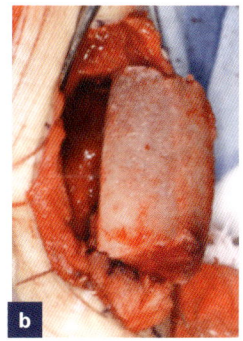

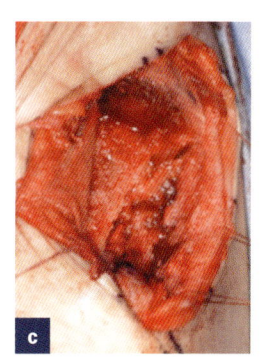

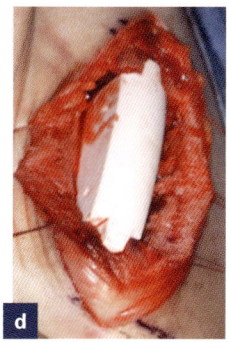

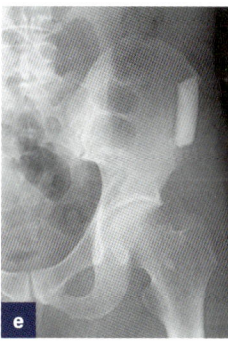

Fig 8 腸骨からの全層ブロック骨採取．採取した欠損部にはアパタイトブロックがスペーサーとして使用されている．

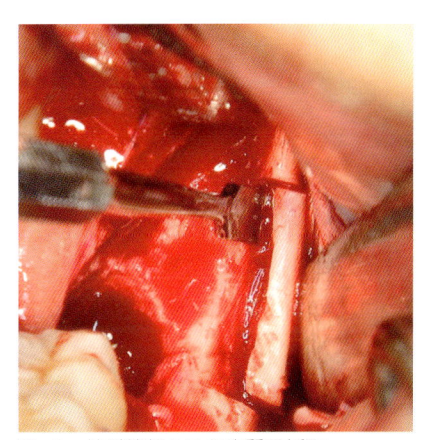

Fig 9 外斜線部からの皮質骨採取．

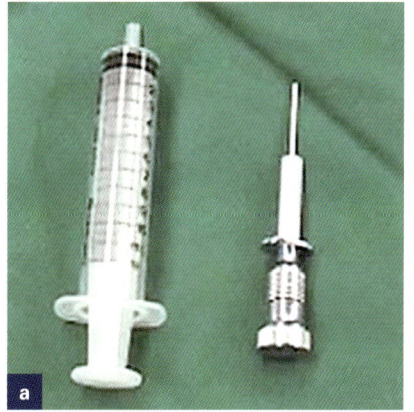

Fig 10 a, b 骨髄穿刺針と腸骨からの骨髄穿刺．

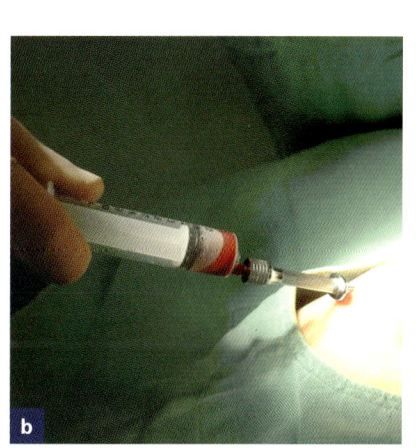

179

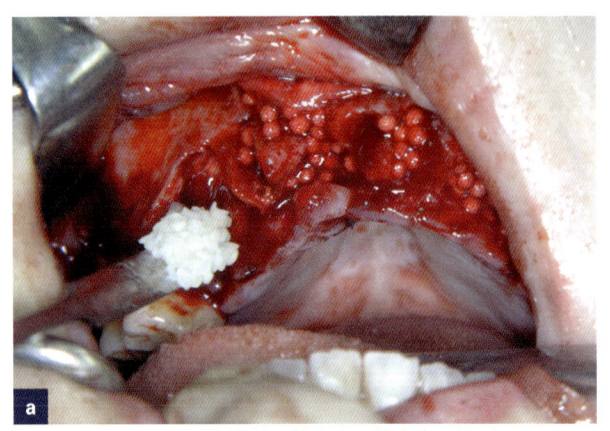

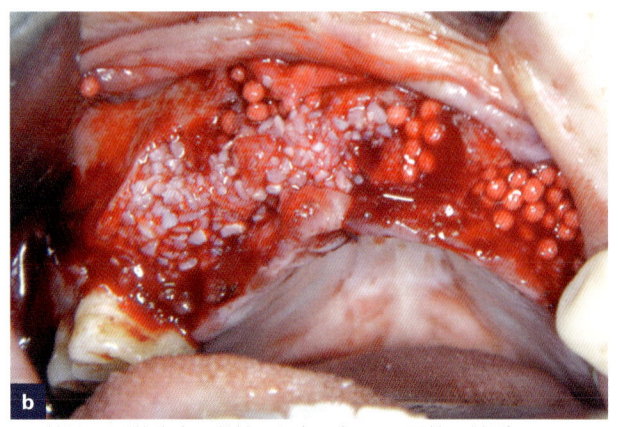

Fig 11 a, b 脱灰象牙質移植．抜去歯を粉砕後に脱灰処理を行ったものを顎裂部および抜歯窩に移植した（アパタイト顆粒も併用）．

感染に強いです．応用範囲は広いのですが，強度がないため，部位によってチタンメッシュなどでの補強が必要です．ドナー侵襲は比較的少ないですが，採取できる量に制限があります．高齢者では海綿骨梁に乏しく脂肪髄となっていることがあります．

採取部：上顎結節，臼後部，腸骨，脛骨近位端

④骨髄（bone marrow, Fig 10） 細胞成分に富みますが，ゲル化させたり骨補填材と併用して用います．採取時は部位によって採取量が制限されます．培養骨を作製する場合，間葉系幹細胞の供給源となります．

採取部：腸骨，上顎骨の梨状口外側部，下顎骨骨体部

⑤象牙質（dentin） 象牙質も骨同様にⅠ型コラーゲン，BMPを含有していることが知られており，脱灰や粉砕などの処理を行うことで骨補填材として利用が可能です[3, 4]（**Fig 11a～c**）．

⑥削除骨，骨切削粉（shaved bone tips） インプラント埋入窩の形成時などにでる切削骨粉をフィルターを介して吸引装置などで回収して用います．すでに細かく粉砕されているために利用しやすいのですが，血液や唾液，その他の切削粉なども一緒に吸引するため，汚染されやすく感染のリスクがあります．このため，専用の吸引ラインの準備や使用前に生食水を吸引して十分に洗浄するなど，感染予防に心がけます．

その他の移植・造成材料

同種移植（homologous graft, allograft：FDBA，DFDBA

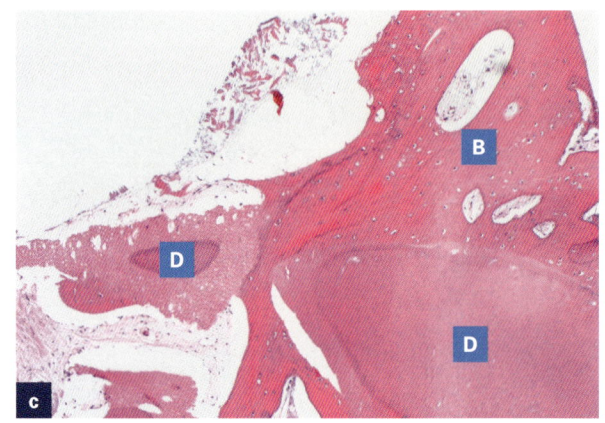

Fig 11c 脱灰象牙質移植部の組織像．D：脱灰象牙質の顆粒．B：骨組織に変化した部分．

など），異種移植（heterologous graft, xenograft：「Bio-Oss」など），人工的に合成された骨補填材（ハイドロキシアパタイトなど）といった種々の移植材料が市販されています．＊CHAPTER 4 ❷骨補填材で詳説

骨移植・造成の母床の評価

歯や骨の喪失原因

骨吸収に至る原因はさまざまであり，その原因や背景，修飾因子により吸収の程度や状態もまたさまざまです．その後の骨造成を考えるうえで，単に骨体積の問題だけでなく，骨の形状，骨質，被覆軟組織などから，骨吸収に至った過程の考察は重要です．

①歯周病 歯周病で抜歯に至った場合，歯槽骨の廃用性萎縮はしばしば高度です．また，歯槽骨の吸収だけでな

母床の評価

Fig 12a 受傷時.
Fig 12b 観血的整復固定の術後.

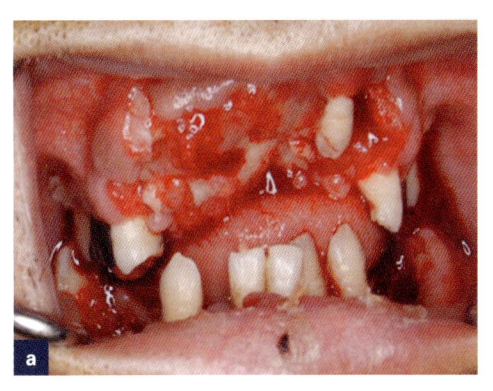

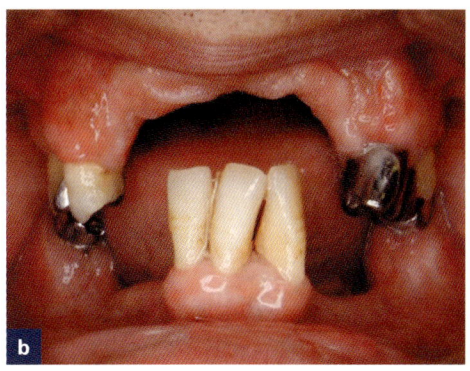

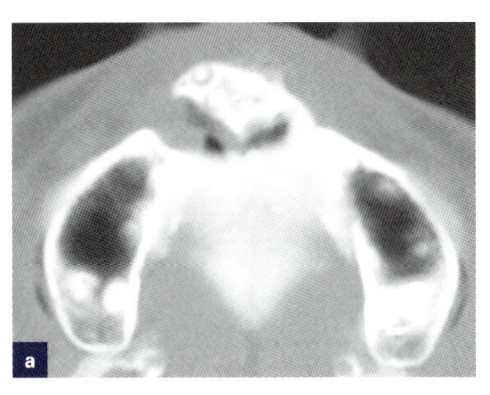

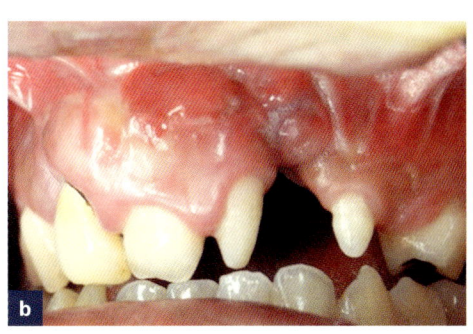

Fig 13 a, b 顎裂.

く付着歯肉の喪失があると，インプラント周囲炎のリスクが高くなります．

②外傷（Fig 12a, b） 外傷による歯槽骨骨折や歯の脱臼は，前歯部（上顎＞下顎）に多いです．とくに，唇側歯槽骨が歯とともに損傷していることが多いため，骨幅径が不足しやすくなります．外傷後の瘢痕のためフラップの剥離や伸展が困難なことがあり，ときに異物が迷入していることもあります．

③先天異常（Fig 13a, b） 顎裂の場合，歯槽骨が欠損し，そこへ軟組織が入り込み，口腔鼻腔瘻孔が存在していることが多いです．このためフラップのデザイン，鼻腔側の処理がポイントになります．

顎骨の形状（Fig 14）

もともとの顎骨がどのような形状なのかは，手術の術式選択や難易度に影響します．

①ナイフエッジ型 前歯部に多いです．骨造成は骨幅の増大が主体で，骨高の増大は難しいです．ベニアグラフトやスプリットクレフトが適応されることが多いです．このタイプは，切開時にメスが歯槽頂に向かわず舌側や頬側にずれやすく，骨膜剥離時にも穿孔しやすいので，丁寧な操作を心がけます．ドリリング時もバー先端がずれやすいです．

②つり鐘型 前歯から小臼歯部．既存の骨のみでインプラントの埋入が可能な場合が多いです．

③半円型 臼歯部．このタイプも既存の骨のみで対応でき，骨造成を必要とする場合は少ないです．

④台状型 大臼歯部に多く，しばしば皿状に陥凹していることがあります．骨高径の造成を必要とする場合があります．上顎ではサイナスリフトで対応できることが多いですが，下顎では難易度が高いです．

⑤陥凹型 抜歯後などにみられます．周囲に健常骨が多くあれば骨移植も容易で，移植骨の固定も必要としませんが，被覆粘膜が不足していることが多いため，フラップデザインや縫合に注意を要します．

骨量と骨質（Fig 15）

術前の画像検査で骨量の評価は可能ですが，骨質を正確に評価することは難しいです[6, 7]．

骨造成においても Lekholm & Zarb の骨質分類 Class

顎骨の形状

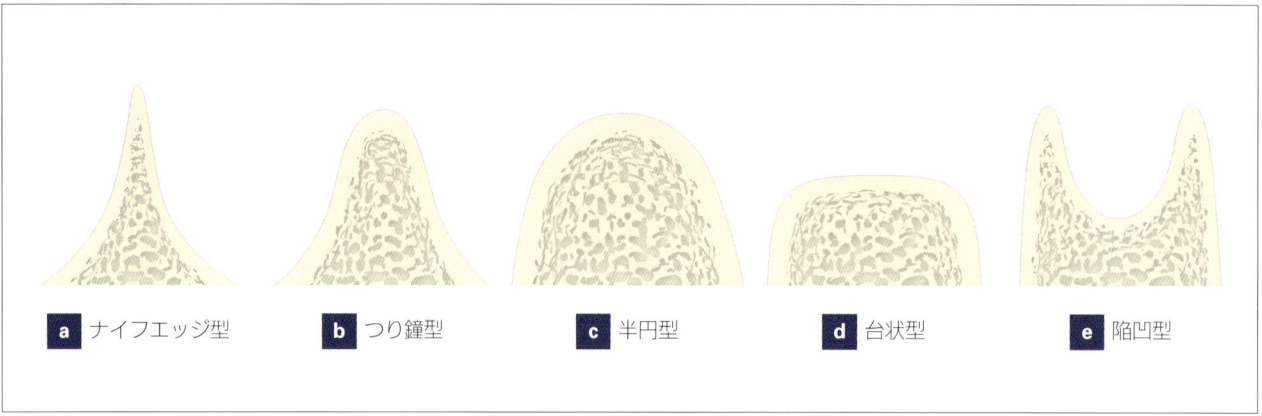

Fig 14 顎骨の形状．a：ナイフエッジ型．b：つり鐘型．c：半円型．d：台状型．e：陥凹型．

Ⅱ，Ⅲが望ましいです．このタイプの骨は適当な強度，弾性があるため，骨の加工（穿孔，削合，分割など）がしやすく，移植骨の固定も容易です．

Lekholm & Zarb の骨質分類 Class I の硬い骨は，細胞成分と血行に乏しく治癒能力に劣ります．とくに，ドリリング時には骨の熱傷を生じやすいですね．移植には細胞成分に富む海綿骨細片（particulate cancellous bone and marrow：PCBM）が望ましいですが，主に骨膜からの血行に依存するため，フラップデザインや縫合に留意します．骨を穿孔させ，骨髄よりの出血を促します．

Lekholm & Zarb の骨質分類 Class IV の軟らかい骨質では，皮質骨は薄く，骨髄はスポンジ状で黄色の脂肪髄の場合が多いです．造成術に加えて骨髄内にも骨補填材を填入して骨質の改善を行う場合もあります．

被覆軟組織

骨造成部を確実に軟組織で被覆することが不可欠です．骨造成後は体積が増大するため，当然ながら被覆する軟組織は不足します．これにはフラップデザイン，減張切開などで対応するため，口腔前庭の状態，不動粘膜の幅，粘膜の厚み，手術の既往（瘢痕）などで難易度が変わります．

骨量と骨質

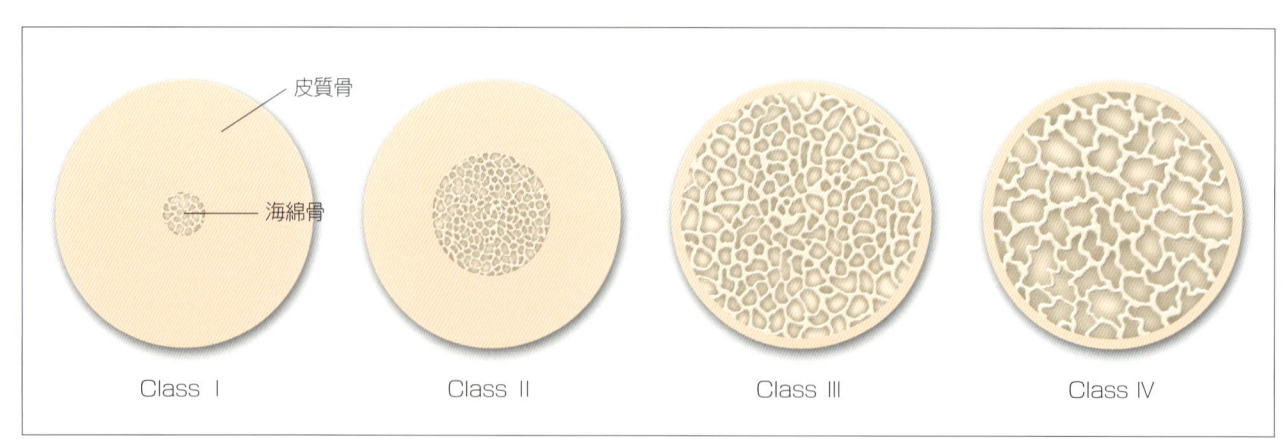

Fig 15 Lekholm & Zarb の骨質分類[6]．

歯との関連

骨造成部が歯と隣接していたり，抜歯をする場合，縦切開の位置を数歯分余裕をもたせるなど，骨造成部を確実に閉鎖するための切開線のデザインを考慮します．

病巣の存在

フラビーガムや小帯異常，隣接歯の歯周ポケットや根尖病巣の他，埋伏歯，歯根嚢胞，残留嚢胞，骨瘤などはしばしば経験します．病巣の除去と同時に骨造成を行う場合，術後感染にはとくに注意が必要です．

参考文献

1. Urist MR. Bone formation by autoinduction. Science 1965；150（3698）：893-899.
2. Gospodarowicz D. Localization of fibroblast growth factor and its effect alone and with hydrocortisone on 3T3 cell growth. Nature 1973；249（453）：123-127.
3. Bang G, Urist MR. Recalcification of decalcified dentin in the living animal. J Dent Res 1967；46（4）：722-730.
4. Murata M, Sato D, Akazawa T, Taira T, Sasaki T, Arisue M. Bone and cartilage induction in nude mice by human demineralized dentin matrix. J Hard Tissue Biol 2003；11：110-114.
5. Kim YK, Kim SG, Byeon JH, Lee HJ, Um IU, Lim SC, Kim SY.. Development of a novel bone grafting material using autogenous teeth. Oral Surg Oral Med Oral Pathol Oral Radiol Endod 2010；109（4）：496-503.
6. Shapurian T, Damoulis PD, Reiser GM, Griffin TJ, Rand WM. Quantitative evaluation of bone density using the Hounsfield index. Int J Oral Maxillofac Implants 2006；21(2)：290-297.
7. Stoppie N, Pattijn V, Van Cleynenbreugel T, Wevers M, Vander Sloten J, Ignace N. Structural and radiological parameters for the characterization of jawbone. Clin Oral Implants Res 2006；17（2）：124-133.
8. Leckholm U, Zarb GA. Patient selection and preparation. Tissue-integrated Prostheses 1985；199-209.

CHAPTER 4 インプラント治療のための骨造成

2 骨補填材

臨床　同種骨，異種骨，人工骨，各々の性能は？

SBO
①各種骨補填材に必要な性質を理解
②骨補填材の種類・特性を把握
③各種骨補填材を使い分ける

骨補填材（人工骨）はGBRなどの骨造成を行う際，自家骨と共に頻繁に使用されます．その歴史は古く，1970年代初期においては凍結乾燥骨が歯周治療に応用されました．1980年代後期では脱灰凍結乾燥骨が広く使われるようになり，1990年代以降になるとその他の人工骨と併せて市場が拡大し，今日までさまざまな臨床に用いられてきているのは周知のとおりです．

このCHAPTERでは各種骨補填材について，その種類や性質・特性などについて述べていきます．

骨補填材に必要な条件とは

骨造成においては，骨のリモデリングが重要になりますが，そのメカニズムについてはCHAPTER 1 **5** を参照してください．

骨補填材のもつべき理想的な性質としてはGrossが1977年に述べた（**Table 1**）に示すようなものが挙げられます．

これらをすべて満たす骨補填材は今のところありません．そのため，以前より自家骨がゴールドスタンダードといわれてきました[1]．しかし，自家骨移植にもデメリットがあります．手術部位が2か所必要であるため

Table 2　GBRを成功に導くために，骨補填材に必要な事項．＊推薦図書1より引用

①メンブレンの陥没を避けるための支持
②レシピエント（受容）部位からの骨の内方への成長の足場となる
③レシピエント部位からの骨の内方への成長を刺激する
④覆っている軟組織の圧力に対する力学的遮断となる
⑤増大した骨の吸収を防ぐ

骨補填材に必要な条件

Table 1　骨補填材のもつべき理想的な性質．＊Gross, 1977. In：Cohen ES・編．鴨井久一・監訳．審美再建歯周外科カラーアトラス　第3版．東京：西村書店，2009：159-160．より引用

①生体適合性
②新生骨形成のためのスキャホールド(骨組み)としてはたらく
③長期間にわたり吸収し，宿主の骨組織によって置換されうる
④骨形成能をもつか，または少なくとも新生骨形成に促進的にはたらくこと
⑤エックス線不透過性であること
⑥操作性が良いこと
⑦口腔内病原菌の増殖に寄与しないこと
⑧親水性(特定の部位に血餅を引きつけて維持するため)があること
⑨粒子状で塑形性をもつこと
⑩微多孔性(宿主の骨基質の再生をさらに増強するため；生物学的因子の定着を可能にする)
⑪入手しやすいこと
⑫非抗原性
⑬移植材と親和性のある表面をもつ
⑭他の材料(例：骨タンパク質誘導体，抗菌薬)のための基質や媒体となること
⑮高圧縮強度をもつこと
⑯GTR法で効果的であること

にその部位への配慮を行わなければならないこと，採取できる量に限りがあること，場合によっては吸収が起こりやすいこと，などがあります．こういった難点があるために代替材料としての骨補填材（同種骨・異種骨）が開発・使用されるようになってきました．自家骨採取につ

いてはCHAPTER 4 5 を参照してください．

骨補塡材にとって何よりも大切なのは，生体にとって感染などのリスクがなく安全な材料であることです．その上で新生骨を形成するための役割が必要となってきます．初期は場の確保が肝要であり，その後感染や外力などのリスクに耐え，最終的には新生骨を形成し，置換していく役割を果たしていく必要があります．そしてGBRを成功に導くためにBuserら[2]は **Table 2** のような役割が骨補塡材に必要と述べています．

骨補塡（移植）を成功させるには，骨形成能，骨誘導能，骨伝導能の3つの特性を理解しておく必要があります[3~6]．骨形成能(osteogenesis)とは，骨の形成と発生を行う能力をいい，これを含む移植材は，成長や修復によって形成された骨を含む組織由来もしくは構成成分からできています．骨誘導能(osteoinduction)とは，骨形成を促進する（未分化間葉系細胞を骨原性細胞に形質変換させる）もので，この移植材は骨再生を亢進し，骨の成長もしくは増大をともないます．骨伝導能(osteoconduction)とは，新生骨が沈着する足場を提供し，この移植材は既存骨からの骨添加にともない，骨の成長を導きます．

これらをまとめたものを示します（**Table 3**）．自家骨はゴールドスタンダードであると先に述べましたが，上記の3つの性質を備えているという点で，他の補塡材・移植材にはないすぐれた性質を備えているといえます．

骨補塡材を用いた場合，そこにインプラント埋入する部位では，骨補塡材は新生骨形成とともに，もしくはリモデリング中に吸収されるものがよいとされています．また，審美領域では置換率の低い，または非吸収性の材料がよいようです（この際の骨補塡材は歯槽突起の外形再建目的となり，軟組織支持を維持するバリアの役目を果たします）．

骨補塡材の種類

骨補塡（移植）材には主に自家骨(autograft)，同種移植材料(allograft)，異種移植材料(xenograft)，人工代用骨(alloplast)に分類されます（**Table 3**）．

Table 3 骨移植材料の種類．＊推薦図書1, 6より改変

分類		特性	代表的なもの	
骨増大材料	自家骨／自家移植骨(autograft)……患者本人より採取	osteogenic（骨形成能）osteoinductive（骨誘導能）osteoconductive（骨伝導能）	口腔内（上顎結節，下顎枝，下顎オトガイ部）	
			口腔外（腸骨，脛骨，肩甲骨，頭蓋骨，肋骨）	
	同種移植材料／他家骨移植材(allograft)……別の個体より採取	osteoinductive（骨誘導能）osteoconductive（骨伝導能）	新鮮凍結骨(FFB)	
			凍結乾燥他家骨移植材(FDBA)	
			脱灰凍結乾燥骨同種移植片(DFDBA)	
			石灰化ヒト海綿骨移植体(Puros™)	
	異種移植材料／異種移植材(xenograft)……別種動物より採取	osteoconductive（骨伝導能）	動物由来の骨ミネラル由来	Bio-Oss® Osteograft/N PepGen-15
			石灰化サンゴ由来	BioCoral
			石灰化藻類由来	
	人工代用骨／人工移植材(alloplast)……合成物	osteoconductive（骨伝導能）	リン酸カルシウム	bioactive ceramics（吸収性HA，β-TCP）
			ポリマー	plaster of Paris（硫酸カルシウム）
			生体活性ガラス	bioactive glasses（PerioGlas，BioGran）
			コンポジットマトリックス	

自家骨

Table 4 自家骨の特徴と適応．＊推薦図書1より改変

移植材の種類	骨形成	骨形成細胞	成長因子	機械的安定性	吸収度	適応
皮質骨ブロック		++	++++	+++++	+	・段階法での水平・垂直的歯槽堤増大術
皮質海綿骨ブロック		++++	+++	++++	++	・段階法での水平・垂直的歯槽堤増大術
皮質骨細粒		+	+++	+++	+++	・小規模な水平増大，インプラント周囲骨欠損，開窓，同時インプラント埋入時の裂開型欠損 ・上顎洞底挙上術 ・ブロック骨移植材周囲につめる ・骨代替材料と混合して使用
海綿骨細粒		+++	++	++	++++	・小規模な水平増大，インプラント周囲骨欠損，開窓，同時インプラント埋入時の裂開型欠損 ・上顎洞底挙上術 ・ブロック骨移植材周囲につめる ・骨代替材料と混合して使用
ボーンスクレイパーで採取した骨		+	++	++	++++	・小規模な水平増大，インプラント周囲骨欠損，開窓，同時インプラント埋入時の裂開型欠損 ・小規模な上顎洞底挙上術 ・骨代替材料と混合して使用
ボーンコレクターで採取した骨		+	+	+	+++++	・骨代替材料と混合して使用

骨形成細胞および成長因子：＋＝ほとんどなし，＋＋＝中程度，＋＋＋＝多量，＋＋＋＋＝豊富
機械的安定性，吸収度：＋＝最少，＋＋＝限定的，＋＋＋＝中程度，＋＋＋＋＝十分，＋＋＋＋＋＝顕著

自家骨

骨形成能があり，生物学的に安全で骨再生の足場としてもっともすぐれた材料です[1, 7]．しかし，採取できる量に限りがあり，また圧力に弱く，ブロック骨でも最大60％の吸収の恐れがあるといわれています[8]．細粒状のものはブロック骨よりも骨誘導能や骨伝導能が高いものの，さらに吸収率は大きくなります．自家骨は小さい骨欠損であれば単独での使用で十分ですが，骨増大量が多くなると吸収の少ない代替材料と混合することが望ましいようです（Table 4）．

同種移植（補填）材料（Table 5, Fig 1）

献体から提供され，米国ティッシュバンク協会から認可を受けたティッシュバンクが完全に滅菌下で加工，保存しています．

患者の体に供給側が不要のため，負担を軽減でき，合併症を減らすことができますが[5]，骨形成能がなく，移植部での骨形成は時間がかかり，自家骨と比べて骨量の回復は少ないです[5]．

主に凍結乾燥骨（freeze dried bone allograft：以下，FDBA）と脱灰凍結乾燥骨（decalcified freeze dried bone allograft：以下，DFDBA）があります．新鮮凍結骨（fresh frozen bone：FFB）は疾病伝搬リスクが高いため，ほとんど使われません．

FDBA

FDBAはDFDBAと比較して，以下の点で効果があるといわれています[9]．

・開窓状欠損の修復
・軽度の骨増大
・新鮮抜歯窩（ソケットプリザベーション）
・上顎洞底挙上術
・裂開状骨欠損とインプラント失敗症例の修復

同種骨移植材料

Table 5 Allograft（同種移植材料）．

FFB (fresh frozen bone)	新鮮凍結骨	免疫反応・病原性の問題のため，ほとんど使用されることはない
DFDBA (demineralized freeze-dried bone allograft)	脱灰凍結乾燥骨	脱灰によってミネラルを除去．成長因子を露出させる
FDBA (freeze-dried bone allograft)	凍結乾燥骨	脱灰していない（石灰化している）ため骨組織の硬化が早い

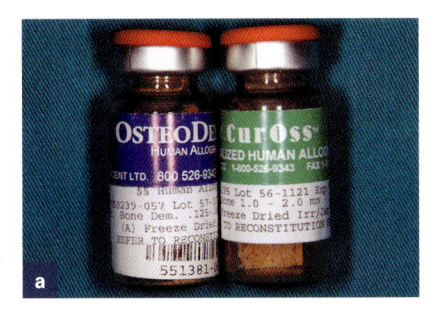

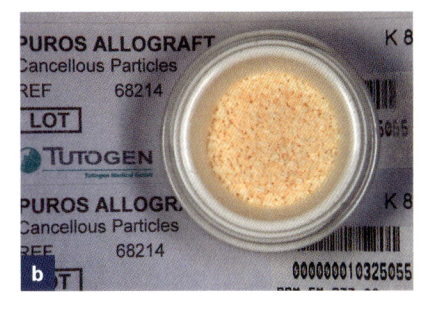

Fig 1a, b　同種移植材料の一例．**a**：DFDBA，FDBA．**b**：DFDBA 材料「Puros®」．

FDBA は石灰化していることから，移植部位の骨硬化はより早く起こります．上記のように，上顎洞底挙上術や小〜中程度の骨欠損に向いています．

臨床例①　59歳の女性で，上顎左側奥歯の違和感にて来院しました．6部に歯肉の退縮があり，デンタルエックス線写真では根尖相当部に透過像が見られます．CT所見では内部に及ぶ骨吸収が認められます（**Fig 2a〜c**）．歯肉弁を剥離し，内部を徹底的に掻爬したのち，欠損部に FDBA をエムドゲインと混和して填入しました．術後のデンタルエックス線写真で，良好な状態が確認されます（**Fig 2d〜f**）．

DFDBA

FDBA は 6〜15 か月で緩やかに吸収するのに対し，DFDBA は 2〜4 か月で吸収します．DFDBA は高い骨誘導能そして骨伝導能があり，コストパフォーマンスにすぐれています．歯周組織の骨欠損，小さい骨欠損の回復に適しています．

また，「Puros®」（Zimmer dental）という，供給者からのウィルスの交叉感染のリスクを最小限にし，抗原性を抑制した同種他家骨移植材料もあります[9]（**Fig 1b**）．6〜15 か月で吸収し，中程度までの骨欠損の再建や上顎洞底挙上術に適していますが，前述の2つと比べると治療成績はよいといわれているものの，やや高価な材料です．

臨床例①　FDBA

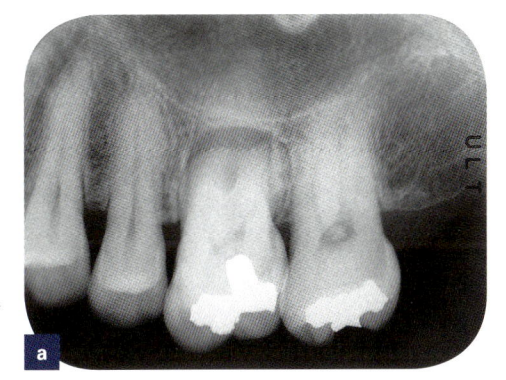

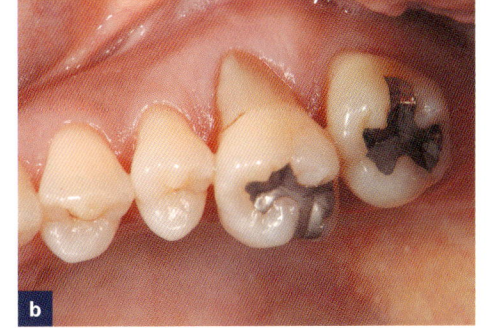

Fig 2a　術前デンタルエックス線．
Fig 2b　術前口腔内写真．

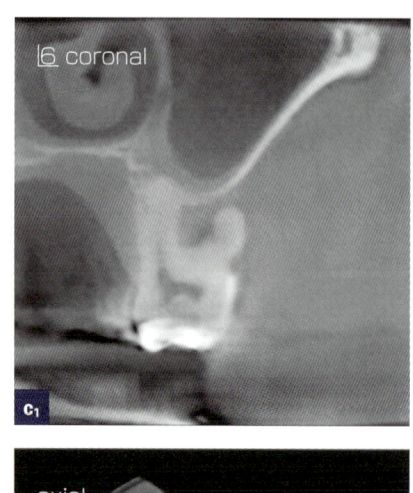

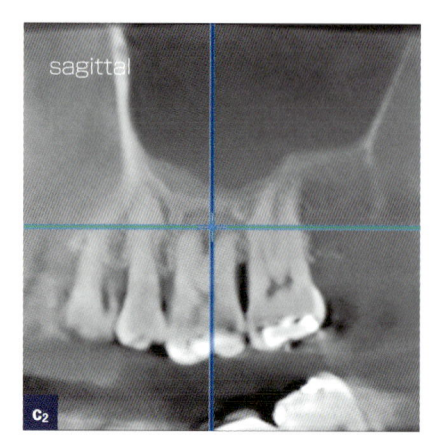

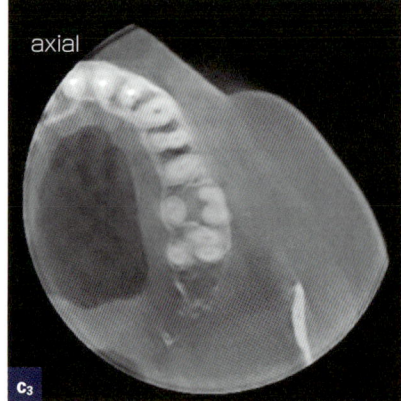

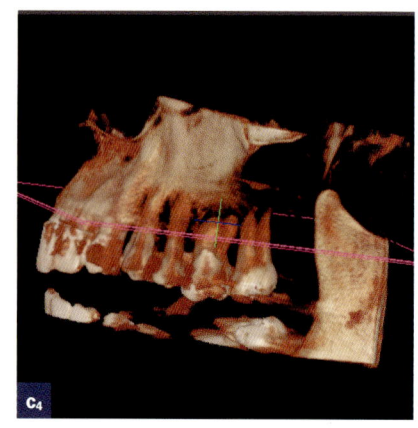

CHAPTER 4 | インプラント治療のための骨造成

Fig 2c₁〜₄　術前CT像．根分岐部内に透過像が認められる．

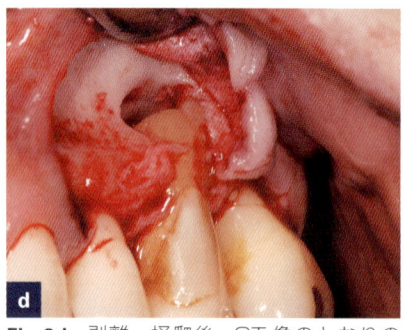

Fig 2d　剥離，掻爬後．CT像のとおりの骨欠損形態であることがわかる．内部の掻爬は困難だが，根分岐部病変はⅡ度だったため，再生療法を行った．

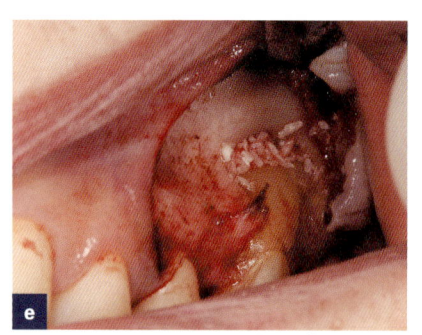

Fig 2e　FDBAとエムドゲイン®を併用した．

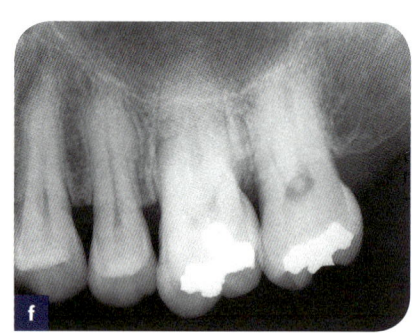

Fig 2f　術後6か月時のデンタルエックス線．

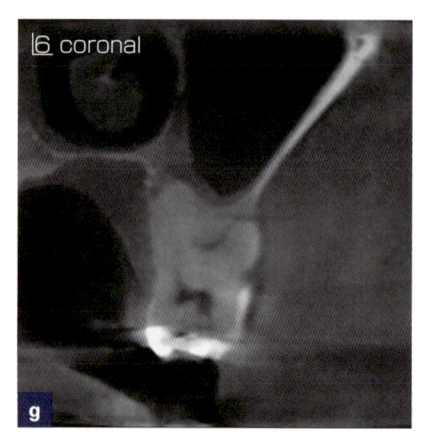

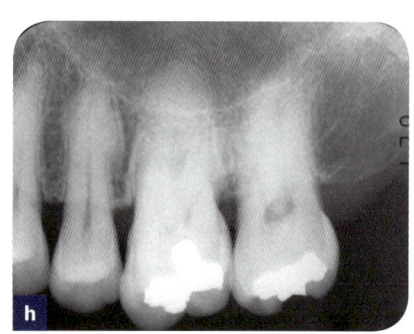

Fig 2g, h　術後1年2か月のCT像とデンタルエックス線写真．

異種移植（補填）材料

Table 6 xenograft（異種移植材料）．

ウシ由来の無機骨	骨伝導能があり，緩やかに吸収する（もしくは吸収しない）
天然サンゴから製造された炭酸カルシウム材料	脱灰によってミネラルを除去．成長因子を露出させる
石灰化藻	海藻から得られたリン酸カルシウム

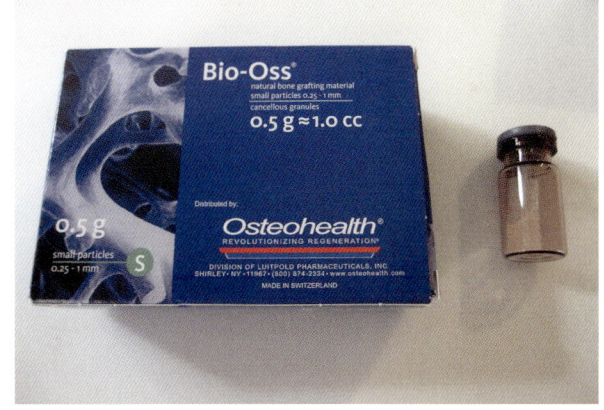

Fig 3「Bio-Oss」（現在はGeistlich Pharma AG・製造，デンタリード・販売）．

異種移植（補填）材料 (Table 6)

　異種移植（補填）材料（異種代替骨）は，動物由来の骨ミネラル，石灰化サンゴ・藻類由来の骨様ミネラルが主なものです．これらは免疫反応や疾病伝搬のリスクをなくすために，有機成分が除去されています．

Bio-Oss

　動物由来の骨ミネラルとして代表的なものはウシ由来の無機骨（deproteinized bovine bone mineral：DBBM）の「Bio-Oss®」（Geistlich Pharma AG）です（**Fig 3**）．ウシの海綿骨はヒトの海綿骨と似通っているため，使用頻度も高く有用性のある材料です．骨伝導能をもち [8, 10]，時間の経過とともにリモデリングを起こし，周囲骨組織と一体化します．「Bio-Oss®」はそれ単独でもメンブレン併用でも，歯周組織の欠損，インプラント周囲の骨欠損などに用いられます．大きな骨欠損（上顎洞底挙上術，GBRなどの骨造成）に対しては自家骨との併用により骨の増大が可能となります [11]．撤去されたインプラントなどの生検では，「Bio-Oss®」の長期残留が認められたとするものが複数あり [12, 13]，吸収される材料とはいわれるものの，実際はほとんど吸収されない材料のようです [2]．

天然サンゴ炭酸カルシウム材料，石灰化藻

　1980年代後半，石灰化サンゴのなかにヒト海綿骨と類似する内部連結微小孔を有する炭酸カルシウム骨格が発見されました．この材料の骨伝導能は，他の代替骨と比べると劣るといわれ [14]，あまり使用される材料ではありません．また，炭酸カルシウムからなる石灰化外骨角を有する海藻群もあり，これは自家骨に比べると吸収率は低いとされています [15]．

人工代用骨 (Table 7, Fig 4)

　人工代用骨のメリットは，100％化学合成であるため，疾病伝搬のリスクがないことです．しかしながら，骨再生に必要な要素をすべて含むわけではなく，今後の進歩が期待されます．

ハイドロキシアパタイト

　ハイドロキシアパタイト（以下，HA）は人工代用骨の代表的なもので，主に無機質からなり，天然の骨構造をとります [3, 5]．これは速やかに置換され，隣接する硬組織や軟組織と結合します．大きな顆粒は吸収に時間がかかり，骨増大部に長期間残留します [16]．また気孔率が大きくなると，新生骨形成の足場としての効果が高く，吸収が早くなります．固体で緻密な材料は一般的に高い圧縮強度をもちますが，一方で脆弱であるため，負担荷重が

CHAPTER 4 インプラント治療のための骨造成

人工代用骨

Table 7 人工代用骨(alloplastic materials).

人工代用骨材料			製品名	製造元	サイズ(μm)
リン酸カルシウム	合成HA	非吸収性HA	BONETITE	ペンタックス／モリタ	300〜500
			Calcitite	CenterPulse(米国)	250〜1,000, 1,000〜2,000
			Osteograft S-D (**Fig 4a**)	京セラメディカル	300〜800
			アパセラム(**Fig 4c②**)	ペンタックス，京セラ／ヨシダ	600〜1000, 1,000〜2,000
			ボーンジェクト	高研，オリンパステルモ／モリタ	300〜600, 600〜1,000
			ネオボーン	MMT	150
			アクトセラムK	TDK／モリタ	200〜600, 600〜1200
		吸収性HA	Osteo Gen	Impladent(米国)	300〜400
	β-TCP		オスフェリオン(**Fig 4c③**)	オリンパステルモバイオマテリアル	500〜1,500, 1,000〜3,000
			CERASORB(**Fig 4b**)	Curasan(ドイツ)／白鵬	150〜500, 500〜1000, 1000〜2000
	β-TCP+HA		セラタイト(**Fig 4a①**)	日本特殊陶業	300〜500
硫酸カルシウム(石膏)			CALFORMA	Citagenix(カナダ)	
			Cal Matrix	Controlled Goods(カナダ)	
			OSTEOSET	Wright Medical Technology(米国)	
			SurgiPLASTER	Pearson Dental(米国)	
炭酸カルシウム			Biocoral	Inoteb(フランス)	
ポリマー			Bioplant HTR	Replacement Therapy Materials(ベルギー)／Kerr	
生体活性ガラス			Biogran graft materials	BIOMET 3i(米国)	300〜350
			PERIOGLASS	NOVABONE(米国)	90〜710

＊HA：ハイドロキシアパタイト

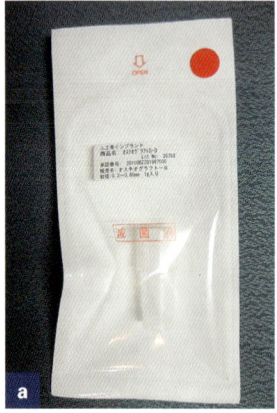

Fig 4a 「オステオグラフト」(京セラメディカル).

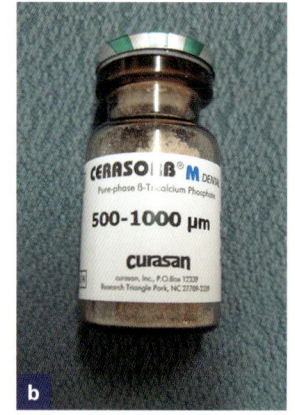

Fig 4b 「CERASORB」(Curasan社／白鵬).

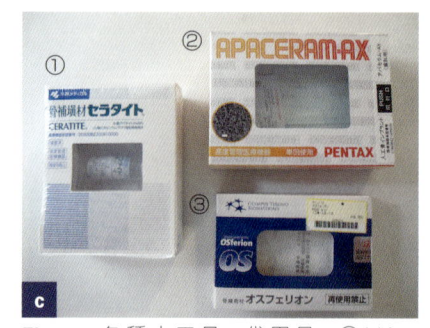

Fig 4c 各種人工骨・代用骨．①HA+β-TCP「セラタイト」(日本特殊窯業，小林メディカル)．②非吸収性HA「アパセラム」(ペンタックス，京セラ／ヨシダ)．③β-TCP「オスフェリオン」(オリンパステルモバイオマテリアル，本来は整形外科用)．

ハイドロキシアパタイト

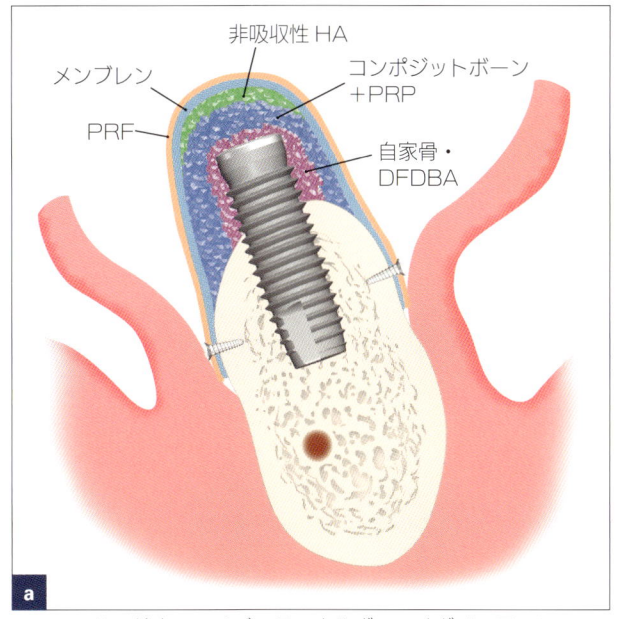

Fig 5a サンドウィッチバーティカルボーンオグメンテーション．＊山道信之，糸瀬正通．バーティカルボーンオグメンテーション．クインテッセンス出版，2011．より引用・改変

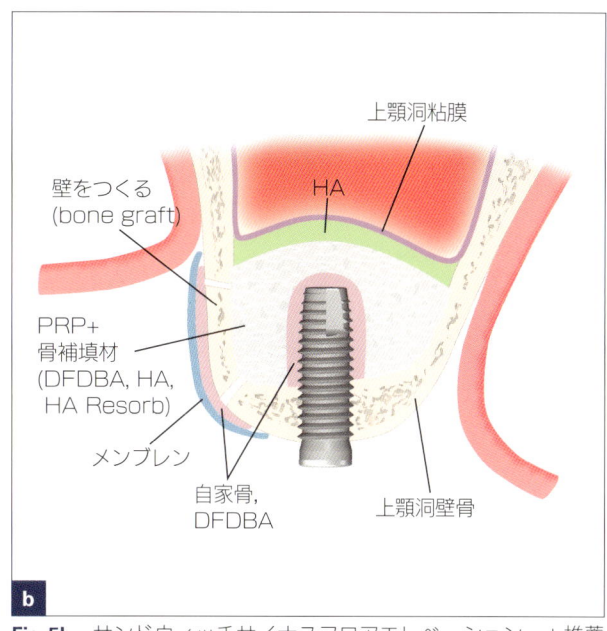

Fig 5b サンドウィッチサイナスフロアエレベーション．＊推薦図書6より引用・改変

Table 8 自家骨とコンポジットボーン（DFDBA，非吸収性HA，吸収性HAの混合物）の比較．＊山道信之，糸瀬正通．バーティカルボーンオグメンテーション（前掲）より引用

移植骨	利点	欠点
自家骨	・骨形成能がある ・オッセオインテグレーションしやすい ・生態的な安全性	・使用量が制限される ・舌圧によって吸収されやすい ・ドナーサイトの手術が必要（口腔外採取含む）
コンポジットボーン	・骨誘導能がある（DFDBA，ヒトガンマ線照射骨〔Puros〕） ・骨伝導能がある（HA，β-TCP，硫酸カルシウム） ・使用量が制限されない ・吸収されにくい ・ドナーサイトの手術が不必要	・オッセオインテグレーションに時間がかかる ・免疫反応がない（感染に弱い）

かかる部位には適しません．顆粒状のものはその欠点を解消し，また多孔性のものは骨形成量が増加します．非吸収性のHAは形態保持の効果が高く，インプラント外側の骨吸収抑制（サンドウィッチテクニック，CHAPTER 4 **6** 参照）やサイナスフロアエレベーション時の上顎洞粘膜直下部などに効果があります（**Fig 5a，b**）．一方，吸収性のHAは4～10か月で吸収されますが，感染に弱いため注意が必要です．非吸収性HAは骨に置換されないため，インプラント埋入部位や歯周病の骨欠損へ単独で用いることは少なく[17]，前述のサンドウィッチテクニックなどではコンポジットボーン（**Table 8**）として用いることがあります．

臨床例② 症例は52歳の女性，前歯の違和感と審美障害が主訴です．歯肉の退縮と歯根端切除後とみられる骨吸収像があります（**Fig 6a，b**）．インプラント治療は希望されなかったため，抜歯後顎堤保存のために非吸収性HAを填入し，オベイトポンティック形態をとるようにしました．術後も填入部位に関しては安定しています（**Fig 6c～f**）．

β-TCP

β-リン酸三カルシウム（β-TCP）は骨の無機質に似た

CHAPTER 4 | インプラント治療のための骨造成

臨床例②　ハイドロキシアパタイト

Fig 6a, b 初診時．2⏌1 の歯肉退縮，根尖部の大きな透過像が認められる．

Fig 6c 抜歯時．⏌1 は，残された歯根が短く，メタルコアが根尖を超えているため，抜歯した．
Fig 6d 非吸収性ハイドロキシアパタイトを填入．

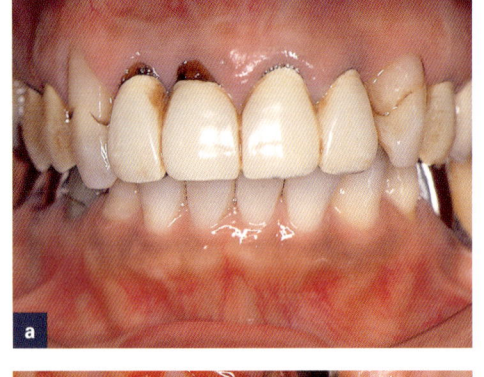

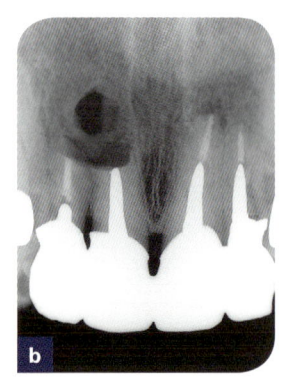

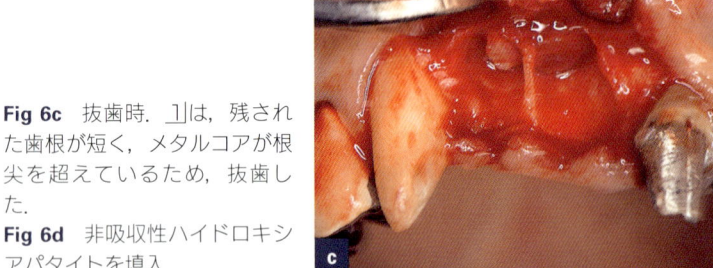

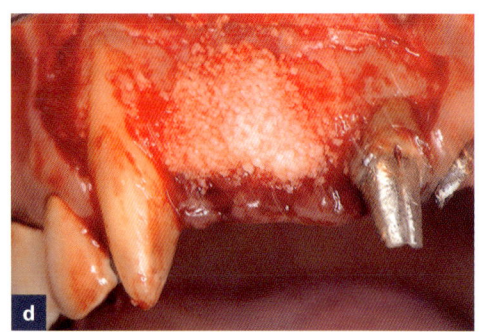

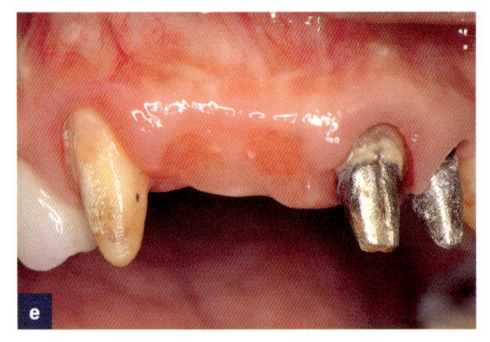

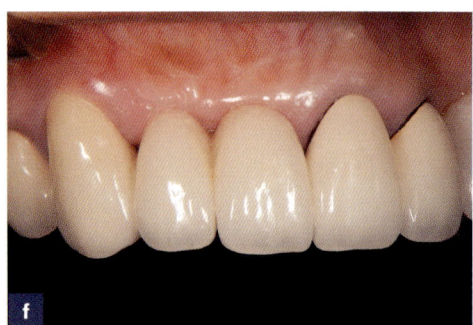

Fig 6e 印象時．
Fig 6f 8年後．周囲に歯肉退縮がみられるが，ポンティック部に変化はない．

β-TCP

臨床例③　β-TCP

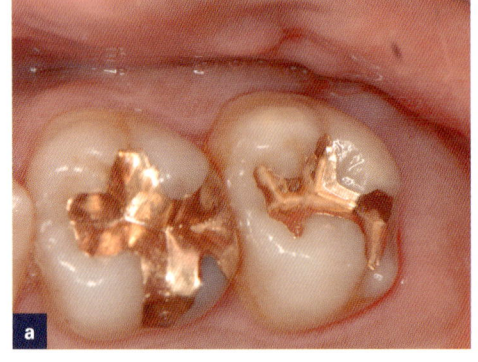

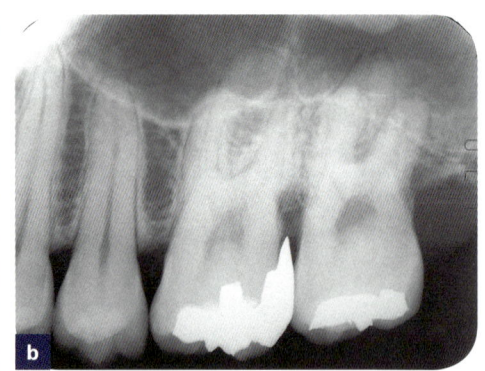

Fig 7a, b 初診時．プロービング値は最大9mm．

成分で骨伝導能を有しています．吸収率，吸収速度は材料の化学組成，気孔率や顆粒径によって変わりますが，比較的早期に吸収して吸収率も高いので，小さい骨欠損に向いています．大きな骨欠損では新生骨の形成は困難なため，ハイドロキシアパタイトとの併用が薦められています[18]．

臨床例③　症例は歯肉の違和感を主訴として来院した33歳男性です（**Fig 7a, b**）．骨欠損は予想よりも大きく，

Fig 7c 頬側根分岐部から頬側遠心根尖にかけての骨吸収が認められる．

Fig 7d PDGF製剤「GEM21s」(osteohealth)とβ-TCP骨補填材「CERA-SORB」(curasan)を混和して填入．

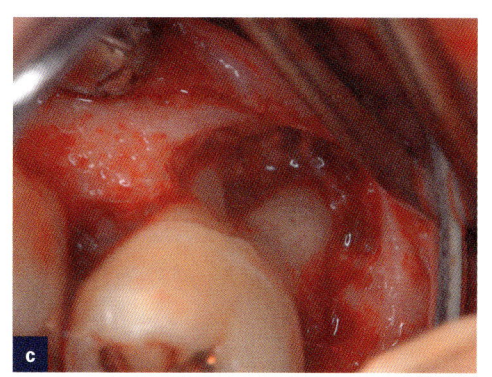

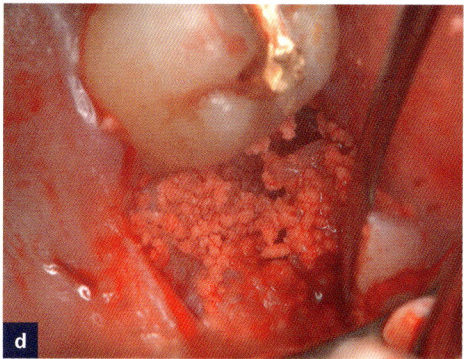

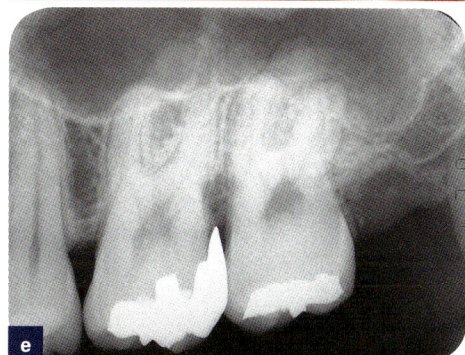

Fig 7e 術直後のデンタルエックス線写真．

Fig 7f, g 3年後の状態．根分岐部から遠心にかけて硬化像が認められる．

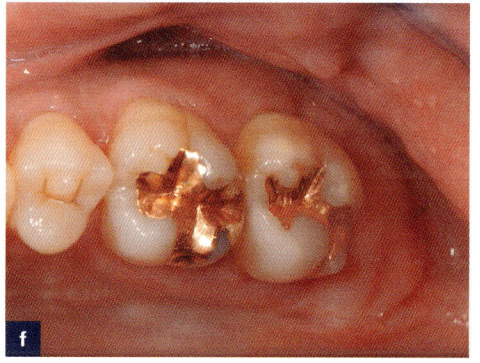

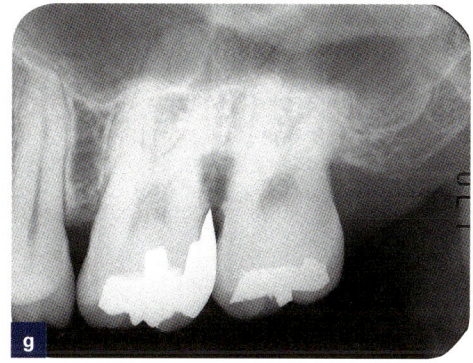

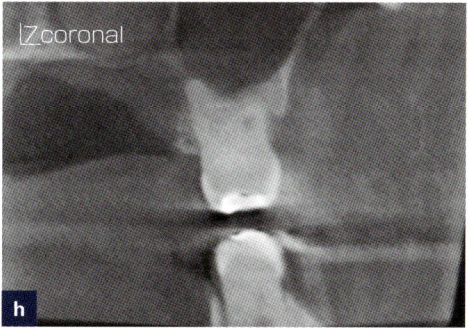

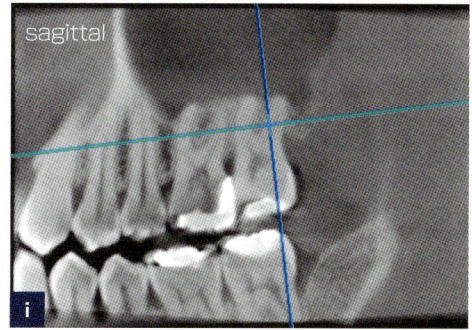

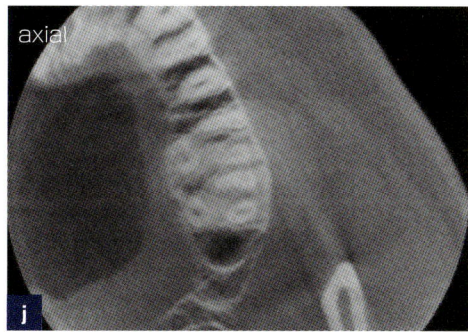

Fig 7h〜j 術後のCT像．coronal像とaxial像で根分岐部の骨が確認できる．

2 骨補填材

基礎から臨床がわかる 再生歯科　193

CHAPTER 4 | インプラント治療のための骨造成

β-TCPのなかでも吸収が遅い(4〜12か月)とされる「CERSORB」(CURASAN)を血小板由来成長因子「GEM21S」(osteohealth)と混和して填入しました(**Fig 7c〜e**). 3年後の状態で，とくにCT像では明らかな骨再生が認められます(**Fig 7f〜i**).

硫酸カルシウム

硫酸カルシウムは成形しやすく，30日で炎症反応なしに溶解し，感染に対して作用しない材料ですが，使用実績はまだまだのようです．

ポリマー

硬組織置換性高分子である「Bioplant HTR」(Kerr)は，表面に水酸化カルシウムをもつ合成多孔性材料です．10〜15年かけて吸収していき，抜歯後の顎堤の保存などに使用されます(**Fig 8**).

生体活性ガラス

生体活性ガラスはシリカ基材で1970年代前半から用いられています．生体親和性の高い材料で，「Perio Glass」(NOVABONE)，「Biogran」(BIOMET 3i)の商品があり，骨への置換や成長が認められる材料ですが，臨床例の報告が少ないところです．

すべての条件を備えた骨補填材はない

骨補填材は骨造成に重要な役割を果たし，自家骨の欠点を補うべく代替材料が発展してきました．しかし，現在すべての条件を兼ね備えた骨補填材はありません．各補填材には長所と短所があり，使用に際してはこれを理解したうえで材料を選択していかなければなりません．

ポリマー

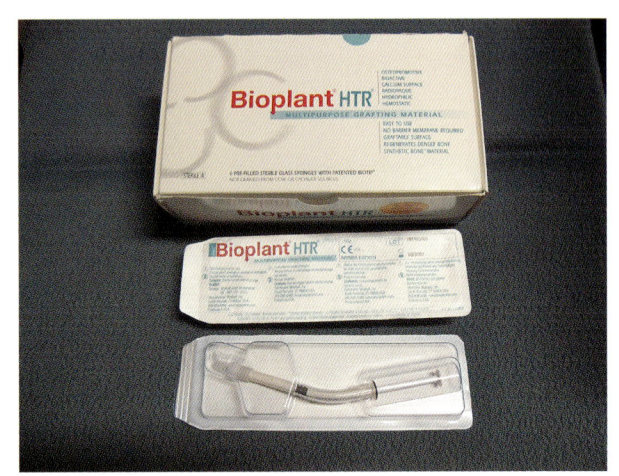

Fig 8「Bioplant HTR」(Kerr). 吸収性の合成ポリマー，PMMA(Poly methylmethacrylate)とPHEMA(poly 2-hydroxyethyl methacrylate)の混合物．

しっかりとした骨造成ができるのはもちろんですが，感染などのリスクがなく低侵襲そして低コストで安定した状態が保てる材料を用いていくことを心がけていかなければなりません．

推薦図書

1. Buser D・編集, 松下容子, 水上哲也・訳. インプラント歯科における骨再生誘導法の20年. 東京：クインテッセンス出版, 2012.
2. Garg AK. インプラントのための骨の生物学・採取法・移植法：その原理と臨床応用. 東京：クインテッセンス出版, 2005.
3. 高橋哲. インプラント治療の骨造成法：基礎知識と臨床テクニック. 東京：医学情報社, 2010.
4. 山道信之, 林佳明, 牧角新蔵, 河原三明, 水上哲也. インプラントイマジネーション：さらなる適応症拡大への技. 東京：クインテッセンス出版, 2004.
5. 菅原昭喜. 骨再生のテクノロジー 改訂新版：骨再生の概念と臨床応用. 東京：ゼニス出版, 2011.
6. 山道信之, 糸瀬正通. サイナスフロアエレベーション：形態からみた難易度別アプローチ. 東京：クインテッセンス出版, 2008.
7. Chen ST・著, 勝山英明ほか・監訳. QDI別冊 第4回 ITIコンセンサス会議議事録. 東京：クインテッセンス出版, 2010.

参考文献

1. Hjorting-Hansen E. Bone grafting to the jaws with special reference to reconstructive preprosthetic surgery. A historical review. Mund Kiefer Gesichtschir 2002；6(1)：6-14.
2. Buser D. 20 years of guided bone regeneration in implant dentistry. Chicago：Quintessennce publishing, 2009.
3. Frame JW. Hydroxyapatite as a biomaterial for alveolar ridge augmentation. Int J Oral Maxillofac Surg 1987；16(6)：642-655.
4. Oinholt EM, Bang G, Haanaes HR. Alveolar ridge augmentation in rats by combined hydroxyapatite and osteoinductive material. Scand J Dent Res 1991；99(1)：64-74.
5. Misch CE, Dietsh F. Bone-grafting materials in implant dentistry. Implant Dent 1993；2(3)：158-167.
6. Lane JM. Bone graft substitutes. West J Med 1995；163(6)：565-566.
7. Johansson B, Grepe A, Wannfors K, Hirsch JM. A clinical study of changes in the volume of bone grafts in the atrophic maxilla.

Dentomaxillofac Radiol 2001 ; 30(3) : 157-161.

7. Hislop WS, Finlay PM, Moos KF. A preliminary study into the uses of anorganic bone in oral and maxillofacial surgery. Br J Oral Maxillofac Surg 1993 ; 31(3) : 149-153.

8. Masullo C. Estimate of the theoretical risk of transmission of Creutzfeldt-Jakob disease by human dura mater grafts manufactured by the Tutoplast process : A commissioned report for Biodynamics International. Rome, Italy : Institute of Neurulogy, Catholic University : 1995.

9. Pinholt EM, Bang G, Haanaes HR. Alveolar ridge augmentation in rats by Bio-Oss. Scand J Dent Res 1991 ; 99(2) : 154-161.

10. Artzi Z, Dayan D, Alpern Y, Nemcovsky CE. Vertical ridge augmentation using xenogenic material supported by a configured titanium mesh : Clinicohistopathologic and histochemical study. Int J Oral Maxillofac Implants 2003 ; 18(3) : 440-446.

11. Piattelli M, Favero GA, Scarano A, Orsini G, Piattelli A. Bone reactions to anorganic bovine bone (Bio-Oss) used in sinus augmentation procedures : A histologic long-term report of 20 cases in humans. Int J Oral Maxillofac Implamts 1999 ; 14(6) : 835-840.

12. Iezzi G, Scarano A, Mangano C, Cirotti B, Piattelli A. Histologic result from a human implant retrieved due to fracture 5 year after insertion in a sinus augmented with anorganic bovine bone. J Periodontol 2008 ; 79(1) : 192-198.

13. Buser D, Hoffmann B, Bernard JP, Lussi A, Mettler D, Schenk RK. Evaluation of filling materials in membrane-protected bone defects. A comparative histomorphometric study in the mandibles of miniature pigs. Clin Oral Implants Res 1998 ; 9(3) : 137 150.

14. Ewers R. Maxilla sinus grafting with marine algae derived bone forming material : A clinical report of long-term results. J Oral Maxillpfac Surg 2005 ; 63(12) : 1712-1723.

15. Fucini SE, Quintero G, Gher ME, Black BS, Richardson AC. Small versus large particles of demineralized freeze-dried bone allografts in human intrabony periodontal defects. J periodontal 1993 ; 64(9) : 844-847.

16. LeGeros RZ, Lin S, Rohanizadeh R, Mijares D, LeGrros JP. Biphasic calcium phosphate bioceramics : Preparation, properties and applications. J Mater Sci Mater Med 2003 ; 14(3) : 201-209.

17. Moy PK, Lundgren S, Holmes RE. Maxillary sinus augmentation : histomorphometric analysis of graft materials for maxillary sinus floor augmentation. J Oral Maxillofac Surg 1993 ; 51(8) : 857-862.

18. Jensen SS, Bornstein MM, Dard M, Bosshardt D, Buser D. Comparative study of biphasic calcium phosphates with different HA/TCP rations in mandibular bone defects. A long-term histomorphometric study in minipigs. J Biomed Mater Res B Appl Biomater 2009 ; 90(1) : 171-181.

3 血小板濃厚液

基礎 PRP, PRF（CGF）, PRGF

SBO
①血小板濃厚液の特徴を理解
②血小板濃厚液の作製に必要な手技を知る

血小板濃厚液の有用性

1998年，Marxらは，自家腸骨による下顎再建に血小板を約3倍に濃縮した自己多血小板血漿（platelet-rich plasma：以下PRP）を用いたところ，エックス線学的に骨の早期成熟（対照群に比べて1.62〜2.16倍）や骨密度の上昇（対照群55.1％に対してPRP群74.0％）が認められたと報告しました[1]．

以後，PRPに代表される血小板濃厚液の創傷治癒や組織再生に関する動物実験や臨床応用の報告がみられるようになりましたが，血小板濃厚液の作成法や有効性の評価が多様なので，血小板濃厚液の有用性については賛否両論で，いまだその評価は定まっていないという人もいます．このため，血小板濃厚液を用いる場合には，その種類・特徴や利点・欠点を十分に理解しておくことが大切です．

止血機構と血小板機能

血小板は，血栓を形成して一次止血を行うとともに，さまざまなサイトカインを放出・活性化して創傷治癒の初期段階の重要な役割を担っています．よってPRPを使用するうえで止血機構と血小板機能の理解は大切です．

血小板に含まれる主な7つの成長因子として，
PDGF（platelet derived growth factor）αα，ββ，αβ
TGF-β（transforming growth factor-β）-1, -2
VEGF（vascular endothelial growth factor）
EGF（epidermal growth factor）
があります．これらの成長因子が活性化血小板から放出されるのは3〜5日ほどで，活性の持続期間も7〜10日ほどとされています．

止血機構

通常，生体内を流れている血液は凝固しませんが，出血して血液が血管外に流出すると，血小板の凝集が起こり（一次止血），血液凝固因子が活性化されてフィブリン網が形成されます（二次止血）．その後，フィブリン網は，線維素溶解系（線溶系）で分解されます．

血小板凝集（一次止血）

血小板凝集には，粘着，変形のみで血小板内顆粒の放出をともなわない可逆的な一次凝集と，顆粒の放出をともなう不可逆的な二次凝集とがあります．

①一次凝集　血管内皮細胞が障害を受け剥離すると，血管内皮細胞下組織のコラーゲンに，von Willbrand因子（以下，vWF）が結合します．なお，vWFは血管内皮細胞で合成されます．

血小板はvWFあるいはコラーゲンと直接結合し，血管内皮細胞下組織に粘着します．粘着した血小板は，形態的に円盤状から"とげをもった球状"に変形し，偽足を出します．これによりさらに血小板やフィブリンが絡まりやすくなります．

②二次凝集　粘着したことにより血小板はCa^{2+}の存在下に活性化され，血小板内顆粒（濃染顆粒とα顆粒）が放出されます．

（1）濃染顆粒　ADP, ATP, セロトニン, Ca^{2+}を含む．

(2) α顆粒　フィブリノゲン，vWF，凝固第V因子，血小板第4因子，PDGF，フィブロネクチンなどを含む．

血液凝固（二次止血）

血小板凝集で形成される血小板血栓は不安定ですが，この凝集した血小板にフィブリノゲン，血液凝固因子（V，VIII，XI，XIII）などが吸着されて絡みつき，血液凝固反応によりフィブリン網が形成されることで血小板血栓は補強されます．

血液凝固では，トロンビン（第II因子）によりフィブリノゲン（第I因子）からフィブリンモノマーとなり，Ca^{2+}の存在下でフィブリンポリマーとなり，さらに第VIII因子によりフィブリンポリマー間の架橋結合がなされ，メッシュ状の安定化フィブリンとなります．

この血液凝固機序には，内因性血液凝固と外因性血液凝固とがあります．

①内因性血液凝固　内因性血液凝固は，血管内皮細胞が傷ついて，血管内皮下コラーゲンに血液が触れると，血液中のハゲマン因子（第XII因子）が活性化することが契機となり，ドミノ倒し的に始まります．この内因系血液凝固には15〜20分と比較的長い時間が必要ですが，これは第XII因子の活性化から第IX因子の活性化までに時間を要するためです．

②外因性血液凝固　外因性血液凝固は，外傷などの際に損傷組織から組織因子（tissue factor，第III因子）が放出されることで始まります．放出された組織因子は第VII因子，さらに第IX因子や第X因子を活性化し，以後，内因性血液凝固と同様の反応が進行し，フィブリン網を形成します．外因系血液凝固は生理的な止血で，もっとも重要なはたらきをしています．

プロトロンビン（第II因子），第VII因子，第IX因子，第X因子の4因子は，肝臓で産生されますが，その際ビタミンKが必要なので「ビタミンK依存性凝固因子」とよばれます．ワルファリン（Warfarin）は，肝臓でのビタミンK依存性凝固因子の産生を抑制して血栓形成を予防する薬剤です．

フィブリン（fibrin）

フィブリンは，それ自体が骨伝導にかかわる架橋タンパクであり，フィブリンが重合してフィブリンポリマーによる網状構造を形成します．このフィブリン網が組織再生の足場となって細胞の接着・遊走・増殖や，細胞外マトリックスの産生に役立ち，また成長因子を捕捉し，徐放する効果があると考えられています．

しかし，フィブリン重合の仕方により生物学的性状が異なることが指摘されています．フィブリン糊のように高濃度のトロンビンにより急速に重合が起こった場合には，フィブリン網は密で硬く，細胞の遊走に適しません．一方，生理的トロンビン濃度によりゆっくりと重合が進んで形成されたフィブリン網のほうが細胞の遊走，成長因子の捕捉に適していると考えられています[2, 3]．

血小板濃厚液

血小板の機能を考えると，これを分離・濃縮して使用することにより，その機能の増強が期待できます．末梢血中の正常の血小板数は150,000〜350,000/μLで，骨や軟組織の治癒促進効果がみられるPRPの血小板濃度は1,000,000/μLといわれています[4, 5]．

実際には血小板のみを完全に分離して濃縮することは困難で，血漿のほか，白血球や赤血球の細胞成分が混入するのは避けられません．よって，血小板濃厚液の使用においては，良くも悪くもこれらの影響があることを考慮しておきます．

血小板濃厚液の利点として，①細胞増殖・遊走の促進，②血管新生の促進，③骨再生の促進，④形成骨の早期成熟と骨密度の上昇，⑤軟組織の治癒促進，⑥創部感染予防，⑦術後の炎症抑制，⑧止血効果，⑨組織接着や死腔充填，⑩操作性の向上，などが挙げられます．これらすべてが必ずしも科学的に証明されているわけではありません．

一方，血小板濃厚液の欠点として，①作成法によって血小板濃度が一定ではない，②作成には遠心器が必要，③ランニングコストがかかる，④作成に時間と手間を要する，⑤汚染や感染のリスク，などがあります．

血小板濃厚液の効果には，血小板濃度，用いる分画，ゲル化を含む血小板の活性化，などが影響すると考えら

れます.

なお,血小板濃厚液を使用する場合には一般的な血液検査を行い,貧血や血液疾患などのスクリーニングを行うべきです.

血小板濃厚液の種類(Table 1)

血小板濃厚液は,作製方法や含む分画などで分類されており,呼び名もいろいろです[6].

分画と凝固法

①**用いる分画による違い** 血液を低速で遠心分離すると,上より血漿,バッフィーコート(buffy coat)とよばれる白血球層,赤血球層の3層に分かれます.血小板は血漿底部からバッフィーコート部に存在します.血漿の上層80〜90%はplatelet-poor plasma(PPP)とよばれ,血小板が少なく,フィブリノゲンなどに富んでいます.血漿の下側10%ほどは血小板に富むplatelet-rich plasma(PRP)とよばれます.

PRP分画にこのバッフィーコート(白血球層)を含めるか否かによって,含める場合を一般にPRP(leukocyte- and platelet-rich plasma, L-PRP),含めない場合をpure PRP, plasma rich in growth factor(PRGF)[7]とよばれている場合があります.

通常,このPRPを得るのに2回遠心法を用います.まず,1回目の遠心で3層に分離し,血漿とバッフィーコートを吸引して赤血球層を除きます.これをさらに遠心することでPPPとPRPに分け,下部に存在するPRPを採取しますが,PPP層とPRP層とを明確に区別できるわけではありません.

②**凝固法による違い** 抗凝固剤を含まずに採血した場合,管壁に接触した血液は直ちに凝固し始めます.この凝固の間に遠心しながら血小板を濃縮し,フィブリン塊の中に血小板を取り込む方法と,抗凝固剤を添加して血小板濃縮にかかる操作時間を確保し,その間の血小板の凝集・活性化を防ぐ方法があります.前者の代表がPRF(platelet-rich fibrin)であり,後者がPRP(platelet-rich plasma)です.

抗凝固剤には,クエン酸かヘパリンを用います.クエン酸は,血液凝固に不可欠なカルシウムイオンと結合することにより抗凝固作用を示します.3.13%,3.2%,3.8%のものが用いられ,採血量の10%ほど加えます.ヘパリンは,アンチトロンビンⅢ(ATⅢ)の補因子としてはたらき,ATⅢがもつ抗トロンビン作用などを促進することにより強力な抗凝固作用を示します.抗凝固剤として検査に用いる場合は血液1 mLに対し0.01 mgから0.1 mgの微量で効果を示します.

PRF(platelet-rich fibrin)(Fig 1a〜e)

PRF(concentrated growth factor, CGFともよばれます)は抗凝固剤やゲル化剤など用いずに遠心分離した血液のみを使用するため,その手技は簡便です.しかし,本法

PRPの種類

Table1 多血小板血漿,PRP(platelet-rich plasma).

	PRF(=CGF)	PRGF	PRP
抗凝固剤	−	+	+
遠心回数	1回	2回	2回
PPP層	−	−	−
PRP層	+	+	+
buffy coat(白血球層)	+/−	−	+
血小板濃度	中	低	高
操作性	簡便	煩雑	煩雑

PRF

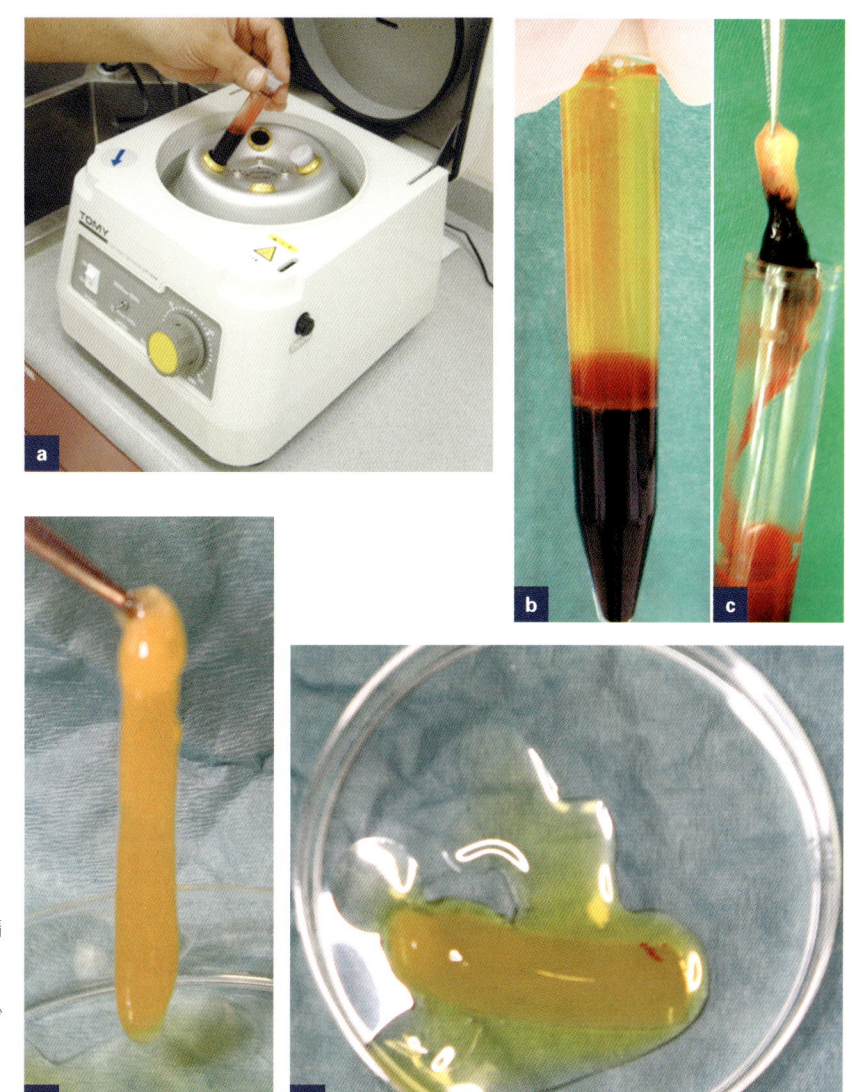

Fig 1a 遠心操作.「LT-015」(トミー精工)を使用.
Fig 1b 遠心が終了したところ.
Fig 1c 凝固したフィブリンゲルを取り上げたところ.
Fig 1d 赤血球部分を切り離したところ.
Fig 1e 作製された PRF.

の成否は採血と遠心分離への移行のスピードにかかっており,時間がかかってしまうと,フィブリンがチューブ内で拡散して重合するため,小さな血塊となり,目的のPRF塊は得られません.

　採血後速やかに遠心(400G×10分)し,終了後そのまま遠心管を立てて静置すると10分ほどでゲル化します.血小板はこのフィブリン線維網の中に閉じこめられています.このゲルを取り上げ,余分な赤血球部分を切り除きます.

10 mLの採血からは2〜3 mLのプラグ状のPRFが得られます.このまま抜歯窩や骨欠損部に充填したり,細片化して用います[8].コストは少ないです.

Pure PRP, PRGF(plasma rich in growth factor)

抗凝固剤を含む採血を行い遠心します.バッフィーコートを含めずに血漿分画を新しい遠心管へ移し,2回目の遠心を行います.PPP分画を吸引し,残りをPRGFとして凝固剤と加えてゲル化して使用します.

作成キットとして，Vivostat PRF®(Vivolution社)，PRGF-Endoret®(Biotechnology Institute社)があります．

PRP, L-PRP（Fig 2a, b）

抗凝固剤を含む採血を行い，遠心します．バッフィーコートおよび血漿分画(赤血球層2mmほどまで含めて)を吸引して新しい遠心管へ移し，2回目の遠心を行います．吸引の際は，ベベルのない針を用いるほうが吸引しやすいです．PRP作成での遠心分離の条件が定まっているわけではありません．一般に，1回目の遠心は150～280gで7～10分間，2回目の遠心は1,500～2,000gで10分間行われています．

PRP作成専用機器が市販されています(ハーベスト社製SMART PReP®，など)が，一般に作成にかかるコストは高いです．

骨再生効果に対する各血小板濃厚液製剤による相違は明確ではありません．作製にかかる時間や手間，コスト，血小板濃度や収量，性状などそれぞれの特徴を理解したうえで使用することが大切です．

アクチベーター(血小板の活性化)と濃縮液ゲル化

PRPをゲル化させることで，操作性を向上させるとともに，血小板を活性化し，成長因子の徐放効果を期待

アクチベーター

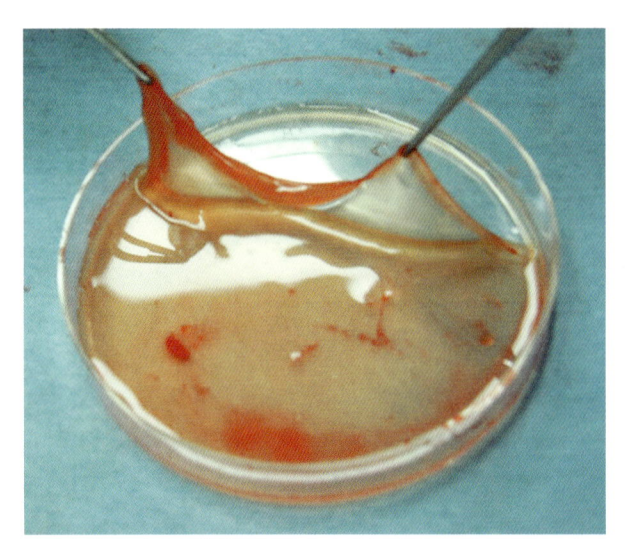

Fig 3 自己トロンビンアクチベーターによりゲル化したPPP．

PRP, L-PRP

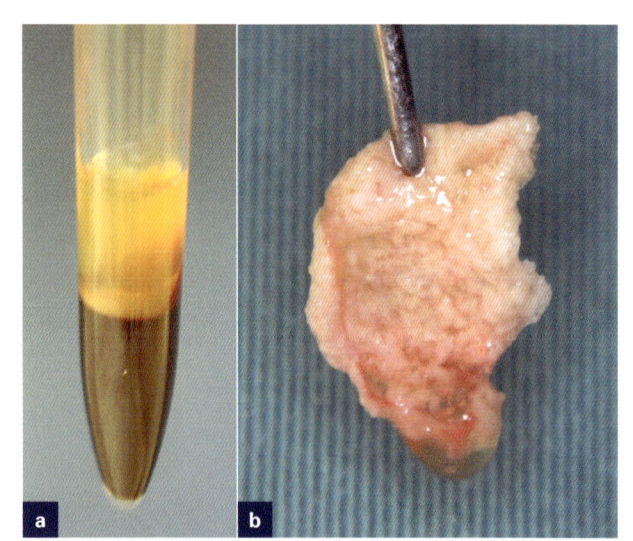

Fig 2a 1回目の遠心分離により血漿分画，バッフィーコート，赤血球分画の3層に分離される．
Fig 2b PRPと混和しゲル化させた骨細片．ゲル化により形体の保持が容易となる．

します．ゲル化にはトロンビン(血液の凝固にかかわる酵素)を用いますが，ウシ由来トロンビンは強力ですが，血液製剤として取り扱う必要があるため，自己トロンビンの調整のほうが安全です．

①**自己トロンビン（Fig 3）を含む血漿の分離** 抗凝固剤を含まない採血(4mLほど)を行い，10～30分ほど静置します．この間凝固系の活性化がおこり，プロトロンビンからトロンビンができます．この状態で遠心するとトロンビンを含む血漿が得られます．

②**血小板の活性化** 遠心して得られた血漿0.75mLに対して10% $CaCl_2$ 0.25mLを混和し，1mLシリンジにとり，アクチベーターの準備をします．筆者らは10% $CaCl_2$ に代わり8.5%グルコン酸カルシウム注射液「カルチコール注射液8.5%®」(日医工)を使用しています．PRP：アクチベーター＝10：1の割合で滴下して加えると，PRP中のフィブリノゲンは活性化され，PRP液のゲル化が起きます．

採血の実際——静脈血の採血

必要なもの

採血は，PRPなどを作成するうえでの基本手技であるので，習熟しておきます．以下のものを準備します．

- ディスポーザブル注射器（各種あるが，10～20 mLのものが使用しやすい）
- ディスポーザブル注射針（21～23G，血管のサイズに合わせて細さを選択するが，あまり細いと採血しにくい）
- ディスポーザブル翼状針（21～23G）
- 駆血帯
- 酒精綿
- 絆創膏（止血パッド）
- 採血台
- タオル
- シーツ（できれば防水）
- アルコール手指消毒剤
- ディスポーザブルグローブ
- 針などの廃棄用容器
- 滅菌スピッツ（遠心用チューブ）
- 真空採血キット（必要があれば）
- 三方活栓（必要があれば）

血管の選択（Fig 4）

血管は上腕の肘正中静脈，橈側皮静脈，尺側皮静脈，手背の側静脈などを用います．肘尺側は皮下出血斑や神経損傷のリスクがいわれており，できれば避けるほうがよいでしょうね．しかし，どの部位においても動脈への誤穿刺，神経損傷の可能性があることを念頭にしてください．

採血時の注意

- 患者に声掛けなどを行ってリラックスできるように対応します．緊張は採血の際に迷走神経反射をもたらし，気分不良，血圧低下，徐脈などを引き起こすおそれがあります．
- 採血の際に，しびれや異常な痛みを感じた場合には，すぐに知らせるように説明しておきます．

採血の実際——静脈血の採血

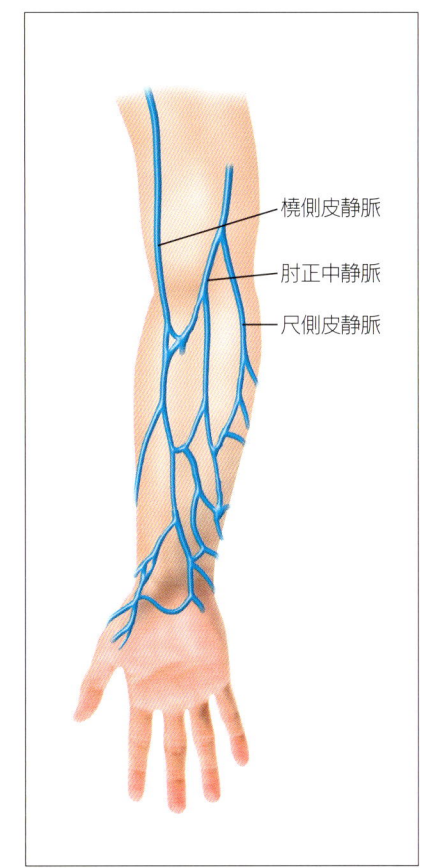

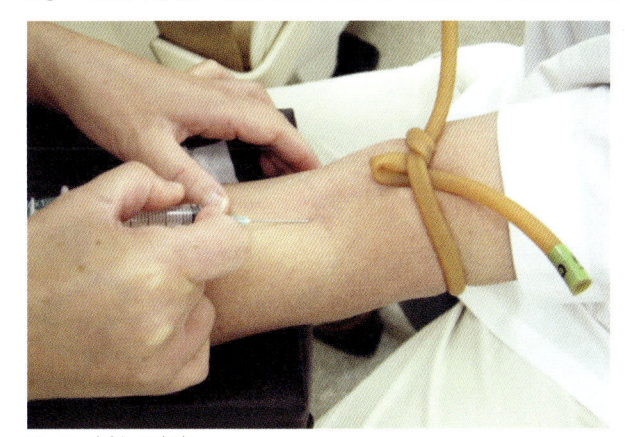

Fig 4 上腕の静脈．（橈側皮静脈／肘正中静脈／尺側皮静脈）

Fig 5 採血の実際．

- アルコールに皮膚が弱くないか確認しておきます．
- 駆血帯は1分以上巻いたままにしないように注意します．再度巻き直すときは2分ほど経過してから行います．
- 採血前には，手洗い，アルコール手指消毒を行い，グローブを着けます．

・採血台は安定したものを用います．
・漏れた血液などで汚染しないように，前もって採血する腕の下に防水シートなどを敷いておきます．
・抗凝固剤を使用する場合は，あらかじめ注射筒に抗凝固剤を引いてから採血します．

採血の実際（Fig 5）

①患者は座位で，採血者はその対面で，目標とする血管の正面になるように位置します．採血部位は心臓より低い位置となるようにします．
②採血する腕は，親指を中に手を握らせたり，丸めたタオルなどを握らせた状態で採血台の上にのせます．腕の安定が悪い場合には，下にタオルなどを敷くとよいでしょう．
③駆血帯を採血しようとする箇所よりも体幹よりに，やや絞り上げるようにまきつけ，静脈血をうっ滞させます．アームダウンしたり，手を開いたり閉じたりさせると血管が拡張し見やすくなります．拡張した静脈は指の腹で触ると弾性を示すので，指で軽く触りながら血管の走行を確認するとよいです．
④酒精綿で採血部位の皮膚を擦るように消毒します．
⑤片方の手で静脈を固定します．その際，採血部位の末梢側で皮膚を親指で軽く引っ張り，皮膚を緊張させるとよいです．
⑥もう一方の手で針を皮膚に刺しますが，目的とする血管刺入の位置より数mm手前を刺入点とし，針先はカット面を上にして15〜30度の刺入角度をつけて血管の走行に沿うように刺入します（Fig 5）．
⑥真皮を通過し，血管壁の抵抗が消え，血管内腔に針の先端が入ったら，採血器具への血液の逆流を確認します．針の血管内への刺入が不十分で浅すぎる位置の場合，少しの針のブレで血管を破って，血液が漏れてしまうため，血管内腔に針先が入ったら，そのまま血管内に沿って針を数mm進めるようにします．針穿刺後に，しびれや異常な痛みを訴えた場合には，すぐに抜針します．
⑦ゆっくりシリンジの内筒を引きながら採血します．強く引きすぎるとかえって採血が難しくなります．多めに採血するときは翼状針を使用するとよいでしょう．

⑧採血が終了したら，まず駆血帯を外し，酒精綿を軽くあてて抜針します．真空採血キットの場合，逆流を防ぐために採血管を抜いてから駆血帯をはずし，そして抜針します．針は針刺し事故防止のためリキャップしません．
⑨圧迫止血を数分間行い，止血パッドを貼り付けます．
⑩採取した血液は，速やかにつぎの処理へと移りますが，血液が汚染しないよう清潔操作で行います．血液をチューブなどに移す際に細い針で勢いよく行うと，血球が傷つき，溶血を起こしてしまいます．

採血時の注意

　肥満者の場合，皮下脂肪のため血管の走行がわかりにくいので，丁寧に触診し，血管の走行を確認して，ねらいを定めて刺入します．むやみに針を動かしてあちこち血管を探すようなことは避けて下さい．高齢者では，血管は皮下に透けて見えやすいんですが，蛇行していたり，血管が動いて逃げやすいため，手指でしっかりと皮膚を緊張させ，血管を固定して刺入します．また，血管壁も脆弱で破れやすいため，採血後に皮下出血斑をつくることがあります．

合併症

　血腫，皮下出血，疼痛などの他，神経損傷のリスクがあります（0.004％程度）[9]．

遠心分離

　遠心分離での回転数と遠心力の関係：

遠心力(g)＝11.18×回転数(rpm)×ローター半径(cm)

推薦図書
1. 糸瀬正通，山道信之，林佳明，水上哲也，牧角新蔵，河原三明・著．インプラントイマジネーション：さらなる適応症拡大への技．東京：クインテッセンス出版，2004．
2. Marx RE, Garg AK・著，香月武，林佳明，糸瀬辰昌・翻訳．多血小板血漿（PRP）の口腔への応用．東京：クインテッセンス出版，2006．

参考文献

1. Marx RE, Carlson ER, Eichstaedt RM, Schimmele SR, Strauss JE, Georgeff KR. Platelet-rich plasma : Growth factor enhancement for bone grafts. Oral Surg Oral Med Oral Pathol Oral Radiol Endod 1998 ; 85 (6) : 638-646.
2. Kawase T, Okuda K, Wolff LF, Yoshie H. Platelet-rich plasma-derived fibrin clot formation stimulates collagen synthesis in periodontal ligament and osteoblastic cells in vitro. J Periodontol 2003 ; 74 (6) : 858-864.
3. Mosesson MW. Fibrinogen and fibrin structure and functions. J Thromb Haemost 2005 ; 3 (8) : 1894-1904.
4. Marx RE. Platelet-rich plasma (PRP) : What is PRP and what is no PRP? Imp Dent 2001 ; 10 (4) : 225-228.
5. Marx RE. Platelet-rich plasma : Evidence to support its use. J Oral Maxillofac Surg 2004 ; 62 (4) : 489-496.
6. Dohan Ehrenfest DM, Rasmusson L, Albrektsson T. Classification of platelet concentrates: from pure platelet-rich plasma (P-PRP) to leukocyte- and platelet-rich fibrin (L-PRF). Trend Biotechnol 2009 ; 2783) : 158-167.
7. Anitua E. Plasma rich in growth factors : preliminaruy results of use in the preparation of future sites for implants. Int J Oral Maxillofac Implants 1999 ; 14(4) : 529-535.
8. Dohan DM, Choukroun J, Diss A, Dohan SL, Dohan AJ, Mouhyi J, Gogly B. Platelet-rich fibrin (PRF) : Part I-V. Oral Surg Oral Med Oral Pathol Oral Radiol Endod 2006 ; 101 : E37-60 (Part V : 299-303).
9. 木村正弘. 外来採血における採血事故. Medical Technology 2008 ; 36 : 538-539.

CHAPTER 4 | インプラント治療のための骨造成

4 抜歯後即時埋入インプラントと ソケットプリザベーション

臨床 抜歯窩とインプラント

SBO
①抜歯即時埋入インプラントの利点・欠点とは？
②抜歯即時埋入インプラントの適応症と注意点とは？
③ソケットプリザベーションは現在どのように理解されているか？

　抜歯と同時にインプラントを埋入する術式は古くから行われてきました．近年，審美性が要求される部位でのインプラント適応の機会も増え，審美的な観点や治療期間の短縮などの理由から，抜歯後即時埋入インプラントが頻繁に適応されています．即時埋入インプラントは当初，抜歯と同時にインプラントを埋入することにより歯槽堤の吸収を防ぐことが期待されましたが，現在ではその考えは否定されています．また1990年代には抜歯窩に適合する比較的大きなサイズのインプラントの適応が推奨されていました[1]が，残存骨壁の幅の確保の点から，現在では逆にレギュラーサイズのインプラントを用い，唇側骨壁との間にあえてスペースを空けるかたちの埋入がスタンダードになってきています[2]（**Fig 1**）．

　このCHAPTERでは，この10年近くの間に変化してきた抜歯後即時埋入インプラントと，ソケットプリザベーションについて，その理論的背景を踏まえたうえでの臨床での選択と応用法を整理してみます．

抜歯後即時埋入インプラントの利点・欠点

　先に述べたように抜歯後即時埋入インプラントが適応され始めた頃には，即時埋入インプラントにより抜歯部の歯槽堤が温存されるものと期待されていました．しかし，この考えは現在否定されており，症例や手法によりまちまちであるものの，抜歯後に歯槽堤の体積の減少を防ぐことはできないと考えられてきています[3,4]．Co-

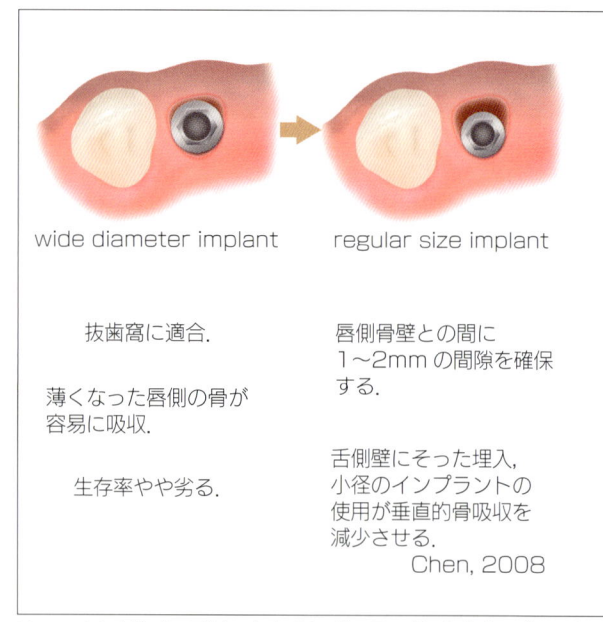

Fig 1 ワイドインプラントからレギュラーサイズインプラントへの移行を示した図．レギュラーサイズのインプラントを口蓋側に埋入するのがスタンダードとなっている．＊参考文献2より引用・改変

vaniらは，即時埋入でも遅延型埋入でも，術後に歯槽堤の幅の減少が認められることを確認しました[5]．唇側の骨壁の内側は，束状骨で，発生学的には歯小嚢由来で，歯根膜経由の血液供給により維持されています[6,7]．このため，抜歯によりここへの歯根膜経由の血液供給は断たれ，束状骨は吸収をまぬがれることができません．結果として，術後の口蓋側への水平的な骨の体積の減少を考慮したフィクスチャーのサイズの選択や，埋入ポジションの設定が重要となります．

　また審美的観点から，インプラント周囲の歯槽部の形

態の維持のために，非吸収性の骨移植材，あるいはゆるやかに吸収する移植材の填入がしばしば行われます[6,8～10]．抜歯後即時にインプラントを埋入，必要に応じて骨移植材を填入することで，トータルの治療期間の短縮や手術の回数，それにともなう外科的侵襲の機会を減じることができます．また，唇側の骨壁があると血液が保持される，あるいは骨移植材が填入される器となることができます．唇側の骨壁は，やがて吸収しますが，その間に血液や骨移植材を保持することから，短期に吸収する遮断膜のような役目となるのかもしれません．

また抜歯窩では，成熟骨へのインプラント埋入に比べてその自然治癒能力が期待されます[11]．

一方で，抜歯窩の内壁は通常硬い骨で，この硬い斜面はインプラント埋入のためのドリリングをしばしば困難にします．また，術後の骨吸収の量を予測することは難しいです．

一般的には軟組織の閉鎖は困難で，このため，付加的な減張切開や軟組織の移植がしばしば行われます．しかし，創の閉鎖の是非については現在のところ賛否両論があります．

以上をまとめ，現在考えられる抜歯後即時埋入インプラントの利点・欠点をTable 1 に示しました．

抜歯後即時埋入インプラントの適応と禁忌

抜歯後即時埋入インプラントの適応には，抜歯の原因と，抜歯時点での病態の把握が重要です．重度に進行した歯周炎により重篤な骨吸収をきたしたケースでは，通常抜歯後ただちにインプラントを埋入することはできません．抜歯後ただちにインプラントを適応できるケースは，進行したう蝕や，唇側の骨吸収をともなわない歯根破折などです．原則として，炎症が存在する抜歯窩ではインプラントの埋入は行わないとされてきましたが，現在では根尖性歯周炎の抜歯ケースで適切に軟組織の除去が行われた場合にはインプラントの予後成績が良好であることも報告されており[12]，単純に炎症巣の存在がイコール禁忌症とはならないと考えられています．

抜歯後即時にインプラントを適応する解剖学的条件

抜歯後即時埋入インプラント

Table 1 抜歯後即時埋入インプラントの利点，欠点．

利点	・治癒期間の短縮 ・手術回数や侵襲度の軽減 ・血液や骨補填材が保持できるスペースが存在する状況下で埋入できる ・抜歯窩の自然治癒能力が期待できる
欠点	・ドリリングならびに適切な位置，方向への埋入が難しい ・術後の変化を予測しにくい ・初期固定が得にくいケースが存在する ・審美領域では術後の収縮への対応が必要となる ・創の一次閉鎖が難しい

としては，まず初期固定を得るための骨壁が存在すること，あるいは初期固定のために抜歯窩より根尖方向に健全な骨が存在することが挙げられます．

また，唇側の骨壁が大きく失われているケースでは，抜歯後早期（後述 Table 4 の Chen, Buser の分類 type2）または待時（同，type3）による埋入が適当と考えられます．さらに，極度の歯根の湾曲や骨性癒着など非侵襲的な抜歯が不可能な場合も，即時埋入は困難です．

軟組織の条件としては thick flat type[13] が望ましく，thin scallop type のケースは適応禁忌ではありませんが，難症例です．また，歯肉にクレフト（V字・U字型の裂け目）が認められる場合は，即時埋入の適応とはなりません．

埋入時期による分類と，抜歯窩の分類

埋入時期による分類

抜歯からの期間により，さまざまな埋入の分類がなされてきました．Lang は，即時埋入（immediate）と，6～8週後に軟組織の治癒を待って埋入する遅延型即時埋入（delayed），6か月以上経過して軟組織・骨ともに治癒がなされた待時埋入（Late）の3ステージに分類しました[14]

埋入時期による分類

Table 2　Langによる抜歯後即時埋入インプラントの分類．＊参考文献14より引用

治療	埋入時期	治癒
Immediate	抜歯時	―
Delayed	抜歯後6〜10週	軟組織
Late	抜歯後6か月以上	軟組織＋抜歯窩

Table 4　ChenとBuserによる抜歯後即時埋入インプラントの分類．＊参考文献16より引用

分類	記述用語	抜歯後の期間
Type 1	即時埋入	0
Type 2	軟組織治癒をともなった早期埋入	4〜8週
Type 3	部分的な骨治癒をともなった早期埋入	12〜16週
Type 4	遅延埋入	6か月以上

Table 3　Pañarrochaによる抜歯後即時埋入インプラントの分類．＊参考文献15より引用

immediate implant	抜歯と同時に行うインプラント埋入
recent implant	抜歯から6〜8週後，軟組織の治癒を待って
delayed implant	骨欠損が大きいなど抜歯時での同時埋入が望ましくない場合で，骨移植・GBRなどを行い，6か月以上待つ
mature implant	抜歯から9か月以上待ち，骨が完全に成熟してから

（Table 2）．一方Pañarrochaは，6〜8週で軟組織の治癒を待って行う埋入をRecent，9か月以上経過して骨が完全に成熟して行う埋入をMatureとし，4ステージに分類しました[15]（Table 3）．現在ではType1からType4まで分類したBuser，Chenらの分類が汎用されています[16]（Table 4）．

抜歯窩の分類

一方，抜歯後即時埋入インプラントの適応では，抜歯時点での抜歯窩の状態が重要なファクターとなります．秋本は，唇側骨壁の状態により抜歯窩をType 1〜Type 3に分類しました[17]（Table 5）．船登らは，さらに軟組織のバイオタイプを加味してclass1〜4に分類しました[18]（Table 6）．Al-Hezaimiらは，頬側骨への血液供給が隣接歯間部の状況に影響を受けることから，隣接歯の欠損状態によってClass1〜Class3に分類しました[19]（Table 7）．また，即時埋入インプラントの審美的な難易度は，隣接する歯間部の骨頂の位置によることが大きいことから，Salamaは骨頂の位置により，Class1（Optimal），Class2（Guarded），class3（Poor）の3タイプに分類しました[20]（Table 8）．

抜歯窩の分類

Table 5　頬側骨壁の状態による分類．＊参考文献17より引用

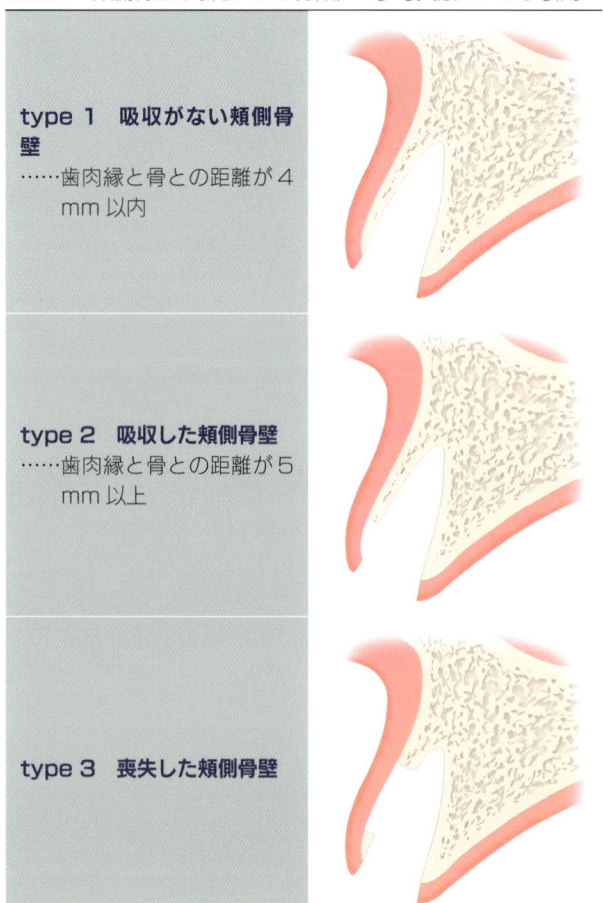

type 1　吸収がない頬側骨壁 ……歯肉縁と骨との距離が4mm以内	
type 2　吸収した頬側骨壁 ……歯肉縁と骨との距離が5mm以上	
type 3　喪失した頬側骨壁	

4 抜歯後即時埋入インプラントとソケットプリザベーション

Table 6　Funato, Salama M, Ishikawa らによる頬側骨壁の状態と軟組織のバイオタイプによる抜歯即時埋入の分類．＊参考文献 18 より引用

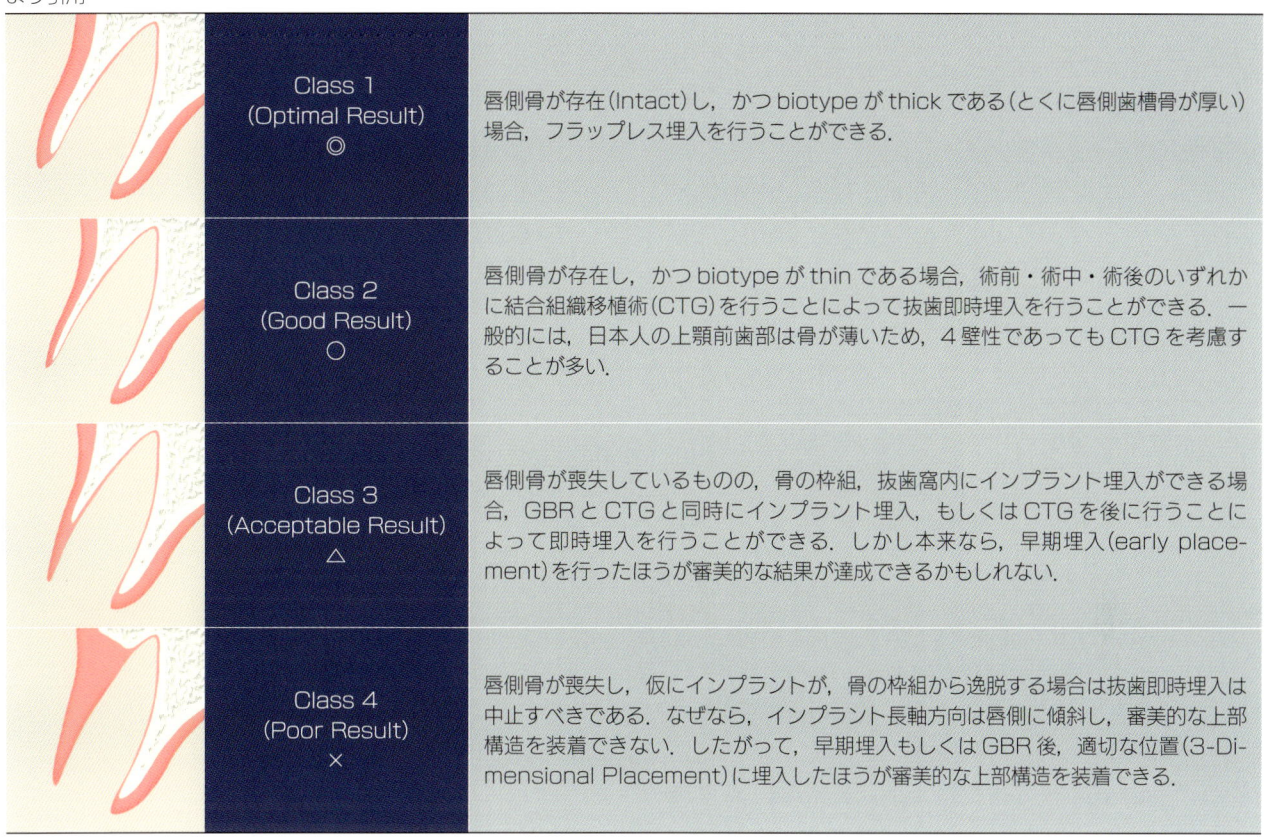

	Class 1 (Optimal Result) ◎	唇側骨が存在(Intact)し，かつ biotype が thick である(とくに唇側歯槽骨が厚い)場合，フラップレス埋入を行うことができる．
	Class 2 (Good Result) ○	唇側骨が存在し，かつ biotype が thin である場合，術前・術中・術後のいずれかに結合組織移植術(CTG)を行うことによって抜歯即時埋入を行うことができる．一般的には，日本人の上顎前歯部は骨が薄いため，4壁性であってもCTGを考慮することが多い．
	Class 3 (Acceptable Result) △	唇側骨が喪失しているものの，骨の枠組，抜歯窩内にインプラント埋入ができる場合，GBRとCTGと同時にインプラント埋入，もしくはCTGを後に行うことによって即時埋入を行うことができる．しかし本来なら，早期埋入(early placement)を行ったほうが審美的な結果が達成できるかもしれない．
	Class 4 (Poor Result) ×	唇側骨が喪失し，仮にインプラントが，骨の枠組から逸脱する場合は抜歯即時埋入は中止すべきである．なぜなら，インプラント長軸方向は唇側に傾斜し，審美的な上部構造を装着できない．したがって，早期埋入もしくはGBR後，適切な位置(3-Dimensional Placement)に埋入したほうが審美的な上部構造を装着できる．

Table 7　隣接歯の欠損による分類．頬側骨への血液供給は，歯槽骨の内側，歯根膜，隣接歯間部の骨，覆っている歯肉・粘膜からの骨膜上血管による．頬側骨は束状骨のみで構成されているわけではなく，隣接歯間部の骨から相当量の血液供給を受ける．＊参考文献 19 より引用・改変

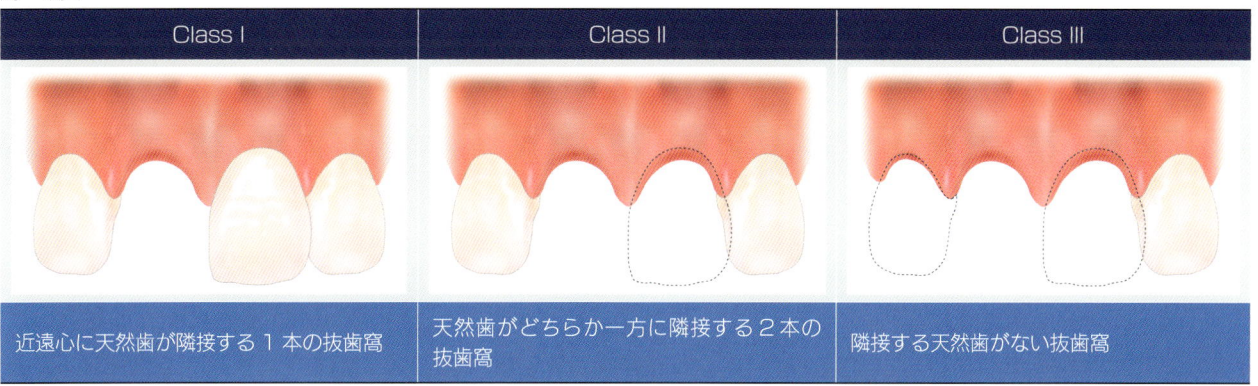

Class I	Class II	Class III
近遠心に天然歯が隣接する1本の抜歯窩	天然歯がどちらか一方に隣接する2本の抜歯窩	隣接する天然歯がない抜歯窩

Table 8　隣接歯間部の骨頂による分類．＊参考文献 20 より引用・改変

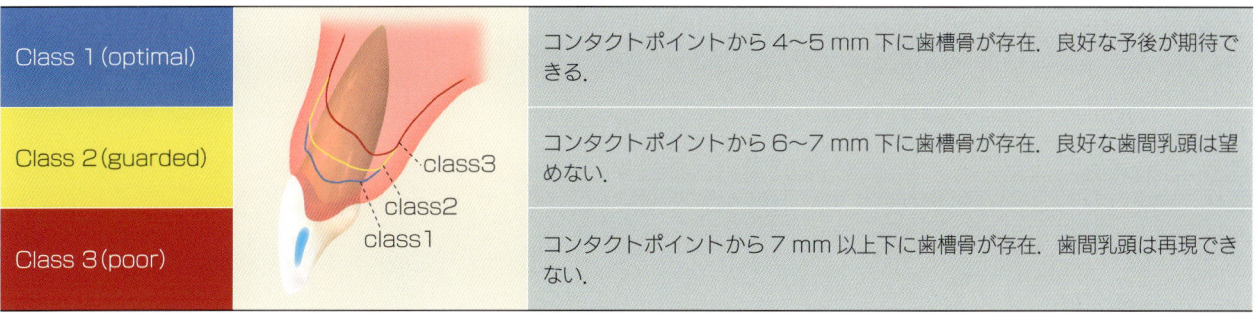

Class 1 (optimal)		コンタクトポイントから4～5 mm下に歯槽骨が存在．良好な予後が期待できる．
Class 2 (guarded)		コンタクトポイントから6～7 mm下に歯槽骨が存在．良好な歯間乳頭は望めない．
Class 3 (poor)		コンタクトポイントから7 mm以上下に歯槽骨が存在．歯間乳頭は再現できない．

| CHAPTER 4 | インプラント治療のための骨造成

抜歯後即時埋入インプラントの臨床応用の要点

CBCTによる術前診査

現在，インプラント治療，とりわけ前歯部即時埋入インプラントで術前のコーンビームCT（以下，CBCT）における診査は必須のものとなっています．抜歯後即時埋入インプラントがとくに頻用される領域は上顎前歯部です．ここでは，上顎における前歯部の骨形態やサイズ，歯軸の傾斜角度などの日本人の解剖学的な平均値が参照されます[21,22]．近年ではCBCTの発達により，これを用いた前歯部の計測による平均値も報告されています．これらの平均値は一般的な指標として参照できますが，

CBCTにより観察される歯と歯槽突起のさまざまなバリエーション

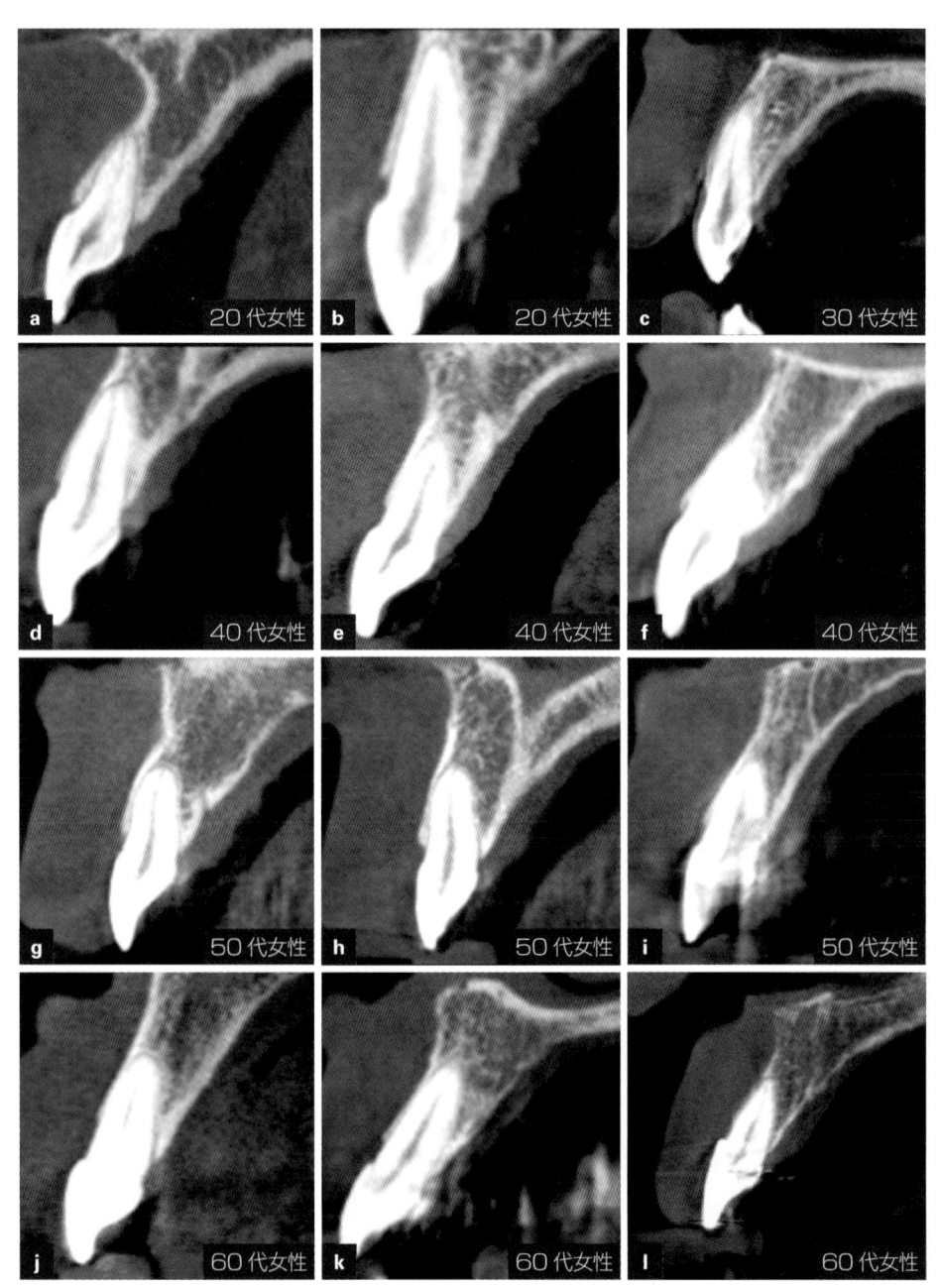

Fig 2a〜l　コーンビームCT（以下，CBCT）で観察された上顎中切歯のcross section像．歯槽骨と歯の位置関係は個体差が大きく，非常にバラツキが大きいことがわかる．

各患者によりバリエーションがあることに留意しなければなりません（**Fig 2, 3**）．CBCT で歯列直交断像（cross section 像）で観察すると，歯や歯槽突起のサイズ・角度は非常にバリエーションがあります．これに最終補綴物形態を考慮して，埋入位置や深度を決定することが重要です．

ドリリングとインプラント埋入

抜歯窩でのドリリングの難しさが，抜歯後即時埋入インプラントを難易度の高い治療にしています．抜歯窩は硬い骨質で囲まれているため，スチールのバーで切削するとバーがはじかれる危険性があります．このため，通常はダイヤモンドバーやラウンドバーで起始点を形成します．起始点の位置は根尖より 3 分の 1 程度の深さで，口蓋寄りに行われることが一般的なルールとして広く受け入れられています（**Fig 4**）．しかし，歯槽突起と歯根の

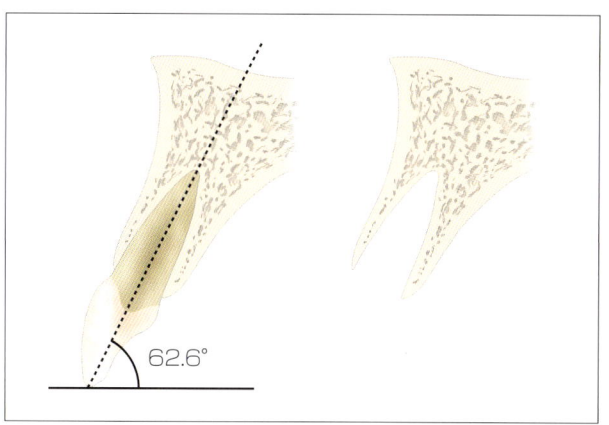

Fig 3 上條による上顎中切歯と歯槽骨の歯槽突起の平均的な形態を示した図．＊参考文献 22 より引用・改変

位置や角度には大きな個体差があり，各々のケースで最終的にイメージされた補綴物に適合するような位置とします．また，前歯部では角度がつきすぎないように注意します．一方で，過度の口蓋側よりの埋入も舌房を侵害し，発音や咬合で不利となることもしばしばあるため，

ドリリングとインプラント埋入

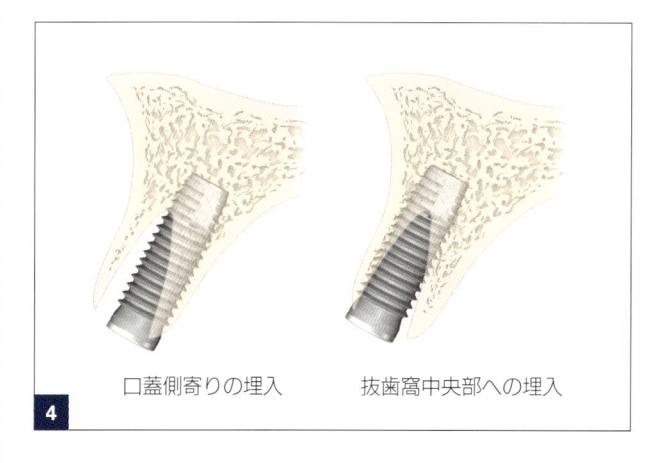

Table 9 天然歯とインプラントの生物学的幅径．＊参考文献 23 より引用・改変

	天然歯		インプラント
	Gargiulo et al.(1961)	Vacek et al.(1994)	Cochran (1997)
歯肉溝 (mm)	0.69	1.34	0.16
上皮付着 (mm)	0.97	1.14	1.88
結合組織付着 (mm)	1.07	0.77	1.05
生物学的幅径 (mm)	2.04	1.91	3.08

4 口蓋側寄りの埋入　　抜歯窩中央部への埋入

Fig 4 平均的で典型的な上顎中切歯の抜歯窩への 2 通りのインプラント埋入を示した図．
Fig 5 生物学的幅径の確保を考慮した埋入．口腔内では歯周プローブを物差しとして使用すると簡便である．

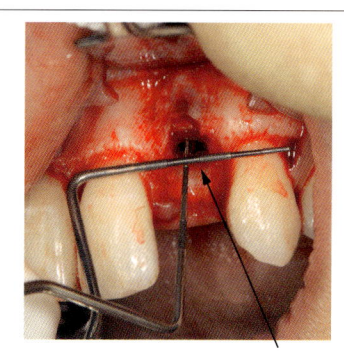

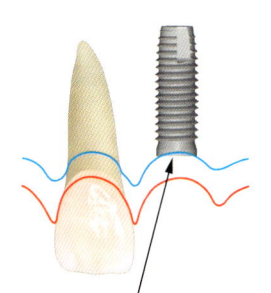

5 最終的な歯頸ラインより 3～4mm 根尖側寄りにプラットフォーム

209

注意します．

インプラント植立深度をどの位置に設定するのかも考慮項目の1つです．現在インプラント周囲にも生物学的幅径が存在することも知られており，生物学的幅径3mmに，各々のインプラントシステムの形態，術後の歯肉ラインなども加味して埋入深度を決定します[23]（**Table 9, Fig 5**）．

骨移植と，軟組織の閉鎖

①骨移植 抜歯後即時埋入インプラントで，インプラントのプラットホームと唇側骨壁との間隙，すなわちjumping distanceの距離は重要です．Buserは，インプラントを口蓋側寄りに埋入し，唇側骨との間に1〜2mmのスペースを確保することを推奨しています[2]．一般的に2mmを越えるスペースで軟組織の介在が懸念されています．臨床では2mmを越えるjumping distanceにおいて骨移植を行います．しかし近年，Tarnowは，フラップを剥離・翻転しない条件下で，抜歯窩の自然治癒能力により再生された骨で4mmを越えるスペースが埋められたことを報告しています．また，審美領域では，唇側の骨壁の外側の術後の骨吸収による歯肉退縮を防ぎ，歯槽堤の形態の維持の目的で，骨移植がしばしば行われます[8]（**Fig 6a〜i**）．

Brugnamiらは，フラップレスの欠点を補うため，唇側骨壁の外側に骨移植材「Bio-Oss」を填入するBPP（buccal plate preservation）テクニックを推奨しています[24]．BPPテクニックにより，抜歯後即時埋入インプラントの術後の軟組織の外観の維持あるいは増大に貢献することが報告されています．

②軟組織の閉鎖 一方，抜歯窩の骨の再生の観点から軟組織による創の閉鎖が重用視されてきました（**Fig 7a〜g**）．

骨再生のための周囲環境として，transitional type（一部交通した状況下での骨再生）とsubmerged type（閉鎖環境下での骨再生）が比較されますが，閉鎖的な環境であるsubmerged typeはtransitional typeより有利とされています．とくに，メンブレンを用いた骨造成では，粘膜骨膜弁の一次閉鎖は重要なkey factorの1つとされています．このため，唇側骨壁の重度の吸収によりGBR法が適応されるケースでは，抜歯後，軟組織の治癒を待って骨造成が行われます．一方で抜歯窩には，抜歯による自然治癒能力が発揮されることや，粘膜骨膜弁の剥離・翻転による血流の遮断とそれにともなう骨吸収のデメリットも指摘されます．このため，抜歯窩をあえて完全閉鎖せずにコラーゲンシートなどで被覆し，オベイトポンティックを設置して密封することで，軟組織の形態を保持する手法も有効です．抜歯窩の唇側骨の軽度の裂開には骨補填材と吸収性メンブレンが適応されます．このとき，術後の感染の点から軟組織の閉鎖が望まれますが，骨吸収の程度と審美性の観点から，オベイトタイプのポンティックの設置，あるいは軟組織の移植による機械的な閉鎖もしばしば行います．

また一方で，抜歯窩の剥離ならびに閉鎖は必要ないとする論文もでてきました．Tarnowは，抜歯窩の治癒能力により骨の再生が得られる[25]，としています．軟組織の閉鎖の是非については今後の検証が望まれます．

いずれにせよ現時点では，2mmを越えるジャンピングディスタンスには骨移植することが無難と思われます．

経年的な歯肉退縮に対する配慮

とくに審美領域では，経年変化としての歯肉退縮は重大な課題です．また，早期の骨吸収による歯頸部のフィクスチャー表面の露出は，以後のインプラント周囲炎発症のリスク因子となることも懸念されています．

①結合組織移植 審美領域では歯肉の概形を適切な形態にすることを目的として，結合組織移植が好んで用いられています．結合組織移植によりインプラント治療部位のバイオタイプが改善されます．また結合組織移植は，術後の歯肉の寸法変化が少ないことも報告されています．Grunderは，結合組織移植を併用することで唇側歯肉のボリュームが維持されることを報告しました[26]．

②インプラントの位置・傾斜 一方で，インプラント周囲の骨吸収による外形の変化やフィクスチャー表面の露出を防ぐためのさまざまな配慮も行われています．第一に，インプラント埋入における適切な位置・傾斜が挙げられます．近年，前歯部インプラントでは，インプラントを口蓋側に埋入することが推奨されています．このこ

4 抜歯後即時埋入インプラントとソケットプリザベーション

骨移植──上顎側切歯に抜歯即自埋入インプラントを適応したケース

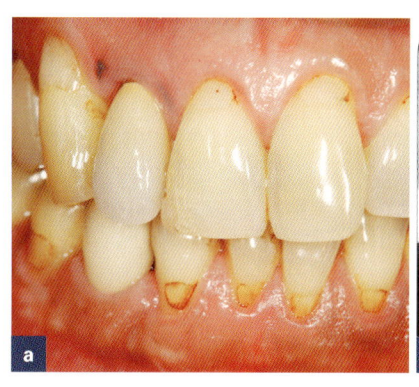

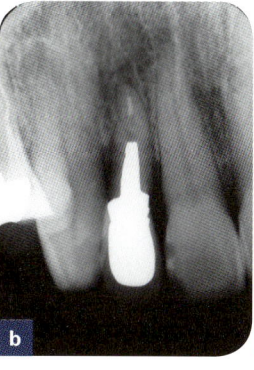

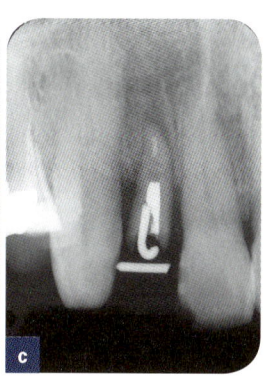

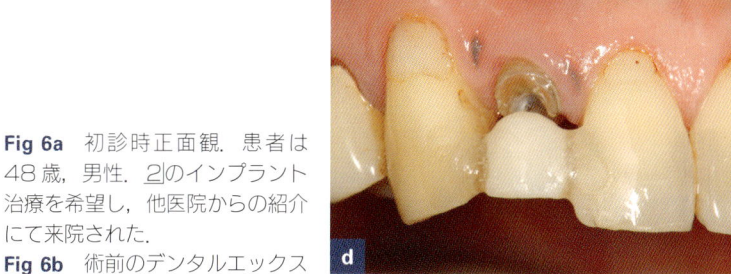

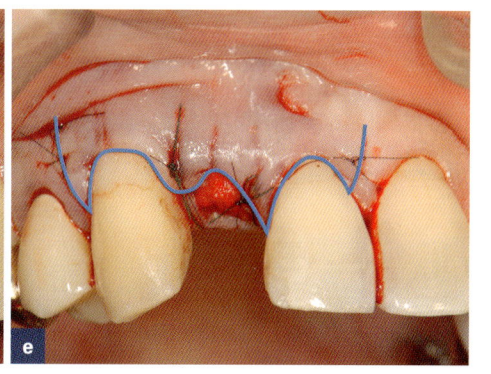

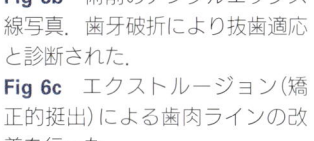

Fig 6a 初診時正面観．患者は48歳，男性．2|のインプラント治療を希望し，他医院からの紹介にて来院された．
Fig 6b 術前のデンタルエックス線写真．歯牙破折により抜歯適応と診断された．
Fig 6c エクストルージョン（矯正的挺出）による歯肉ラインの改善を行った．
Fig 6d インプラント手術日の口腔内写真．2|の歯肉ラインは，エクストルージョンにより歯冠側に引き上げられた．
Fig 6e 抜歯後即時埋入．唇側骨とのジャンピングディスタンスへの骨造成．唇側骨外側への骨移植を行い，コラーゲンシートを填入し縫合した．水色の線は切開ラインを示す．
Fig 6f 術前のCBCTによる所見．薄い唇側骨が確認された．
Fig 6g 即時埋入後のCBCT．過度に唇側に傾斜しないように注意した．
Fig 6h 術後の口腔内写真．自然感のあるインプラント補綴が達成された．
Fig 6i 術後のデンタルエックス線写真．

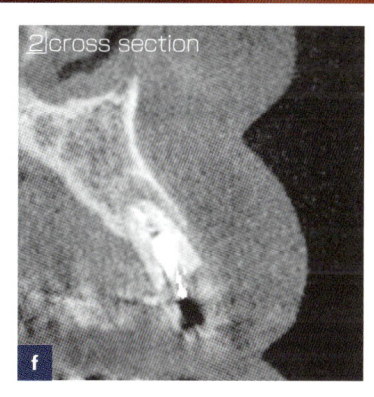

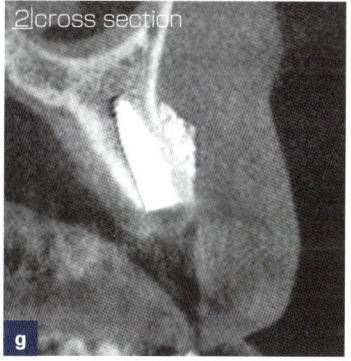

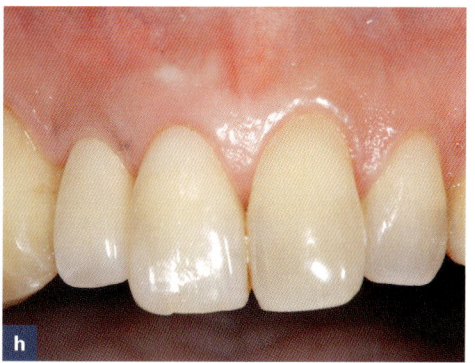

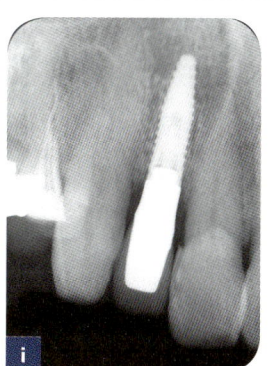

211

| CHAPTER 4 | インプラント治療のための骨造成

軟組織の閉鎖──上顎中切歯に抜歯後即時埋入インプラントを行ったケース

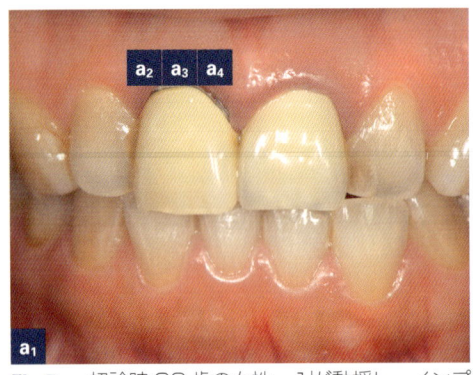

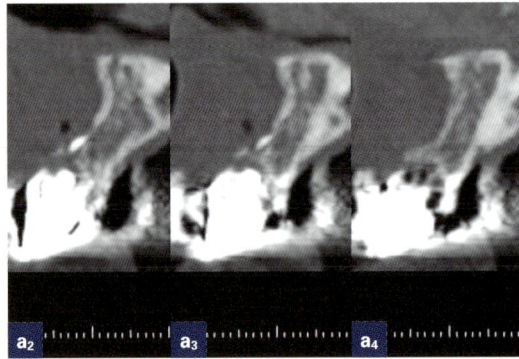

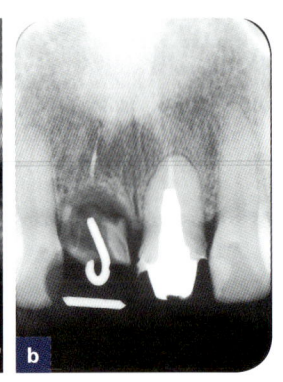

Fig 7a 初診時 36 歳の女性．1┃が動揺し，インプラント治療を希望され来院．1┃は突出感もある．
Fig 7b 術前のデンタルエックス線写真．歯根はほとんど吸収していた．歯肉ラインの改善のため，エクストルージョンを行っている．

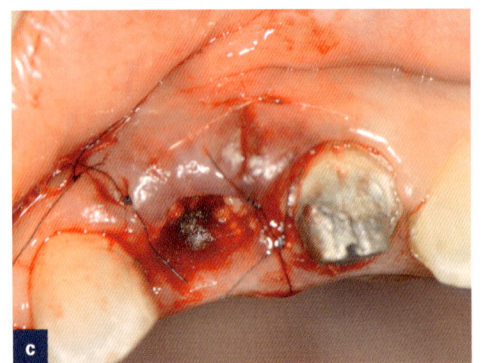

Fig 7c 唇側骨の確認のため，必要最小限のフラップを剥離・翻転した．埋入後唇側骨とフィクスチャーとの間隙にβ-TCP を，唇側骨外側にハイドロキシアパタイトを填入した． 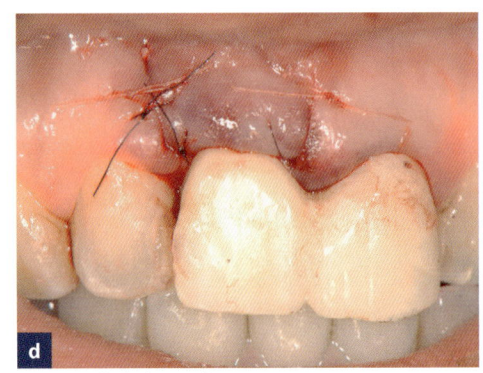
Fig 7d 縫合時の写真． 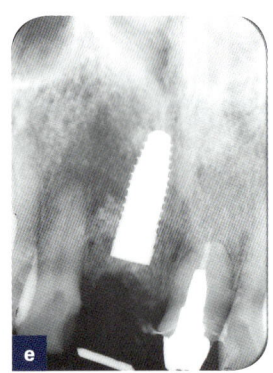
Fig 7e 埋入後のデンタルエックス線写真

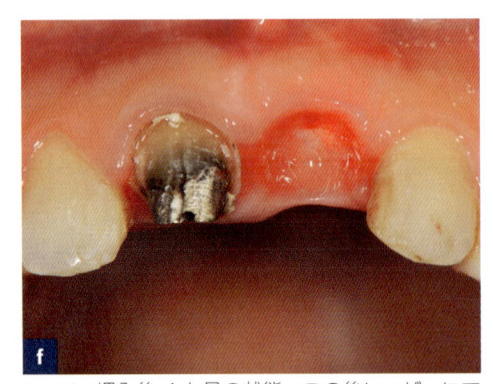

Fig 7f 埋入後 4 か月の状態．この後レーザーにてパンチアウトし，サージカルインデックスにより予め用意していたプロビジョナルレストレーションを装着した．
Fig 7g 術後の状態．歯肉ラインも揃い，審美的な修復を行うことができた． 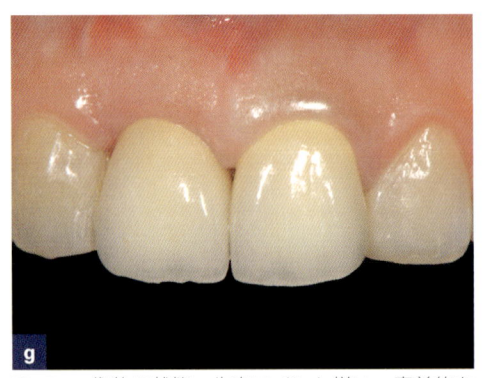
Fig 7h 埋入から 4 年 4 か月，最終補綴装置装着から 3 年 8 か月後のデンタルエックス線写真．インプラント周囲の骨の状態も良好である．

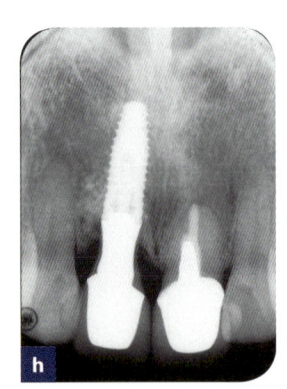

4 抜歯後即時埋入インプラントとソケットプリザベーション

とは抜歯後の唇側の骨吸収を考慮して行われます．また，口蓋側の硬い皮質骨を積極的な固定の手助けとします．また同時に，インプラント埋入が唇側に傾斜することを極力防ぐことで，長い歯冠や術後の歯肉退縮を未然に防ぐことも重要です．一方で，過度な口蓋側埋入による発音障害などの不快症状や，唇側へのいきすぎた豊隆による清掃不良には注意しなければなりません．また，単に口蓋側へ埋入すればよいというわけではなく，上下顎の対合関係をみて埋入位置を調節することも大切です．

③**骨移植** 抜歯後の唇側の骨吸収，インプラント治療後の経年的な骨形態の変化を防ぐために，唇側骨の外側にしばしば骨移植が行われます．このとき用いられる骨移植材はゆるやかに吸収する，あるいは吸収しない骨移植材が望ましいと考えられます．これにより審美的な歯肉の外形が保たれます．

また，Brugnami らは，フラップレスによって抜歯後即時埋入されたインプラントが術後に経年的に歯肉退縮していくのを防ぐ手法として，先述の BPP テクニックを考案しました[24]．これは唇側のみにエンベロップを形成し，唇側骨の外側に緩やかに吸収する Bio-Oss を填入するテクニックです．

現在，埋入にともなう骨移植の是非についてはケースバイケースであり明確な指針は示されていません．臨床的には，埋入ポジションにより経年変化を防ぐ方法と，骨移植や結合組織移植により防ぐ方法がそれぞれ主張されています．これらの主張は抜歯時の条件により異なります．

> **summary**
> 抜歯後即時埋入インプラントは，治療期間の短縮や手術回数の減少などのメリットがある反面，術者の技量や症例の選択により大きく結果が左右されるアドバンスな治療です．したがって，その適応には十分な注意を払わなければなりません．抜歯後即時埋入インプラントの選択・適応は，個々の症例でリスク因子が正しく評価されなければなりません．そのうえで部位やインプラントシステムに応じた独自の注意事項を遵守する必要があります．現在の流れとして，術式の簡素化，低侵襲，治療期間の短縮がより望まれる傾向にあります．しかし，低侵襲を意図したインプラント治療が長期的には審美性を損なうリスクとなりうることを認識することも重要です．

ソケットプリザベーション ——早期インプラント埋入と GBR

抜歯後は，ただちに歯槽突起の骨吸収が開始します．この骨吸収は抜歯後およそ1年の間に急速に起こります（CHAPTER 2 ⑥ 参照）．このことから，抜歯後ただちにインプラントを埋入する，あるいは抜歯部位の歯槽突起の形態を温存する手法，すなわちソケットプリザベーションが発達してきました．抜歯窩の形態を温存する試みは，まずブリッジのポンティック適応部位で行われました．

ソケットプリザベーションの歴史

Sclar は，ポンティック予定部位の歯槽堤の形態を温存し，歯肉ラインと調和し，歯肉から自然に立ち上がる

ソケットプリザベーションは有効か？——早期埋入と GBR を組み合わせて行った症例

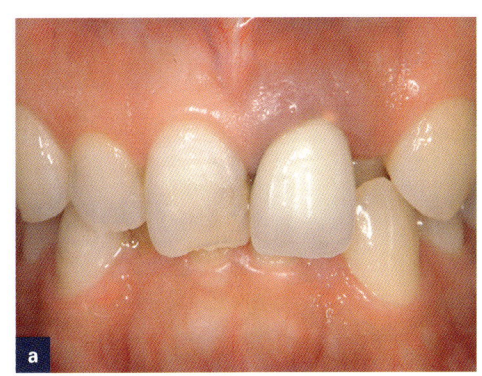

Fig 8a 初診時．患者は36歳の女性．|1は何度も脱離を繰り返してきた．

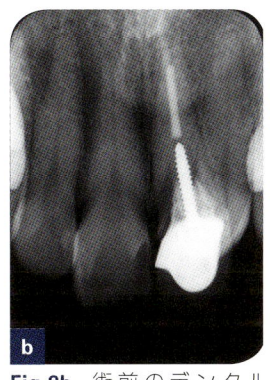

Fig 8b 術前のデンタルエックス線写真．歯根破折とう蝕も認める．

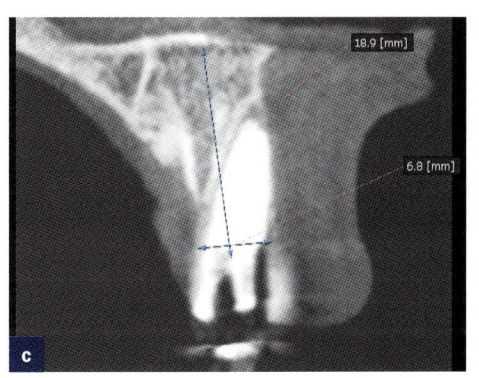

Fig 8c CBCT による診査．歯根は唇側骨壁の外側にあるため，インプラントの抜歯即時埋入は不可能と判断した．

| CHAPTER 4 | インプラント治療のための骨造成 |

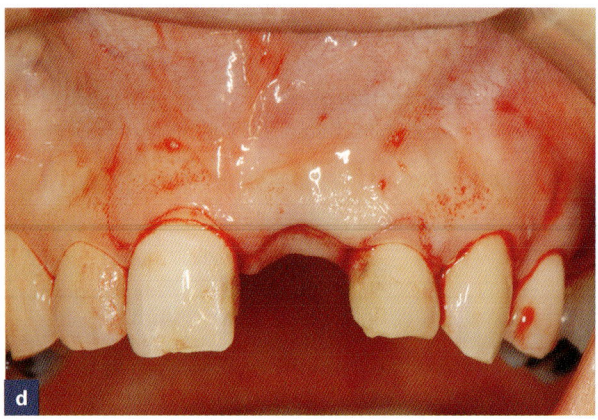

Fig 8d 矯正治療後に抜歯を行った．写真は抜歯後1か月．インプラント埋入のため切開を行ったところ．

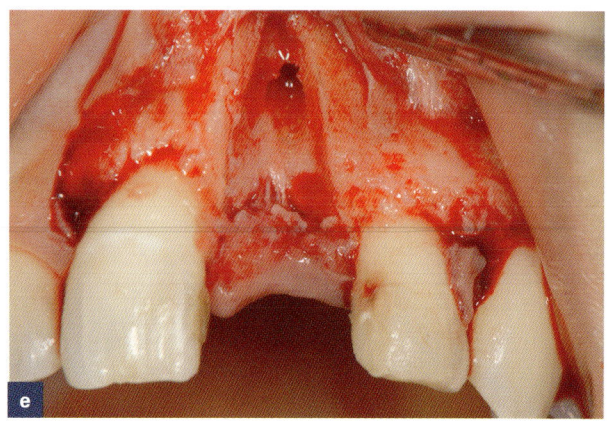

Fig 8e 粘膜骨膜弁を剥離翻転したところ．唇側骨は完全に喪失している．

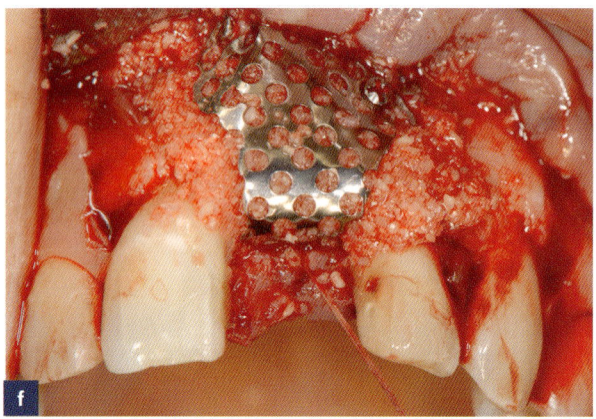

Fig 8f チタンメッシュを用いて骨造成を行った．

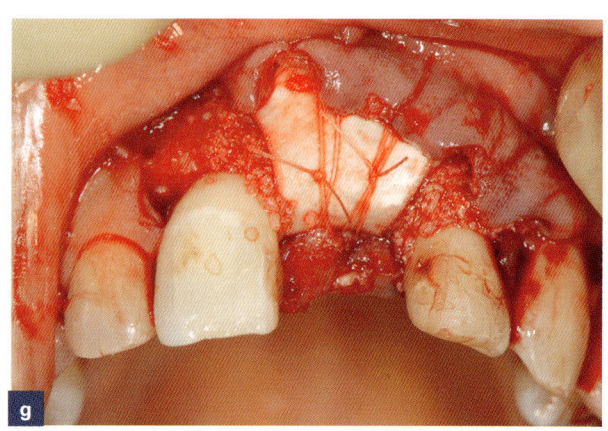

Fig 8g チタンメッシュの上に吸収性メンブレンを設置し，骨膜縫合にて固定を行った．

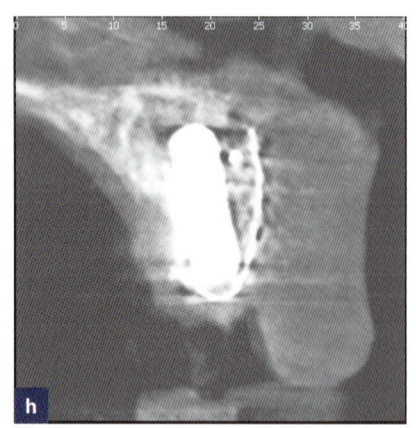

Fig 8h インプラント埋入後のCBCT像．適切な角度で埋入された．唇側骨の厚みが確保された．

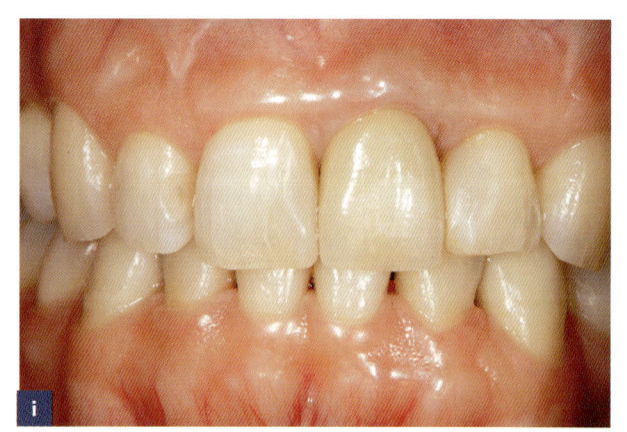

Fig 8i インプラント埋入後2年の正面観．ある程度の審美性が得られた．

4 抜歯後即時埋入インプラントとソケットプリザベーション

上顎小臼歯にソケットプリザベーションを行った症例

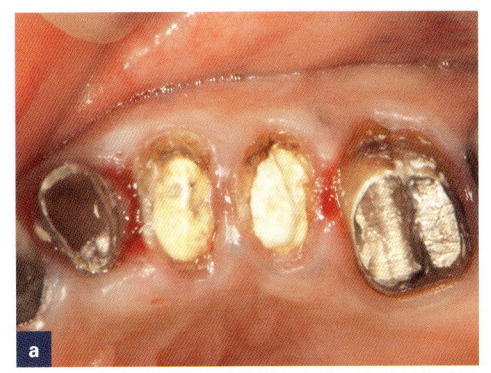

Fig 9a 患者は初診時45歳の女性．4̲5̲は抜歯適応と判断された．

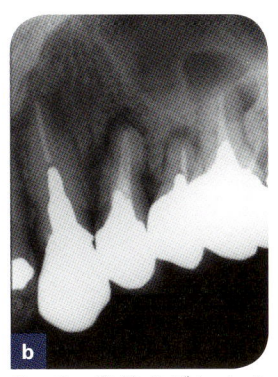

Fig 9b 術前のデンタルエックス線写真．

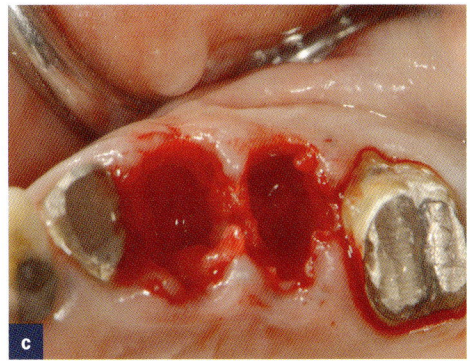

Fig 9c 抜歯直後の状態．抜歯窩はほぼ4壁に近い状態であった．

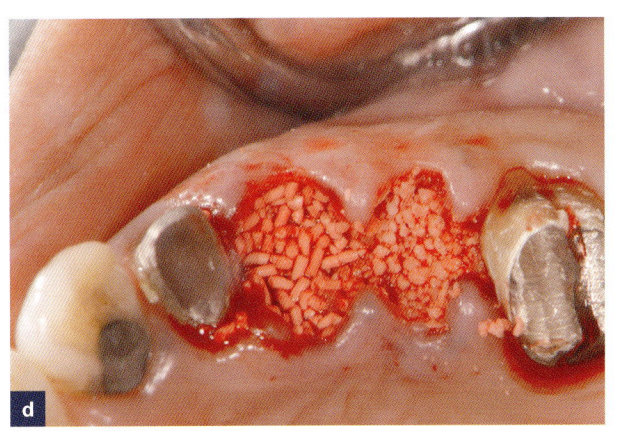

Fig 9d 抜歯窩にβ-TCPを填入した．

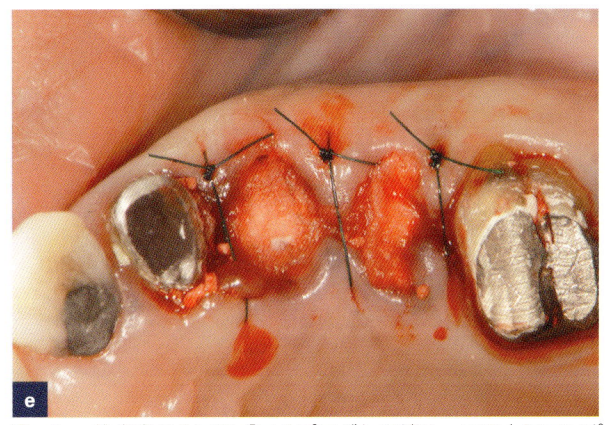

Fig 9e 抜歯窩の入口に「テルプラグ」を填入．この上にテンポラリーのポンティックを圧接した．

審美的なポンティックを作成するためのBio-Colテクニックを提唱しました[27]．Bio-Colテクニックでは，適切に掻爬された抜歯窩に非吸収性のハイドロキシアパタイトを填入することで，術後の吸収を抑え，審美的なオベイトタイプのポンティックが付与されます．

GBRも当初は抜歯部位で行われ，抜歯と同時にメンブレンを用いて骨の増大が試みられました[28]．しかし，歯肉弁の閉鎖の観点から抜歯と同時にGBRを行うことは，徐々に行われなくなりました．軽度の骨の裂開に対して吸収性のメンブレンや，非吸収性でバイオフィルムの付着しにくい緻密なd-PTFEメンブレンが，ソケットプリザベーションでの骨再生のために使用されます[27]．しかしながら，これらの概念はどちらかといえば抜歯と同時のGBRと同じであるといえます．

インプラントへ有効か？

ソケットプリザベーションを行うことで，顎堤の吸収を抑制させることができ[29〜33]，骨造成の程度を軽減させることができます．結果として外科処置の最小化を図ることができます．また，インプラント植立時の埋入位置，方向のエラーを極力防ぐことができます．しかし，ソケットプリザベーションによる骨の再生は，量の観点からも質の観点からも不十分であることを認識しなければなりません．

また，一方で当初，ソケットプリザベーションは治療期間の短縮に結びつくものと期待されましたが，現在ではこの考えは否定されています．現在，抜歯窩における骨移植材の使用は，骨再生の阻害因子となると考えられています[34]．臨床では抜歯窩の空隙に骨移植材をしばしば填入します．このとき填入される移植材は，早期に吸

基礎から臨床がわかる 再生歯科 215

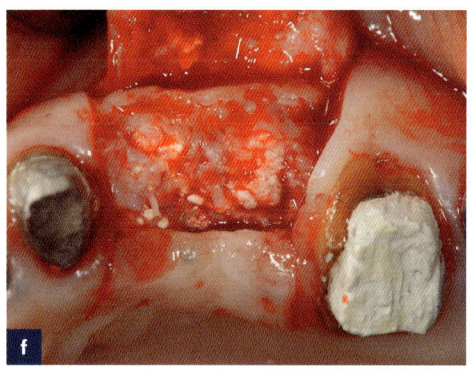

| CHAPTER 4 | インプラント治療のための骨造成

Fig 9f 抜歯より1年後．インプラントの埋入時の状態．歯槽骨の吸収は最小限に抑えられた．

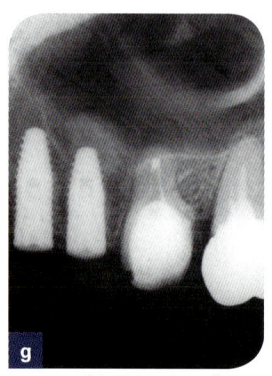

Fig 9g |4 5にインプラントを埋入後のデンタルエックス線写真．|5はソケットリフトを行った．

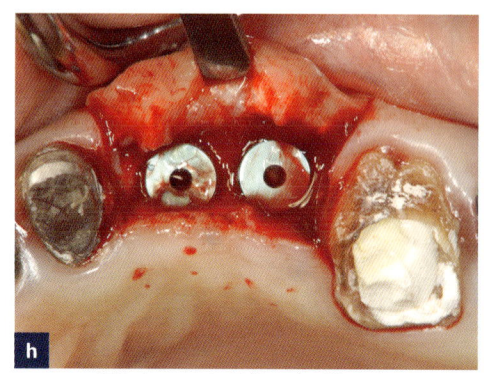

Fig 9h 埋入から4か月後二次手術を行った．頬側歯肉のボリュームを上げるために口蓋側よりに切開を行った．

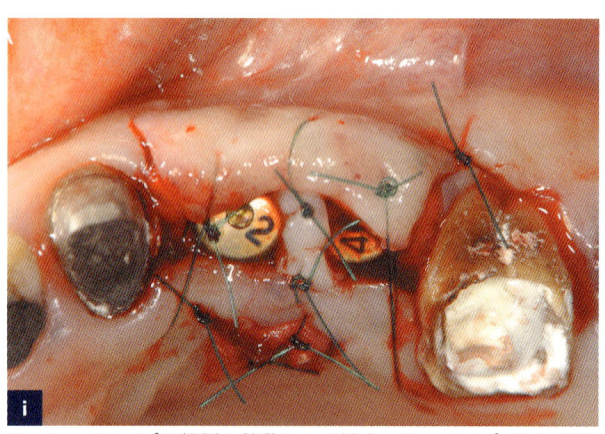

Fig 9i フラップを頬側に移動させて縫合した．インプラント間には遊離歯肉移植を行った．

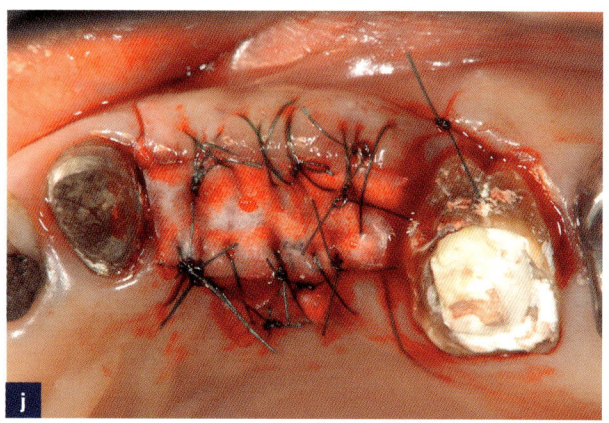

Fig 9j 創部を「テルダーミス」で保護したところ．

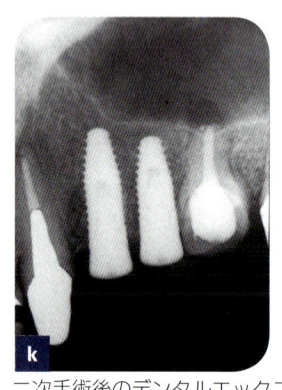

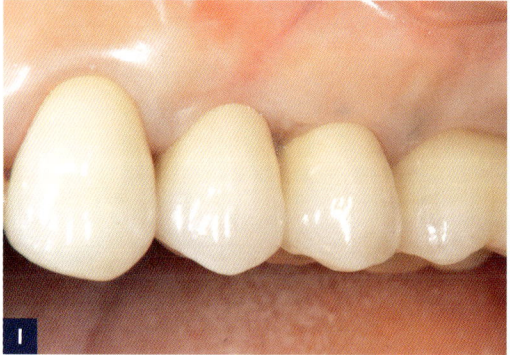

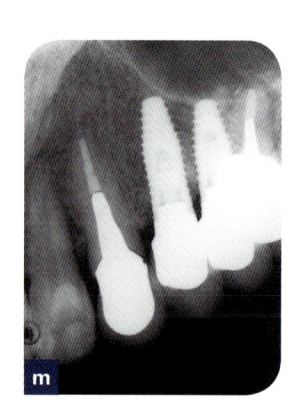

Fig 9k 二次手術後のデンタルエックス線写真．洞底線は変化している．
Fig 9l 最終補綴物装着後．
Fig 9m 最終補綴物装着後のデンタルエックス線写真．

収して骨に置換されるものが望ましいとされます．
　しかし，ソケットプリザベーションは現在，トータルの治療期間を縮めるための処置ではないと認識されています．ソケットプリザベーション後の骨の再生は不確実

な要素であり，抜歯時の条件が著しく悪い場合は，たとえば唇側骨壁の大幅な喪失が予想されて骨造成術が必要とされる場合，抜歯後4～8週後に軟組織の治癒を待ってGBRを併用したインプラント埋入が選択されます

4 抜歯後即時埋入インプラントとソケットプリザベーション

（Fig 8a〜i）．

ソケットプリザベーションは，審美性が要求される部位で即時に埋入するか否かの境界領域でのケースで，歯肉ラインの高さを減少させたくないような症例が，もっとも適しているように感じられます（Fig 9a〜m）．また一方で，現在，減張切開を回避する手法として解放創下でd-PTFEメンブレンがソケットプリザベーションに汎用されています．これは抜歯と同時のGBRを意味するものであり，年月を経て当初の抜歯と同時のGBRが形を変えてまた行われるようになった，との見方もできます．

summary

抜歯窩の温存は現在，インプラントを抜歯即時埋入しても，ソケットプリザベーションを行っても，完全な温存効果は望むことができません．そのことを前提に個々の症例で最適な術式が検討されなければならないといえます．

参考文献

1. Prosper L, Gherlone EF, Redaelli S, Quaranta M. Four-year follow-up of larger-diameter implants placed in fresh extraction sockets using a resorbable membrane or a resorbable alloplastic material. Int J Oral Maxillofac Implants 2003；18(6)：856-864.
2. Chen S, Buser D. Pre-Operative assessment and treatment options for post-extraction implants. In：ITI Treatment Guide Vol.3 Implant placement in post-extraction sites. Chicago：Quintessence publishing, 2008.
3. Chen ST. Immediate or early placement of implants following tooth extraction：review of biologic basis, clinical procedures, and outcomes. Int J Oral Maxillofac Implants 2004；(19) SUPPLEMENT.
4. Botticelli D, Berglundh T, Lindhe J. Hard-tissue alterations following immediate implant placement in extraction sites. J Clin Periodontol 2004；31(10)：820-828.
5. Covani U, Bortolaia C, Barone C, Barone A, Sbordone L. Bucco-lingual crestal bone changes after immediate and delayed implant placement. J Periodontol 2004：75：1605-1612.
6. Nanci A・編著. Ten Cate 口腔組織学，第6版．東京：医歯薬出版，2006.
7. Lindhe J・著，岡本浩・監訳．臨床歯周病学とインプラント 第4版 基礎編．東京：クインテッセンス出版，2005.
8. Buser D. 20 years of guided bone regeneration. Chicago：Quintessennce publishing, 2009.
9. Wang HL, Misch C, Neiva RF. Sandwich" bone augmentation technique：rationale and report of pilot cases. Int J Periodontics Restorative Dent 2004；24(3)：232-245.
10. 山道信之，牧角新蔵，河原三明，水上彰也，林佳明．インプラントイマジネーション．東京：クインテッセンス出版，2005.
11. 井上孝．抜歯即時埋入インプラント．インプラントジャーナル 2006；28.
12. Siegenthaler DW, Jung RE, Holderegger C, Roos M, Hammerle CH. Replacement of teeth exhibiting periapical pathology by immediate implants：A prospective controlled clinical trial. Clin Oral Implants Res 2007；18：727-737.
13. Kois JC. The restorative-periodontal interface：biological parameters. Periodontol 2000 1996；11：29-38.
14. Lang NP, Karring T, Lindhe J. Proceeding of the 3rd Europian workshop on periodontology.
15. Peñarrocha M, Uribe R, Balaguer J. Immediate implants after extraction. A review of the current situation. Med Oral 2004；9(3)：234-242.
16. 勝山英明，Buser D, Wismeijer D, Belser U・編，船越栄次，勝山英明・訳．ITI Treatment Guide Volume3 抜歯部位へのインプラント埋入．東京：クインテッセンス出版，2009.
17. 秋本健．審美領域における抜歯後即時インプラント埋入 vs 待時インプラント埋入．In：木原敏裕・監修，夏堀礼二，船登彰芳，石川知弘，水上哲也・編集．別冊QDI 即時埋入 vs 待時埋入：オッセオインテグレイション・スタディクラブ・オブ・ジャパン 7thミーティング抄録集，2009.
18. Funato A, Salama MA, Ishikawa T, Garber DA, Salama H. Timing, positioning, and sequential staging in esthetic implant therapy：a four-dimensional perspective. Int J Periodontics Restorative Dent 2007；27(4)：313-323.
19. Al-Hezaimi K, Levi P, Rudy R, Al-Jandan B, Al-Rasheed A. An extraction socket classification developed using analysis of bone type and blood supply to the buccal bone in monkeys. Int J Periodontics Restorative Dent 2011；31(4)：421-427.
20. Salama H, Salama MA. Garber D, Adar P. The interproximal height of bone：a guidepost to predictable aesthetic strategies and soft tissue contours in anterior tooth replacement. Pract Periodontics Aesthet Dent 1998；10(9)：1131-1141.
21. 上條雍彦・著．口腔解剖学 1 骨学．アナトーム社，1966.
22. 江澤庸博．一からわかるクリニカルペリオドントロジー．医歯薬出版，2001.
23. Zetu L, Wang HL. Management of inter-dental/inter-implant papilla. J Clin Periodontol 2005；32(7)：831-839.
24. Brugnami F, Caiazzo A. Efficacy evaluation of a new buccal bone plate preservation technique：a pilot study. Int J Periodontics Restorative Dent 2011；31(1)：67-73.
25. Tarnow DP, Chu SJ. Human histologic verification of osseointegration of an immediate implant placed into a fresh extraction socket with excessive gap distance without primary flap closure, graft, or membrane：a case report. Int J Periodontics Restorative Dent 2011；31(5)：515-521.
26. Grunder U. Crestal ridge width changes when placing implants at the time of tooth extraction with and without soft tissue augmentation after a healing period of 6 months：report of 24 consecutive cases. Int J Periodontics Restorative Dent 2011；31(1)：9-17.
27. Sclar AG. Preserving alveolar ridge anatomy following tooth removal in conjunction with immediate implant placement. The Bio-Col technique. Atlas Oral Maxillofac Surg Clin North Am 1999；7(2)：39-59.
28. Brugnami F, Then PR, Moroi H, Kabani S, Leone CW. GBR in human extraction sockets and ridge defects prior to implant placement：Clinical results and histologic evidence in DFDBA. Int Periodontics Restorative Dent 199；19：259-267.
29. Iasella JM, Greenwell H, Miller RL, Hill M, Drisko C, Bohra AA, Scheetz JP. Ridge preservation with freeze-dried bone allograft and a collagen membrane compared to extraction alone for implant site development：a clinical and histologic study in humans. J Periodontol 2003；74(7)：990-999.
30. Carmagnola D, Adriaens P, Berglundh T. Healing of human extraction sockets filled with Bio-Oss. Clin Oral Implants Res. 2003 Apr；14(2)：137-43.
31. Artzi Z, Tal H, Dayan D. Porous bovine bone mineral in healing of human extraction sockets. Part 1：histomorphometric evaluations at 9 months. J Periodontol. 2000；71(6)：1015-1023.
32. Nemcovsky CE, Serfaty V. Alveolar ridge preservation following extraction of maxillary anterior teeth. Report on 23 consecutive cases. J Periodontol. 1996；67(4)：390-395.
33. Wang HL, Kiyonobu K, Neiva RF. Socket augmentation：rationale and technique. Implant Dent. 2004；13(4)：286-296.
34. Araujo M, Linder E, Lindhe J. Effect of a xenograft on early bone formation in extraction sockets：An experimental study in dog. Clin Oral Implants Res 2009；20(1)：1-6.

CHAPTER 4 インプラント治療のための骨造成

5 自家骨による骨造成のテクニック

臨床 自家骨による安全で確実な骨造成を行うためには？

SBO
①安全な自家骨採取法を学ぶ
②確実なブロック骨移植法を学ぶ
③ブロック骨移植後のインプラント埋入時期について学ぶ

自家骨採取と骨造成（ブロック骨移植）

　骨造成に使用する骨補填材としては，CHAPTER 4 ①②で述べられたように自家骨・他家骨・異種骨・人工骨があります．骨補填材に必要な作用には①骨伝導性（osteoconduction），②骨誘導性（osteoinduction），③骨形成性（osteogenesis）の3つの作用がありますが，すべての骨補填材のなかでこの3つの作用を有しているものは，自家骨のみなんです．また，自家骨による移植再建手術は，口腔外科手術において古くから行われていて予知性も高いため，骨造成でgold standardな治療法として考えられています．しかしながら，自家骨の採取による侵襲や，それにともなうさまざまな偶発症などの問題から，より安全な自家骨の採取と骨造成を行うことが重要となります．

骨造成法の種類と選択

　現在広く行われている骨造成法は，GBR法，ブロック骨移植，TIME法（チタンメッシュを使用した造成法），仮骨延長法がありますが，インプラント治療を行っている多くの施設では骨補填材と遮蔽膜を使用するGBR法による骨造成が主流です．その理由は，GBR法がこれらの骨造成法のなかではもっとも簡便であること，これまで口腔外科手術をほとんど行ったことがない場合では

骨造成法の種類と選択

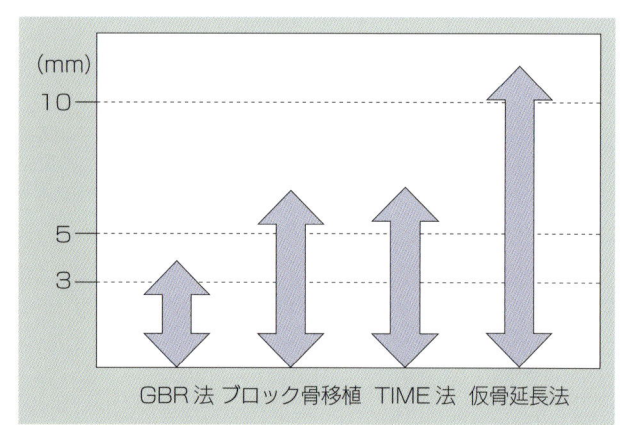

Fig 1 垂直的な骨増生量の限界．＊参考文献1より引用，一部改変

自家骨の採取に慣れていないことから，GBR法は自家骨以外の骨補填材で行えることも理由の1つと考えられます．しかし，**Fig 1**に示すようにGBR法では骨造成量に限度があり，十分な骨造成量を得るためにはブロック骨移植，仮骨延長法などの他の造成法を選択する必要が生じてきます．骨吸収の状態を把握し，造成量に応じた骨造成法を選択することが重要です．いずれの骨造成法を行う場合でも，自家骨を切削骨，粉砕骨，ブロック骨などの必要に応じた形態で，十分な量を採取することがポイントとなります．

　GBR法についてはCHAPTER 4 ⑥で詳説することとし，本章では自家骨ブロック骨移植について概説します．

自家骨採取器具と使用法

自家骨採取に用いる器具には，①回転切削器具，②ボーンソー，③超音波切削器具，④手用切削器具，などがあります（Fig 2）．実際には，採取する骨の形態様式（ブロック骨，切削・粉砕骨）に合わせて器具を選択し，状況に応じて組み合わせたりして使用します．

回転切削器具

回転切削器具では，コントラ用とストレート用がありますが，とくに問題がない場合にはストレート用のほうがコントロールしやすいです．実際に使用するバーとしては，ラウンドバー（骨の削除や骨鋭縁部の平坦化に使用），フィッシャーバー（骨溝の形成や骨穿孔に使用），リンデマンバー（ブロック骨採取の骨切り時に使用），トレフィンバー（ブロック骨採取やインプラント除去などに使用）があります．

＊推薦製品「ボーントレフィン」（Technika），「MSスチールバーHPラウンド1(008)」「MSスチールバーHPフィッシャー700(010)」（ともにモリタ）

ボーンソー

ボーンソーにはレシプロケーティングソー，サジタルソー，オシレーティングソーがあり，さまざまなブレードの種類があります．回転切削器具に比べてボーンソーは，骨の切削効率はよいですが，直線的な骨切り線となりやすく，また開始時にブレやすいです．対応としては，細いフィッシャーバーあるいはラウンドバーでガイド孔を形成することで曲線的な骨切りとブレの防止が可能です．

＊推薦製品「Implantor Neo surgical series（レシプロ，オシレート，サジタル）」（京セラメディカル）

超音波切削器具

超音波切削器具は軟組織をほとんど傷つけずに骨だけを切削可能です．超音波切削器具でも回転切削器具と同様にさまざまなチップ先があり，骨の形態や用途に合わせて選択し，使用します．

＊推薦製品「Vario surg」（ナカニシ，京セラメディカル，ジーシー）

手用切削器具

手用切削器具には骨ノミや破骨鉗子を使用しますが，最近ではさまざまな手用骨採取器具の開発により，さらに容易に切削骨を集めることが可能になっています．骨を扱う際の注意事項は，不要な侵襲を避けることと，切削時の熱の発生に注意し，切れる器具を使用することと，十分注水下で行うことを心がけることが大事です．また，骨ノミをマレットで槌打する際に，予期せぬ骨折を来さないこと，周囲組織の損傷を起こさないように尖

自家骨採取器具と使用法

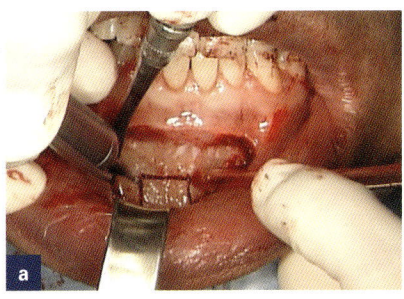

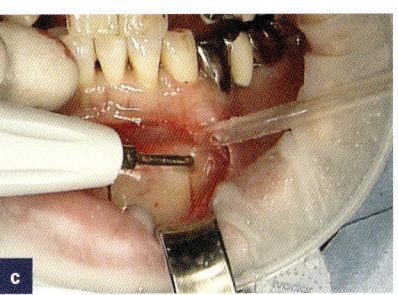

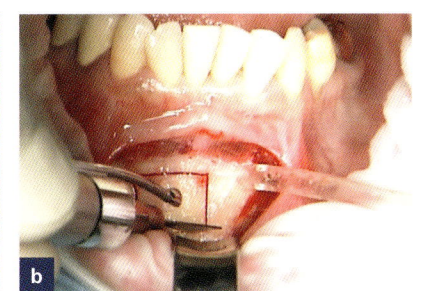

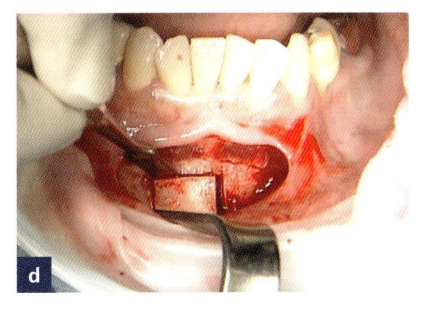

Fig 2a～d 各種切削器具による骨採取．a：回転切削器具．b：ボーンソー．c：超音波切削器具．d：手用切削器具．＊本症例の写真は動画からのキャプチャ像

CHAPTER 4 | インプラント治療のための骨造成

端をガードするなどの注意が必要です．マレットによる槌打では時に良性発作性頭位めまいを生じることもあるので，力のコントロールが大事です．骨孔などの形成時に深部組織の損傷を起こさないことや，回転切削器具にて口唇や舌などの組織を巻き込んだり，傷つけないように注意が必要です．

実際の自家骨採取では，採取する自家骨の形状に合わせて，骨採取器具を選択，使用しています．ブロック骨の採取方法は，まず母床骨で測定した必要な移植骨のサイズ，あるいは術前CT画像などのシミュレーションで決定したサイズに合わせて皮質骨のみをフィッシャーバー，ボーンソー，超音波切削器具のいずれかを用いて切削します．その後，用途に合った骨ノミを使用してブロック骨を皮質骨と骨髄部分の境目で切り離して採取します．また，切削骨の採取法は，手用骨採取器具を用いて採取し，粉砕骨は採取したブロック骨をボーンミルなどの粉砕器具を用いて必要なサイズまで粉砕して調整します．

自家骨採取部位

自家骨を採取する部位としては，大きく分けて口腔外と口腔内に分けられます．口腔外からの採取部位としては，口腔外科領域の手術で以前より行われている腸骨・脛骨などからの採取が一般的ですが，採取骨量は多いけれども，手術侵襲が多いため，入院や全身麻酔になる場合がほとんどです．最近では，口腔内からの骨採取器具も多く開発され，以前に比べて簡便に骨採取が行えるようになり，口腔内からの採取でほとんどの症例は対応可能になってきています．それぞれの採取部位で利点欠点がみられますが，実際にどれくらいの移植骨量が必要か，また，骨採取による侵襲をできるだけ少なくすることを考慮し，採取部位の選択を行うのが重要である．

口腔内(Fig 3)ではオトガイ部，下顎枝前縁部，下顎臼後部，前鼻棘部，頬骨突起基部，上顎結節部などから骨採取が可能ですが，実際の臨床の場では一般的にオトガイ部と下顎臼後部・下顎枝前縁部からの骨採取が行われています．どちらの部位の骨採取においても，術後合併症を避けるためには解剖学的知識がきわめて重要であり，採取時に重要組織の損傷を生じさせないことへの注意が必要です．

オトガイ部

オトガイ部ではオトガイ神経の損傷を避けるように粘膜切開を行い，粘膜骨膜弁を骨膜下で剥離していき，骨採取部の骨面を露出させます．Fig 4 に示すようにブロック骨を採取する際には，下顎前歯の歯根を損傷しな

自家骨採取部位

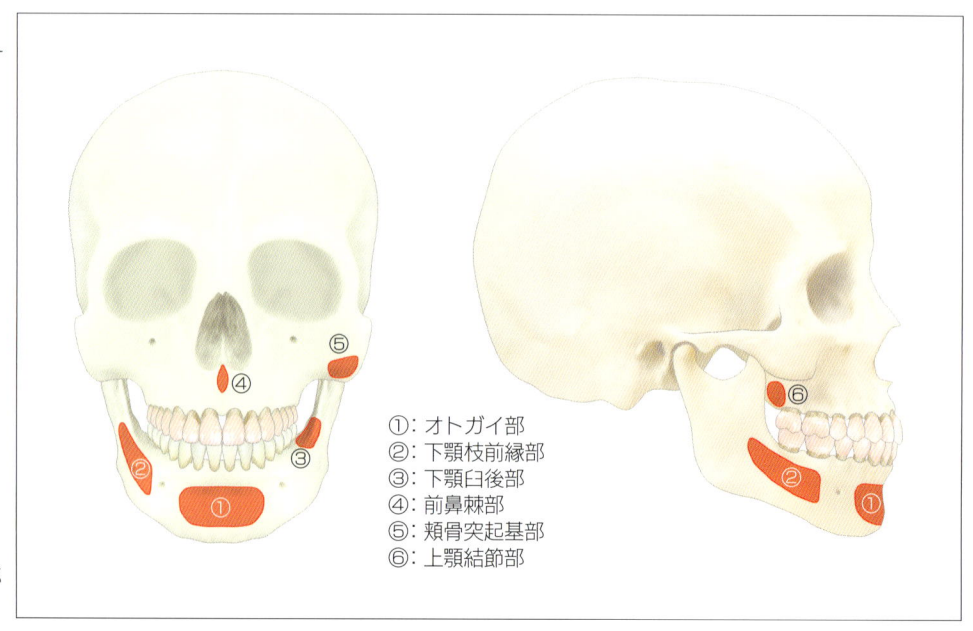

①：オトガイ部
②：下顎枝前縁部
③：下顎臼後部
④：前鼻棘部
⑤：頬骨突起基部
⑥：上顎結節部

Fig 3 口腔内からの骨採取部位．

5 自家骨による骨造成のテクニック

オトガイ部

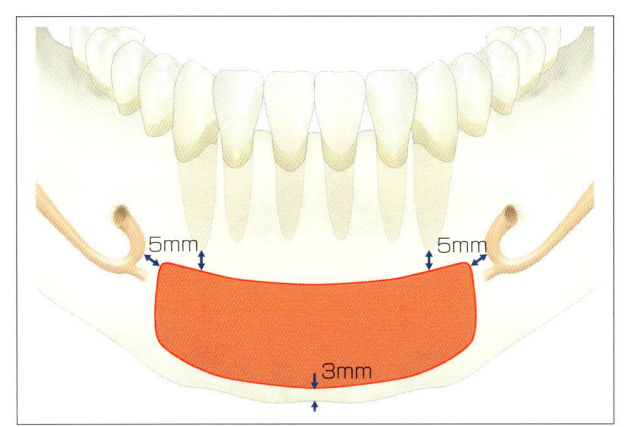

Fig 4 オトガイ部からの骨採取範囲.

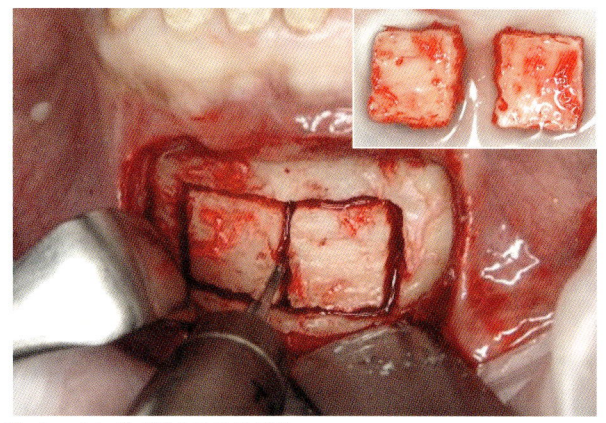

Fig 5 オトガイ部からの骨採取.

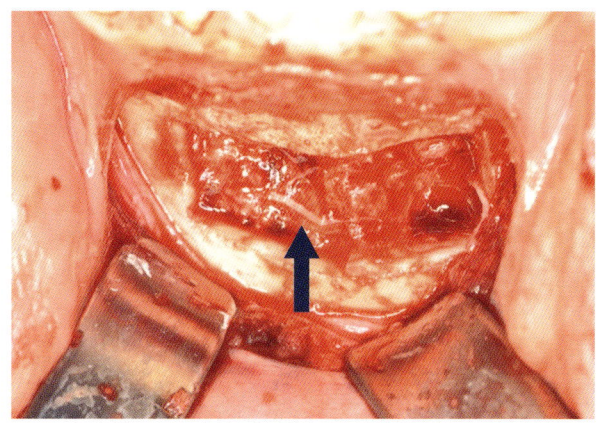

Fig 6 切歯枝の露出（オトガイ部からの骨採取）.

いようにするため，根尖より最低5mm離した部位で骨採取を行います．下方は骨折の防止や概形の維持のため，下顎骨下縁より3mm上方を限界とします．遠心の限界は，オトガイ孔付近における下顎管の前方ループを考慮し，こちらも約5mm離した部位からの骨採取を心がけることが大切です．**Fig 5**に実際の骨採取を示してますが，骨切りの深度は皮質骨のみの採取であれば皮質骨のみの骨切りでいいですが，厚みが必要な場合は皮質骨＋海綿骨の骨切りを行います．しかしながら，術後の神経知覚異常を生じさせないためには，海綿骨採取時に切歯枝を傷つけないようにすることが重要です（**Fig 6**）．また，オトガイ部における骨の厚みには個人差があり，時に非常に薄く，ほとんど骨髄組織がみられない症例もあります．このような薄い症例では，ブロック骨採取時に舌側への穿孔の危険性も高く，予期せぬ術後出血の原因となるため，術前CT画像にて十分に確認するこ

下顎枝前縁や下顎臼後部

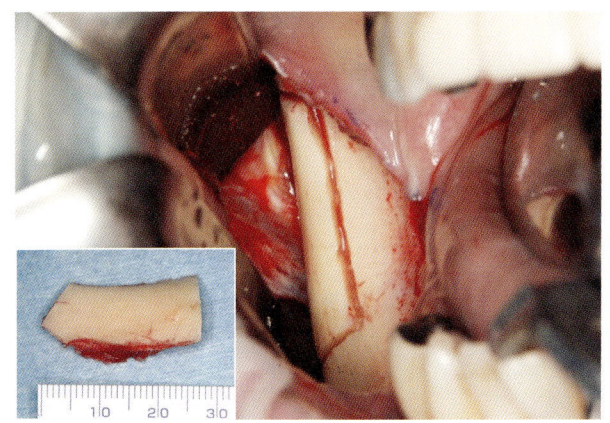

Fig 7 下顎枝前縁からの骨採取.

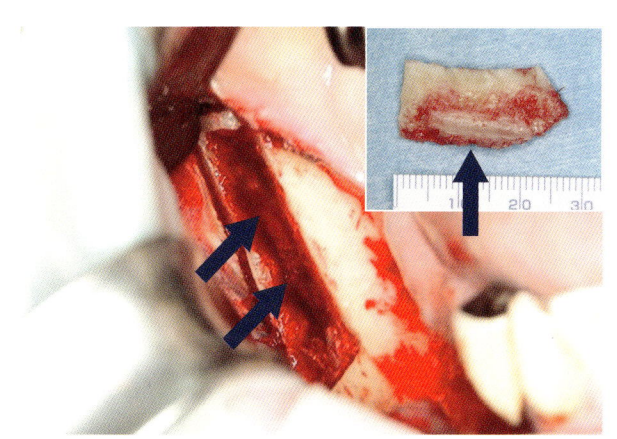

Fig 8 下顎管の露出（下顎枝前縁からの骨採取）.

基礎から臨床がわかる 再生歯科　**221**

下顎枝前縁部や下顎臼後部

下顎枝前縁部や下顎臼後部からの骨採取（**Fig 7**）では，剥離子や筋鉤を使用して十分に術野を確保することが重要で，ブロック骨採取の場合では必要なサイズの皮質骨のみ骨切りを行い，骨ノミを用いて皮質骨と骨髄の境目で切離して採取します．また，同部からの骨採取では骨髄まで採取しようとすると下顎管を損傷させる危険性があるため，骨髄は通常採取しないほうがよいです．一般的に下顎管は下顎臼後部付近では舌側に位置すること多いですが，その走行には個人差があり，時に外側皮質骨の直下を走行している場合もあります（**Fig 8**）．したがって，オトガイ部と同様に術前CT画像での念入りなチェックを行い，かつ，骨切りは皮質骨のみにとどめることが重要です．

いずれの場合にしても，骨切りが不十分な状態で，骨ノミで無理に槌打すると予期せぬ骨折を生じさせる恐れもあるので注意が必要です．

移植床の吸収状態によるブロック骨移植の選択

「Seibertの分類」（**Fig 9**）は，移植床（歯槽骨）の吸収状態によって，Class Ⅰ：幅が不足している場合（水平的幅欠損），ClassⅡ：高さが不足して場合（垂直的欠損），Class Ⅲ：幅も高さも不足している場合（水平的＋垂直的欠損）に分けられる，とします．自家骨ブロック骨移植による骨造成法としては，**Fig 10**に示すように移植床の吸収形態を考慮し，Class Ⅰはベニアグラフト，Class Ⅱはオンレーグラフト，Class Ⅲはサドル(J)グラフトを選択して行っています．

ベニアグラフトは，頬舌的な幅を増大させるために，唇（頬）側にブロック骨をベニア板のように固定する方法です（**Fig 11**）．

オンレーグラフトは，歯槽堤の高さを増大させることを目的とし，ブロック骨を歯槽頂部に固定する方法です（**Fig 12**）．

サドル(J)グラフトは，唇（頬）舌側幅と垂直的高径を同時に増大させることを目的とし，J字のような形状のブロック骨を圧迫固定します（**Fig 13**）．

移植床の吸収状態によるブロック骨移植の選択

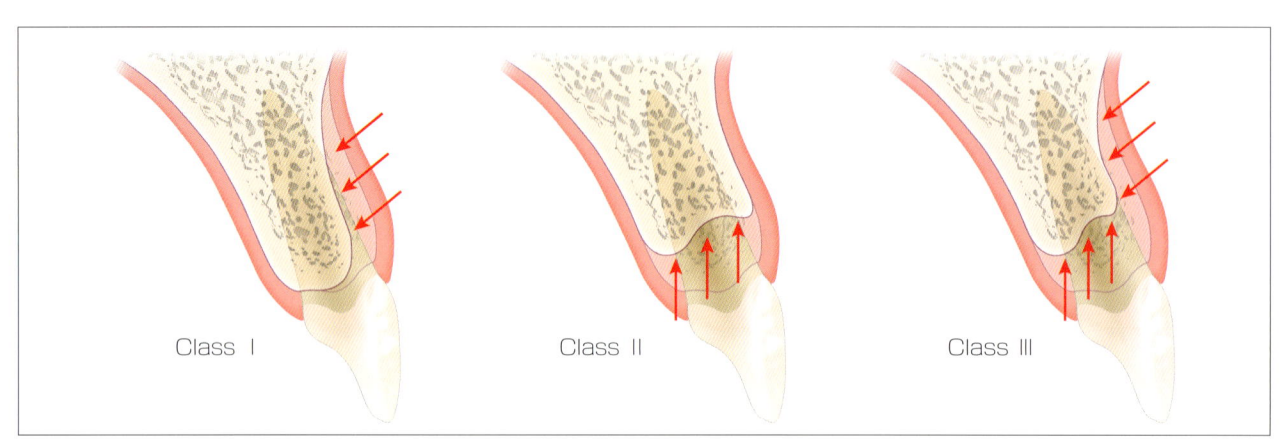

Fig 9 Seibertの分類（1983）．
Class Ⅰ：歯槽頂の高さは正常であるが唇（頬）舌的骨量が喪失している場合．
Class Ⅱ：歯槽堤の垂直的骨量が喪失している場合．
Class Ⅲ：歯槽堤の垂直的および唇（頬）舌的骨量の両方ともが喪失している場合．

5 自家骨による骨造成のテクニック

| a ベニアグラフト | b オンレーグラフト | c サドル(J)グラフト |

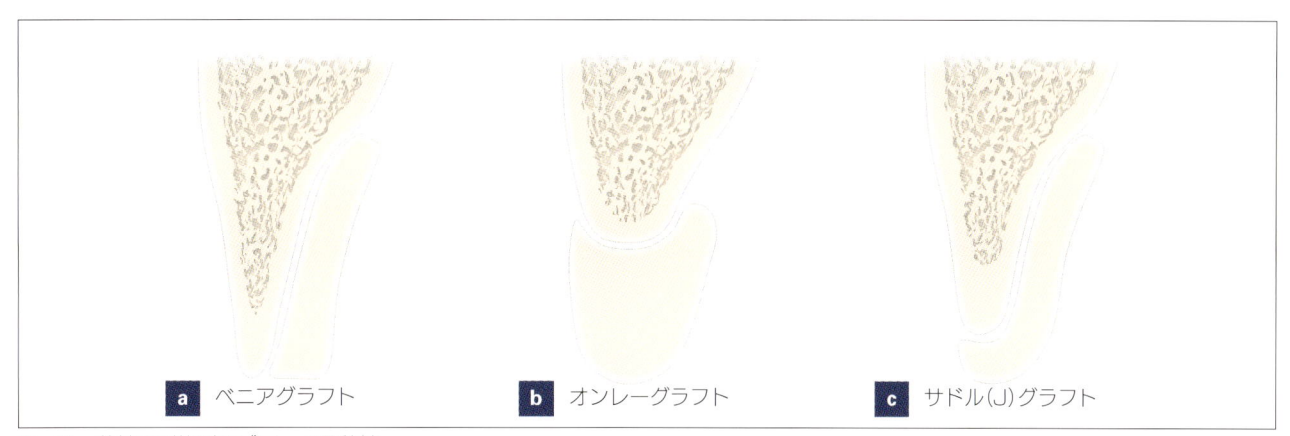

Fig 10 移植骨形態別のブロック骨移植.

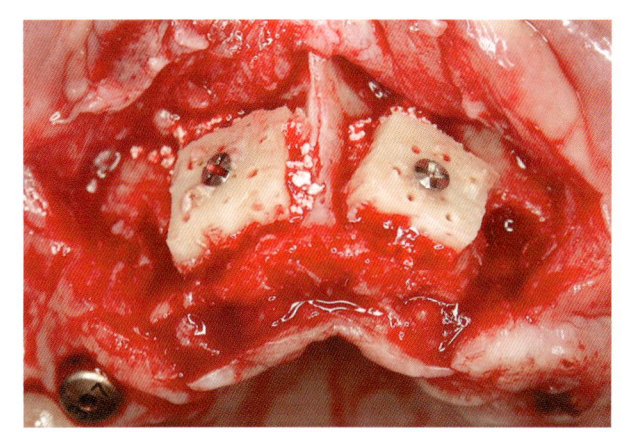

Fig 11 ベニアグラフト

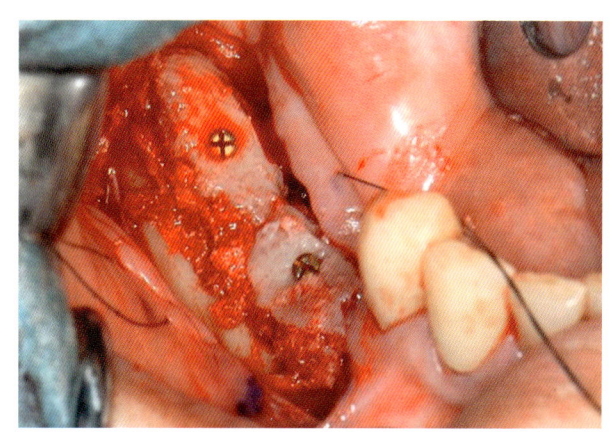

Fig 12 オンレーグラフト

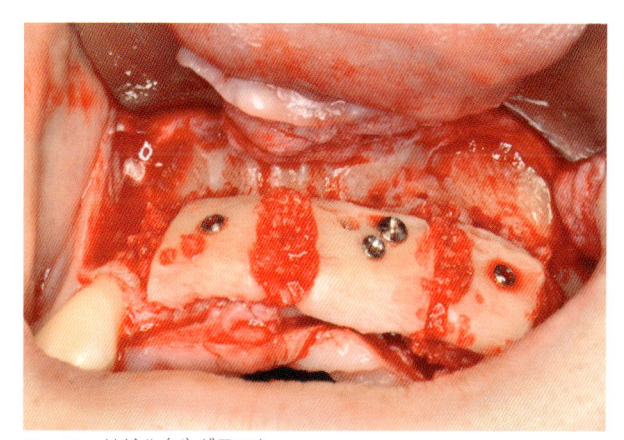

Fig 13 サドル(J)グラフト

CHAPTER 4 インプラント治療のための骨造成

移植ブロック骨の固定

　ブロック骨移植を成功させるためには，移植したブロック骨が母床骨に密着・固定されていることがもっとも重要なポイントであり，最近ではチタンスクリューを用いた圧迫固定法が主流です．

　採取したブロック骨の皮質骨の形態はさまざまで，時には内面に骨髄成分が付着した状態で採取されることもあります．採取したブロック骨をそのまま移植床に固定しようとしても，通常はブロック骨内面と移植床との間に間隙ができてしまうのが現状です（**Fig 14a**）．この間隙への対処法としては，①移植骨の内面を削合して移植床の形態に合わせてできるだけ密着させる方法（**Fig 14b**），②切削・粉砕骨あるいは人工骨補填剤などを移植床と移植骨の間隙に填入することによって密着させる方法（**Fig 14c**）の2つの方法があります．前者では，採取した移植骨を削合して調整することは，骨増生量が減少することにつながります．一方，後者では移植骨を削合しないことで最大限に活用することができるので，十分な骨増生量の確保が可能となります．

ラグスクリューテクニック

　強固な圧迫固定を得るためには，**Fig 15**に示している「ラグスクリューテクニック」を用いた圧迫固定法が大変有用な方法です．ラグスクリューテクニックは1970年にBronsとBoeringによって口腔顎顔面外科領域に紹介された方法です．移植骨の固定したい部位に実際のスクリュー径より少し大きな孔の形成（**Fig 16**）をあらかじめ行うことにより，スクリューを締めていくことで，母床骨を移植骨に対して引きつける作用がはたらき，かつスクリューヘッドによって移植骨を母床骨にしっかりと圧迫固定することが可能となります．また，普通の固定法ではスクリューを回転させると移植骨片も回転してしまいますが，ラグスクリューテクニックでは少し大きめの孔を開けることで，圧迫固定時に移植骨が

移植ブロック骨の固定

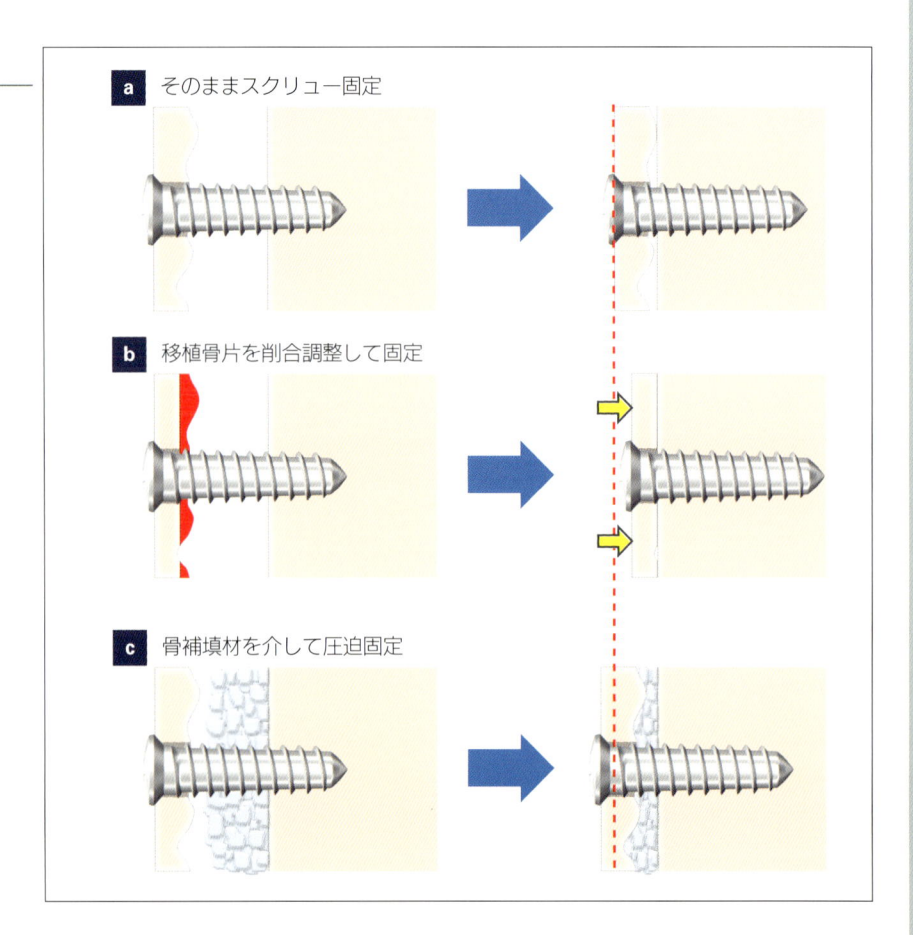

Fig 14 ブロック骨の固定法．

ラグスクリューテクニック

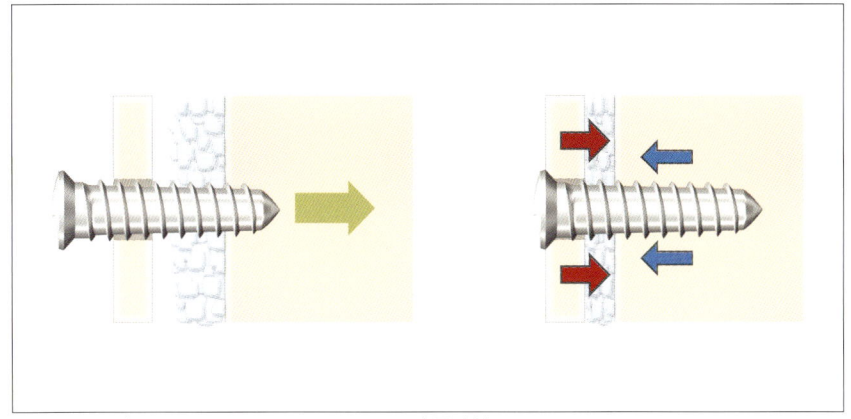

Fig 15 ラグスクリューテクニックによる圧迫固定法.

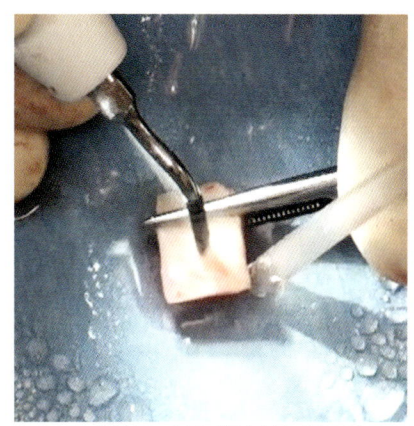

Fig 16 移植骨の調整(超音波切削器具).

回転することを防止できることも特徴です．さらに，セルフドリリングのスクリューを用いることにより，固定スクリューのためのドリリングを回避できるため，固定したい部位からずれない位置で移植骨の固定が可能となるのです．

骨移植の概要(Fig 17)

移植部の骨を露出させ，必要な移植骨のサイズを確認します(**Fig 17a**)．移植骨生着のポイントとしては前述した移植骨の調整だけでなく，移植床(母床骨)の調整も重要で，とくに血液供給が鍵となります．通常，母床骨からの供給源を得るために，移植部周囲の皮質骨に数か所～10数か所の微小孔(vascular channel)の形成を行い

ブロック骨移植の概要

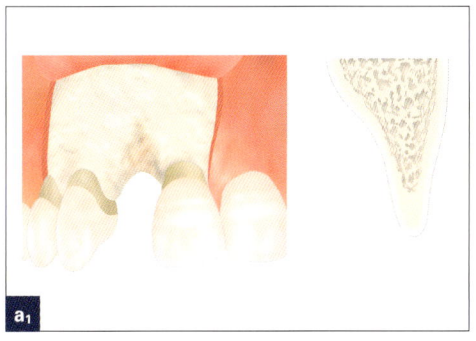

Fig 17a1, 2 歯槽骨の吸収状態を確認.

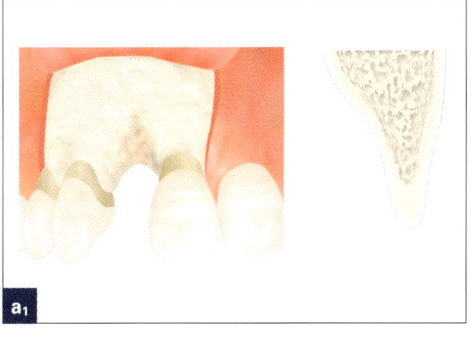

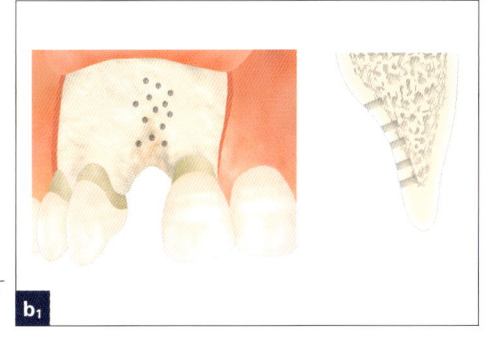

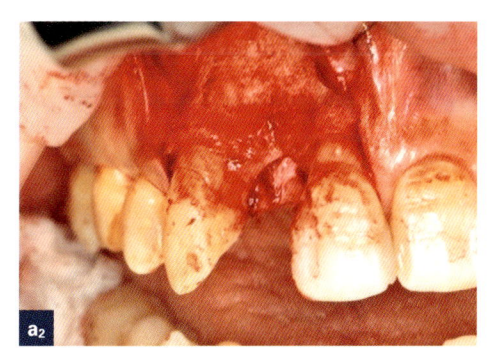

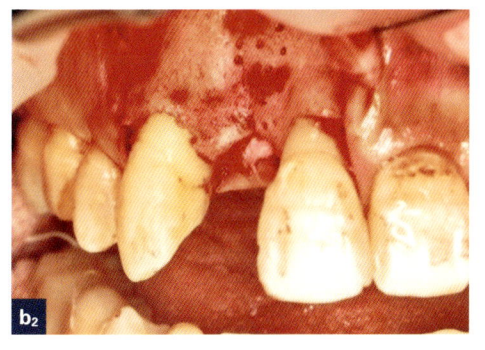

Fig 17b1, 2 母床骨にvascular channelを形成.

| CHAPTER 4 | インプラント治療のための骨造成

Fig 17c₁,₂　骨補填材(切削骨，人工骨など)の添加．

Fig 17d₁,₂　チタンスクリューにて圧迫固定．

Fig 17e₁,₂　移植骨に vascular channel を形成．

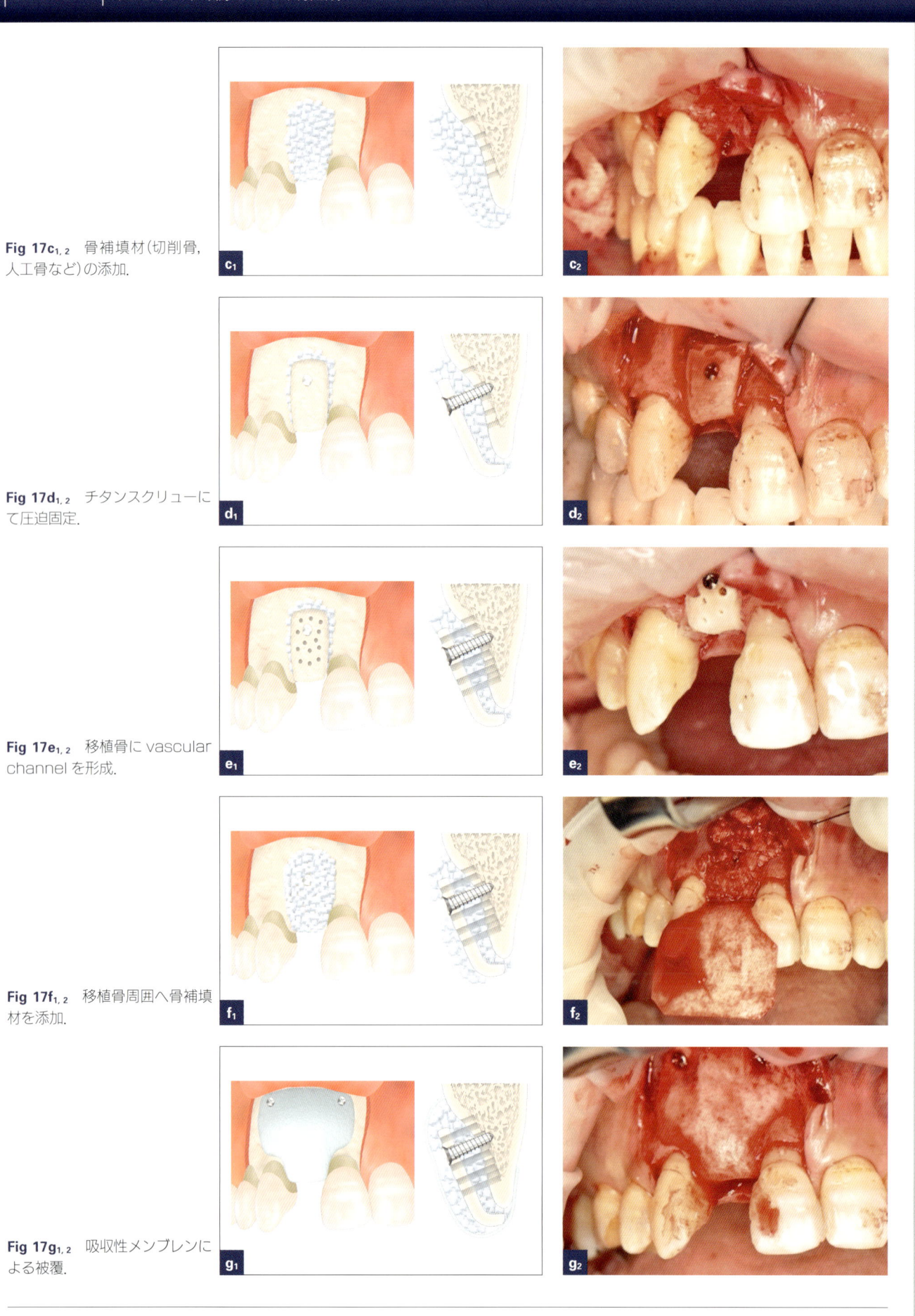

Fig 17f₁,₂　移植骨周囲へ骨補填材を添加．

Fig 17g₁,₂　吸収性メンブレンによる被覆．

ます（**Fig 17b**）．その際，微小孔から出血があるかどうかのチェックを行うことが重要です．なお，ブロック骨固定に用いるスクリューの固定が弱くならないように，形成する微小孔は固定用のスクリュー径より小さいことが重要であり，できるだけ小さいラウンドバーあるいは細いフィッシャーバーを用いることがポイントです．次いで，ブロック骨にドリリングを行った後，切削骨や人工骨補填材を添加し（**Fig 17c**），その上からブロック骨をチタンスクリューにて圧迫固定します（**Fig 17d**）．また，母床骨からの血液供給だけでなく，骨膜側からもブロック骨へ血液供給するために，ブロック骨を圧迫固定してから，ブロック骨と母床骨に対して連続したvascular channel（微小孔）の形成を数か所行い（**Fig 17e**），母床骨と骨膜からの血液供給をつなげることでより強固な正着が可能となります．さらに，増生量が必要であれば，ブロック骨周囲に切削骨や人工骨補填剤を添加し（**Fig 17f**），状況に応じて吸収性メンブレンやチタンメッシュなどで被覆して概形維持を行います（**Fig 17g**）．

骨造成を成功させるためには

　骨造成を成功させるためには，術直後からの経過が鍵を握っており，とくに術後細菌感染の予防が重要です．細菌感染させないためには，徹底した術前の口腔内清掃，抗菌剤の投与をしっかりと行うことが重要です．創部からの細菌感染も当然ですが，一次閉鎖時における粘膜骨膜弁のテンションが強すぎると，創部がし開しやすくなること，し開すること恐れて密に強く縫合すると，かえって壊死を引き起こすこともあり得ます．対策としては確実な骨膜減張切開を行い，テンションフリーな状態で一次閉鎖を行えることがきわめて重要です．また，術後義歯などの圧迫による移植骨の露出などを生じさせないため，ブロック骨の鋭縁部を削合することも忘れてはなりません．

　採取部の注意事項としては，ブロック骨採取した場合には，採取部位の止血がとても重要であり，十分に止血を行うことによって術後腫脹を軽減させることで，ひいては術後感染リスクの減少にもつながります．ドレーンの留置やステロイド剤の投与，バンデージによる創部圧迫を行うことも術後腫脹の減少に有効な方法です．当然ですが，含嗽および創部洗浄（定期的にチェック）をしっかりと行い，感染の兆候を見逃さずにキャッチすることが重要です．

インプラント埋入の時期

　骨造成を行った場合，どれくらい経過してから骨造成部にインプラントを埋入するか，造成後のインプラント治療の開始時期が重要です．

　一般的にGBR法では約6か月は待機期間が必要といわれています．これは骨組織の治癒機転を考え，新生骨の形成を考慮した期間です．これに対して，自家骨ブ

インプラント埋入の時期

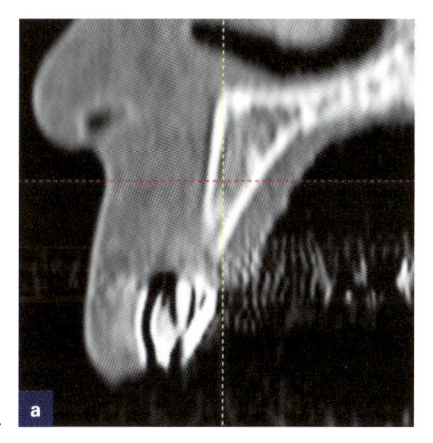

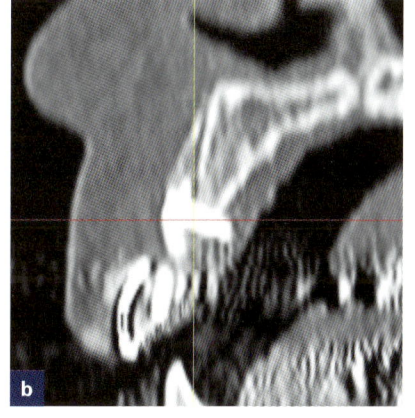

Fig 18a, b ベニアグラフト後のCT画像所見．

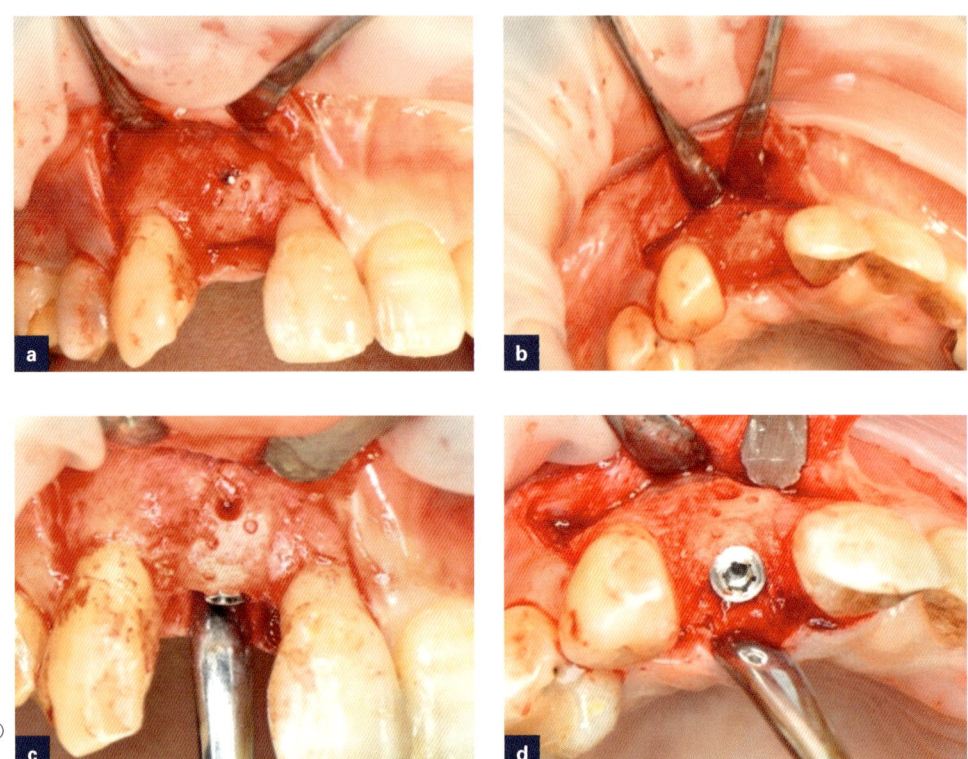

Fig 19a～d ベニアグラフトの3か月後にインプラント埋入.

ロック骨移植の場合ではどれくらいの待機期間が必要なのでしょうか．本来，移植部は歯が欠損している部位で，口唇や舌などの外力が加わることによって骨吸収が生じる可能性や，咬合などの力がかからないために，必要のない骨組織と生体が判断すれば吸収が始まることが推察されます．これらのことと，骨治癒機転から考えると皮質骨を有し，外形が維持されていることから，母床骨との生着を考えると3～4か月で十分であり，インプラント治療を開始しても問題ない時期と考えられます（**Fig 18 19**）．ただし，GBR法を併用した場合や，移植時にブロック骨の固定が不安定であった場合などは，待機期間を延長することでの対応が必要です．

推薦図書

1. 高橋哲．インプラント治療の骨造成法：基礎知識と臨床テクニック．東京：医学情報社，2010．
2. 澤裕一郎．自家骨によるインプラント治療のための骨造成法．東京：デンタルダイヤモンド社，2011．
3. 堀内克啓．インプラント外科：基本手技と自家骨移植のポイント．東京：クインテッセンス出版，2010．

参考文献

1. 高橋哲．インプラント治療の骨造成法：基礎知識と臨床テクニック．東京：医学情報社，2010．
2. 澤裕一郎．自家骨によるインプラント治療のための骨造成法．東京：デンタルダイヤモンド社，2011．
3. 堀内克啓．インプラント外科：基本手技と自家骨移植のポイント．東京：クインテッセンス出版，2010．
4. 古賀剛人．科学的根拠から学ぶインプラント外科学　応用編．東京：クインテッセンス出版，2004．
5. Moy PK. Clinical experience with osseous site development using autogenous bone, bone graft substitutes, and membrane barriers. Oral and Maxillofacial Surgery Clinics of North America. Alveolar Ridge Reconstruction/Guided Tissue Regeneration and Bone Grafting.

6 GBRのテクニック

臨床 GBRの基礎知識から手技・リカバーまで

SBO
① GBRの原理を理解
② GBRの術前の診断をきちんと行える
③ GBRが成功するポイントをおさえる

GBRとは

　骨誘導再生法(guided bone regeneration：以下，GBR)とは，人工膜(メンブレン)を用いて創傷部への軟組織の侵入を遮断し，周囲の固有骨組織由来の骨芽細胞を創傷部内へ誘導し，その増殖を容易にし，欠損部に骨のみを特異的に再生させる手法です(**Fig 1**)．この手法は1980年代後半からDahlinらによって報告されました[1〜3]．主にインプラントを埋入する部位の顎骨に十分な幅や高さが得られない場合などに用いられます．

　GBRはメンブレンのみを用いて行う場合と，メンブレンに骨移植材を併用する場合がありますが，骨移植材を併用することがほとんどと思われます．

＊メンブレンを用いる方法以外の骨造成全般に関しては「CHAPTER4 ⑤自家骨による骨造成のテクニック」を参照．使用する材料については後述しますが，GBRは多くの外科処置の中でも科学的に裏づけのある確立された術式であるといえます[4]．

GBRの目的

　GBRは不足する骨量を増大していくことが主目的ですが，これを達成するには考慮すべき事項がいくつかあります．GBRを達成するための目的としては，まず施術する際に最優先される一次目的と，一次目的が達成されたならばその次に考慮する二次目的があります[5]．

一次目的
・機能性・審美性を長期間維持できること
・合併症を起こさない

GBRとは

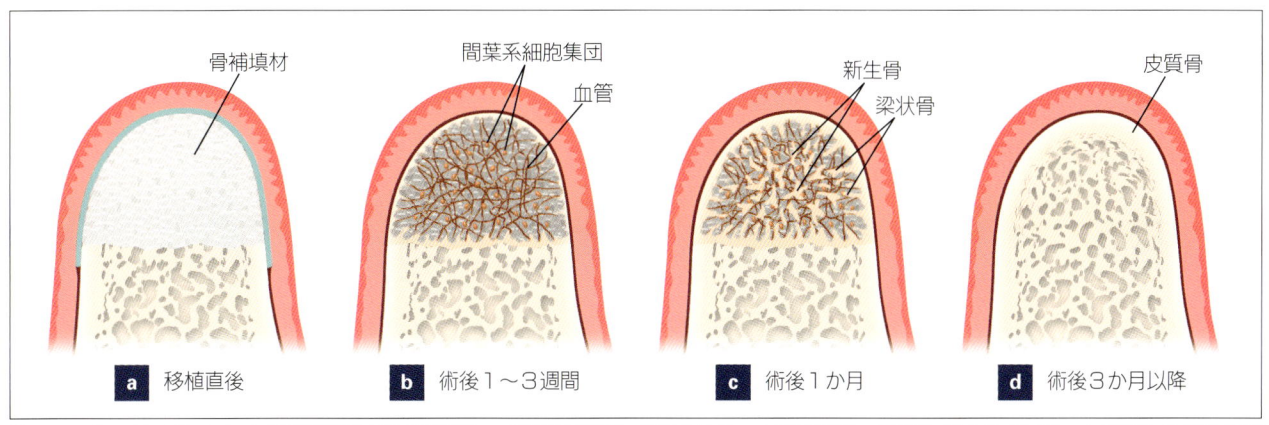

Fig 1a〜d メンブレンにより軟組織の侵入を遮断し，内部骨組織を成長させる．＊菅原明善．骨再生のテクノロジー：骨再生の概念と臨床応用．ゼニス出版，2008．より引用・改変

a 移植直後 — 骨補填材
b 術後1〜3週間 — 間葉系細胞集団，血管
c 術後1か月 — 新生骨，梁状骨
d 術後3か月以降 — 皮質骨

229

二次目的

- 最小の侵襲
- 治療期間の短縮

　まずは治療の結果がともない，感染などを起こさず術後に安定した状態を獲得できることが大切です．それを踏まえたうえで，MIの概念に則って，小さい侵襲で，また極力短期間で治療を終えることができるようにしていく配慮も必要です．

　歯周組織の再生に必要な要素を **Fig 2** に示しますが，GBRもこれと同等です．これらを踏まえたうえでGBRを成功に導くためには，①診査・診断，②使用材料，③術式・手技，のそれぞれを配慮することが重要です．

GBRの適応症の診査・診断

　インプラント治療では口腔内外の診査が必要ですが，とくにGBRを行う前には，骨および周囲軟組織の性状，血管・神経の走行などの状態を入念に診査・診断し，その状態を把握することが必要不可欠です．

顎骨形態

①Lekholm，Zarbの顎骨形態の分類（**Fig 3**）　**A**，**B**のGBRは容易ですが，垂直的もしくは水平的にかなりの顎骨吸収が認められるため**C**，**D**は困難であり，顎骨が高度に吸収しており，垂直的・水平的に大きく骨造成が必要なため**E**はGBRの適応外となります．

②Cawood，Howellの分類（**Fig 4**）　**Ⅳ**はGBRが比較的容易ですが，**Ⅴ**は困難であり，チタンメッシュやブロック骨を用いた骨造成が適応となるので**Ⅵ**はGBRの

GBRの目的

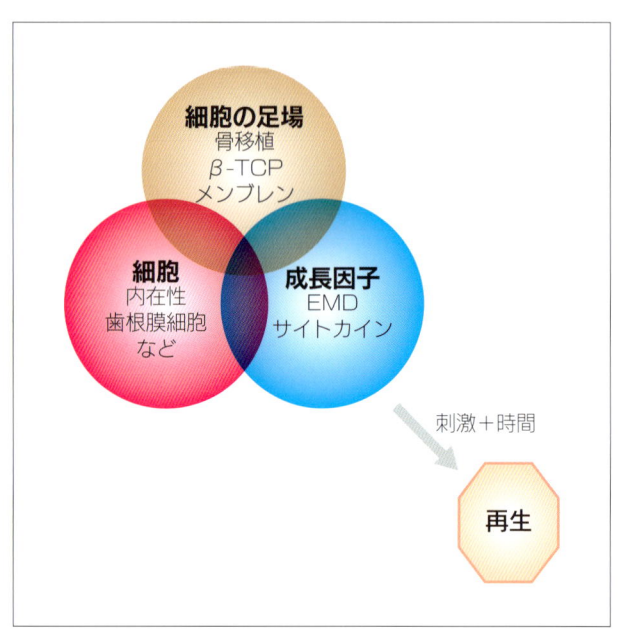

Fig 2 再生に必要な要素．

GBRの適応症の診査・診断

顎骨形態の分類

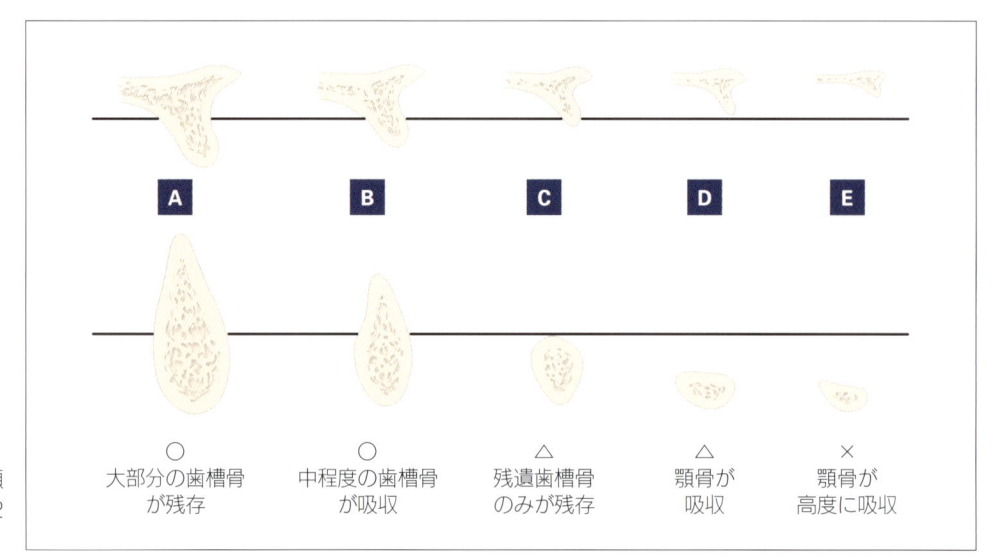

A	B	C	D	E
○	○	△	△	×
大部分の歯槽骨が残存	中程度の歯槽骨が吸収	残遺歯槽骨のみが残存	顎骨が吸収	顎骨が高度に吸収

Fig 3 Lekholm，Zarbの顎骨形態の分類．＊推薦図書2より引用・改変．

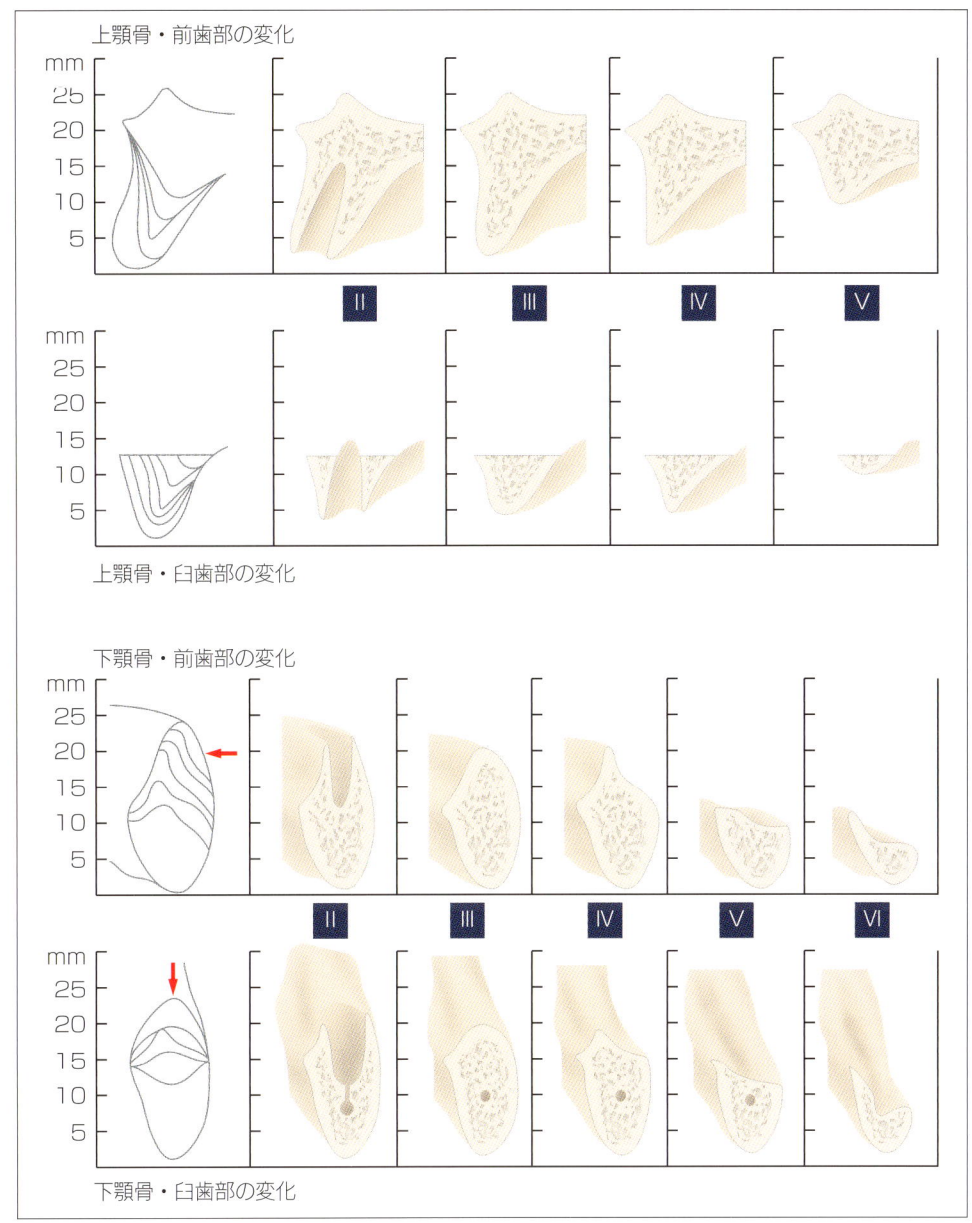

Fig 4 Cawood, Howell の分類. ＊推薦図書２より引用・改変.
- ○ Ⅱ 抜歯直後.
- ○ Ⅲ 十分な高さ・幅がある.
- ○ Ⅳ 高さはあるが, 幅が狭小.
- △ Ⅴ 高さ・幅も不足.
- × Ⅵ 基底骨まで吸収.

適応外となります．

骨質

①Lekholm，Zarb の骨質の分類（**Fig 5**）　これはインプラント埋入時の診断に用いられるものです．ClassⅡ，Ⅲがインプラントには適しています．この分類は実際にはドリリング時の感触で判断されるので，術前の骨質の判断はつぎの Misch の分類にて行います．

②Misch の骨密度（骨質）の分類（**Table 1**）　D1 は骨が硬すぎるため，オーバーヒートを起こしやすいです．少なくともドリリング時に出血をともなわない場合は埋入を避けたほうが無難です．その際はインプラント窩を形成したとしてもいったん閉鎖し，1か月程度待機した後に再度埋入を試みるのがよいでしょう．逆に D5 は骨が未熟であるため，インプラントの初期固定は得られないでしょう．

骨欠損の形態

①Seibert の歯槽堤欠損の分類（**Fig 6**）　当然骨の残存量が少ないほど難易度は高くなります．前述のように，最

骨質

Class I
顎骨の大部分が皮質骨

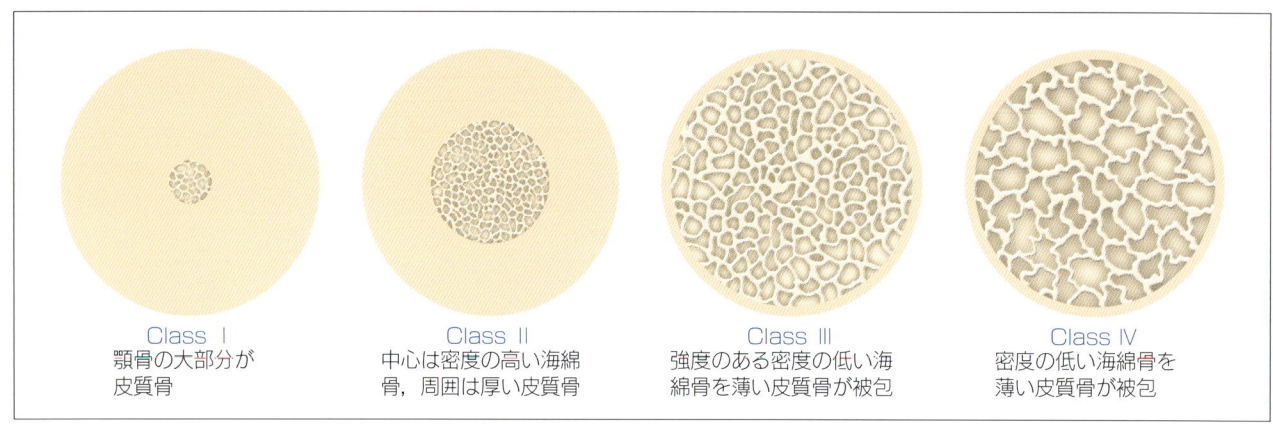

Class II
中心は密度の高い海綿骨，周囲は厚い皮質骨

Class III
強度のある密度の低い海綿骨を薄い皮質骨が被包

Class IV
密度の低い海綿骨を薄い皮質骨が被包

Fig 5 Leckholm, Zarb の骨質の分類．＊推薦図書2より引用・改変．

Table 1 CT値によるMischの骨密度（骨質）の分類．＊推薦図書2より引用

bone density	CT値		
D1	>1250	oak（カシ）or maple wood（カエデ）	硬すぎてインプラントには適さない
D2	850～1250	white pine（白松）or spruce（トウヒ）	インプラントの植立に適する
D3	350～850	balsa wood（バルサ）	インプラントの植立に適する
D4	150～350	styrofome（発泡スチロール）	初期固定が弱い
D5	<150	immature, non-mineralized bone	不十分な強度で，初期固定が得られない

骨欠損の形態

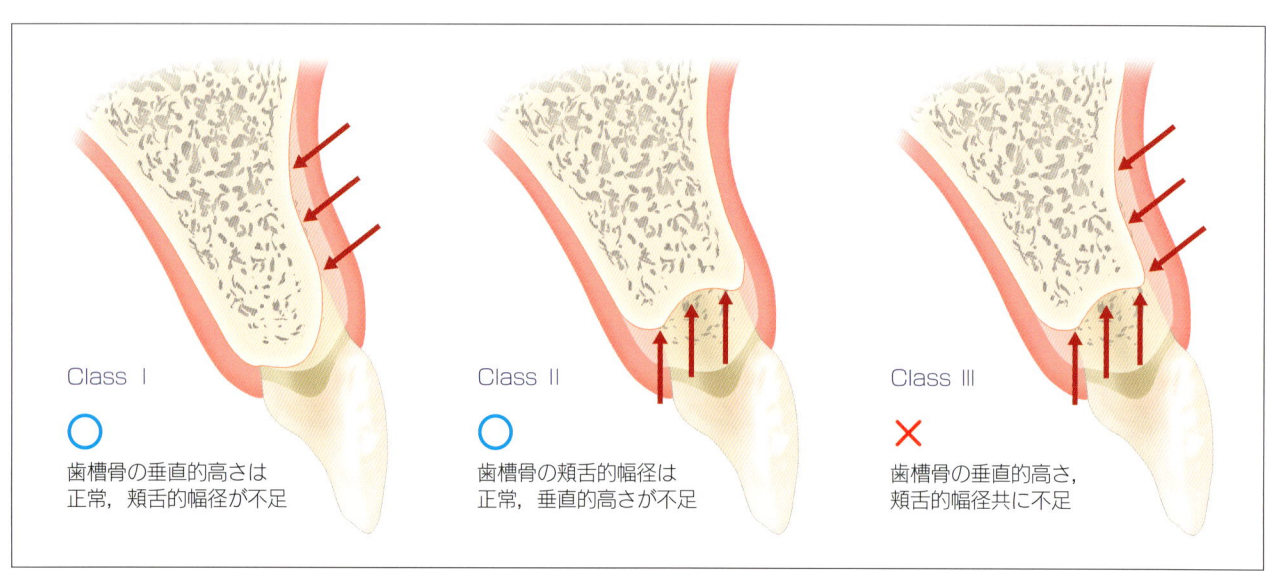

Class I ◯
歯槽骨の垂直的高さは正常，頬舌的幅径が不足

Class II ◯
歯槽骨の頬舌的幅径は正常，垂直的高さが不足

Class III ×
歯槽骨の垂直的高さ，頬舌的幅径共に不足

Fig 6 Seibert の歯槽堤欠損の分類．＊推薦図書2より引用・改変．

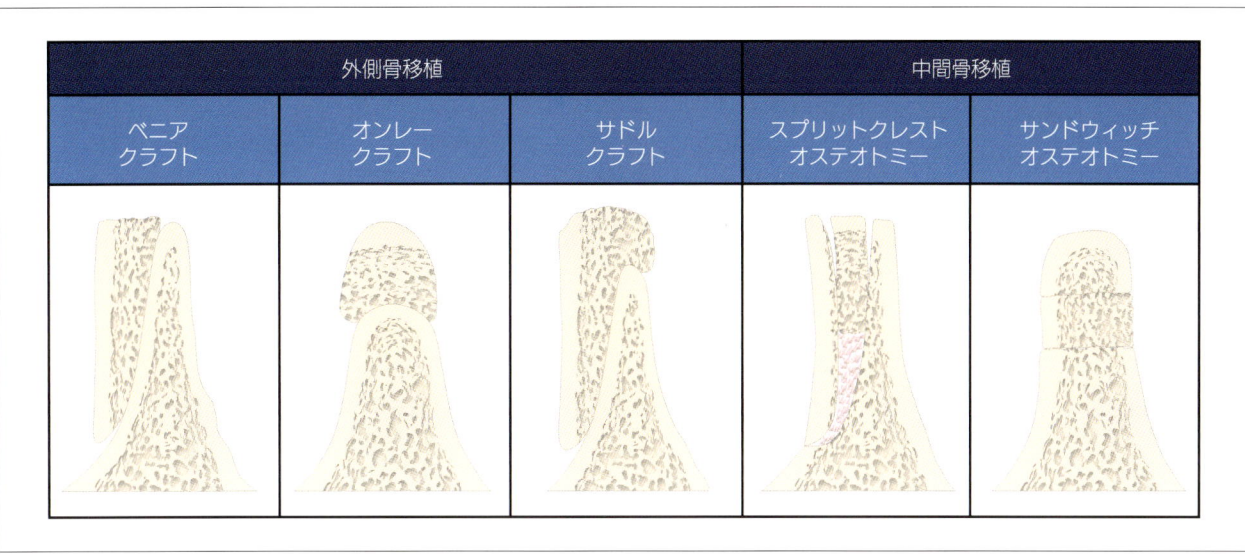

Fig 7 自家骨移植術．＊推薦図書２より引用・改変．

Table 2 GBR時における骨造成の待機期間．＊推薦図書３より引用．

造成部位	下顎骨		上顎骨	
	骨補填材料	PRP＋骨補填材料	骨補填材料	PRP＋骨補填材料
側方	6か月	3～4か月	6～8か月	4～5か月
垂直	8～10か月	6～8か月	8～10か月	6～8か月
上顎洞	8～10か月			4～6か月

初はある程度残存骨量がある症例から取り組みましょう．骨欠損の深さ(垂直的骨量)と骨欠損の幅(水平的骨量)および欠損範囲をつねに意識しましょう．

Seibertの分類においては，Class IおよびIIがGBRの適応であり，class IIIは通常は適応外となります．一般的にGBRによる垂直的骨造成量は後述の軟組織の状態にもよりますが，3～4mm程度といわれています．これに対しTIME法(チタンメッシュを用いた骨造成法)ではGBRよりやや多く，5～6mmが目安となります．Class IIIの場合では自家骨による外側型骨移植法(**Fig 7**)が適応となります[6]．

②同時法か？　段階法か？　GBRをインプラント埋入と１回で行う同時法と，まずGBRを行った後にインプラントを埋入する段階法のどちらを選択するかも考えなければいけません．これは埋入部位の骨の状況と，術者の熟練度に左右されます．患者への侵襲を軽減するには可能な限り同時法が好ましいといえます．しかし一般的には，3～4mm程度の垂直的骨造成を行う場合や，１壁性の骨欠損，歯槽頂幅が5mm以下の骨においては段階法が推奨されます[5, 7]．しかしもっとも大切なことは，埋入時に初期固定が得られるかどうかであり，十分な初期固定が得られない状況では段階法を選択するべきでしょう．これを遵守することで，インプラント脱落のリスクが下がります．また，術者の技術の向上により，段階法で行っていた処置が同時法で行えるようにもなることでしょう．

待機期間については，骨の状況に応じて変えていく必要がありますが，おおよそ(**Table 2**)を目安としておくとよいでしょう．

軟組織

GBRにあたっては，軟組織つまり歯槽頂部の角化歯

233

肉の量が成否に大きくかかわってきます．GBRを行う際は，かなりの高頻度で減張切開（CHAPTER2 7 手術の基本・CHAPTER4 5 自家骨による骨造成のテクニック参照）が必要となります．つまり，骨のボリュームが増えるため，それを包み込む軟組織を伸展させなければならないからです．軟組織が脆弱であると創の閉鎖が上手くいかず，裂開の原因となります．もちろんその際の縫合も大切で（CHAPTER2 7 手術の基本参照），ゆったりとそしてぴったりと閉鎖できる創面となるようにしましょう．GBRを行う量（骨欠損の程度）により，必要な軟組織の量が変わってきますが，角化歯肉の厚みが2mm以上は必要でしょう．幅は5mm程度以上確保しておきたいところです．

以上挙げた診査はパノラマやデンタルエックス線写真での診断は必須ですが，CTによる診査も極力加えるようにしましょう．インプラント治療において今やCT撮影は必要不可欠なものであるといえます．確実な診断を行い，またトラブルを避けるためにも，事前の情報収集は積極的に行うようにしましょう．

GBRの使用材料

メンブレン

GBRではメンブレンを用います．メンブレンを用いることで垂直的または水平的な骨量を増大することができますが，できる量には前述のとおり限りがあります．5mm以上の垂直的骨造成を行う場合はGBRでは困難です．

メンブレンの基本的な特性（必要な条件）には以下が挙げられます[8,9]．

①生体親和性
②細胞遮断性

GBRの使用材料

Table 3 メンブレンの種類と特徴．推薦は性能・入手のしやすさなどから筆者が現在推薦するもの．＊推薦図書3より引用

種類	製品名	特徴	吸収時間	メーカー
吸収性メンブレン	OsseoGuard®（オッセオガード）推薦	吸収時間が長い吸収性コラーゲンメンブレン．GBRを行ううえで理想的なメンブレン．必要に応じてタックや縫合で固定することも可能．	26〜38週	BIOMET 3i社（米国）
	CYTOPLAST®（シトプラスト）RTM Collagen	吸収時間が長い吸収性コラーゲンメンブレン．	26〜38週	Osteogenics社（米国）
	Bio-Guide®（バイオガイド）推薦	ブタ由来の吸収性コラーゲンメンブレン．優れたバリア機能をもつ生体吸収性メンブレン．自然と骨壁にフィットするため余分な固定は必要ない．	16〜24週	Osteohealth社（米国）
	BIOMEND EXTEND®（バイオメンド・エクステンド）	吸収時間が短い吸収性コラーゲンメンブレン．	14〜18週	Zimmer Dental社（米国）
	ConFORM®（コンフォーム）	吸収時間が短いコラーゲンからなる吸収性メンブレン．欠損部に自然にフィットして扱いやすい．特有の繊維により伸張性に優れ，メンブレンの安定性を強化する．	12〜20週	ACE社（米国）
非吸収性メンブレン	Gore-Tex TR Membrane®（ゴアテックスTRメンブレン）	スペースメイキングが必要な大きな欠損に対する骨造成に最良．	非吸収性	Gore-Tex社（米国）
	CYTOPLAST®（シトプラスト）GBR 200 推薦	薄型チタン強化メンブレン．厚さ250μmの薄型チタンメンブレン．高密度なフッ素樹脂（d-PTFE）を使用．窒化チタンコーティングされているので，酸・溶解・高温に対する耐久性に優れている．	非吸収性	Osteogenics社（米国）

③組織統合性
④スペースメイキング能力，スペース維持能力がある
⑤操作性がよい
⑥合併症を起こしにくい

　市販されている主なメンブレンの種類とその特徴を（Table 3）に示します．メンブレンには大まかに分類して，口腔内で溶けることのない非吸収性メンブレンと，時間の経過と共に溶解する吸収性メンブレンの2種類に分けられます．それぞれの特性を以下に記載します．
①**非吸収性メンブレン**　e-PTFE（延伸ポリテトラフルオロエチレン）メンブレン，とくにチタン強化型のものはスペースメイキング能力にすぐれています[3]．その反面，裂開および感染を起こす恐れがあり，その結果，骨再生がうまくいかないこととなります[10]．また，二次手術によってメンブレンを除去するため患者に負担を強いる，それに加えてその際に若干の歯槽骨吸収が生じるともいわれています[11]．非吸収性メンブレンでは「CYTO-PLAST®」（OSTEOGENICS社）が用いられますが，今のところ日本国内での販売はありません．
②**吸収性メンブレン**　吸収性メンブレンは非吸収性メンブレンと比べてスペースメイキング能力にやや劣り，とくに吸収が早いものは陥没につながるため，支持材料（骨移植材）が必要です．しかし，操作性がよく，メンブレン除去の二次手術が不要のため術式が簡便となり，合併症のリスクが低く費用対効果が高いというメリットがあります[12]．

　上記のような理由と，またこれまで長く用いられてきた非吸収性メンブレンの代表であるGoreTex社製のチタン強化型ePTFEメンブレンが2012年春で販売終了となったことも相まって，現在では特別な垂直的GBR以外は吸収性メンブレンが主流となってきているようです．そのなかでも一般的には吸収期間が長いものが推奨されます．

骨移植材

　メンブレンと共に用いられるのが骨移植材です．GBRにおいてはメンブレン単独で行うことは稀で，ほとんどの場合に骨移植材を併用します．骨移植材については「CHAPTER4 ❷骨補填材（人工骨）」に詳細にまとめてあります．

GBRの術式

　それでは実際の術式について症例を提示していきます．

非吸収性メンブレンによる水平・垂直的に骨増大をした症例（Fig 8a〜x）

　57歳の女性です．う蝕が多く，全顎的な治療を希望

非吸収性メンブレンによる水平・垂直的に骨増大をした症例

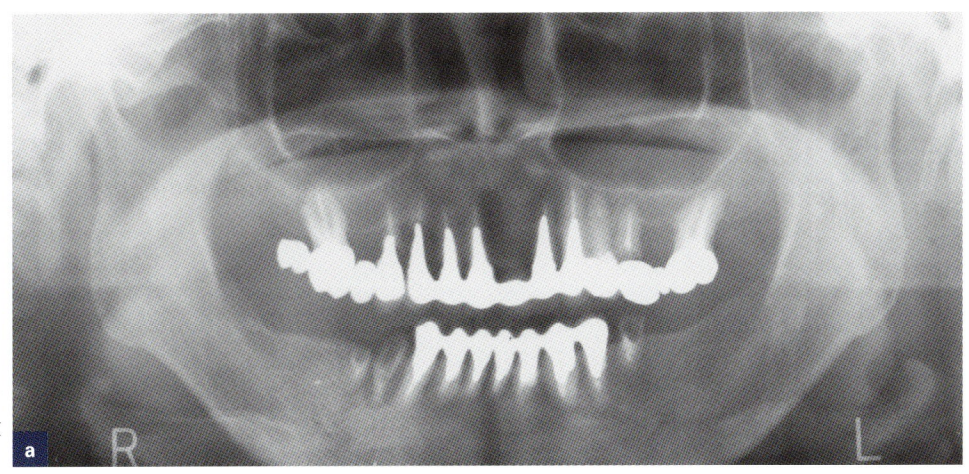

Fig 8a　初診時のパノラマエックス線写真．患者は57歳，女性．

CHAPTER 4 | インプラント治療のための骨造成

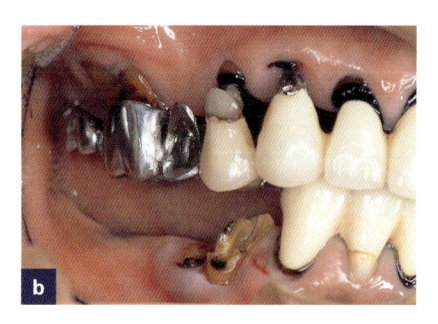

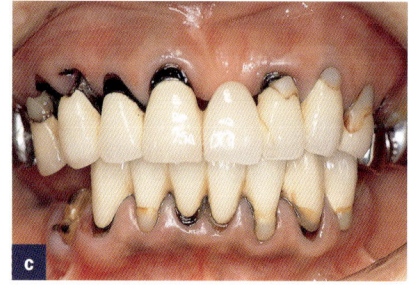

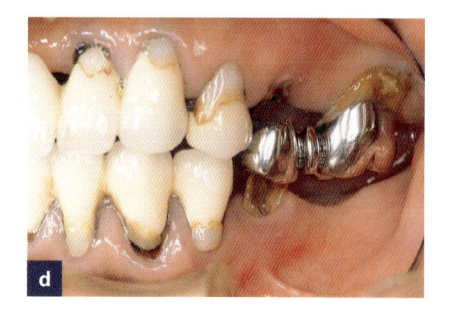

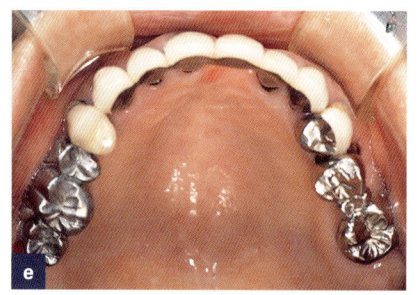

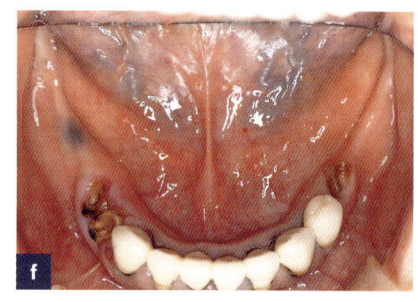

Fig 8b～f とくに上顎に二次う蝕が目立つ．

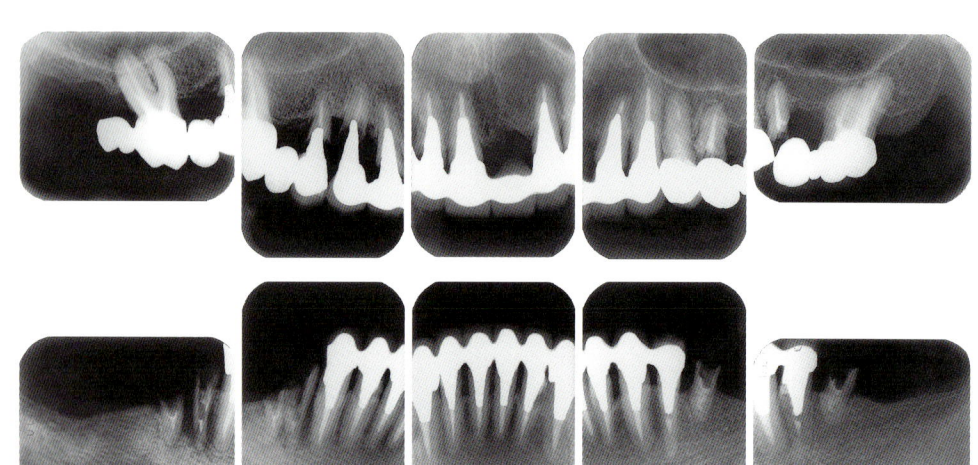

Fig 8g デンタルエックス線写真．43|は骨縁下う蝕がみられる．

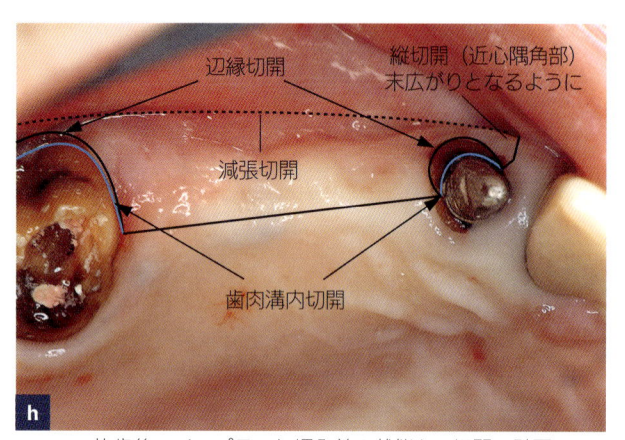

Fig 8h 抜歯後，インプラント埋入前の状態と，切開の計画．

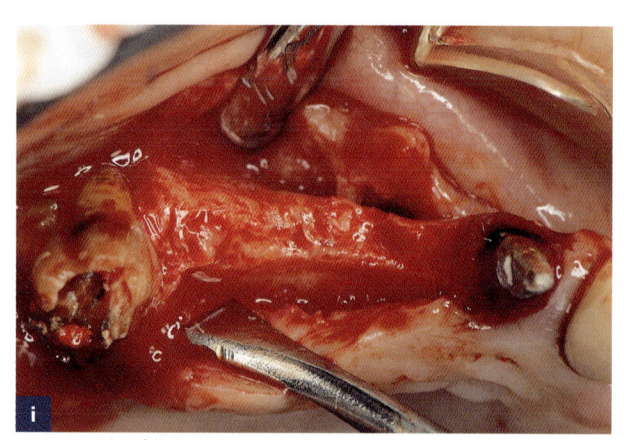

Fig 8i 骨幅が非常に狭いことが認められる．

6 GBRのテクニック

Fig 8j, k　インプラント埋入時．水平的・垂直的に骨量が不足している．

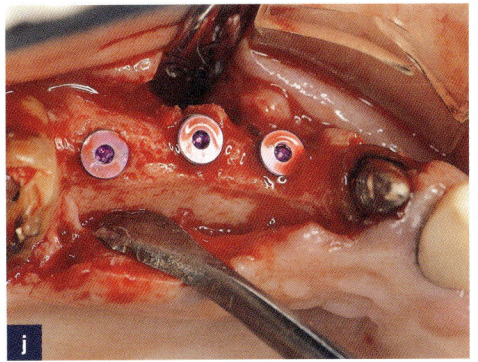

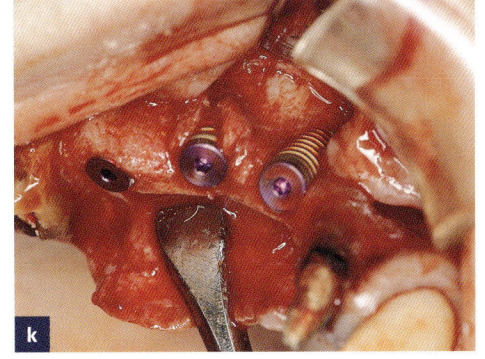

Fig 8l　埋入時のデンタルエックス線写真．

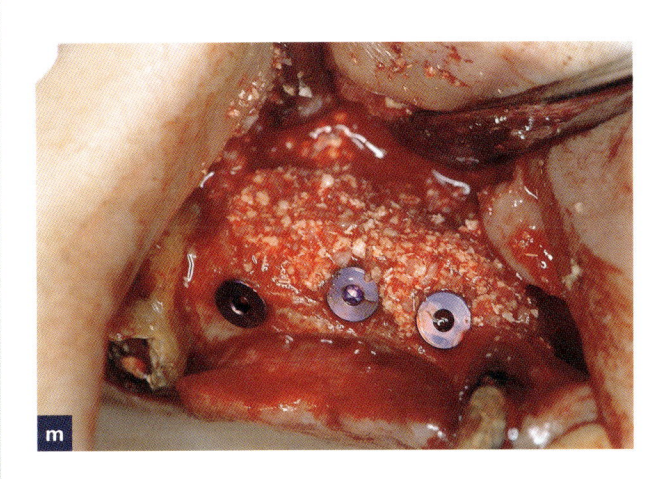

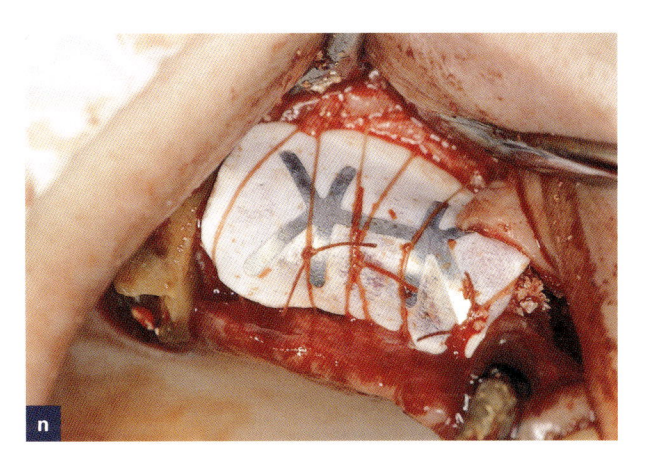

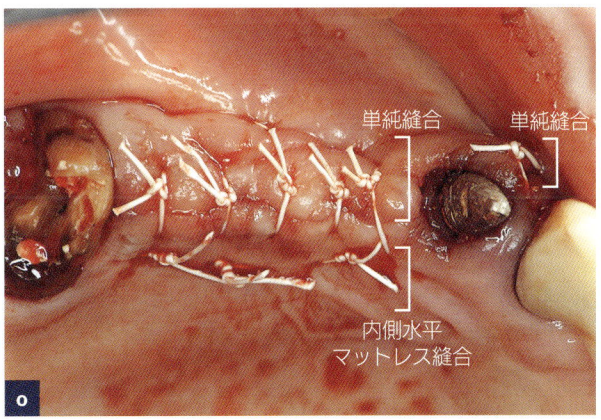

Fig 8m　骨補填材を填入時．
Fig 8n　e-PTFEメンブレンを吸収性糸で固定．
Fig 8o　減張切開後，縫合．頬側にも内側水平マットレス縫合が施してある．

して来院しました．初診時のパノラマエックス線（**Fig 8a**）・口腔内写真（**Fig 8b～f**）・デンタルエックス線写真（**Fig 8g**）をみると保存不可能な歯があり，固定式補綴物を希望していたため，インプラントによる処置を行うこととしました．

ここでは34に着目していきます．抜歯後，インプラント埋入前の状態です（**Fig 8h**）．歯肉を剥離すると骨幅が狭いことがわかります（**Fig 8i**）．233ページの基準で同時法が可能なので，ここではまずインプラントを埋入後（**Fig 8j～l**），コンポジットボーン（DFDBA，吸収性ハイドロキシアパタイト〔以下，HA〕，非吸収性HAの混合）を填入しました（**Fig 8m**）．十分なスペースメイキングが必要であったため，チタン強化型e-PTFEメンブレンを吸収性糸で縫合し（**Fig 8n**），減張切開を行った後，縫合しました（**Fig 8o**）．

術後2週後（**Fig 8p**），軟組織の裂開は認められませ

| CHAPTER 4 | インプラント治療のための骨造成

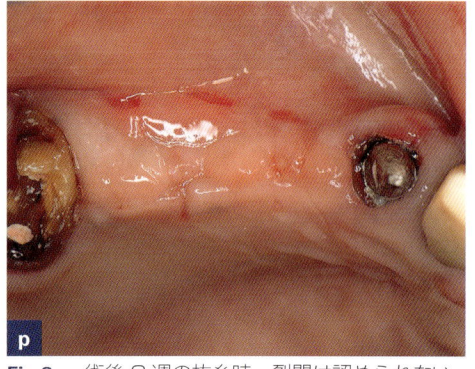

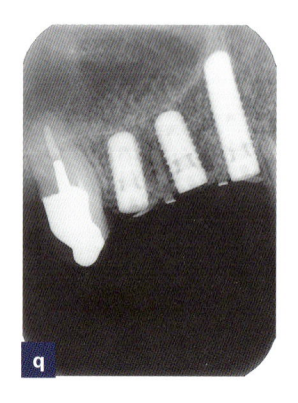

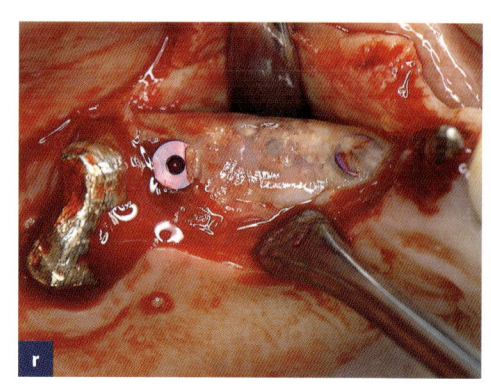

Fig 8p 術後2週の抜糸時．裂開は認められない．
Fig 8q 2次手術前のデンタルエックス線写真．
Fig 8r 5か月後，メンブレン撤去時．水平的・垂直的に骨が増大している．

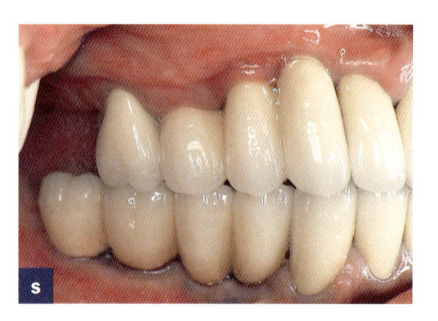

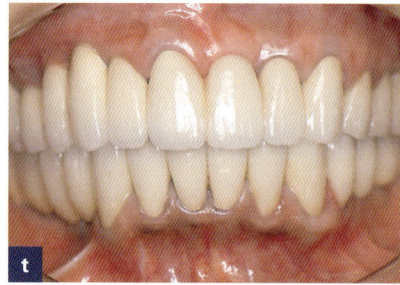

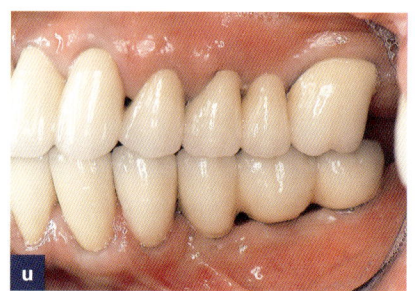

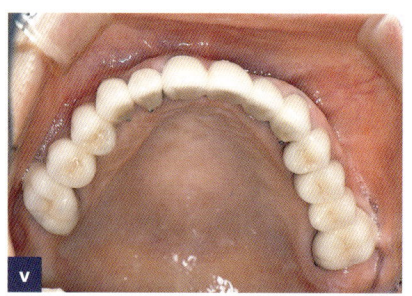

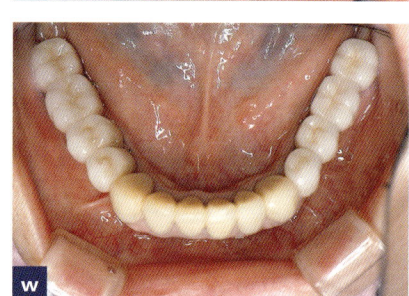

Fig 8s〜w 最終補綴装置装着時の口腔内写真．

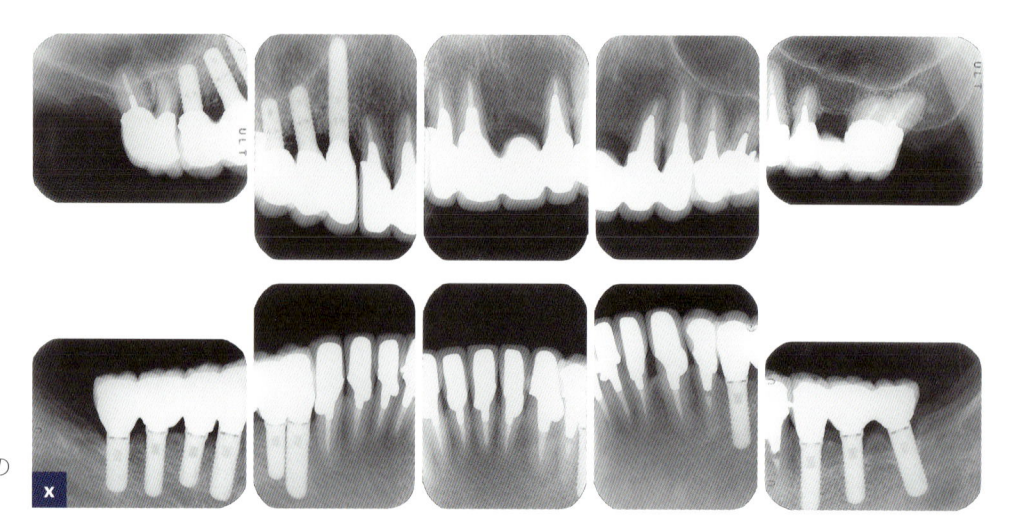

Fig 8x 最終補綴装置装着時のデンタルエックス線写真．

6 GBRのテクニック

ん.

5か月後，二次手術時の状態です(**Fig 8q, r**). 安定した骨の状態であることがわかります.

その後，最終補綴装置を装着したときの状態です(**Fig 8s〜x**).

サンドウィッチテクニックと吸収性メンブレンによる水平的骨増大症例(CHAPTER4 ❷骨補填材参照)

49歳の女性です. 5は根尖周囲まで骨吸収が認められます(**Fig 9a, b**). 抜歯を行い(**Fig 9c**), 3か月後にインプラント埋入を行いましたが，頬側骨が大きく吸収して

いるのがわかります(**Fig 9d〜f**). このあと採取した自家骨，コンポジットボーン，非吸収性HAを順に填入し，吸収性メンブレンを設置しました(**Fig 9g〜k**).

約4か月後に二次手術を行いました(**Fig 9l**). そして約6か月後の最終補綴装置を装着したときの状態です(**Fig 9m, n**). またその際のCT像です(**Fig 9o**).

この手法サンドウィッチテクニックは，山道，Wang-HLらによって提唱されました[13]. インプラント周囲には速やかにオッセオインテグレーションを獲得するために自家骨もしくはDFDBA層とし，次いでコンポジットボーン(DFDBA，吸収性HA，非吸収性HA)，表層に吸収

サンドウィッチテクニックと吸収性メンブレンによる水平的骨増大症例

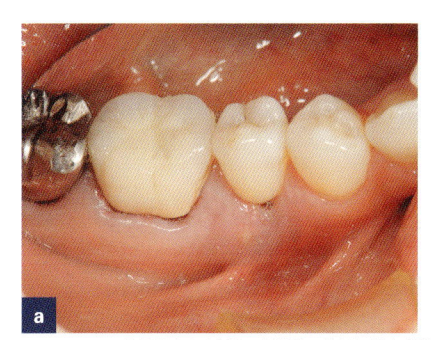

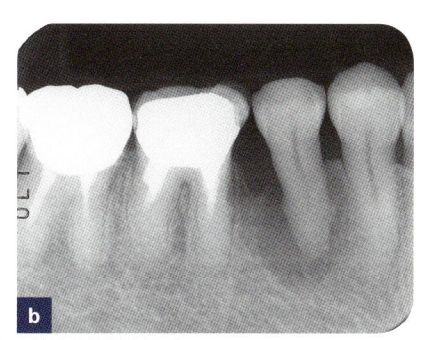

Fig 9a, b 初診時の状態. 排膿, 根尖部を超える骨吸収が認められる.

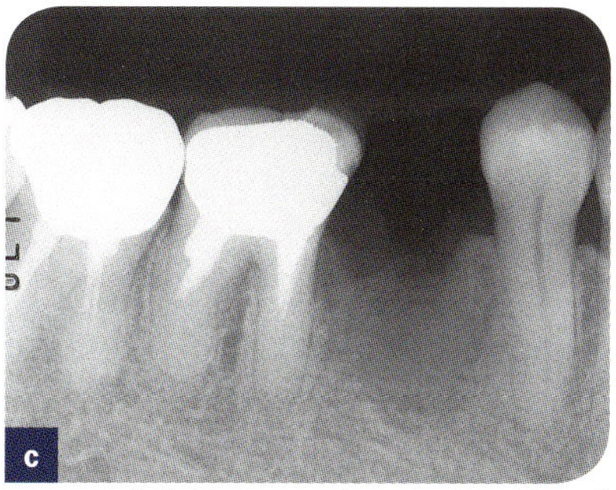

Fig 9c 抜歯後, インプラント埋入前のデンタルエックス線写真.

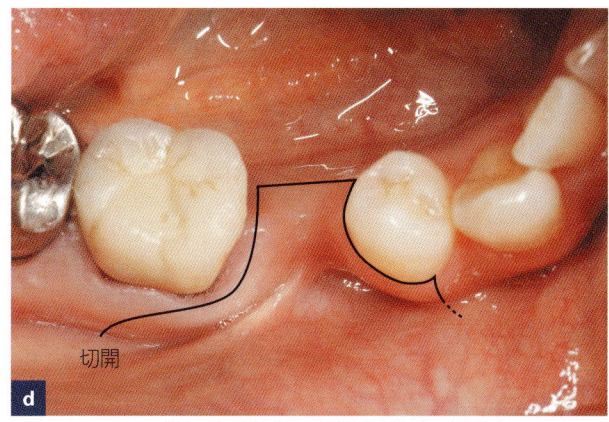

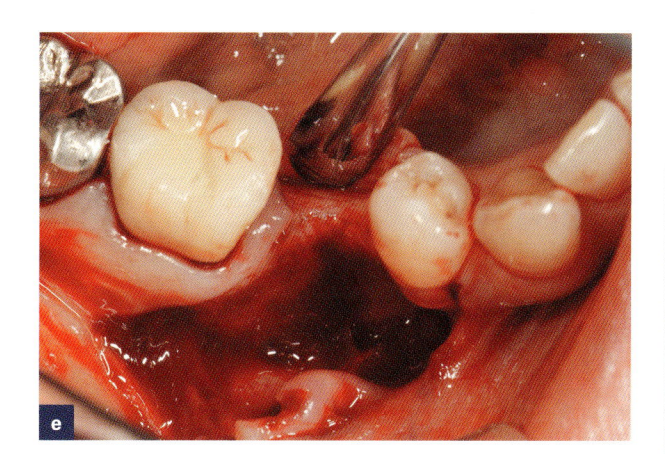

Fig 9d, e インプラント埋入時. 頬側骨が大きく吸収している.

| CHAPTER 4 | インプラント治療のための骨造成

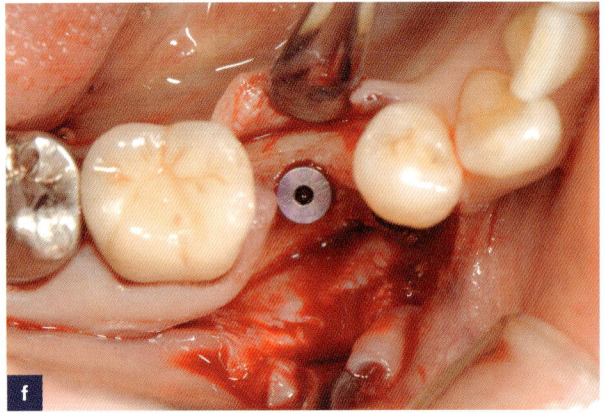

Fig 9f インプラント埋入時．頬側にはまったく既存骨がない状態．

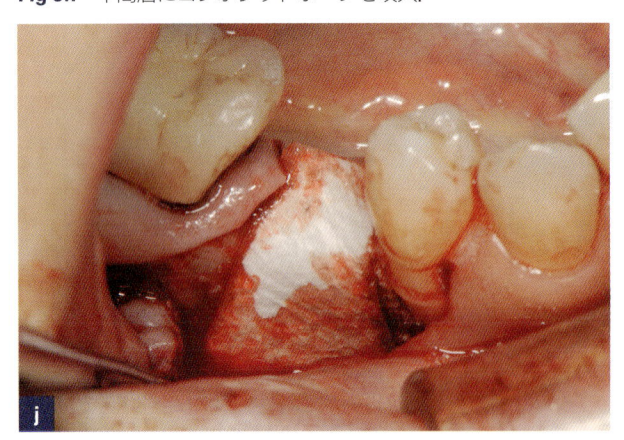

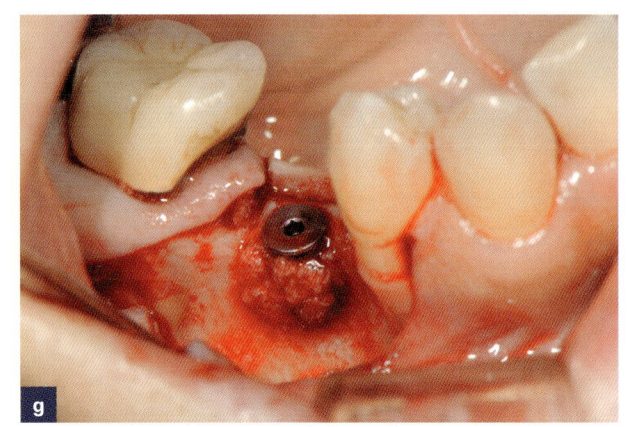

Fig 9g フィクスチャー周囲に自家骨を填入．

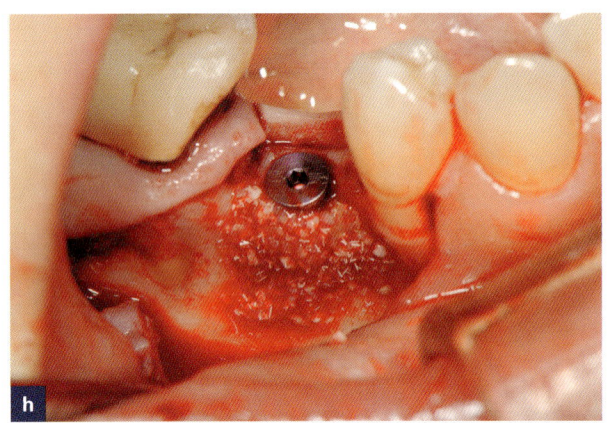

Fig 9h 中間層にコンポジットボーンを填入．

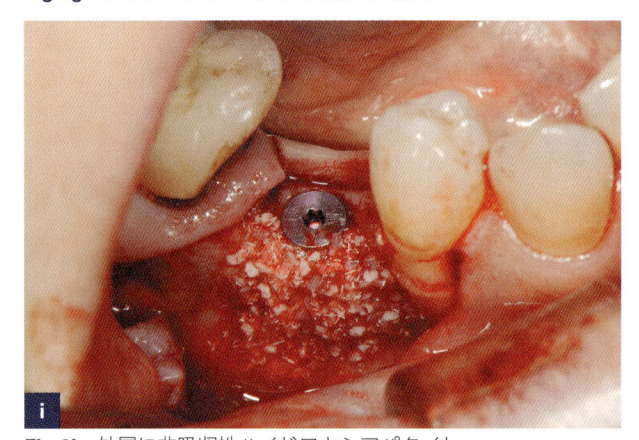

Fig 9i 外層に非吸収性ハイドロキシアパタイト．

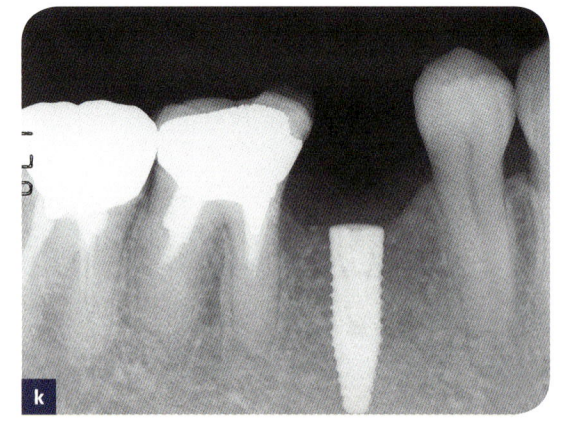

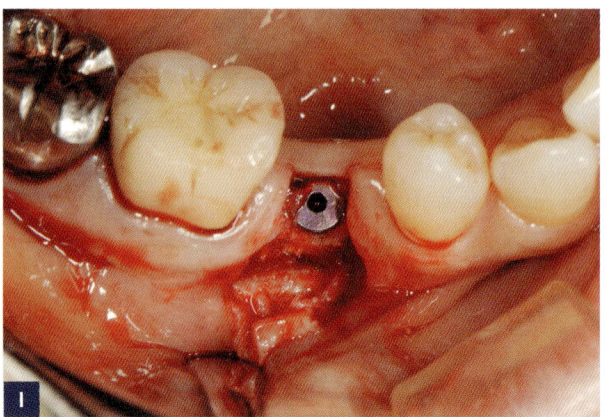

Fig 9j 吸収性メンブレンを設置．
Fig 9k インプラント埋入，GBR後のデンタルエックス線写真．
Fig 9l 2次手術時．頬側に骨が定着している．

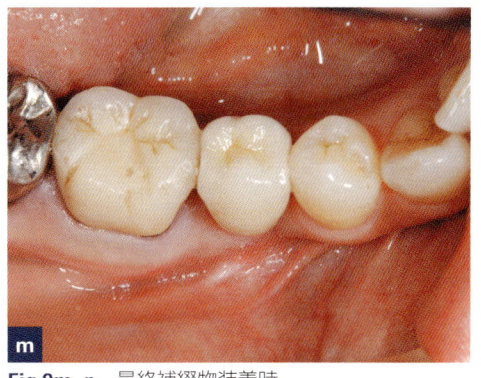

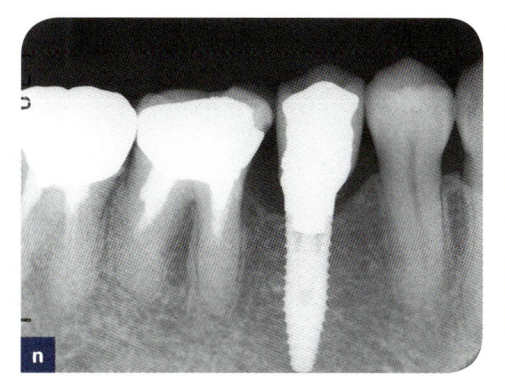

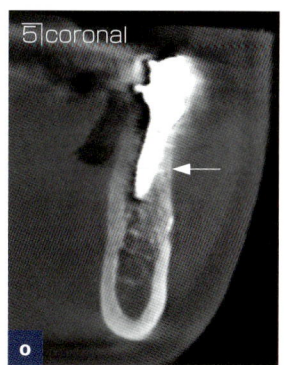

Fig 9m, n　最終補綴物装着時.
Fig 9o　最終補綴物装着時のCTのcross section像．頬側に皮質骨様の不透過像が確認できる．

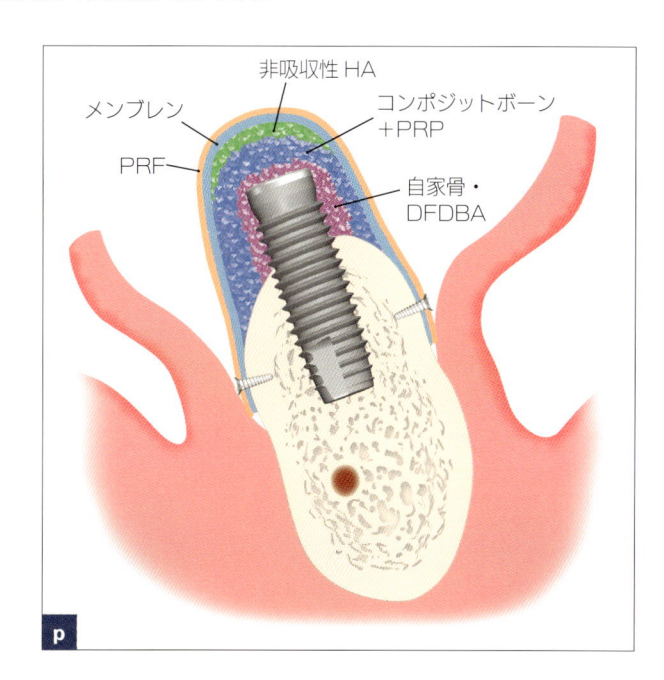

Fig 9p　サンドウィッチテクニック．＊推薦図書3より引用・改変

防止のために非吸収性HA層とします．この模式図を示します（**Fig 9p**）．

術後の裂開への対応症例

患者は40歳の男性．前歯部の歯肉の腫脹を主訴に来院しました．初診時のパノラマエックス線写真（**Fig 10a**）・口腔内写真（**Fig 10b**）・デンタルエックス線写真（**Fig 10c**）です．ここでは上顎右側に着目していきます．

6⏌は上顎洞底に達する歯槽骨吸収が認められます．抜歯後GBRを行っていきました（**Fig 10d**）．剥離すると，垂直的・水平的に骨吸収が認められます（**Fig 10e**）．コンポジットボーンを填入し，チタン強化型e-PTFEメンブレンを吸収性糸で縫合し（**Fig 10f**），減張切開を行った後に縫合しました（**Fig 10g, j**）．

術後2週でメンブレンが露出しました（**Fig 10i**）．内部の骨が熟成するまで週1・2回程度洗浄と炭酸ガスレーザーの照射をし，周囲の感染防止と裂開の拡大を防ぎました（**Fig 10j**）．

GBRの約2か月後にメンブレンを除去し（**Fig 10k**），再度縫合しました．半年後にインプラントを埋入し（**Fig 10l**），最終補綴装置を装着しました（**Fig 10m, n**）．

| CHAPTER 4 | インプラント治療のための骨造成

術後の裂開への対応症例

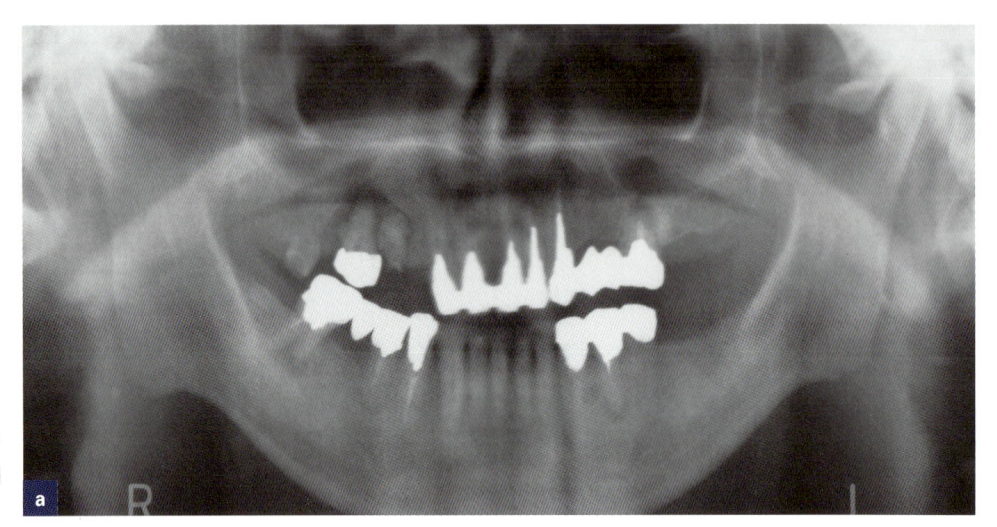

Fig 10a 初診時のパノラマエックス線写真. 6̲|は上顎洞に達する骨吸収が認められる.

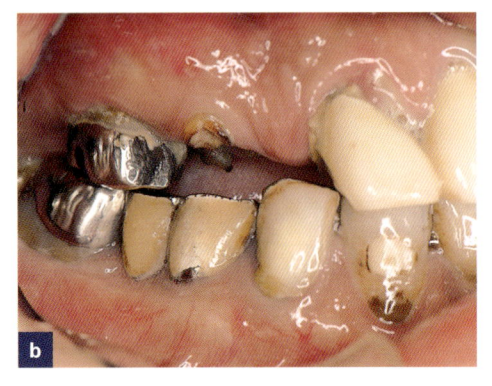

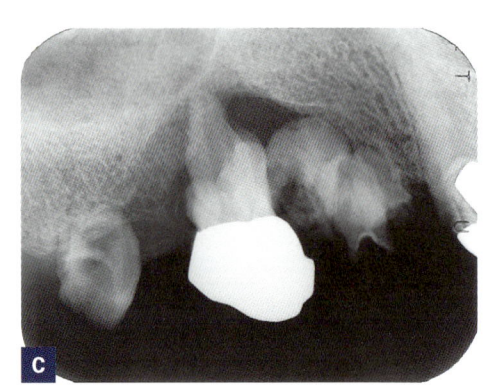

Fig 10b 初診時の口腔内写真.
Fig 10c 初診時のデンタルエックス線写真. **Fig 10a**とあわせて全顎的な対応が必要となることがわかる.

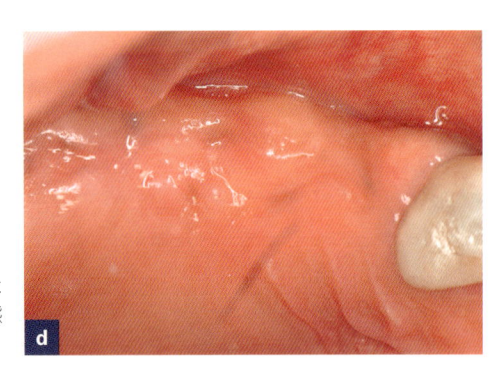

Fig 10d 抜歯後, GBRのために軟組織の治癒を待った状態の咬合面観.

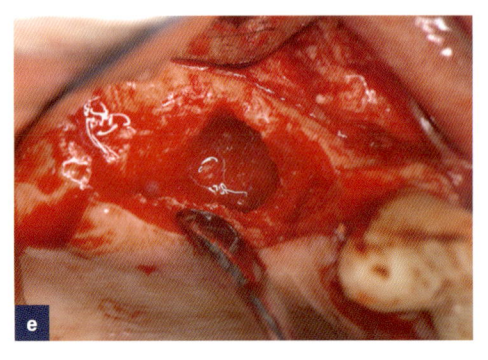

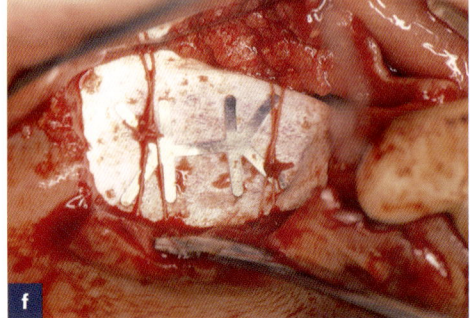

Fig 10e 抜歯後, GBR前の状態. 深く, 幅広い骨吸収が認められる.
Fig 10f 骨補填材を填入後, チタン強化型e-PTFEメンブレンを設置.

6 GBRのテクニック

Fig 10g, h GBR後の状態.

Fig 10i 術後2週の状態. 遠心部にメンブレンの露出が認められる.
Fig 10j 術後8週の状態. 露出はやや大きくなったものの, 感染は認められない.

Fig 10k メンブレン撤去時. 幼弱な骨が認められる.
Fig 10l インプラント埋入時.

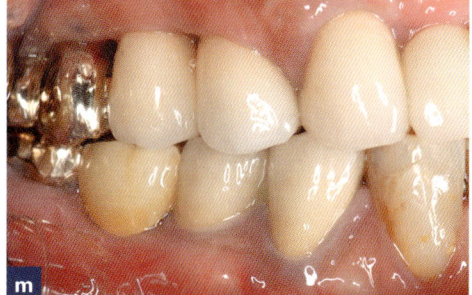

Fig 10m, n 最終補綴物装着時.

メンブレン露出の予防および対応のポイント

- 裂開部分はメンブレン境界直上に切開線が設定されています. 切開線の位置に注意しましょう.
- とくに上顎は後方（臼歯部）にいくにつれ歯肉が硬いため, 十分な減張切開が困難になります. 縫合が全体的にきつめで, 縫合糸で無理矢理押さえつけている状態です. 歯肉弁がゆったり閉じる状態にして, 縫合糸は軽く留めるくらいの感覚にする必要があります. ただしマットレス縫合は必須です.
- 上顎は下顎に比べ減張切開が困難です. とくに口蓋側は歯肉がほとんど伸展しません. そのため, 場合によっては事前に十分な軟組織の獲得（遊離歯肉移植な

243

ど）を検討します．また，下顎は下歯槽管神経があるため，切開には十分気をつけます．オトガイ孔から距離があると思っていても，細かく枝分かれした神経があります（**Fig 11**）．深い部位での減張切開にはくれぐれも気をつけ，麻痺を起こさないようにしましょう．

- 不幸にして裂開，メンブレン露出を起こした際は，感染を起こさないようにすることが肝要です．抗菌薬を用い，こまめな洗浄をすることにより，状況の悪化を防ぎます．洗浄は感染がなければ生理食塩水など，必要に応じてクロルヘキシジンを用います．アクリノールなどは創傷治癒の成長因子の活動を妨げるために避けたほうがよいでしょう．

- 6〜8週経過すると，中の骨が固まってくるため，メンブレンを除去します．このタイミングは細菌がコロニーを形成するため，骨の成熟前にメンブレンを除去する必要があるためです[14]．ただし幼弱な骨であるため，インプラントの埋入はもう2か月程度待つようにします．

- 減張切開をした部位は，口腔前庭が浅くなっていることが多いです．必要に応じて後ほど遊離歯肉移植などを行うとよいでしょう．

下顎舌側歯肉弁の歯冠側移動テクニックと吸収性膜による水平的増大の症例

患者は51歳の女性で，左下奥の疼痛を訴えて来院しました．術前所見にて歯根破折にともなう歯槽骨吸収がみられます（**Fig 12a, b**）．抜歯を行って4か月後にGBRをともなうインプラント埋入を行いました（**Fig 12c〜f**）．「Bio-oss®」（Geistlich Pharma AG社／デンタリード）を填入し，吸収性メンブレンを設置後，減張切開の後に縫合しました（**Fig 12g, h**）．

ここでは舌側歯肉弁を歯冠側に移動させており，術後頬側の口腔前庭がほとんど失われておらず，裂開もなく骨も順調に硬化していることがわかります（**Fig 12i, j**）．顎舌骨筋付着部を分離することによって，大幅に歯肉を伸展することができます[15]（**Fig 12k**）．このような手法を取ることで，後ほどの治療をスムースに行うことができます．

メンブレン露出への対応のポイント

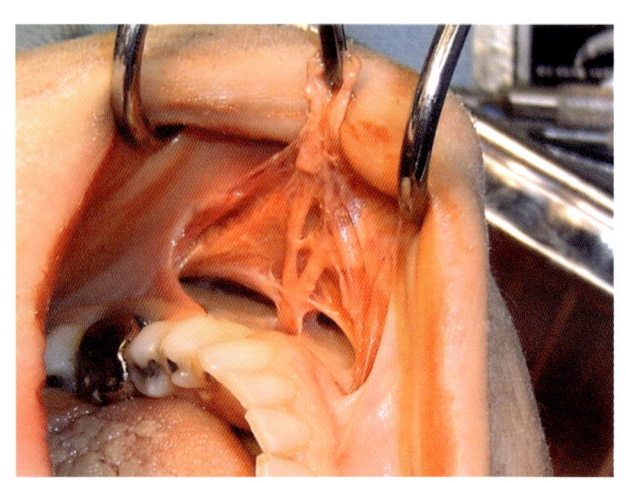

Fig 11 献体より．オトガイ孔からあちこちに神経が広がっているのがわかる．

まとめ

GBRはインプラント療法を行うとき，適切な位置に埋入する際に骨量が不足することに対して骨造成を行うために行われます．3〜2壁性の骨欠損であれば，GBRと同時にインプラントを埋入することができます．しかし，1壁性の骨欠損や，大幅な水平的あるいは垂直的な骨欠損に対しては，段階法により行うことが推奨されます．もちろん術者の熟練度にも左右され，外科処置の原則を遵守することが大切です．

そして極力侵襲を少なくし，感染のリスクを下げ，短期間で機能的・審美的に良好な結果が出せるよう，努力していかなければならないでしょう．

推薦図書

1. Buser D．20 Years of guided bone regeneration in implant dentistry．Chicago：Quintessennce publishing，2009．
2. 高橋哲．インプラント治療の骨造成法：基礎知識と臨床テクニック．東京：医学情報社，2010．
3. 山道信之，糸瀬正通．バーティカルボーンオグメンテーション．東京：クインテッセンス出版，2011．
4. 山道信之，林佳明，牧角新蔵，河原三明，水上哲也．インプラントイマジネーション：さらなる適応症拡大への技．東京：クインテッセンス出版，2004．
5. 古賀剛人．インプラント外科学 ベーシック編．東京：クインテッセンス出版，2003．

6 GBRのテクニック

下顎舌側歯肉弁の歯冠側移動テクニックと吸収性膜による水平的増大の症例

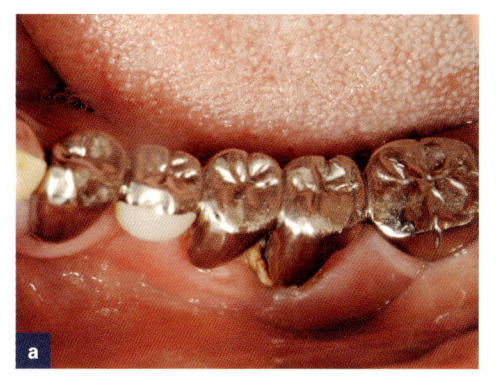

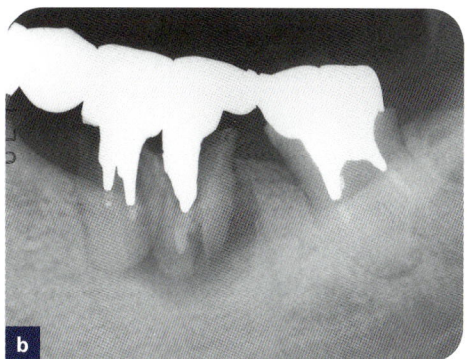

Fig 12a, b 術前の状態．歯根破折とそれにともなう歯槽骨吸収が認められる．

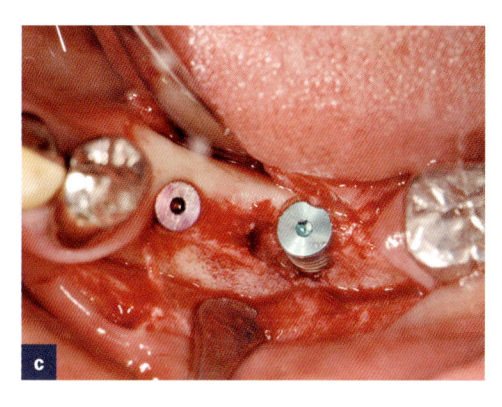

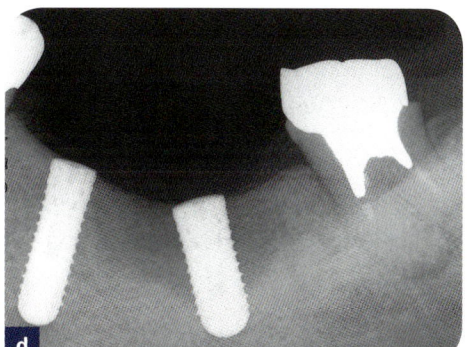

Fig 12c, d インプラント埋入時．

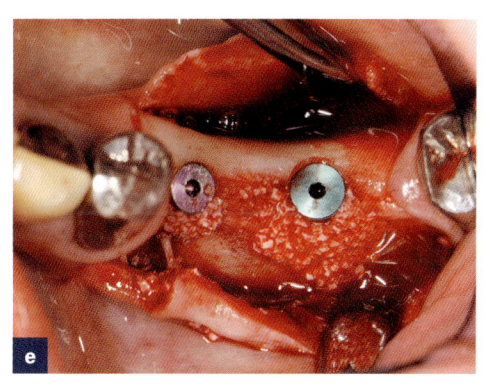

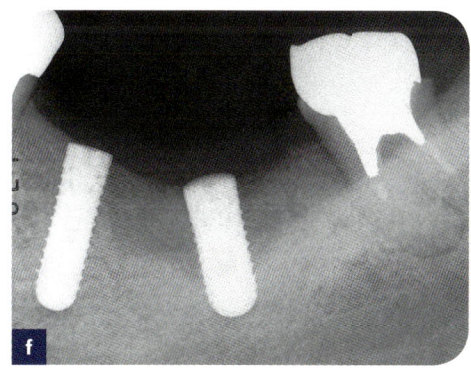

Fig 12e, f GBR後の状態．

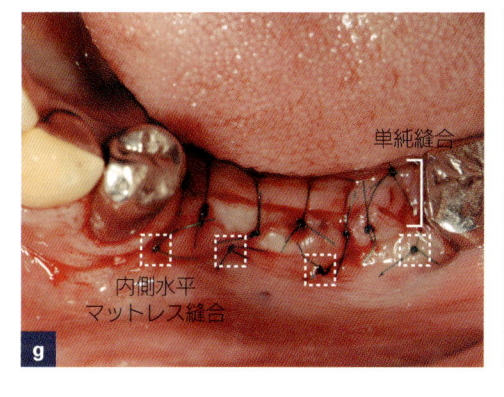

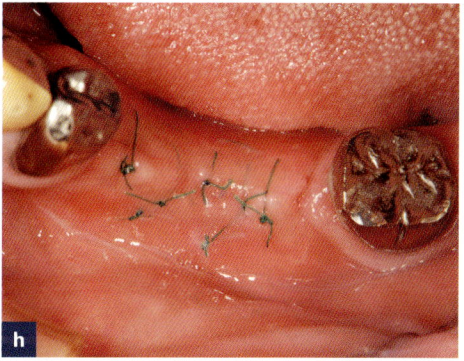

Fig 12g 術直後．
Fig 12h 10日後．

単純縫合

内側水平マットレス縫合

245

| CHAPTER 4 | インプラント治療のための骨造成

Fig 12i 術後3か月の状態．付着歯肉の量も十分に残っている．

Fig 12j 最終補綴装置装着時．骨の緻密化が認められる．

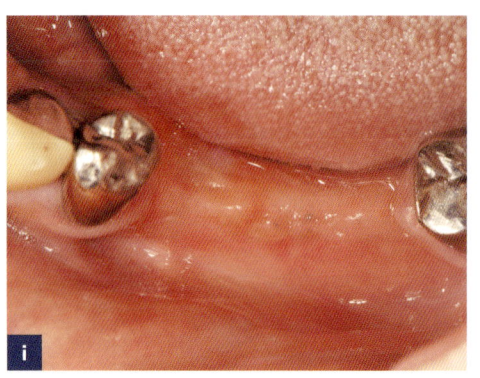

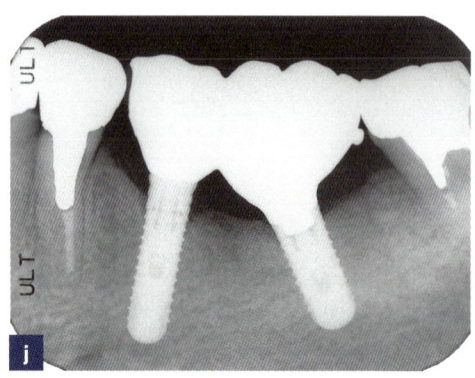

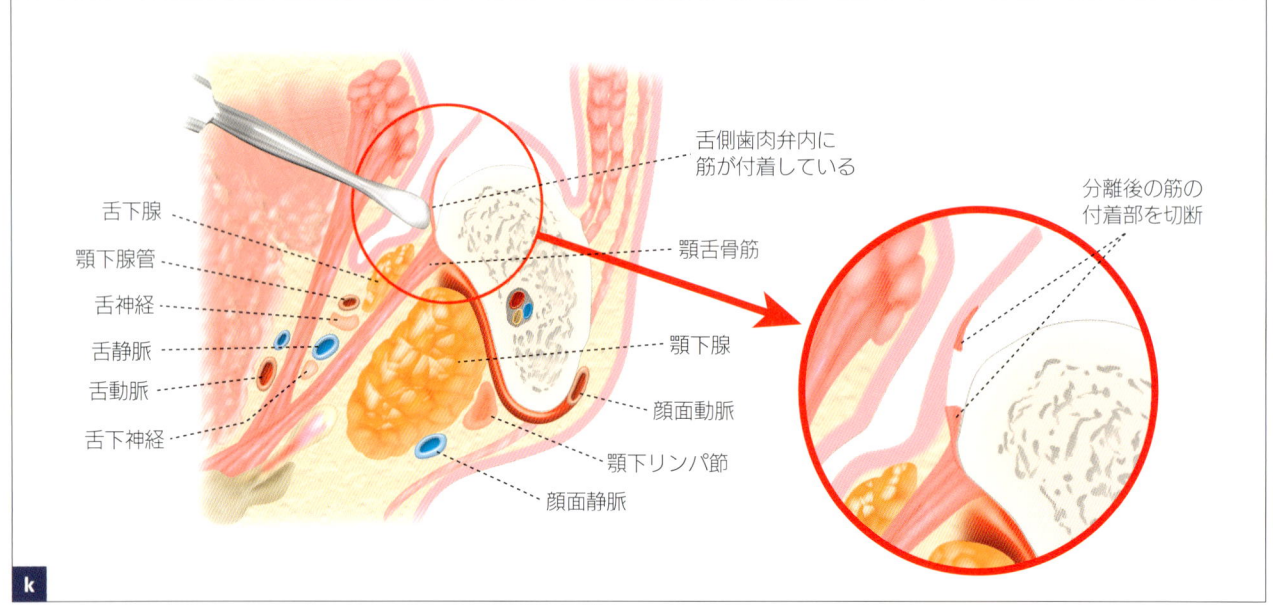

Fig 12k 舌側歯肉弁への顎舌骨筋の付着とその周囲の解剖学的構造を示す第一大臼歯部の断面図．＊参考文献15より引用・改変

参考文献

1. Dahlin C, Linde A, Gottlow J, Nyman S. Healing of bone defects by guided tissue regeneration. Plastic Reconstr Surg 1988；81(5)：672-676.
2. Dahlin C, Sennerby L, Lekholm U, Linde A, Nyman S. Generation of new bone around titanium implants using a membrane technique：an experimental study in rabbits. Int J Oral Maxillofac Implants 1989；4(1)：19-25.
3. Dahlin C, Gottlow J, Linde A, Nyman S. Healing of maxillary and mandibular bone defects using a membrane technique. An experimental study in monkeys. Scan J Plast Reconstr Surg Hand Surg 1990；24：13-19.
4. Aghaloo TL, Moy PK. Which hard tissue augmentation techniques are the most successful in furnishing bony support for implant placement? Int J Oral Maxillofac Implants 2007；22(suppl)：49-70.
5. Daniel Buser. 20 Years of Guided Bone Regeneration in Implant Dentistry. Chicago：Quintessennce pubishing, 2009.
6. 高橋哲．インプラント治療の骨造成法：基礎知識と臨床テクニック．東京：医学情報社，2010.
7. 山道信之，糸瀬正通．バーティカルボーンオグメンテーション：形態からみる難易度別アプローチ－．東京：クインテッセンス出版，2011.
8. Hardwick R, Scantlebury TV, Sanchez R, Whitley N, Ambruster J. Membrane design criteria for guided bone regeneration of the alveolar ridge. In：Buser D, Dahlin C, Schenk RK (eds). Guided Bone Regeneration in Implant Dentistry. Chicago：Quintessennce pubishing, 1994：101-136.
9. McAllister BS, Haghighat K. Bone augmentation techniques. J Periodontol 2007；78(3)：377-396.
10. Machtei EE. The effect of membrane exposure on the outcome of regenerative procedure in humans：A meta-analysis. J Periodontol 2001；72(4)：512-516.
11. Rasmusson L, Sennerby L, Lundgren D, Nyman S. Morphological and dimensional changes after barrier removal in bone formed beyond the skeletal borders at titanium implants. A kinetic study in the rabbit tibia. Clin Oral Implants Res 1997；8(2)：103-116.
12. Hammerle CHF, Jung R. Bone augmentation by means of barrier membranes. Periodontology 2000 2003；33：36-53.
13. Byun HY, Wang HL. Sandwichboneaugmentation using recombinant human platelet-derived growth factor and beta-tricalcium phosphate alloplast；case report. Int J Periodontics Restorative Dent 2008；28(1)：83-87.
14. Tempro PJ, Nalbandian J. Colonization of retrieved polytetrafluoroethylene membranes：Morphological and microbiological observations. J Periodontol 1993；64(3)：162-168.
15. Marco R, Claudio S. Management of a coronally advanced lingual flap in regenerative osseous surgery：A case series introducing a novel technique. Periodontics & Restorative Dent 2011；19(6)：50-57.

7 サイナスフロアエレベーションのテクニック

臨床　上歯槽動脈・隔壁・上顎洞粘膜穿孔への対処法は？

SBO
①骨窓形成時，上歯槽動脈の走行に注意する
②上顎洞の隔壁は double window で対処する
③上顎洞粘膜穿孔は吸収性膜で修復する

上歯槽動脈への対処

　上顎洞外壁を栄養する血管は，眼窩下動脈から分かれた前上歯槽動脈，後方は後上歯槽動脈です．ラテラルアプローチ（lateral approach）ではこれらの血管を損傷する可能性があります．とくに，骨内の後上歯槽動脈は，サイナスフロアエレベーション（サイナスリフト）で骨窓部位を横切ることが多く，手術時の操作，とくに骨窓形成時，あるいは骨膜剥離時に損傷し，思わぬ大出血に繋がることがあります．

CT で確認しよう！

　上歯槽動脈は CT 画像で確認することが可能です．この際，上歯槽管が骨内にあるか，上顎洞粘膜側にあるかを観察します．上歯槽管が上顎洞粘膜側にあれば，骨窓形成時に損傷を起こし，出血を起こすことは少ないです（**Fig 1a**）．骨内にある場合には出血の可能性も考慮しておきます（**Fig 1b**）．とくに，直径が 2 mm を超えるような太い枝がある場合には，骨窓の位置を別部位に設定することも考慮に入れる必要があります．骨窓を形成していくとき，ラウンドバーで骨を薄くフェザータッチで削合していき，動脈を損傷しないように，薄い骨を動脈の周囲に残しておきます．トラップドアは鈍的に槌打ち，内側に折り曲げます．この際，トラップドアの骨は無理に粘膜から剥離をする必要はありません．とくに，動脈が骨の内側に固着している場合にはそのままにしておきます．

　動脈が骨内にある場合，トラップドアの形成はかなり困難となります．可能なら「ピエゾサージェリー」（インプラテックス）など，軟組織や血管を温存できる切削機器を使用し，慎重に対処することが必要となります．

出血を起こしたら？

　血管の大部分が洞粘膜にある場合，洞粘膜を剥離することで，血管の収縮作用により自然に止血されます．し

上歯槽動脈

Fig 1 後上歯槽動脈の骨内での走行．
Fig 1a 動脈（矢印部）が上顎洞前壁の内側の上顎洞粘膜内にあり，骨内にはない．
Fig 1b 動脈（矢印部）が上顎洞前壁の骨の真ん中を走行している．

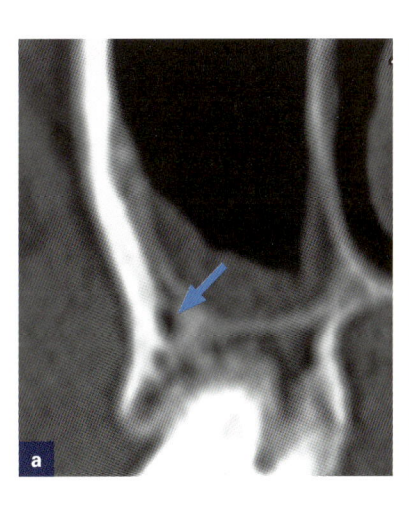

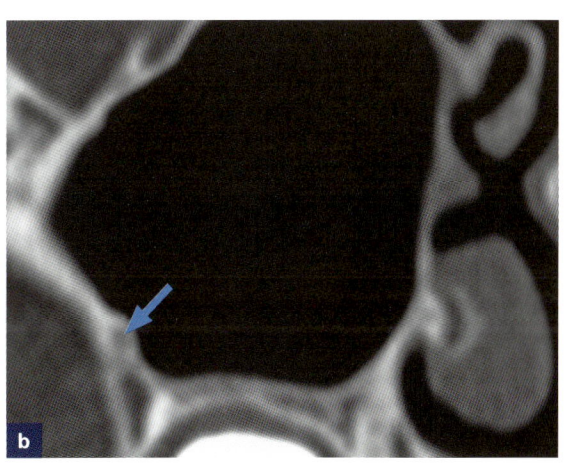

かし，太い動脈血管の場合には，圧迫での止血はかなり困難です．この場合，止血鉗子（モスキート）を用いて結紮するか，外科用の電気メスでの焼灼による対処が無難です．動脈が骨から剥離した状態で断端が十分確認できたならば，血管の結紮・切断がもっとも確実な止血法です．圧迫での止血を試みると周囲の粘膜が大きく裂開してしまい，その後のサイナスフロアエレベーションの操作の続行が不可能となるので注意が必要です．

上顎洞の隔壁がある場合の対処法

隔壁は上顎洞の約3分の1に出現するといわれます．隔壁の頂部の粘膜は極めて薄く，また，隔壁に固着しているため，剥離しようとすると上顎洞粘膜の裂開の可能性が高いです．隔壁の処理方法としては，小林氏によれば，つぎの①〜⑤があげられます[1]．

①隔壁の片側のみの洞粘膜の剥離として骨開窓を one window にするする方法（Fig 2） 隔壁の反対側までインプラント補綴を行う予定のないような場合に用い，片側のみを剥離し，反対側の隔壁の洞粘膜には手をつけない方法です．

② double window とし，洞粘膜の剥離を途中までにとどめる方法（Fig 3） 隔壁の頂部は洞粘膜が裂開しやすいため，洞粘膜の剥離を途中までにとどめる方法です．隔壁が高い場合にはこの方法は安全ですが，低い場合には十分な挙上量が得られないという欠点があります．

③ double window とし，隔壁の洞粘膜を全層剥離する方法（Fig 4） 隔壁の前後で洞粘膜の剥離を行う一般的な方法ですが，前述のように頂部の粘膜が著しく薄く，固着しているため，難易度が高いです．

上顎洞の隔壁がある場合の対処法

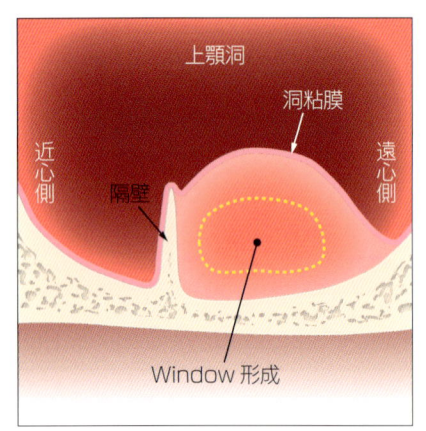

Fig 2 隔壁の片側のみの洞粘膜の剥離とする方法．

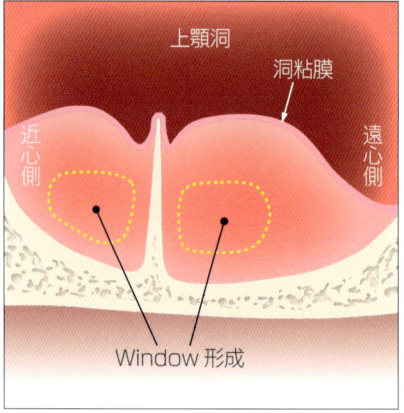

Fig 3 double window とし，洞粘膜の剥離を途中までにとどめる方法．

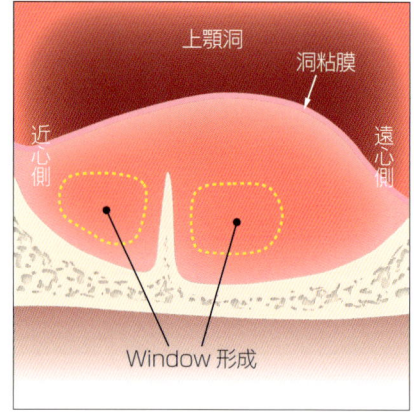

Fig 4 double window とし，隔壁の洞粘膜を全層剥離する方法．

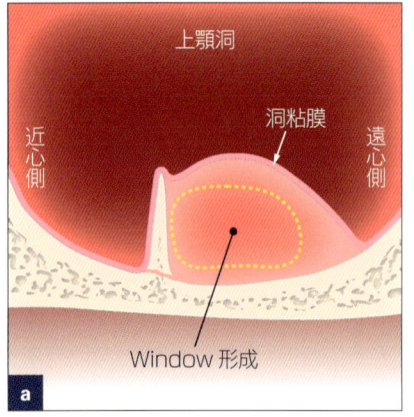

Fig 5a, b 隔壁を除去して洞粘膜を剥離する方法．

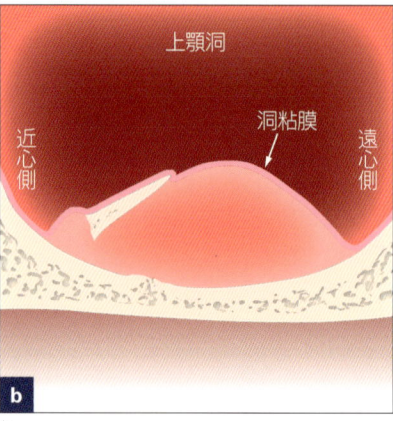

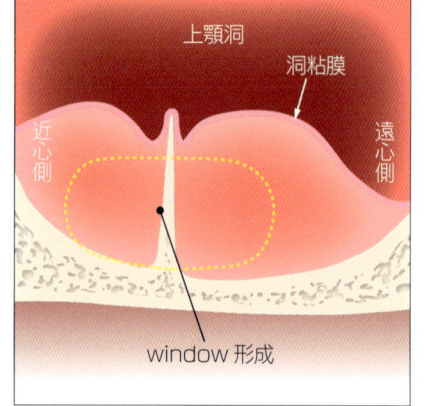

Fig 6 shave off 法．

④隔壁を除去して洞粘膜を剥離する方法（Fig 5a, b）　隔壁の頂部ではなく，底部を除去し，頂部に触ることなく洞粘膜を剥離していく方法です．洞粘膜を保護しつつ，隔壁部をバーなどで除去するという手術操作は煩雑で，手術中に裂開を起こしやすいです．

⑤隔壁部を中心として骨を削除し，その近遠心部の洞粘膜を剥離する（shave off 法）（Fig 6）　粘膜の裂開の可能性の低い，直径5〜7mmの大きなダイヤモンドバー（コメットバー）を用いて骨壁を削り取ってしまう方法です．側壁骨を削除することで骨壁の前面を明示し，洞粘膜の剥離を容易にするものです．隔壁の前後に対するアプローチは楽になりますが，頂部の洞粘膜の剥離については裂開に十分注意することはいうまでもありません．

隔壁がある場合，いずれの方法をとったとしても隔壁がない場合に比較して，洞粘膜裂開の可能性は格段に高くなります．隔壁がある場合には double window によるアプローチが一般的ですが，③，④，⑤のように隔壁の頂部にアプローチを行う場合にはいずれにしても洞粘膜の裂開の確率は高くなるということを念頭に置くべきで，隔壁のあるサイナスフロアエレベーションは難易度が高いです．

1回法か2回法か？

以前から骨造成前における上顎洞底下の歯槽堤の骨の高さが5mmあれば，サイナスフロアエレベーションとインプラントの同時埋入が可能とされていました[2]．これについては確固たるエビデンスは示されてきませんでした．近年のコンセンサス会議において，文献のレビューでは，歯槽堤の骨の高さが2〜4mmの場合でも良好な結果を示す研究が多く認められ，サイナスフロアエレベーションに必要な歯槽堤の骨量は十分なインプラントの初期固定を獲得できるかどうかにによって決定すべきとしています[3]．したがって，術前の高さは5mm以下でよしとする向きもあります．しかし，歯槽堤部の骨が全体にわたって1mmにも満たないような骨では荷重全体に耐えられず，既存骨の骨折を起こす可能性すらあります．私自身は今でも十分な骨量のある場合にのみ1回法としています．したがって，全体が平均して3mm以下のような場合には2回法を選択しています．一方，平均が5mmぐらいの骨が残存しており，一部にそれ以下の部分も認められるような場合でも，初期固定が十分得られた場合には1回法の術式を選択しています．

骨補塡材について

サイナスフロアエレベーションに用いられる移植材料については現在でも議論が続いています．1996年のAO（Academy of Osseointegration）でのサイナスフロアエレベーションの有効性を検討する会議においては，合意事項として，

①骨移植材として，自家骨が最適である．
②自家骨と，同種骨・人工骨・異種骨いずれかとの混合が上顎洞への移植材として効果があった

としています[4]．さらに2008年に開催されたITIコンセンサス会議においては，顆粒状の自家骨のみで上顎洞を骨造成した場合（95.8％）と，顆粒状の補塡材料を用いて骨造成した場合（96.1％）とで，インプラントの残存率はほとんど違いはみられず，その予後が同程度である可能性が示されました．また近年，移植材料を用いないサイナスフロアエレベーションの報告がなされており[5]，移植材料の代わりに同時埋入されたインプラントがテントの支柱のように，挙上された粘膜を支え，スペースに血餅が保持され骨が形成されているというもので，インプラントの予後も良好であるとしています．

そこで，われわれは自分の骨におきかわるβ-TCPを用いたサイナスフロアエレベーションを推奨しています．β-TCPと臼歯部から採取した自家骨細片を重量比で1：1で混合し，さらに自己血に混合して用いています[6]．これはβ-TCP顆粒のすぐれた骨伝導能と自家骨への置換を期待しつつ，自家骨を混入することで骨化を速やかに達成しようというためです．私たちは術後6か月のときに骨の生検を行って，全域にβ-TCP顆粒を認め，一部にハバース構造をもつ成熟した骨組織の形成が確認されました．また，組織間には豊富な細胞成分の遊走を認めました．組織における骨の割合は約40％で

CHAPTER 4 インプラント治療のための骨造成

あり，骨窓側は粘膜側に比較して骨の割合が多い一方，粘膜側は結合組織がより多く残存していました(**Fig 7**)．また，骨形成の指標となるRUNX-2とosteocalcinの発現をみると，いずれも骨膜側が粘膜側に比較して有意に高い割合を示しました．これらの結果は，移植6か月時点で移植部分は骨形成が進んでいることを示すとともに，結合組織も骨化していく段階であることが示されました(**Fig 7**)．さらに，粘膜側よりも骨窓側のほうが骨形成が進んでいることから，移植骨は骨膜や母骨からの栄養供給を受けているものと考えられました[6]．

切開から縫合まで

ラテラルアプローチによるサイナスフロアエレベーションの手術時間は約1時間半と考えてよいでしょう．下顎枝などから骨を採取した場合には2時間ぐらいの時間を考えます．局所麻酔だけでは患者さんにとって苦痛なことも少なくありません．その場合には静脈内鎮静法を用います．しかし，静脈内鎮静法は麻酔が深くかかりすぎるとapnea(無呼吸)になることもあり，緊急の気管内挿管の準備が必要です．したがって，歯科麻酔の専門医に麻酔管理を依頼することが望ましいです．歯科麻酔医などの応援が頼めない場合には，手術前日からあるいは手術当日に精神安定剤を投与します．通常「デパス」(一般名：エチゾラム)0.4 mgを術前30分前に投与します．

骨補填材について

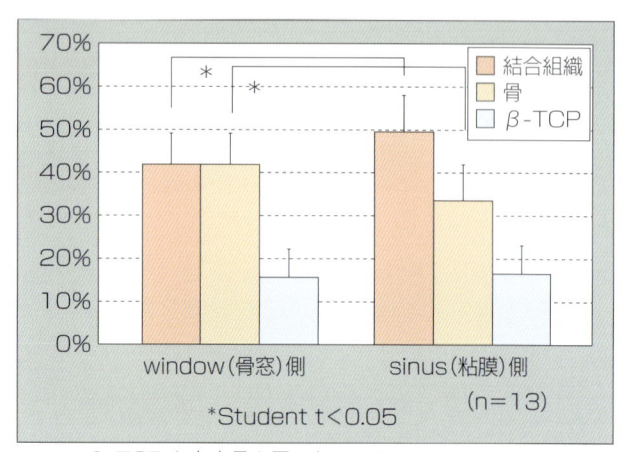

Fig 7 β-TCPと自家骨を用いたサイナスフロアエレベーションの6か月後の組織の割合．window側のほうがsinus側に比較して新性骨の形成が多く，結合組織の割合が少ない．＊参考文献6より一部改変．

切開

切開は歯槽頂切開を基本とします．1回法では歯槽頂からやや口蓋側切開とします．縦切開は，近接する近心の隅角部から斜め前方に歯肉歯槽粘膜移行部をやや超えるまで入れます．遠心は移植する範囲にもよりますが，最遠心でも上顎結節付近とします．いずれもフラップは扇形になるように設定します．口蓋側は遠心のみわずかに1〜2 mm程度の切開を入れ，近心の口蓋側は歯肉縁切開のみにとどめます．フラップは骨膜剥離子などで速やかに骨から剥離します．

骨開窓の設定と上顎骨骨壁の開窓

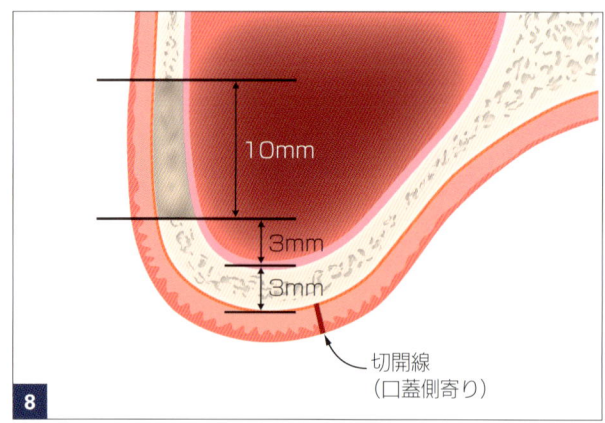

Fig 8 骨窓の位置．

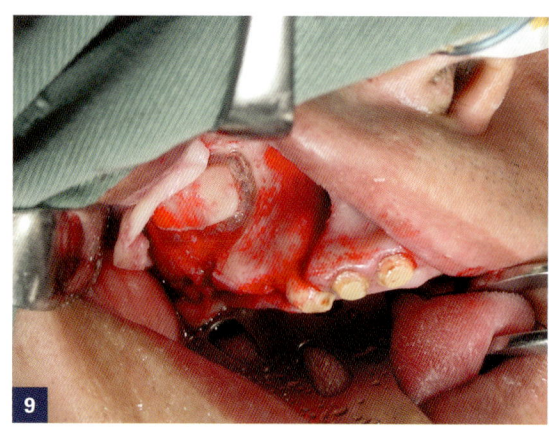

Fig 9 骨窓形成の実際．

7 サイナスフロアエレベーションのテクニック

上顎骨骨側壁の開窓

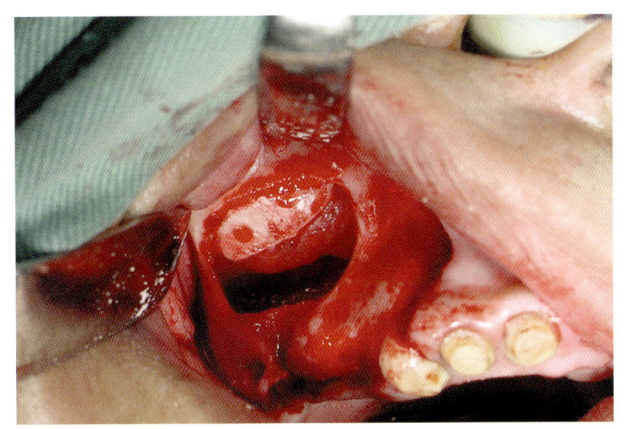

Fig 10　trap door method.

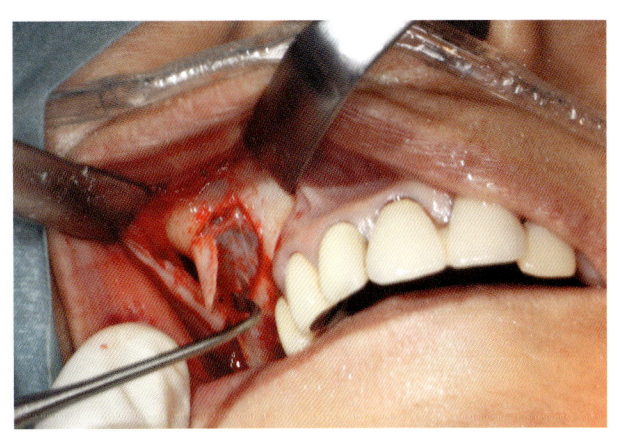

Fig 11　骨窓部の骨の除去.

骨開窓の設定と上顎骨側壁の開窓

①骨開窓部の設定　上顎洞の骨開窓部下方は上顎洞底の骨より3mm上方の位置を最下点とします(**Fig 8**). 骨窓最上方の位置は挙上量によりますが, 上顎洞底部から10mm以上の位置に設定しています(**Fig 9**). 近心は残存歯との関係で決めますが, あまり後方に設定するとブラインド操作が多くなり, また, 前方は三角錐の頂点方向にあたり狭くなっているので, 剝離が難しくなるため, 気をつけます. 後方はインプラントが植立される部位より1歯分ぐらい後方までとし, あまり後方まで伸ばす必要はありません. 形は近遠心的にやや長い長方形になりますが, 角は丸みを帯びるように設定します. 場所によっては楕円形や卵円形に近い形になります.

上顎骨側壁の開窓

①ラウンドバーを用いる　直径が約2mm程度(#5〜7)のラウンドバー(ダイヤモンドバーでもよい)で骨を開窓していきます. この際, 外形線をなぞるようにゆっくりと骨削を進めて行きます. バーを強く骨に押しつけると, 薄い上顎洞側壁を穿孔してしまいます. 上顎洞側壁の厚さは平均1.0〜1.5mm前後, 薄いものは0.2mm, 厚いと4mm近くもあり, バリエーションが大きいです. 術前のCTで確認して, 側壁の厚みと血管の有無をチェックします(上述). 開窓部は薄くなってくると直下に上顎洞粘膜が確認できます(**Fig 10**). 全周にわたって骨が削除され, 上顎洞粘膜全体が見えるまで骨削を続け

ます. 骨壁が薄ければ弱い力でもすぐに粘膜に達するので, その下の粘膜の裂開に気をつけるのはいうまでもありませんが, 骨壁が厚すぎると洞粘膜剝離時に剝離子が急角度となり, 洞粘膜を裂開させやすくなり, やはり注意が必要です.

②超音波メスを用いる　近年「ピエゾサージェリー®」など超音波のメスがサイナスフロアエレベーションに使用されるようになりました. 軟組織を損傷することなく骨のみの切削が可能で, 出血も最小限に抑えられ, 大変有用な機器です. 骨開窓にも用いられているようです. 私の経験では, 強く押しつけてしまうと, やはり粘膜の穿孔を起こしてしまう可能性があるようです. したがって, ピエゾサージェリー®を用いるときは, チップを側壁に垂直に立てるのではなく, やや角度を付けて寝かせて用いるとよいです. トラップドアを戻す場合には, テーパーを付けて外向きの扇形に形成します.

上顎洞粘膜剝離

上顎洞粘膜を裂開することなく十分に挙上する操作が, サイナスフロアエレベーションのなかでももっとも重要な操作となります. 上顎洞粘膜剝離の注意点としては, 専用の剝離子を用い, 剝離子を骨形態に沿わせながら, 丁寧に剝離することです[7]. また, 剝離は正中側の骨壁がみえるまで, すなわち, 剝離終了時は洞底粘膜の挙上が頬側と正中側で平行になるように剝離することです. 剝離の順序としては,

CHAPTER 4 | インプラント治療のための骨造成

(i)まずエキスカベーター状の剥離子にてトラップドア断端内側粘膜を全周にわたり，2〜3mm剥離します．
(ii)つぎに，下方に向かい剥離を進め，歯槽頂を超える部分まで剥離します．
(iii)つぎに，遠心方向に剥離を進め，その流れで下方への剥離を正中側まで伸ばします．
(iv)つぎに，粘膜の緊張を緩和する目的で，さらに上方に剥離を上方に進めます．上方への剥離はトラップドアより5〜6mmで十分です．
(v)正中方向の剥離はブラインドになりがちで，また粘膜も薄く，裂開しやすいです．場合によっては骨削合を近心方向に広げます．近心方向の剥離は角度のついた剥離子で剥離を進めます．

以上の操作は一度に行ってしまうのではなく，(i)〜(v)の操作を繰り返し行うことで粘膜の緊張をなるべく緩和して裂開を防ぎます．遠心方向の剥離は比較的スムーズにいきますが，近心の剥離は困難です．また，歯槽頂を超えて正中方向へは粘膜が骨に固着していることがあるので，少し強めに剥離子を押し進めます．

洞粘膜を剥離する際，骨開窓部の骨の処理について2つの方法があります．

①trap door method　骨窓部の骨を洞粘膜から剥離せず，そのまま内側に骨折させて天井の壁とする方法です（**Fig 10**）．同粘膜が非常に薄い場合，trap doorを粘膜から剥離すると裂開を起こすため，この方法をとります．

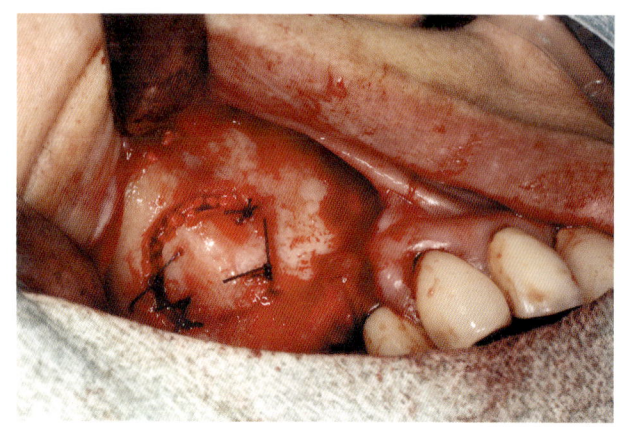

Fig 12　骨窓部の骨の復位（バイクリル4-0にて縫合）．

②wall off method　(i)骨窓部骨壁をバーやスクレイパーですべて削合してしまうか，(ii)骨窓部の骨をそのままの形で洞粘膜から完全に剥離し，骨移植材填入後に復元，固定する場合があります（**Fig 11, 12**）．(i)は同部の骨を移植材料として使用できるという利点がありますが，トラップドアからの骨移植材の逸出を防ぐ操作が必要となります[9]．(ii)は骨窓部を完全に閉鎖することができるため，骨移植材の溢出を防ぐことができる反面，骨壁の固定をしっかりと行わないと腐骨化する可能性があります．

トラップドアはそのままでいいのか？それとも閉鎖すべきか？

トラップドア（trap door）をそのままにしておくと，骨

トラップドアはそのままでいいのか？

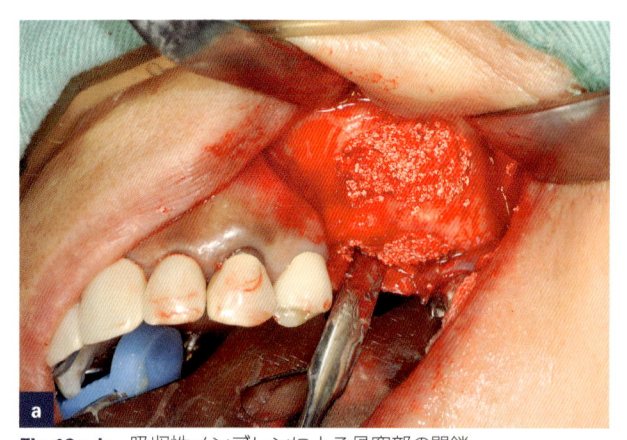

Fig 13a, b　吸収性メンブレンによる骨窓部の閉鎖．
Fig 13a　骨補填材の填入終了．歯槽頂部にも骨補填を填入した．
Fig 13b　吸収性メンブレンにて骨窓部を覆ったところ．

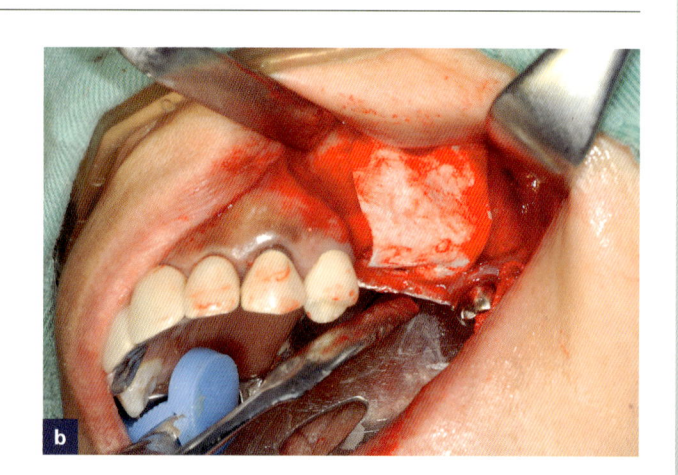

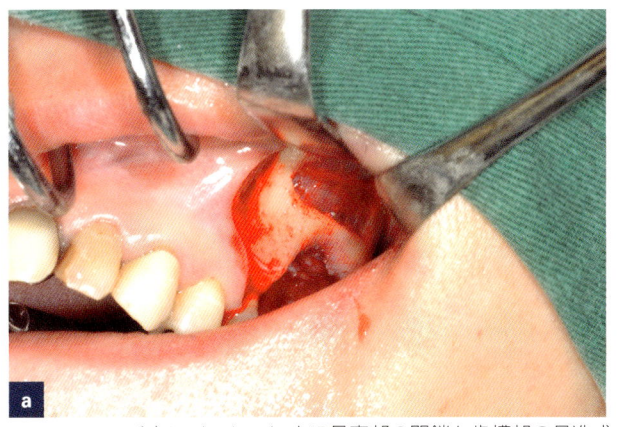

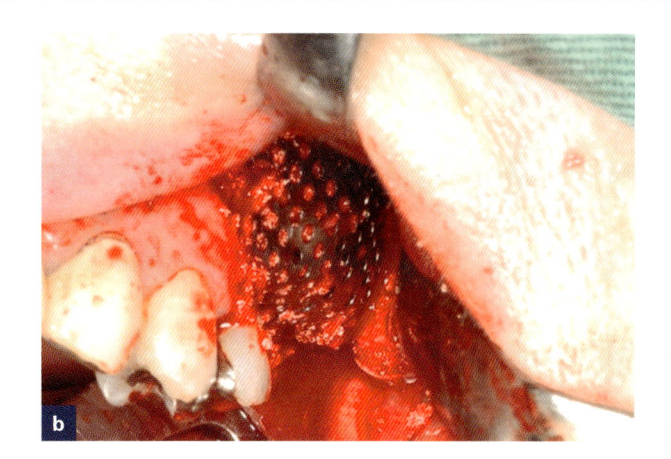

Fig 14 a, b チタンメッシュによる骨窓部の閉鎖と歯槽部の骨造成.
Fig 14a trap door methodで骨窓部の骨を除去. 歯槽部の陥凹が大きく, サイナスリフトと同時に骨造成が必要である.
Fig 14b 骨補填材を填入後, チタンメッシュにより, 骨造成を図ると同時に骨窓部を閉鎖した.

移植材料が逸出し[9], 感染の原因となることが多いです. したがって wall off method で骨窓部の骨壁を完全に復元する場合以外は, トラップドアの頬側を閉鎖する必要があります. 閉鎖のための材料として
(i) 吸収性コラーゲン (コラテープ® など)
(ii) 吸収性メンブレン (BioMend® など)
(iii) チタンメッシュ (厚さ0.1 mmを使用)
が挙げられます. 通常は(i)または(ii)を用い (**Fig 13a, b**), サイナスフロアエレベーションと同時に歯槽部付近の骨造成を図る場合には(iii)を用います (**Fig 14a, b**).

上顎洞粘膜に穿孔が生じた場合の対処法

上顎洞粘膜の穿孔が小さい場合には, サイナスフロアエレベーションの成功に影響は少ないとする文献もありますが, 上顎洞粘膜が穿孔すると, 移植材料とインプラントを不潔な上顎洞の環境に暴露する可能性が大きくなります. Proussaefsら[10]は, 両側にサイナスフロアエレベーションを行い, 片側に洞粘膜の穿孔を生じた場合には, 反対側の穿孔しなかった側に比べて明らかに骨形成は悪く, また, インプラントの成功率も低下したことを示しています. 穿孔例には, オッセオインテグレーションしないインプラントがみられたとの報告もあります. これらのエビデンスからも, 上顎洞粘膜の穿孔はサ

上顎洞粘膜に穿孔が生じた場合の対処法

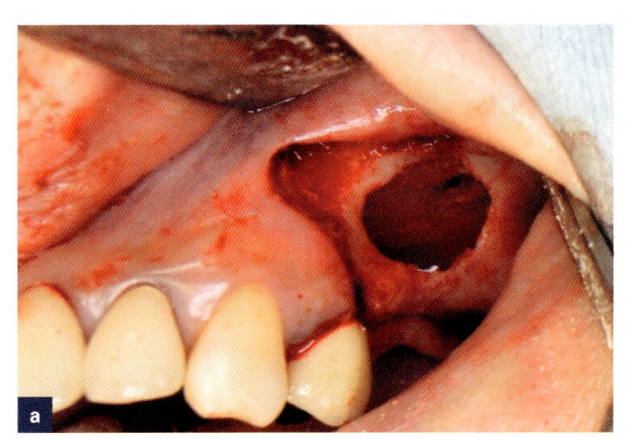

Fig 15 a, b 上顎洞粘膜穿孔時の対処法.
Fig 15 a 上顎洞粘膜に中等度の穿孔 (直径5 mm) が認められる.
Fig 15 b 吸収性メンブレンにて穿孔部を閉鎖した.

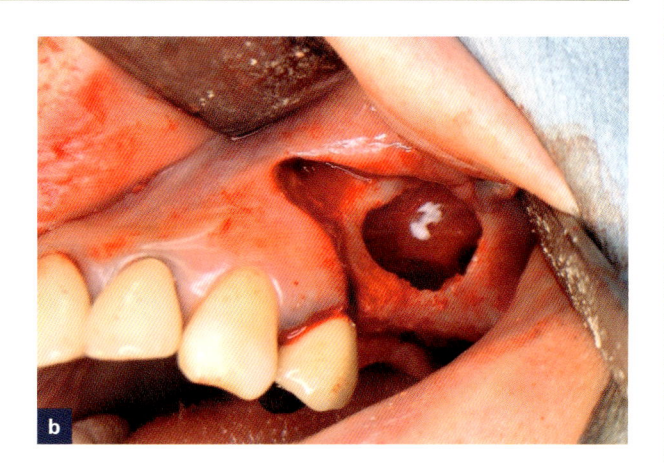

イナスフロアエレベーションのリスクファクターとなり得ます．上顎洞粘膜に穿孔が生じた場合の対処法はその大きさによって異なります．

①小穿孔　直径が2〜3mmぐらいの穿孔であれば封鎖する必要がない場合が多いです．上顎洞粘膜を十分に剝離することにより粘膜の緊張がとれ，穿孔部分は"たわみ"により織り込まれ，自然に閉鎖します．心配であれば吸収性のコラーゲン膜「コラテープ®」（白鵬）などを用い，上顎洞底部の移植材料の上顎洞内への漏出を防ぎます．

②小裂開　裂開が5mm以上，10mm未満であれば，上述のように剝離を十分広範囲に行い，粘膜の緊張をとり，裂開部分を小さくしたうえで，吸収性のコラーゲン膜をおくことで対応します（**Fig 15a, b**）．

骨窓の壁に吸収性の糸で縫合する場合もありますが，上顎洞粘膜が非常に薄い場合は，縫合糸を粘膜に通す段階で粘膜が広がることがあり，初心者では危険です！

③大裂開　ここでは10mm以上の裂開を指します．修復は極めて難しいと考え，勇気をもって撤退することをお奨めします．通常3か月で上顎洞粘膜は再生するといわれており，その後に再度エントリーすることで対応するのがよいでしょう．ただし，再生した粘膜は多少弾力に欠けて瘢痕様になっていることが多く，剝離の際には注意を要します．

縫合

縫合する場合にフラップ断端が余裕をもって復位するかを確認します．フラップ断端同士が外反状態で適合するか，3〜4mmの余裕があれば縫合を開始します．もし緊張が強い場合には，骨膜に1本の線で減張切開を入れます．縫合糸はモノフィラメントのものを用い，歯槽頂切開の部分はマットレス縫合を1，2針入れてしっかりと外反させます．

術後の管理

術後感染予防のため，セフェム系の抗菌薬を1週間投与します．術当日の飲酒と入浴は禁止とします．また，上顎粘膜に振動を与えないよう，強く鼻を噛むことのないように指示します．1週間後に腫脹・鈍痛・頭重感・鼻出血が持続しているような場合には，上顎洞炎を継発している可能性を考えて，2週間，マクロライド系の抗菌薬を追加します．

上顎洞炎に対する対処法

上記のように，術後1週間以上経過しても眼窩下部から鼻翼基部にかけての鈍痛，腫脹，頭重感，鼻漏などが持続する場合には上顎洞炎の継発を疑います．術後2〜3週間でCTを撮影します．上顎洞粘膜の著しい肥厚などが認められた場合には，さらに1か月程度，マクロライド系の抗菌薬を追加しますが，明らかに移植材が感染を起こしている場合には速やかに除去します．また，長期経過しても上顎洞炎が起きる場合もあります．炎症が上顎洞のみならず篩骨洞や前頭洞に波及する場合もあります．この場合には根治的な上顎洞の治療が必要で，移植材料やインプラントの除去が必要となります．

上顎洞粘膜に病変がある場合の対処法

上顎洞に病変の場合は，サイナスフロアエレベーションの成功を妨げる要因となります．臨床症状がなくとも上顎洞の炎症が疑われる場合には，消炎を図った後に手術をすべきです．歯性上顎洞炎の場合には原因歯の抜去を行い，粘膜の肥厚が消退した後にサイナスフロアエレベーションを行います．上顎洞貯留嚢胞がある場合，嚢胞が小さい場合にはサイナスフロアエレベーション時にそのまま挙上することも可能ですが，上顎洞の頰側から口蓋側にまたがるような大きな嚢胞の場合には，粘膜の剝離挙上操作が困難なだけでなく，洞粘膜の穿孔・裂開や，嚢胞の裂開の原因になります．また，嚢胞内溶液は漿液性の場合が多いですが，膿汁を含んでいる場合もあるので注意が必要です．この場合は，あらかじめ嚢胞内溶液を穿刺・吸引しておき，3か月以上経過し，CTなどで嚢胞の消退を確認した後にサイナスフロアエレベーションを行います．

推薦図書
1. 小林文夫，高橋常男．上顎洞挙上術のすべて．東京：ゼニス出版，2010．

2. 高橋哲．インプラント治療の骨造成法：基礎知識と臨床テクニック．東京：医学情報社，2010．

3. 野阪泰弘．サイナスフロアエレベーションの落とし穴．東京：クインテッセンス出版，2010．

参考文献

1. 小林文夫，高橋常男．上顎洞挙上術のすべて．東京：ゼニス出版，2010：57-102．

2. Tawil G, Mawla M. Sinus floor elevation using a vovine bone mineral (Bio-Oss with or without the concomitant use of a bilayered collagen barrier (Bio-Gide)：a clinical report of immediate and delayed implant placement. Int J Oral Maxillofac Implants 2001；16(5)：713-721.

3. Jensen SS, Terheyden H. Bone augmentation procedures in localized defects in the alveolar ridge：clinical results with different bone grafts and bone substitute materials. Int J Oral Maxillofac Implants 2009；24 (suppl)：218-236.

4. Jensen OT, Shulman LB, Block MS, Iacono VJ. Report of the sinus consensus conference of 1996. Int J Oral Maxillofac Implants 1998；13 (Suppl)：11-45.

5. Lundgren S, Andersson S, Gualini F, Sennerby L. Bone reformation with sinus membrane elevation：a new surgical technique for maxillary sinus floor augmentation. Clin Implant Dent Relat Res 2004；6(3)：165-173.

6. Miyamoto S, Shinmyouzu K, Miyamoto I, Takeshita K, Terada T, Takahashi T. HIstomorphometric and immunohistochemical analysis of human maxillary sinus-floor augmentation using porous β-tricalcium phosphate for dental implant treatment. Clin Oral Impalnts Res 2012；Jan 6．Epub ahead of print.

7. 高橋哲．インプラント治療の骨造成法：基礎知識と臨床テクニック．東京：医学情報社，2010：98-119．

8. 野阪泰弘．サイナスフロアエレベーションの落とし穴．東京：クインテッセンス出版，2010：51-61．

9. Praussaefs P, Lozada J, Kim J, Rohrer MD. Repair of the perforated sinus membrane with a resorbable collagen membrane: a human study. Int J Oral Maxilofac Impalnts 2004；19 (3)：423-420.

CHAPTER 5
再生医療の現在と将来

CHAPTER 5 | 再生医療の現在と将来

1 これからの再生医療

基礎 培養細胞療法と培養を経ない細胞療法

SBO
①培養細胞療法──培養細胞療法の効果はどれほどか？
②細胞療法の推移──細胞療法はどのように発展してきたのだろう？
③培養操作を経ない細胞療法とは？

細胞療法のクロニクル

日本再生医療学会によれば，「再生医療」とは，機能障害や機能不全に陥った生体組織・臓器に対して，細胞を積極的に利用して，その機能の再生をはかるもの，と定義しています．すなわち，再生医療の中心はコンセプト的には「細胞療法」であると考えることができます．そこで，細胞を用いた医療の歴史を振り返ってみると，もっとも古くから行われているのは輸血で，19世紀初頭にすでに始められています．

輸血・骨髄移植

輸血は失われた血液を，他人の血液で補うもので，主に赤血球など，すでに分化した細胞を用います．その点を考えると，細胞療法というよりは移植といったほうが適切でしょう．

つぎに行われた細胞療法は，骨髄移植です．ここで重要な概念の発見がありました．それは「幹細胞」という概念です．血液は赤血球・白血球・リンパ球・血小板などの細胞から構成されていますが，これらの細胞は1つの未分化な細胞から分化して形成されます．これが血液幹細胞です．この血液幹細胞の概念が基になり，それぞれの組織には組織幹細胞が存在し，組織の新陳代謝が進められていることが明らかになりました．組織幹細胞は，皮膚・骨・筋肉などそれぞれの組織を形成することを運命づけられた細胞です．ですから，皮膚の組織幹細胞が，骨をつくることはありません．

培養皮膚・粘膜

①**医科での応用** 最初に組織の再生に細胞が応用されたのは皮膚です．この技術の開発には，培養技術の進歩が大きくかかわっています．一般に表皮（上皮）の細胞はプラスチックシャーレ上では増殖しません．しかしマサチューセッツ工科大学のHaward Green博士は，表皮細胞の足場となるフィーダー細胞層として，放射線照射や薬剤で処理をして増殖できなくしたマウスの線維芽細胞を用い，培地に高濃度のカルシウムを添加することによって表皮幹細胞を増殖させることに成功しました．この技術を使って，1985年に熱傷患者に対して培養表皮移植が行われました．いわゆる培養皮膚には，この培養表皮の他，コラーゲンスポンジや合成高分子に線維芽細胞を組み込んだ培養真皮，そして表皮と真皮を組み合わせた複合型培養皮膚があります．この複合型培養皮膚を最初に開発したのもマサチューセッツ工科大学にいたUjin Bell博士で，欧米では，彼らの技術を基に培養皮膚のいくつかが製品化され，難治性潰瘍の治療などに用いられています．わが国でも，つい最近，J-TEC社の培養上皮が厚生労働省から熱傷治療用に認可され，「ジェイス」として製品化されています．

②**歯科での応用** 口腔粘膜への応用としては，名古屋大学の上田教授らが，口腔粘膜から採取した上皮から培養上皮を作成し，口蓋粘膜の欠損などへの応用を試みていました．また新潟大学では，ミシガン大学のStephan Fainberg博士らの開発した複合型培養粘膜「EVPOM」を腫瘍切除後の粘膜欠損などに応用しています．しかし，これらは臨床研究のレベルで，広く臨床に用いられるまでには至っていません．これはニーズがあまり高く

1 これからの再生医療

ないことが普及しない1つの要因になっているかもしれませんが，近年のインプラント治療の普及にともない，歯槽骨の再生ばかりでなく角化歯肉の再生も重要であることが認識されつつあるので，今後，歯科再生医療の分野で，より簡便な方法の開発が進む可能性があります．

培養軟骨

培養皮膚と並んで臨床応用が進んでいるのが培養軟骨です．もともと，後述するティッシュ・エンジニアリング（組織工学）技術の開発モデルになったのも軟骨です．軟骨は血流のない組織で，いったん傷ついてしまうと自ら修復することはできません．培養軟骨による治療の対象は変形性関節症で，患者自身の負荷のかからない部分の軟骨を採取してきて，これを細胞1つ1つにバラバラにしてから足場組織に組み込んで培養し，傷ついた軟骨部分に移植します．米国のGenzyme社は，若年者の変形性膝関節症の治療に対して「Carticel」という製品を開発しています．わが国でも，前出のJ-TEC社が，広島大学の越智教授らが開発したアテロコラーゲンゲルの中で軟骨細胞を培養する方法を製品化し，「ジャック」として発売しました．

現在

細胞を使った再生医療が注目を集めるようになったのは20世紀の後半で，すでに10年以上経過していますが，上述のように製品として臨床に広く応用されている治療法はほんのわずかです．ところが，今世紀に入って

ティッシュエンジニアリングとは，どのような技術なのか

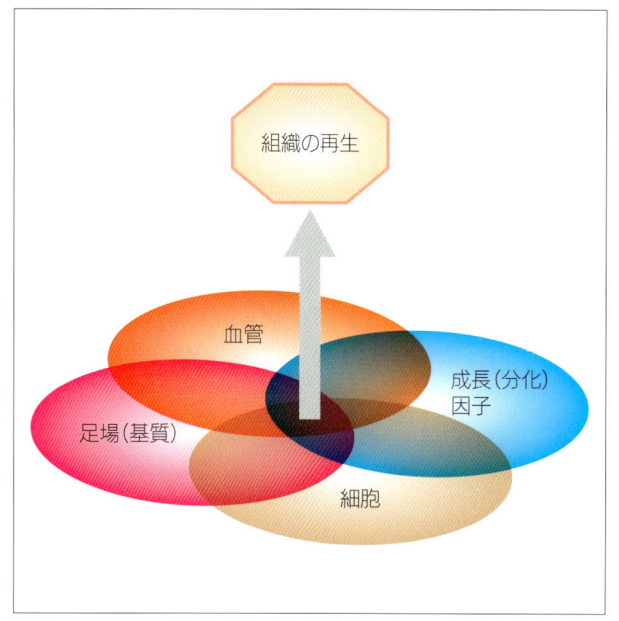

Fig 1 ティッシュエンジニアリングに必要な4つの要素．

から非常に多くの臨床研究が行われており，いくつかのすぐれた成果が報告されています．また「再生医療推進法」という議員立法が成立するなど再生医療製品に関する規制緩和もすすめられていますので，今後，つぎつぎに一般臨床医に手の届くような，再生医療が実現化していくことが期待できます．

ティッシュエンジニアリング (tissue engineering)とはどのような技術なのか？

組織・臓器の再生医療に対する有効な手段の1つとしてティッシュエンジニアリング(組織工学)があります．これはハーバード大学の小児外科医であるJoseph Vacantiとマサチューセッツ工科大学の有機化学者であるRobert Langerによって提唱された概念です[1]．組織をつくるのは細胞ですが，血球や癌細胞以外の一般の細胞は足場がなければ増殖・分化ができません．そこで，この足場を人工的・工学的に作成して，ここに細胞を組み込み，組織をつくろうというものです．また，細胞の増殖や分化を促進するための調節因子を加えて，「細胞」

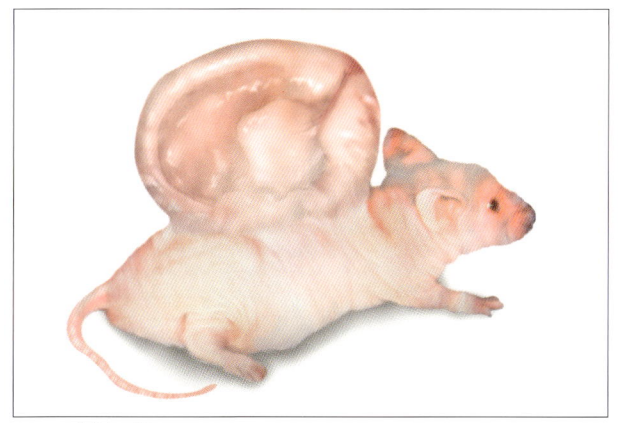

Fig 2 耳ネズミ．

CHAPTER 5 | 再生医療の現在と将来

「足場（基質，スキャフォールド）」「成長（分化）因子」の3つの要素を「組織工学の3つ組み（3要素）」（tissue engineering triad）とよんでいます．最近ではこれに酸素，栄養を供給する「血管」を加えて，「組織工学の4つ組み」と呼ばれることもあります（**Fig 1**）．

このティッシュエンジニアリングという言葉を一躍世に広めたのは，いわゆる「耳ネズミ」です．BBCで放映された，人の耳を背中に付けて歩き回る裸のネズミの姿は，世界中の人に衝撃を与えました（**Fig 2**）．これはポリ-L-乳酸という合成ポリマーで人の耳の形をした型を作り，そこにウシの軟骨から調整した軟骨細胞を播種して作られました．この合成ポリマーはしだいに加水分解され消失し，耳のかたちの軟骨ができあがります．耳をつくったのは，前出のJosephの弟であるCharles Vacantiがミッキーマウス好きだったこともあるようですが，形成外科医に尋ねたところ，形をつくるのがもっとも難しい軟骨が耳のかたちで，これをつくることができれば大きなインパクトを与えることができると考えたからのようです．実際には，この軟骨は線維化してしまって耳の再生には応用されていませんが，骨端軟骨がついた手指骨の再生に成功した臨床例が報告されています．この足場に細胞を組み込んで組織をつくるという技術は，前述のようにコラーゲンゲルの中に線維芽細胞を組み込んだ培養皮膚で始められましたが，彼らの仕事によってティッシュエンジニアリングという概念が普及し，さまざまな幹細胞の発見とあいまって，再生医療への道が大きく切り拓かれたといえます．

培養骨にはどのような細胞が使われているのか？

細胞を用いた再生医療の鍵となるのは，幹細胞です．幹細胞は，大きく胚性幹細胞（ES細胞，embryonic stem cell）と，体性幹細胞（somatic stem cell）に大別されます．最近では，これに加えてiPS細胞（induced pluripotent stem cell）を挙げることができますが，その性質は胚性幹細胞に近いものです．

骨髄由来間葉系幹細胞の利用のクロニクル

現在では，脂肪組織，筋組織，皮膚，臍帯血，歯髄などさまざまな組織中に間葉系幹細胞（mesenchymal stem cell：MSC）が存在することが知られていますが，もっとも早くその存在が明らかになったのが骨髄です．骨髄は骨組織中に存在する組織ですが，骨は外側が硬い皮質骨で覆われ，内部は多孔質の比較的柔らかい海綿骨で構成されていて，この内部に骨髄が存在します．骨髄は，そのほとんどを血球系細胞で占められていますが，0.1％程度の頻度で培養皿に付着する細胞が存在します．元来，整形外科や口腔外科では，骨移植に粉砕海綿骨骨髄（particulate cancerous bone and marrow：PCBM）が頻用されています．また，1960年代にはFreidenstainらが骨髄組織中のコロニーを形成する細胞が骨芽細胞に分化

骨髄由来間葉系幹細胞

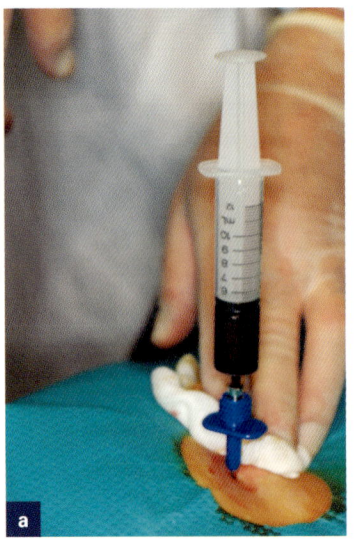

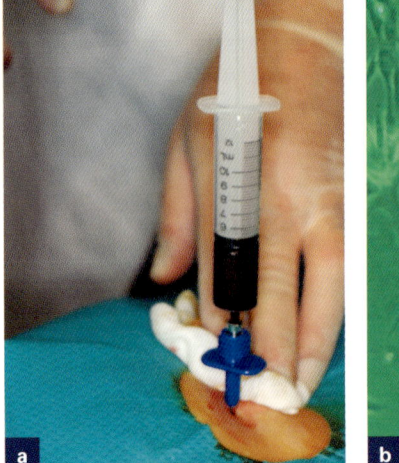

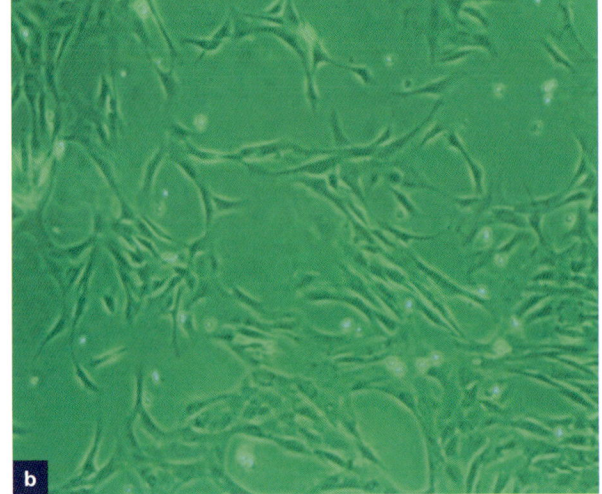

Fig 3a, b　骨髄からの穿刺と培養された間葉系幹細胞．

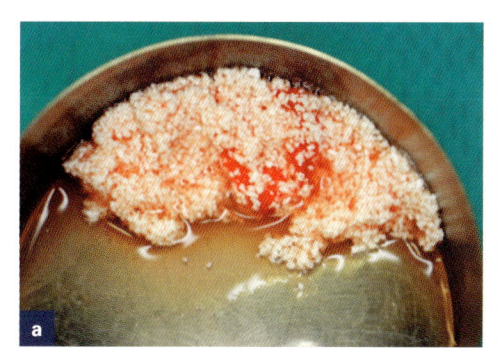

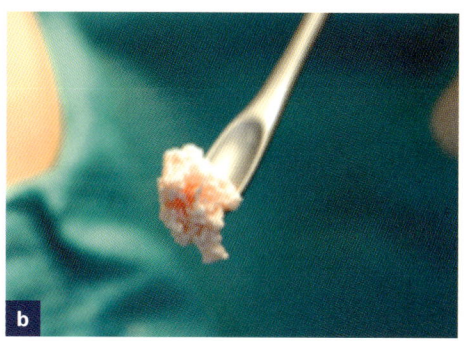

Fig 4 培養骨．

することを示し，骨髄中には骨原性細胞が多く含まれることはよく知られていました．しかし，1999年に米国ボルチモアにあるOsiris Therapeutic社のMark Piltengerらがこの骨髄中の培養皿に付着する細胞に，骨芽細胞・軟骨細胞・脂肪細胞などの間葉系の細胞に分化できる幹細胞が存在することを見出しました[2]．そして，この間葉系幹細胞が組織再生に応用できる細胞として注目を集めるようになりました．間葉系幹細胞は，成体組織に存在し，患者自身の細胞を応用できることから免疫原性がなく，感染性物質伝播の可能性もほとんどないため，その応用が期待されていますが，現在，同社は，間葉系幹細胞の免疫原性が低いことから同種細胞，つまり他人の細胞を用いて，骨・軟骨の再生をはじめ，心筋梗塞の心筋再生，移植片宿主病（graft versus host disease：GVHD）による腸管の潰瘍の再生に対して間葉系幹細胞の応用を試みています．

現在の臨床と研究のステージ

骨髄由来間葉系幹細胞を用いた骨再生に関する研究は，動物実験を中心に数多くなされていますが，培養皮膚や軟骨のようには広く臨床応用されるには至っておらず，いくつかの臨床研究がなされている段階です．そのなかで，歯科口腔外科領域ではインプラント治療にともなう上顎洞底挙上術，歯槽堤造成術，あるいは二次的顎裂骨移植に対していくつかの臨床研究がなされていますが，いずれの報告も自家骨移植と同等程度の良好な骨形成を認め，安全性と有効性が確認されたとしています[3]．

われわれも骨髄由来の間葉系幹細胞を用いた臨床研究を行いました．すなわち，患者の腸骨に穿刺を行い10 mLの骨髄を採取します．これを培養皿に播種して培養を続けますが，先に述べたように培養皿に付着するわずかな細胞が間葉系幹細胞で，これを増殖させます（**Fig 3a, b**）．細胞の数が増えたところで，骨誘導培地に交換し，間葉系幹細胞を骨芽細胞に分化させます．この細胞を回収して細胞の担体であるβ-TCPと混合して，さらに多血小板血漿（platelet rich plasma：PRP）を添加して上顎洞底挙上術や歯槽堤造成術に応用しました（**Fig 4a, b**）．6か月後には十分な骨組織の新生が確認でき，インプラントの埋入も可能でした（**Fig 5a, b**）．しかし，培養

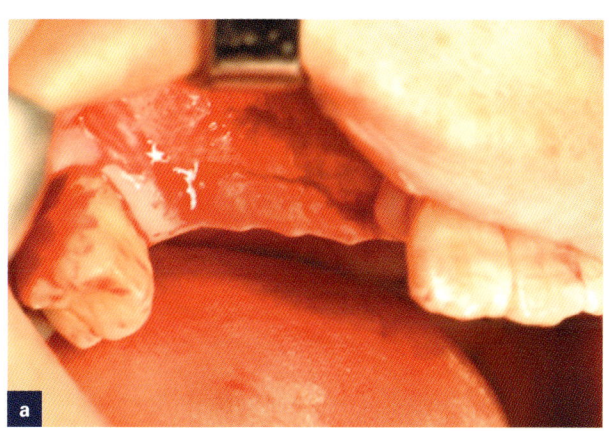

Fig 5a, b 培養骨による歯槽堤造成術の術前，術後．

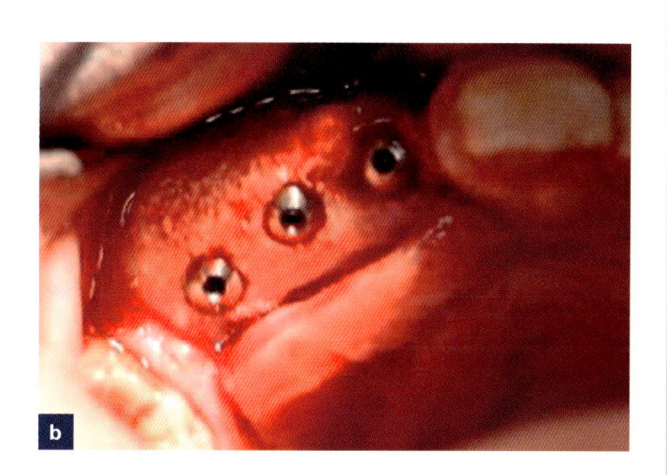

培養操作を経ない細胞療法はあるのか？

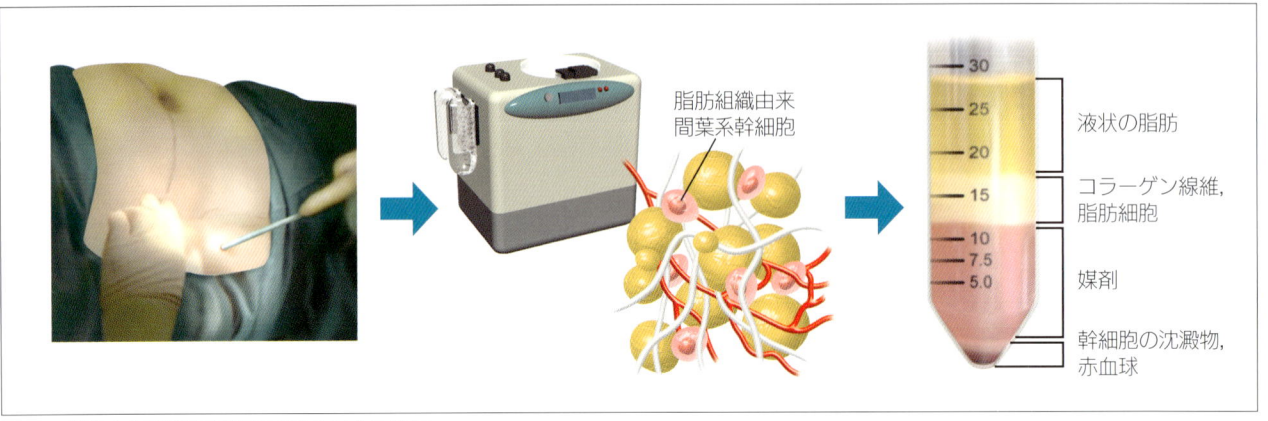

Fig 6 脂肪由来間葉系幹細胞の遠心による分離．

した細胞の増殖能や，骨芽細胞のマーカーであるアルカリフォスファターゼ活性は，各個人によって大きく異なりました．そこで，骨形成能の高い均一な細胞を調整するために，培養方法にさまざまな工夫を加え，新しいプロトコルを作成し，「ヒト幹細胞指針」に則り厚生労働大臣の認可を受けた臨床研究を進めています．

培養骨に問題点は？

幹細胞を用いた歯槽骨の再生医療に関しては，すでにいくつかの臨床研究によって良好な結果が報告されていますが，いわゆる tissue engineering triad として用いる材料や方法はさまざまで，標準となるものは未だ確立されていないのが現状です．

分化誘導，形成促進，担体・足場

たとえば，幹細胞を骨芽細胞に分化誘導するために，一般的にデキサメタゾン，アスコルビン酸，βグリセロリン酸を含む骨誘導培地が用いられていますが，より強力に骨芽細胞の分化を誘導するために，培養中にBMP（bone morphogenetic protein：骨形成たんぱく質）やbFGF（basic fibroblast growth factor：塩基性線維芽細胞成長因子）を作用させているものもあります．さらに移植する際に，骨形成を促進する因子として，PRPを用いているものもあります．

また，骨組織の再生療法には，細胞の担体となる足場（あるいは基質）が必要ですが，多孔質のハイドロキシアパタイトやβ-TCPなどのリン酸カルシウム系の無機材料が多く用いられているほか，脱灰骨基質，さらにはPRPに足場の機能をもたせているものもあります．

培養の費用対効果が問題か

このようにして作成された，いわゆる培養骨の有用性は認められているものの，培養に要する時間，労力，経費などを勘案した費用対効果を考えると，現時点で，細胞を用いた歯槽骨の再生療法は必ずしも有用な手段とはいい難いところがあります．この方法が標準治療となるためには，さらなる検討が必要です．

培養操作を経ない細胞療法とは？

細胞培養には時間・労力ばかりでなく，細胞培養施設（cell processing center：CPC）を設置するための莫大な設備投資が必要です．そこで，これを避けるために，間葉系幹細胞を採取した後，培養を経ずに，直接，歯槽骨の再生に用いようとする方法が試みられています．すなわち，骨髄液を採取し，これを遠心操作によって間葉系幹細胞や血管内皮前駆細胞を含む単核球成分を回収し，人工代用骨とともに骨欠損部に移植する方法で，上顎洞底挙上術を用いた臨床研究が行われ，有効性と安全性が確認されています[4]．

骨髄液中の骨原性細胞

一方，整形外科領域における脊椎固定用として，骨髄液中の骨原性細胞をトラップ（補促）する担体として，コラーゲンをハイドロキシアパタイトでコーティングしたスポンジ状のシートが，すでに市販されて臨床応用に供されています（「HEALOS®」Depuy Synthes 社）．これは，そのシートに採取した骨髄液を通過させることによって骨原性幹細胞を吸着させて移植骨として応用するものですが，脊椎固定に対する比較的長期の臨床研究によれば自家骨移植と同等程度の成績が報告[5]されており，今後，歯科口腔外科領域での適応が期待されます．

脂肪組織の幹細胞

また，間葉系幹細胞の細胞源として，脂肪組織は本来多量に存在する組織である脂肪組織から，培養操作を経ずに酵素処理と遠心分離によって幹細胞を採取し，これを直接，臨床応用する試みが始められています（**Fig 6**）．この脂肪からの幹細胞分離専用の遠心装置が開発・市販されており，さまざまな領域で臨床治験を含む臨床研究がなされています．乳房再建における脂肪組織の再生や急性心筋梗塞における心筋再生に応用されていますが，その他，皮膚潰瘍，GVHD やクローン病における腸管の潰瘍に対しても応用が試みられています[6]．今後，歯槽骨・顎骨の再生に対しての応用が試みられるものと思われます．

参考文献

1. Langer R, Vacanti JP. Tissue engineering. Science 1993；260(5110)：920-926.
2. Pittenger MF, Mackay AM, Beck SC, Jaiswal RK, Douglas R, Mosca JD, Moorman MA, Simonetti DW, Craig S, Marshak DR. Multilineage potential of adult human mesenchymal stem cells. Science 1999；284(5411)：143-147.
3. Shayesteh YS, Khojasteh A, Soleimani M, Alikhasi M, Khoshzaban A, Ahmadbeigi N. Sinus augmentation using human mesenchymal stem cells loaded into a beta-tricalcium phosphate/hydroxyapatite scaffold. Oral Surg Oral Med Oral Pathol Oral Radiol Endod 2008；106(2)：203-209.
4. Sauerbier S, Rickert D, Gutwald R, Nagursky H, Oshima T, Xavier SP, Christmann J, Kurz P, Menne D, Vissink A, Raghoebar G, Schmelzeisen R, Wagner W, Koch FP. Bone marrow concentrate and bovine bone mineral for sinus floor augmentation：a controlled, randomized, single-blinded clinical and histological trial—per-protocol analysis. Tissue Eng Part A 2011；17(17-18)：2187-2197.
5. Neen D, Noyes D, Shaw M, Gwilym S, Fairlie N, Birch N. Healos and bone marrow aspirate used for lumbar spine fusion：a case controlled study comparing healos with autograft. Spine (Phila Pa 1976) 2006；31(18)：636-640.
6. Hicok KC, Hedrick MH. Automated isolation and processing of adipose-derived stem and regenerative cells. Methods Mol Biol 2011；702：87-105.

本書のおわりに

 「再生医療」や「ティッシュエンジニアリング」という言葉が広く社会に浸透して久しくなりました．多くの人が，失った組織や臓器の再生に，現実味を帯びた期待をもっています．歯科医療においては，これを歯周病治療やインプラント治療に取り入れ，実践している先生も多くいることでしょう．しかし，実際の再生医療の臨床応用にはまだまだ多くの問題点を抱えており，必ずしも患者の期待に適ったものではないことも現実です．再生医療の臨床では，基本となる「3つの要素(細胞，足場，成長因子)」だけで成り立つものではなく，これらを取り囲むさまざまな環境や条件を整え，そして安全に行う手技を身につけておかなければなりません．これを支えるものが，解剖や生理といった基礎的知識であり，外科の原則に則った基本的な手術手技の習得であると考えます．本書は，再生医療に必要な基礎を理解し，臨床に直結する内容になっています．歯科再生医療の臨床に役立つ一書になるものと信じています．

 この本の完成にあたりまして，多くのご助言やご協力をいただきました小林敏先生，雑賀伸一先生，村川達也先生には執筆者一同深く感謝申し上げます．

2013年6月
楠川仁悟
(久留米大学医学部歯科口腔医療センター・教授)

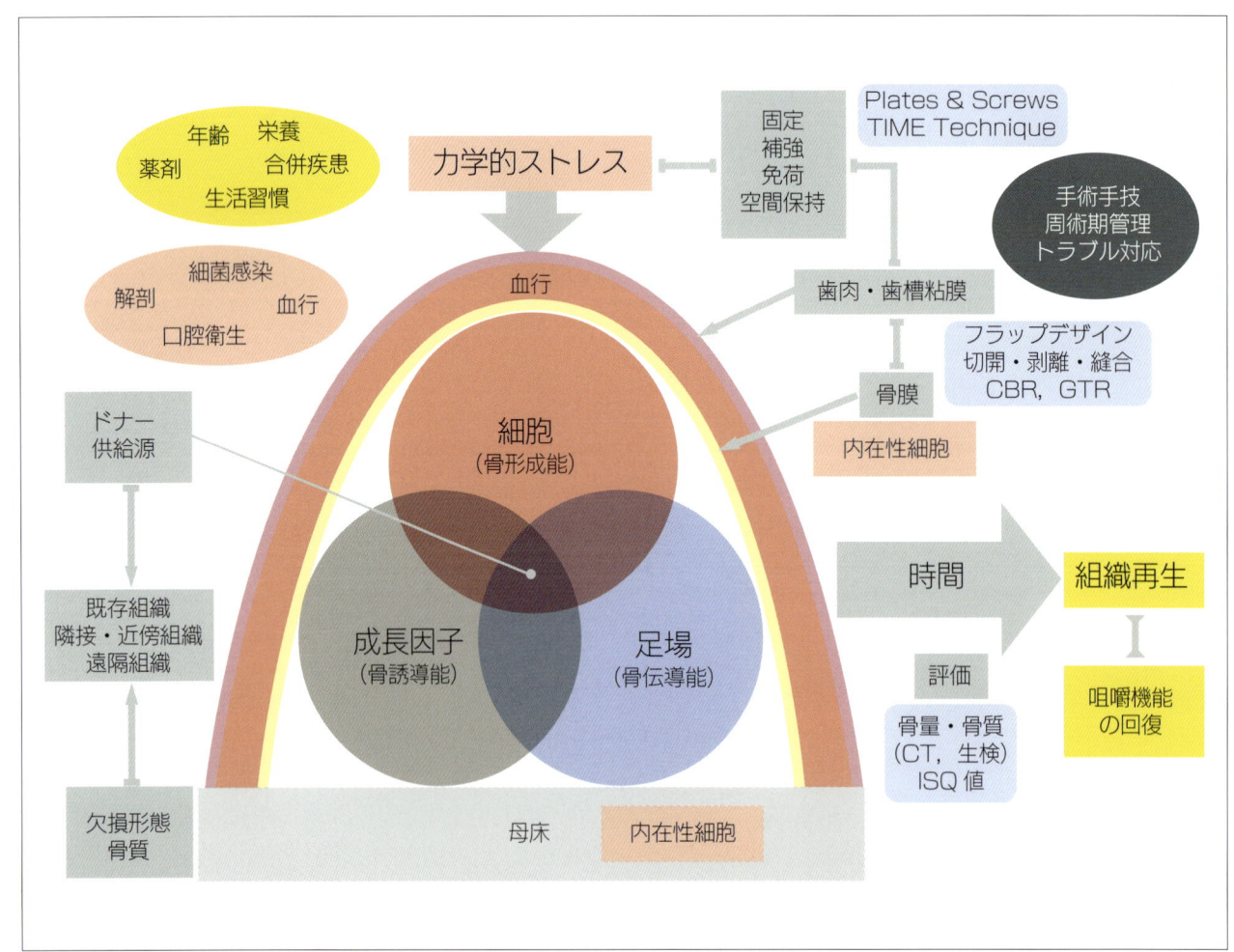

Fig 1 再生歯科の臨床を取り囲む数多くの因子・条件．

APPENDIX

索引

あ

アクチベーター 200
アクトネル 99
足場 14
アスピリン 100
アスポリン 40
アタッチメントレベル 134
アテロコラーゲン 175
アメロジェニン 47
アルカリフォスファターゼ活性 174
アレルギー 30
アレルギー疾患 100
異種移植 180
異種移植材料 185, 189
異種骨 249
一次止血 196
一次治癒 85
一次目的 229
インフォームドコンセント 104
ウォルフの法則 176
請負契約 105
エナメルマトリックスタンパク質 97
炎症期 82
遠心分離 202
エンベロップ型 151
オキシタラン線維 39
オステオアクチビン 40
オステオカルシン 175
オステオネクチン 174
オステオプロテジェリン 34
オステオポンチン 174
汚染 122
オトガイ下動脈 53, 65
オトガイ孔 58, 221
オトガイ神経 55, 67, 220
オトガイ舌筋 65
オトガイ舌骨筋 53
温存型フラップデザイン 139
オンレーグラフト 177, 222

か

外因性血液凝固 197
外骨膜 89
外側マットレス縫合 153
回転切削器具 219
下顎孔 52
下顎小舌 44, 53
顎舌骨筋 53
獲得ペリクル 132
獲得免疫 41
隔壁 72, 248
顎裂 181
下行口蓋動脈 70
仮骨 92
仮骨延長法 218
仮骨形成期 92
下歯槽神経 58
下歯槽神経切歯枝 62
下歯槽動脈切歯枝 63
顎下隙 53
顎下リンパ節 57
顎骨壊死 49
カップリング 91
癌 11
眼窩下神経 54, 70
幹細胞 11
感染 122
顔面神経 56
顔面動脈 66
間葉系幹細胞 260

間葉系細胞 12, 174
器械縫合 120
気管内挿管 250
気孔率 175
喫煙 86
逆三角針 118
吸収性メッシュプレート 178
吸収性メンブレン 226, 235
頬神経 55
頬舌的吸収 60
筋線維芽細胞 80, 84
筋膜隙 57
クエン酸 198
クレーター状 143
クローン羊ドリー 10
クローンマウス 13
頸静脈二腹筋リンパ節 57
血液抗体価検査 134
血管新生 176
血管内皮細胞 80, 84, 196
血管内皮成長因子 176
血腫・凝血塊期 92
血漿 198
血小板 80, 82, 196
血小板濃厚液 196
犬歯窩 70
懸垂縫合 120
減張切開 109, 116, 182, 237, 244
抗凝固剤 198
口腔前庭切開 109
口腔底 53
口腔底蜂巣炎 57
口腔鼻腔瘻孔 181
高血圧 100
抗血小板薬 100
抗血栓療法 100

膠原病　100
咬合性外傷　134
後上歯槽動脈　70, 247
抗体　26
好中球　80
骨移植　97
骨壊死　99
骨改造　91
骨芽細胞　88, 174
骨基質　89
骨形成因子　89
骨形成能　94, 186
骨細管　89
骨細胞　88, 89, 174
骨小腔　89
骨髄　48, 180
骨髄海綿骨　179
骨切削粉　180
骨折の治癒の過程　91
骨造成　218
骨造成量　218
骨粗鬆症　98
骨伝導能　93, 185, 187, 189
骨内膜骨芽細胞　88
骨ページェット病　99
骨膜　89
骨膜減張切開　227
骨膜骨芽細胞　88
骨膜切開　109
骨窓　247
骨誘導再生法　97, 178
骨誘導能　93, 185, 187
骨誘導培地　262
骨梁骨内膜　89
固定　76
固有歯槽骨　41, 72
コラーゲン　175
コラーゲン線維　39

さ
ザイゴマインプラント　70
再生　8
再生医療　14, 258
再生医療推進法　259
サイトカイン　17, 81, 170
サイナスフロアエレベーション　97, 178
サイナスリフト　97
細胞　14
細胞外基質　80
細胞外マトリックス　80, 174
細胞遮断性　234
細胞周期　10
細胞性セメント質　40
細胞成長因子　80, 81
細胞性免疫　26, 29
細胞分裂　8
細胞療法　258
削除骨　180
サドル(J)グラフト　222
サブスタンスP　38
サンドウィッチグラフト　177
サンドウィッチテクニック　239
三胚葉性胚盤　44
自家骨　185, 186, 249
自家骨移植　178
自家骨ブロック骨移植　218
耳下腺管開口部　61
死腔　122
止血・凝固期　82
止血鉗子　248
自己増殖能　9
自己トロンビン　200
歯根膜線維　72
歯根膜線維芽細胞　40
支持歯槽骨　41
歯周組織再生誘導法　97
歯周組織　36

歯周病原因菌　132
歯性上顎洞炎　254
自然孔　72
自然免疫　41
歯槽管　71
歯槽孔　71
歯槽骨延長法　97, 178
歯槽骨形態　59
歯槽頂切開　109
歯槽粘膜　36
歯肉溝外切開　139
歯肉溝上皮　36
歯肉溝内切開　139
シャーピー線維　72
手用切削器具　219
準委任契約　105
上顎結節　70
上顎骨　69
上顎骨側壁　251
上顎神経　54
上顎洞　72
上顎洞底　251
上顎洞粘膜剥離　251
上顎洞裂孔　72
上歯槽動脈　247
上皮細胞　12, 80
静脈内鎮静法　250
歯列直交断像　143
歯列平行断像　143
神経細胞　11
神経性味覚障害　56
神経堤　47
神経堤細胞　47
人工骨　249
人工代用骨　185, 189
人工膜　229
侵襲性歯周炎　134
診療契約　105
水平断像　143

APPENDIX

水平マットレス縫合　111
スクレロスチン　49
ステロイド剤　100
スプリットクレスト法　177
生検　75
成熟期　93
星状神経節　54
生体親和性　234
成長因子　14, 19
生理活性物質　80
切開　112
舌下腺窩　65
舌下動脈　53, 65
舌下隙　53
切歯枝　221
舌神経　67
接着物質　81
セメント芽細胞　46
セメント質　40
線維芽細胞　80, 84
線維素溶解系　196
穿刺　127
前上歯槽動脈　71, 247
染色　77
全身性エリテマトーデス　99
全層弁　109
前方ループ　67
線溶系　196
象牙質　180
増殖　9
増殖因子　19, 81
ソーイング　163
即時埋入　205
束状骨　72
ソケットリフト　97, 178
組織幹細胞　43, 258
組織工学　259
組織工学の3つ組み（3要素）　260
組織再構築期　82, 84

組織増殖期　82
ゾメタ点滴静注用　99

た

第 VIII 因子　197
体液性免疫　26
待時埋入　205
退縮エナメル上皮　37
体性幹細胞　14, 260
多血小板血漿　196
脱灰　77
脱灰凍結乾燥骨　186
段階法　233
単核球　83
単純結節縫合　110, 120
弾性線維　39
遅延型即時埋入　205
チタンメッシュ　178
緻密骨　179
中上歯槽動脈　71
超音波切削器具　219
蝶下顎靱帯　53
蝶口蓋動脈　70
ディープニング　163
ティッシュエンジニアリング　14, 259
ディフェンシン　42
テイロック注射液　99
テロメア　10
転移　11
テンプレート　101
凍結乾燥骨　186
同時法　233
同種移植　180
同種移植材料　185, 187
同種骨　249
糖タンパク　81
糖尿病　99
洞粘膜の穿孔　253

動揺　136
トライアンギュラー型　151
トラップドア　252
トレフィンバー　76
トロンビン　197

な

内因性血液凝固　197
内骨膜　89
内側マットレス縫合　153
内皮細胞　176
肉芽形成期　84
肉芽組織　77
肉芽組織期　92
肉腫　11
二次止血　196
二次性味覚障害　56
二次治癒　85, 108
二次目的　229, 230
二層性胚盤　44
ヌードマウス　11
粘膜骨膜弁　109

は

バイアスピリン®　100
胚性幹細胞　14, 260
ハイドロキシアパタイト　174
排膿　136
培養上皮　258
培養真皮　258
培養軟骨　259
培養表皮　258
ハウシップ窩　89
剥離　117
破骨細胞　89, 174
破骨細胞分化誘導因子　34
波状縁　89
バックカット　117
白血球　83

| 索引 |

抜歯窩の治癒の過程　92
バッフィーコート　198
パナルジン®　100
バファリン　100
パラファンクション　134
パルチ切開　114
半月裂孔　72
瘢痕組織　77
ピエゾサージェリー　251
皮下出血斑　117
非吸収性メンブレン　235
皮質骨　179
皮質骨内膜　89
ビスフォスフォネート製剤　98
ビスフォスフォネート関連顎骨壊死　99
ビタミンK　197
ヒト幹細胞指針　262
病理検査　75
ビルレンス　132
ファーケーションプローブ　134
フィブリノゲン　197
フィブリン　197
フィブリン糊　197
フィブリン網　196
フォサマック　99
副オトガイ孔　67
複合型培養粘膜　258
複合型培養皮膚　258
付着歯肉　36
付着上皮　37
プラザキサ®　100
フラップレス　210
プラビックス®　100
フルフラップ型　151
プレタール®　100
プレドニン　100
プロービングデプス　134
ブロック骨　178

ブロック骨移植　218
プロトロンビン　197
分化　8
ベニアグラフト　177, 222
ベネット錠　99
ヘパリン　198
ヘマトキシリン・エオジン染色　77
ヘミセプター状　143
縫合　118
縫合糸　118
ボーンサウンディング　142
ボーンソー　219
補体　28
ボナロン　99
ホルマリン　77

ま
マクロファージ　80, 83
マットレス縫合　120
マラッセの上皮遺残　43, 46
丸針　118
慢性歯周炎　134
無呼吸　250
無細胞性セメント質　40, 47
明帯　89
メインテナビリティ　139
メカニカルストレス　176
メッケル軟骨　44
免疫　24
免疫組織化学　77
メンブレン　229
モスキート　248
モノフィラメント　111

や
有細胞セメント質　46
遊離歯肉　36
翼口蓋窩　70

翼口蓋神経節　54
翼突筋静脈叢　70

ら
ライニング　163
ラグスクリューテクニック　224
リウマチ　100
リッジエクスパンジョン　177
リモデリング　91, 93
リンパ　57
類骨　174

わ
ワーファリン®　100
ワスムント切開　114
ワルファリン　197

A
allograft　180
alveolar ridge expansion　177
apnea　250
autologous graft　178
axial pattern flap　107
axial 像　143

B
bFGF　81, 262
Bio-Col テクニック　213
block bone　178
BMP　89, 175, 262
bone marrow　180
bone morphogenetic protein　175
BP 製剤　99
Bpp テクニック　210
BRONJ　49, 99
buccal plate preservation technique　210
buffy coat　198
B 細胞　26

269

APPENDIX

C
canine fossa　70
Cawood, Howell の分類　230
compact bone　179
cortical bone　179
cross sectional 像　143
CRP　128
CT　101

D・E
DBBM　189
dentin　180
DNA　8
double window　248
EGF　81
empiric therapy　128
e-PTFE　235
e-PTFE メンブレン　237, 241
ES 細胞　14
extracellular matrix　174

F・G
FGF　175
fibrin　197
fibroblast growth factor　175
G0 期　10
GBR 法　97, 178, 218
G-CSF　81
GEM21s　170
GTR 法　97
guided bone regeneration　178

H・I
HE 染色　77
heterologous graft　180
homologous graft　180
iCAT　101
IGF　81
IL-1　81

IL-6　81
IL-8　81
iPS 細胞　12, 15, 260

J・K・L
jumping distance　210
KGF　81
Lekholm, Zarb の顎骨形態の分類　230
Lekholm, Zarb の骨質の分類　231

M・N
maxilla　69
maxillary sinus　72
Miller の分類　137
minimal intervention　152
minimally invasive surgery　152
Misch の骨密度（骨質）の分類　231
modified MIST　152
NFATc1　48

O
ONJ　99
onlay graft　177
osteoblast　174
osteoclast　174
osteocyte　174
osterix　48

P
particulate cancellous bone and marrow　179
Partsch 切開　114
PCBM　179
PDGF　81, 176
PDGF 製剤　193
plasma rich in growth factor　199
platelet rich plasma　196, 198
platelet-derived growth factor　176
platelet-poor plasma　198
platelet-rich fibrin　198
Porphyromonas gingivalis　132
PPP　198
PRF　198
PRGF　199
PRP　196, 198
PT-INR　100
Pure PRP　199

Q・R
QOL　13
ramping　155
random pattern flap　107
RANKL　48
Red Complex　132
RNA　8
runx2/cbfa1　48

S
sagittal 像　143
sandwich graft　177
Seibert の歯槽堤欠損の分類　231
Seibert の分類　222
Sema3A　49
shave off 法　249
SimPlant　101
simplified papilla preservation　152
SLE　100
split crest technique　177
SPPF　152

T
Tannerella forsythia　132
TGF-α　81
TGF-β　81
thick flat type　205
thin scallop type　205

TIME 法　**178, 218, 233**
tissue engineering triad　**260**
TNF-α　**81**
trap door　**252**
trap door method　**252**
Treponema denticola　**132**
T 細胞　**26**

V・W・X・Z・ほか

vascular channel　**225, 226, 227**
vascular endothelial growth factor
　176
VEGF　**81**
veneer graft　**177**
von Willbrand 因子　**196**
wall off method　**252**
Warfarin　**197**
Wassmund 切開　**114**
water-tight suture　**110**
xenograft　**180**
ZAC　**70**
zygomaticoalveolar crest　**70**
β-TCP　**191, 249**

数字

10DR　**101**

基礎から臨床がわかる　再生歯科
成功率と効果を高めるためのテクニックとバイオロジー

2013年8月10日　第1版第1刷発行

編　著　者　水上哲也／楠川仁悟／堀之内康文／後藤哲哉／自見英治
　　　　　　郎／佐藤敬一郎／高橋　哲／平井友成／佐々木匡理／豊
　　　　　　嶋健史／朝比奈　泉

発　行　人　佐々木　一高

発　行　所　クインテッセンス出版株式会社
　　　　　　東京都文京区本郷3丁目2番6号　〒113-0033
　　　　　　クイントハウスビル　電話（03）5842-2270（代表）
　　　　　　　　　　　　　　　　　（03）5842-2272（営業部）
　　　　　　　　　　　　　　　　　（03）5842-2279（書籍編集部）
　　　　　　web page address　http://www.quint-j.co.jp/

印刷・製本　横山印刷株式会社

Ⓒ2013　クインテッセンス出版株式会社　　　禁無断転載・複写
Printed in Japan　　　　　　　　　　　落丁本・乱丁本はお取り替えします
　　　　　　　　　　　　　　　ISBN978-4-7812-0330-0　C3047
定価はカバーに表示してあります